Carl Heinrich Stratz

Die Schönheit des weiblichen Körpers

den Müttern, Ärzten und Künstlern gewidmet

Verlag
der
Wissenschaften

Carl Heinrich Stratz

Die Schönheit des weiblichen Körpers

den Müttern, Ärzten und Künstlern gewidmet

ISBN/EAN: 9783957005243

Auflage: 1

Erscheinungsjahr: 2015

Erscheinungsort: Norderstedt, Deutschland

Hergestellt in Europa, USA, Kanada, Australien, Japan
Verlag der Wissenschaften in Hansebooks GmbH, Norderstedt

Cover: Tizian "Ländliches Konzert "

DIE SCHÖNHEIT DES WEIBLICHEN KÖRPERS

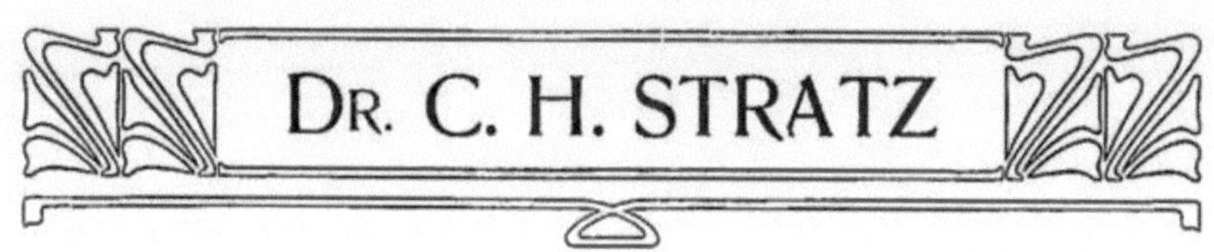

DIE SCHÖNHEIT DES WEIBLICHEN KÖRPERS

DEN MÜTTERN, ÄRZTEN UND KÜNSTLERN GEWIDMET

NEUNZEHNTE AUFLAGE

MIT 270 ABBILDUNGEN UND 7 TAFELN

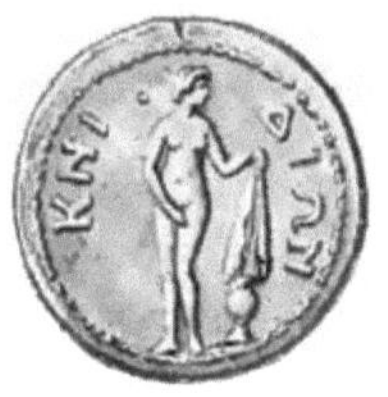

STUTTGART

VERLAG VON FERDINAND ENKE

1908

Vorwort.

Wer ein neues Haus bauen will, hat eine schwere Arbeit zu verrichten. Von überall her muß er die Steine und die Balken herbeitragen, und er ist den freundlichen Menschen dankbar, die ihm dabei geholfen haben. Wenn endlich das Haus dasteht, dann ist es noch lange nicht fertig, hier hat die Mauer einen Riß bekommen und dort hat sich ein Gewölbe gesenkt, und Jahre vergehen, ehe er das Gebäude wohnlich eingerichtet hat, zur Freude für sich und andere.

Ich habe versucht, der lebenden weiblichen Schönheit einen Tempel zu errichten im Reiche der Gedanken; die Bausteine haben mir der Arzt, der Anatom und der Künstler geliefert.

Mit freundlichem Dank an diejenigen, die mir geholfen, übergebe ich das Werk, so wie es ist, der Oeffentlichkeit und hoffe, daß es Beifall finden wird und mir Freunde erwirbt, die geneigt sind, es zu verbessern, zu erweitern und zu vervollständigen.

Ich habe eine mehr allgemeinverständliche Form gewählt, da der Inhalt, wie mir scheint, auch weitere Kreise als die rein wissenschaftlichen zu fesseln berufen ist. Dies Buch ist den Müttern, den Aerzten und Künstlern gewidmet.

Habeat suum fatum.

den Haag 1898.   C. H. STRATZ.

Vorwort zur dritten Auflage.

Die Herren Alexandre, Theodor Alt, E. Arning, W. Auberlen, Alfred Enke, G. Fritsch, A. A. G. Guye, E. Juhl, R. von Larisch, A. Lopez Suasso, H. W. Mesdag, Frau Mesdag-van Houten, W. Michaelis, Joh. Ranke, P. Richer u. a., sowie mein Bruder Rudolf Stratz haben mich in liebenswürdigster Weise mit Rat und Tat unterstützt, so daß es mir möglich wurde, manches zu verbessern und zu vervollständigen.

Wegen der Kürze der Zeit ist der neue Abschnitt über Rassenschönheit etwas dürftig ausgefallen. Gerade dafür ist ja ein großes und gutes Material nötig.

Indem ich den genannten Herren an dieser Stelle meinen herzlichen Dank abstatte, wende ich mich zugleich an alle Leser mit der Bitte, durch freundliche Winke und Beiträge den Wert meines Buches erhöhen zu helfen.

den Haag 1899.　　　　　　　　　　　　C. H. STRATZ.

Vorwort zur siebenten Auflage.

Außer den Genannten haben die Herren G. J. S. van Berckel, G. Eberlein, Enklaar van Guericke, Estinger, E. Hagen, C. Faber, Livius Fürst, Gustav Klein, C. Kraay, Kuhn-Faber, Leopold Meyer, Th. Molkenboer, Schmeltz, E. Selenka u. a. durch ihre freundliche Beihilfe mir ermöglicht, noch weitere Verbesserungen und Berichtigungen vorzunehmen, unter denen ich namentlich hervorheben möchte, daß alle mir von einer Londoner Firma gelieferten englischen Modelle sich als »Made in Germany« entpuppt haben. Um andere vor ähnlichem Irrtum zu behüten, habe ich alle mir bekannten zuverlässigen Kunstverlage in Aktstudien namhaft gemacht und den Rest verschwiegen.

Den Herren, die mich so liebenswürdig unterstützt, dem Publikum, das mein Buch so freundlich empfangen, und der Kritik, die es trotz mancher Fehler so günstig beurteilt hat, gebührt mein herzlichster Dank, vor allen aber dem Verleger, der keine Mühe und Kosten scheute, die Ausstattung so tadellos wie möglich zu gestalten.

Die Zahl der Abbildungen ist von 72 in der ersten Auflage auf 132 vermehrt worden, worunter 77 Originalaufnahmen nach dem Leben.

Nebst zahlreichen, äußerst schmeichelhaften Zuschriften aus Künstlerkreisen ist namentlich die Zustimmung der Frauen selbst, für deren Wohl ich schrieb, mein schönster Lohn gewesen.

den Haag 1900.　　　　　　　　　　　　C. H. STRATZ.

Vorwort zur zehnten Auflage.

Die Zahl der freundlichen Mitarbeiter und Berater unter Aerzten und Künstlern ist so groß geworden, daß es mir nicht mehr möglich ist, sie alle einzeln zu nennen. Ein jeglicher wird aber leicht seinen Anteil erkennen an den Verbesserungen, die in dem Werke selbst angebracht sind. Ich habe es einer gründlichen Umarbeitung unterziehen müssen, und zwei neue Abschnitte über Farbe und Bewegung beigefügt, um den erhöhten Anforderungen entsprechen zu können.

Mein besonderer Dank gebührt hierbei meiner verehrten Freundin, der Malerin Therese Schwartze, die mit ihrer Meisterhand dem Buche einen neuen Reiz verliehen hat; ebenso dem Verleger, der allen meinen Wünschen auf das bereitwilligste entgegen kam.

Das Material über Frauenkleidung hat sich so vermehrt, daß daraus ein besonderes Buch entstanden ist, ein gleiches dürfte wohl demnächst mit der Rassenschönheit der Fall sein, die in die Neubearbeitung nicht mehr aufgenommen wurde.

Möge das Werk in seiner neuen Gestalt den Lesern und Leserinnen ebenso viel Freude bereiten, als mir die Bearbeitung geboten hat.

den Haag 1901.   C. H. STRATZ.

Vorwort zur dreizehnten Auflage.

Im Text der neuen Auflage ist nur wenig verändert worden. Einen neuen Schmuck hat das Buch durch eine Reihe von künstlerisch ausgeführten Aufnahmen italienischer Modelle erhalten, die Herr Wilhelm von Plüschow in Rom so freundlich war, eigens zu diesem Zwecke anzufertigen.

den Haag 1902.   C. H. STRATZ.

Vorwort zur siebzehnten Auflage.

Die neue Auflage habe ich einer gründlichen Umarbeitung unterworfen, dabei aber doch, so weit als möglich, die alte Form gewahrt. Einzelne Abschnitte sind einheitlicher und übersichtlicher zusammengestellt, andere, so namentlich die Darstellung des Weibes in der Kunst, erweitert worden; weniger gute Bilder wurden durch bessere ersetzt, und neue Naturaufnahmen eingefügt. Ich hoffe damit zahlreichen, an mich herangetretenen Wünschen entsprochen zu haben.

Mein Buch hat sich in den sechs Jahren seines Bestehens so manche Freunde und Nachfolger erworben. Soweit die letzteren dem gleichen Ziele zustrebten, begrüße ich sie mit Freuden. Auch dann noch, wenn sie meine Gedanken so sehr zu den ihrigen machten, daß sie darüber die Quelle zu nennen vergaßen, aus der sie geschöpft hatten.

»Wie schwer sind nicht die Mittel zu erwerben, durch die man zu den Quellen steigt«, und dann noch die Quellen an andere verraten zu müssen! Das wäre zu viel verlangt.

Ich begnüge mich damit, Zustimmung und Beifall in jeder Form dankend anzuerkennen.

den Haag 1905.

C. H. STRATZ.

Inhalt.

Verzeichnis der Abbildungen.

Seite

Verzeichnis der Tafeln.

Gedankengang.

Um lebende weibliche Schönheit objektiv zu beurteilen, muß
man auf negativem Wege vorgehen: die Fehler ausmerzen.
Dann findet man, daß Schönheit höchste Gesundheit ist
(Einleitung). Bisher beurteilte man nur Gesicht und Hände nach dem
lebenden Weibe, den übrigen Körper nach Darstellungen der bildenden Kunst (Kapitel I). Darstellung des weiblichen Körpers in der
Kunst ist traditionell, bedingt durch Mode, Kunstzweck, und darum
nicht maßgebend (Kapitel II). Darstellung weiblicher Schönheit in
der Literatur hat nur historischen Wert, mit Ausnahme der Bestrebungen, eine gewisse Gesetzmäßigkeit in den Verhältnissen nachzuweisen (Kapitel III).

Bei der Beurteilung des lebenden weiblichen Körpers haben wir
auszuschließen die Fehler, bedingt durch:

1. unrichtige Proportionen (Kapitel IV),
2. mangelhafte Entwicklung und fehlerhafte Vererbung (Kapitel V),
3. schlechte Ausprägung des Geschlechtscharakters und des Lebens-
   alters (Kapitel VI),
4. falsche Ernährung und Lebensweise (Kapitel VII),
5. Krankheiten (Kapitel VIII),
6. Kleidung (Kapitel IX).

Legen wir diesen Maßstab im allgemeinen (Kapitel X) und im
besonderen (Kapitel XI, XII, XIII, XIV) an, so kommen wir zu
einer Reihe von Erscheinungen, deren Anwesenheit ein Fehler, deren
Abwesenheit ein Vorzug ist. Individualität wird bedingt durch geringe Abweichungen innerhalb der gesetzmäßigen Grenzen.

Außer der Schönheit der Form haben wir zu achten auf die Schönheit der Farbe (Kapitel XV) und auf die Schönheit der Bewegung (Kapitel XVI).

Dieser Maßstab ist verwertbar zur Beurteilung lebender weiblicher Schönheit (Kapitel XVII) und zur Beurteilung von Kunstwerken (Kapitel XVIII). Er kann als Richtschnur dienen zur Erziehung und Lebensweise des Weibes, da höchste Gesundheit und Schönheit sich decken (Kapitel XIX).

Einleitung.

Seit Menschengedenken haben Tausende von Dichtern, von Malern und Bildhauern die Schönheit des Weibes in Wort und Bild verherrlicht, selbst ernste Gelehrte haben sich nicht gescheut, Theorien über das weibliche Schönheitsideal zusammenzustellen; und die Menge bewundert ihre Werke und betet ihnen nach. Dabei vergißt sie aber, daß die allmächtige Natur in ihrer unerschöpflichen Kraft täglich weibliche Wesen erstehen läßt, die weit schöner sind als alles, was Kunst und Wissenschaft je hervorgebracht, an denen die meisten achtlos vorübergehen, weil kein Kundiger ihnen zuruft: Seht hier die lebende Schönheit in Fleisch und Blut.

»Darum sieh die Natur fleißig an,« — schreibt Albrecht Dürer[1] im Anfang des sechzehnten Jahrhunderts — »richte dich danach und geh nicht von ihr ab in deinem Gutdünken, daß du meinest, du wollest das Bessere von dir selbst finden, denn du würdest verführt. Denn wahrhaftig steckt die Kunst in der Natur; wer sie heraus kann reißen, der hat sie. Ueberkommst du sie, so wird sie dir viel Fehls nehmen in deinem Werk. Aber je genauer dein Werk dem Leben gemäß ist in seiner Gestalt, desto besser erscheint dein Werk. Und dies ist wahr; darum nimm dir nimmermehr vor, daß du etwas Besseres mögest oder wollest machen, als Gott es seiner erschaffenen Kreatur zu wirken Kraft gegeben, denn dein Vermögen ist kraftlos gegen Gottes Schaffen.«

Dank der Photographie und der Verbesserung in der Technik der anderen vervielfältigenden Künste sind wir heute in der Lage,

---

[1] Proportionslehre, III. Teil, 1523.

wenigstens die äußeren Formen lebender Schönheit mit wissenschaftlicher Genauigkeit festzuhalten.

Brücke[1]) war der erste, der sich dieses Mittels bediente, ihm folgten Thomson[2]) und andere. Richer[3]), der künstlerische, selbstgefertigte Zeichnungen nach dem lebenden Modell gibt, hat diese ebenfalls durch photographische Aufnahmen wissenschaftlich sichergestellt.

Bei diesen und allen ähnlichen älteren und neueren Werken, die sich in mehr wissenschaftlicher Weise mit der weiblichen Schönheit beschäftigen, sind mir indessen zwei Tatsachen, oder, wenn man will, Mängel aufgefallen. Zunächst beschäftigen sie sich nicht mit dem schönen Körper als solchem, sondern nur in Beziehung zu seinen Nachbildungen durch die Kunst; dann aber werden wohl sehr sorgfältig alle anatomischen Tatsachen behandelt, die pathologischen Tatsachen jedoch, die durch Krankheiten und unrichtige Lebensweise bedingten Veränderungen werden nur sehr flüchtig gestreift.

Ich habe einen neuen Weg zur Beurteilung menschlicher Schönheit einzuschlagen versucht, indem ich neben den Standpunkt des Künstlers und des Anatomen den des Arztes stellte, indem ich statt an Bildern und Leichen meine Beobachtungen soviel wie möglich am lebenden Körper machte, und diesen an und für sich als Hauptsache, und nicht nur als Gegenstand künstlerischer Darstellung betrachtete.

Diese Beobachtungen führten mich nach fünfzehnjähriger Arbeit zu dem Ergebnis, daß man nur auf negativem Wege, d. h. durch Ausschluß krankhafter Einflüsse, aller durch fehlerhafte Kleidung, durch Vererbung, unrichtige Ernährung und unzweckmäßige Lebensweise bedingten Verunstaltungen des Körpers zu einer Normalgestalt, zu einem Schönheitsideal gelangen könne, das dann allerdings individuell sehr verschieden sein kann, aber doch stets unveränderlichen Gesetzen unterworfen ist; denn vollendete Schönheit und vollkommene Gesundheit decken sich.

Dadurch allein erhält man einen festen, auf Tatsachen beruhenden

---

[1]) Schönheit und Fehler der menschlichen Gestalt, 1890.
[2]) Handbook of anatomy for art students, 1896.
[3]) Anatomie artistique, 1890. Physiologie artistique 1895.

Maßstab, der sich, unabhängig vom individuellen, unberechenbaren Geschmack, anlegen läßt.

Außerdem aber liegt, glaube ich, auch ein gewisser praktischer Wert in meinen Untersuchungen, da sich aus ihnen ergibt, daß man, namentlich bei der heranwachsenden Jugend, sehr wohl im stande ist, mit der Gesundheit zugleich auch die Schönheit des Körpers zu erhöhen und zu veredeln.

Bevor ich jedoch daran gehe, die bekannten Tatsachen, vermehrt durch eigene Beobachtungen, von diesem neuen Standpunkte aus zu betrachten, muß ich, des besseren Verständnisses halber, in großen Zügen die verschiedenen Wege besprechen, auf denen man bisher das Schönheitsideal zu erreichen gesucht hat, und vor allen Dingen den modernen Schönheitsbegriff und die Umstände, die zu seiner Bildung beigetragen haben, kritisch beleuchten.

I.

Der moderne Schönheitsbegriff.

Der moderne europäische Mensch kennt vom lebenden weiblichen
Körper so gut als nichts. Er sieht nur Gesicht und Hände, bei fest-
lichen Gelegenheiten Arme und Schultern. Nur einen oder einige
wenige weibliche Körper sieht er entkleidet, und auch diese meist
unter Umständen, die ihm ein nüchternes, unbeeinflußtes Urteil unmöglich machen oder doch trüben; denn Liebe macht blind.

Ueber Gesicht und Hände kann er sich allerdings ein selbständiges
Urteil bilden, was er vom übrigen Körper weiß, ist der Gesamteindruck der Erinnerungsbilder von Darstellungen durch die bildende
Kunst; Beobachtungen an dem lebenden Weibe spielen dabei eine
ganz untergeordnete Rolle. Demnach beruht das Schönheitsideal
des modernen Europäers größtenteils auf durch die Kunst vermit-
telten Eindrücken. Eine Ausnahme hiervon macht der Künstler und
der Arzt.

Den unmittelbaren Eindruck, den der erste Anblick eines nackten
weiblichen Körpers auf den Beschauer ausübt, hat Goethe, der große
Psychologe, in trefflicher Weise geschildert[1]).

»Sie brachte mich darauf in ein kleines, artig möbliertes Zimmer;
ein sauberer Teppich deckte den Fußboden, in einer Art von Nische
stand ein sehr reinliches Bett, zu der Seite des Hauptes eine Toilette
mit aufgestelltem Spiegel, und zu den Füßen ein Gueridon mit einem
dreiarmigen Leuchter, auf dem schöne helle Kerzen brannten. Auch
auf der Toilette brannten zwei Lichter. Ein erloschenes Kaminfeuer
hatte die Stube durchaus erwärmt. Die Alte wies mir einen Sessel
an, dem Bette gegenüber am Kamin, und entfernte sich.

»Es währte nicht lange, so kam zu der entgegengesetzten Türe
ein großes, herrlich gebildetes, schönes Frauenzimmer heraus; ihre

---

[1]) Briefe aus der Schweiz. Erste Abteilung. Cotta 4, p. 469.

Kleidung unterschied sich nicht von der gewöhnlichen. Sie schien mich nicht zu bemerken, warf ihren schwarzen Mantel ab und setzte sich vor die Toilette. Sie nahm eine große Haube, die ihr Gesicht bedeckt hatte, vom Kopfe: eine schöne, regelmäßige Bildung zeigte sich, braune Haare mit vielen und großen Locken rollten auf die Schultern herunter. Sie fing an, sich auszukleiden; welch eine wunderliche Empfindung, da ein Stück nach dem anderen herabfiel, und die Natur, von der fremden Hülle entkleidet, mir als fremd schien und beinahe, möcht' ich sagen, mir einen schauerlichen Eindruck machte.

»Ach, mein Freund, ist es nicht mit unseren Meinungen, unseren Vorurteilen, Einrichtungen, Gesetzen und Grillen auch so? Erschrecken wir nicht, wenn eine von diesen fremden, ungehörigen, unwahren Umgebungen uns entzogen wird und irgend ein Teil unserer wahren Natur entblößt dastehen soll? Wir schaudern, wir schämen uns. —

»Soll ich dir's gestehen, ich konnte mich nicht in den herrlichen Körper finden, da die letzte Hülle herabfiel! Was sehen wir an den Weibern? Was für Weiber gefallen uns, und wie konfundieren wir alle Begriffe? Ein kleiner Schuh sieht gut aus, und wir rufen: Welch ein schöner kleiner Fuß! Ein schmaler Schnürleib hat etwas Elegantes, und wir preisen die schöne Taille.

»Ich beschreibe dir meine Reflexionen, weil ich dir mit Worten die Reihe von entzückenden Bildern nicht darstellen kann, die mich das schöne Mädchen mit Anstand und Artigkeit sehen ließ. — Alle Bewegungen folgten so natürlich aufeinander, und doch schienen sie so studiert zu sein. Reizend war sie, indem sie sich entkleidete, schön, herrlich schön, als das letzte Gewand fiel. Sie stand, wie Minerva vor Paris mochte gestanden haben.«

Dieses Gefühl von Schauder, das Goethe so richtig hervorhebt, hat auch der Arzt vor seinem ersten weiblichen Patienten, der Künstler vor seinem ersten weiblichen Modell. Es verschwindet, sobald der Künstler nur das Schöne, der Arzt nur das Menschliche sieht; und es erlischt sehr rasch bei der Gewöhnung an den Anblick des Nackten.

In unserer Zeit, wo selbst die Vertreter des deutschen Volkes sich nicht scheuten, das Bild der Wahrheit aus ihrer Mitte zu verbannen, weil es nackt war[1]), sind manche leicht geneigt, Nacktheit und Unsittlichkeit für dasselbe zu halten. Das ist jedoch ein großer Irrtum. Nicht das Nackte ist unsittlich, sondern die Augen des Beschauers. Derjenige, der im nackten Körper nur das Weib sieht, der über den ersten sinnlichen Eindruck nicht hinauskommt, und sich von ihm beherrschen läßt, ist unsittlich und überträgt seine eigene Unvollkommenheit auf den Gegenstand, den er betrachtet.

Die Bekleidung hat mit der Sittlichkeit nichts zu tun, sondern nur mit der Schicklichkeit, mit der Mode. Eine Entblößung, die von der Mode vorgeschrieben ist, wird niemals als unsittlich empfunden.

Wer Gelegenheit gehabt hat, unter Völkern zu leben, die ganz oder teilweise nackt gehen, wird bald gewahr, daß die Kleidung mit der Sittlichkeit in gar keinem Zusammenhang steht, und sehr bald bemerkt er die Erweiterung seiner beschränkten europäischen Auffassung an sich selbst.

Sehr treffend schildert von den Steinen[2]) seine diesbezüglichen Eindrücke in Amerika. Die völlig unbekleideten Bakairi schämten sich ihrer Nacktheit nicht, wohl aber des Essens in Gesellschaft von anderen. Ihm selbst fiel die Nacktheit des Naturvolkes nach kurzer Gewöhnung gar nicht mehr auf.

Als ich im Jahre 1890 das Innere Javas bereiste, begegnete ich bei Singaparna eines Morgens großen Scharen von älteren und jüngeren Weibern, die, bis zum Gürtel entblößt, zum Markte zogen. Der erste Eindruck war dasselbe von Goethe beschriebene Gefühl von Schauder, verursacht durch den Anblick weiblicher Nacktheit in für mich neuer Umgebung und in so großer Masse. Bald aber gewann trotz manchem wirklich klassisch schön gebauten Mädchentorso die Abscheu vor dem vielen Häßlichen, was hier in aller Unschuld gezeigt wurde, die Oberhand, und ich begriff auf einmal, warum die meisten Weiber sich lieber verhüllen, wenn die Mode es ihnen gestattet.

Eigentümlich sind die Verschiebungen, die das Schicklichkeitsgefühl unter dem Drang der Umstände erleiden kann. Ein europäisches Mädchen errötet, wenn man sie in der Nachtjacke überrascht, aber sie zeigt sich dekolletiert auf jedem Balle. Eine Frau im dunklen

---

[1]) Vor Eröffnung des neuen Reichstagsgebäudes anno domini 1895.

[2]) Unter den Naturvölkern Zentralbrasiliens, 1894.

Kleide fühlt sich unter Balltoiletten, ein Herr im Gehrock unter Fräcken in hohem Maße unbehaglich.

In Batavia, wo alle Damen ihre bloßen Füße in kleine goldgestickte Schuhe stecken, fand man es höchst unpassend, als eine Dame sich im Hotel zeigte, die ihre Beine in blauseidene Strümpfe gehüllt hatte, und gerade durch die Verhüllung die Aufmerksamkeit auf diesen Teil ihres Körpers lenkte.

Ein Kind errötet nicht, wenn man es nackt sieht, wohl aber, wenn es bei einer Lüge ertappt wird. Ein wohlerzogenes junges Mädchen wird nicht leicht bei einer Lüge erröten, wohl aber wenn ein Teil seines Körpers entblößt wird. Die sogenannte Bildung hat das Schamgefühl der Seele auf den Körper übertragen.

Ich halte es für überflüssig, die angeführten Beispiele mit noch weiteren zu vermehren[1]) und glaube zu dem Schlusse berechtigt zu sein, daß unser Sittlichkeitsgefühl angeboren ist, unser Schicklichkeitsgefühl hingegen ganz und gar abhängig ist von den in unserer Umgebung herrschenden Gewohnheiten und Gebräuchen.

In der Natur verurteilen wir in Europa unbewußt das Nackte, in der Kunst aber halten wir seine Darstellung für erlaubt und haben es allzeit vor Augen. Deshalb legen wir, die Natur nicht kennend, an die Schönheit des weiblichen Körpers den Maßstab an, der uns aus Kunstwerken geläufig geworden ist. Dabei geben wir uns jedoch wiederum keine Rechenschaft davon, daß auch die Auffassung des Weibes in der Kunst einer gewissen Mode, einer Tradition unterliegt, die mit dem Schönheitsbegriff als solchem gar nichts zu tun hat und nicht ohne weiteres ins Leben übertragen werden kann.

Wir finden die Venus von Milo schön und bedauern die Frauen, die deren körperliche Schönheit nicht erreichen. Wie sehr wir aber erschrecken würden, wenn die Venus von Milo, so wie sie ist, plötzlich in Fleisch und Blut vor uns stände, soll weiter unten gezeigt werden. Hier genügt der Hinweis, daß die Meisterwerke griechischer Kunst als Ideal weiblicher Schönheit gelten und kritiklos ohne weiteres zur Beurteilung lebender weiblicher Körper als Maßstab benützt werden.

Aber noch mehr; wir nehmen selbst, ohne es zu wissen, alt-

---

[1]) Siehe Ploss-Bartels, Das Weib. 1897, I, p. 359 ff. und Stratz, Die Frauenkleidung. III. Aufl. Abschnitt 1. Die Nacktheit. F. Enke. 1904.

griechische Moden als Maßstab zur Beurteilung moderner Kunstwerke und auch des Lebens, wo uns dies nackt entgegentritt.

Nur zwei Beispiele:

In der ganzen klassischen Kunst, soweit wir sie kennen, finden sich nur zwei Bildwerke eines nackten Mannes mit einem Schnurrbart, nämlich der sterbende Gallier und der Gallier in der Gruppe Arria und Paetus. Alle anderen Figuren sind mit vollem Bart oder bartlos dargestellt. Weder bei den Griechen noch bei den Römern war es Mode, einen Schnurrbart zu tragen; in den genannten Statuen ist gerade dadurch der Barbar charakterisiert. Trotzdem bei uns Tausende von Schnurrbärten im täglichen Leben angetroffen werden, finden wir sie, außer bei Porträtstatuen, kaum in der Kunst. Wenn wir den Schnurrbart bei einer nackten Statue antreffen, befremdet er unser Gefühl, wir sehen nicht den nackten, sondern den entkleideten Mann, weil — die altgriechische Mode den Schnurrbart verurteilte.

Ein weiteres Beispiel ist die Darstellung des nackten weiblichen Körpers in der Kunst. Er wird stets ohne jegliche Körperbehaarung nachgebildet. Weil sie häßlich ist? Nein, weil es bei den alten Griechen und Römern, wie noch jetzt bei allen orientalischen Völkern Sitte war, daß die Frauen die Haare ihres Körpers künstlich entfernten. Dies geht hervor aus den bekannten Stellen in Martial II und Ovids Ars amatoria. Ein weiterer Hinweis findet sich in dem 103. Gesang der Bilitis[1]), wo als Merkwürdigkeit von den Priesterinnen der Astarte gesagt wird: »Sie ziehen sich niemals ihre Haare aus, auf daß das dunkle Dreieck der Göttin ihren Unterleib zeichne, wie einen Tempel.«

Trotzdem die Mode des Epilierens seit Jahrhunderten bei uns nicht mehr besteht, hat die Kunst sie doch beibehalten und damit auf das Schönheitsideal der modernen Menschen übertragen.

Wie sehr nicht nur der einzelne Mensch, sondern die ganze sogenannte »öffentliche Meinung« durch den äußeren Schein urteilslos

---

[1]) Louys, Les chansons de Bilitis, 1897. Heim, Bilitis' sämtliche Lieder, 1894. Manche halten die Chansons de Bilitis für eine Mystifikation. Ich enthalte mich eines Urteils: gleichviel, ob echt, ob unecht, unzweifelhaft zeugen sie von einer genauen Bekanntschaft des Verfassers mit den authentischen Daten des Altertums.

beeinflußt wird, ersieht man am besten aus einer Vergleichung von Fig. 1 und Fig. 2.

Fig. 1 ist ein Gipsabguß der aus ihrem Blechgewande befreiten vatikanischen Venus[1]), Fig. 2 Falguières bekannte Porträtstatue der Cléo de Mérode, die als eine der schönsten jetzt lebenden Frauen gefeiert wird.

Die Statue der Venus entspricht allen Anforderungen, die wir an einen normalen weiblichen Körper stellen können. — Bei der Tänzerin bemerkt man: künstlich durch Kleidung zusammengedrückten unteren Brustumfang, fehlerhaften Ansatz der Brust, fehlerhafte Kniestellung, zu schweres Sprunggelenk[2]).

Der moderne Schönheitsbegriff setzt sich demnach zusammen aus einer durch tägliche Uebung ermöglichten Kenntnis des Kopfes, der Hände und der Arme, und bezüglich des übrigen Körpers aus einem Sammelbegriff, den Reproduktionen des nackten Weibes durch die Kunst entnommen.

Das allgemeine Urteil über Frauenschönheit ist somit kein sachverständiges, sondern ein indirektes, das einerseits durch nicht naturgetreue Vorstellung des Körpers, anderseits durch Korsetts, Schuhe und Kleidung getäuscht, sich falsche und unnatürliche Ideale schafft.

Alles bisher Gesagte bezieht sich hauptsächlich auf die Schönheit der Form. Daß in Beziehung auf die Schönheit der Farbe es noch viel schwieriger ist, ein objektives Urteil zu haben, weiß jeder, der sich einigermaßen mit der Farbenlehre und der Funktion des menschlichen Auges beschäftigt hat, niemand weiß es besser, als die Frauen selbst, die durch richtige Auswahl der sie umgebenden Farben instinktiv ihre Reize zu erhöhen, ihre Fehler zu verbergen wissen.

---

[1]) Es ist das große Verdienst von Michaelis, daß sie in diesem Zustande dem Publikum bekannt gemacht wurde. Das Kensingtonmuseum besitzt einen Gipsabguß nach dem Original, ein zweiter Gipsabguß befindet sich in München, ein dritter in Straßburg. Nach diesem letzteren hat Herr Dr. Polaczek die hier wiedergegebene Photographie angefertigt. Vgl. Bruckmann, Denkmäler griechischer und römischer Plastik, und Springers Kunstgeschichte, Bd. I, 4. Aufl., 1895. — Professor W. Michaelis schreibt mir: Ein dem Vernehmen nach sehr viel schöneres Exemplar steht noch in den vatikanischen Magazinen, ein Bronzeabguß davon in Paris.

[2]) Vgl. L. Pfeiffer, Angewandte Anatomie, 1899.

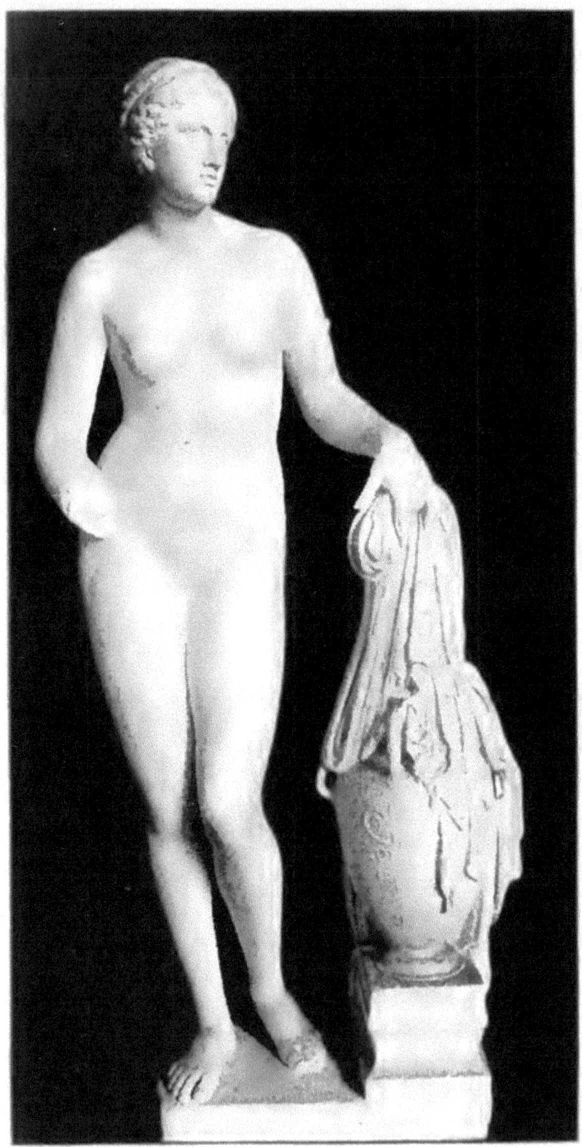

Fig. 1. Vatikanische Aphrodite. Gipsabguß aus Straßburg.
(Phot. Dr. Polaczek.)

Noch schwieriger ist es, die Schönheit der Bewegungen zu analysieren, deren meiste uns durch die Kleidung verborgen werden.

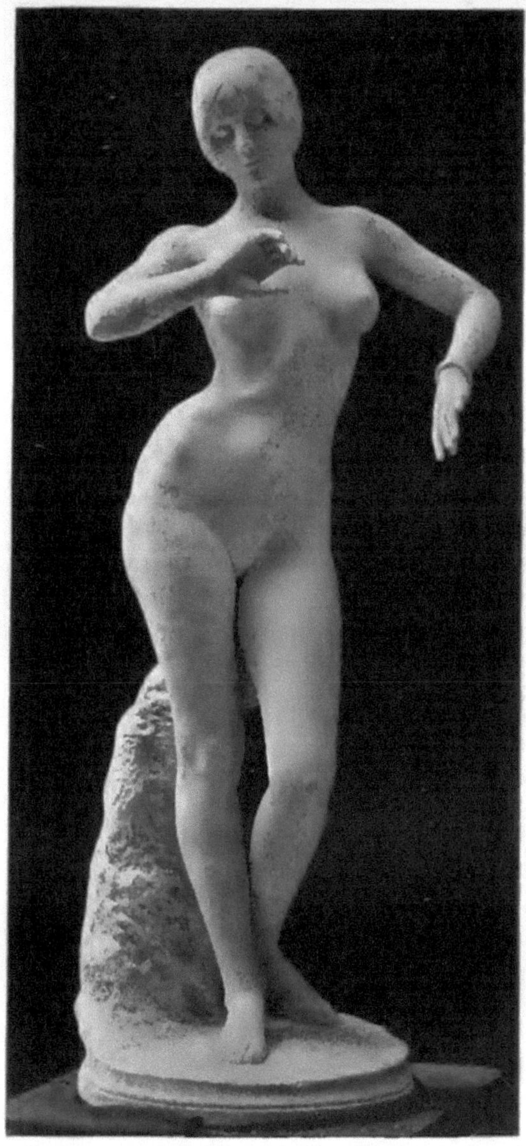

Fig. 2. La danseuse von Falguière.
(Nach einer Photographie von Braun, Clément & Cie. in Dornach i. E., Paris und New York.)

Doch man muß noch eine weitere Einschränkung machen. Selbst das Wenige, was man täglich vom weiblichen Körper sehen kann, wird von den meisten nicht mit der nötigen Aufmerksamkeit betrachtet, weil ihr Blick nicht geübt ist. Man vergegenwärtige sich die Gesichtszüge, die Haare, die Augen, die Hände abwesender Personen, mit denen man täglich zusammentrifft. Von der größeren Mehrzahl ist man nicht im stande, die Farbe der Haare und Augen, die Form von Nase und Mund im Gedächtnis wiederzufinden, es sei denn, daß sie durch ganz außergewöhnliche Bildung einen tieferen Eindruck hinterlassen haben.

Die Ohren nun gar, die doch recht viel zum Gesichtsausdruck beitragen, werden meistens nur äußerst oberflächlich betrachtet; von der Form der Hände berichtet uns Mantegazza[1]), daß selbst Malern unbekannt war, ob ihr zweiter Finger länger war als ihr vierter.

Es wird also im allgemeinen selbst über Kopf, Gesicht und Hand nur oberflächlich geurteilt, trotzdem wir täglich in der Lage sind, diese Teile in größerer Zahl betrachten zu können; auf die übrigen Teile des Körpers kann nur ein geübter Beobachter aus Gang und Haltung gewisse Rückschlüsse machen; meist jedoch begnügt man sich mit einer unbestimmten Auffassung, die aus der auch meist oberflächlichen Betrachtung von Kunstwerken abgeleitet ist.

Um diesem Elemente in der modernen Auffassung gerecht zu werden, sind wir verpflichtet, die Darstellung weiblicher Schönheit durch die bildende Kunst zu analysieren.

---

[1]) Physiologie des Weibes. Deutsch von Teuscher, 1894, p. 52.

II.

Darstellung weiblicher Schönheit durch die bildende Kunst.

Die Blütezeit der griechischen Kunst zur Zeit des Phidias, des Polyklet und Praxiteles hat einen so mächtigen Einfluß auf das moderne Schönheitsideal geübt, daß selbst Zufälligkeiten der damaligen Mode unbewußt in dieses herübergenommen wurden. Es ist darum auch ganz natürlich, daß die altgriechische Kunst auf alle späteren Kunstepochen als unerreichtes Vorbild eingewirkt hat.

Außer der griechischen Kunst, auf die ein Jahrhunderte dauernder Schlummer folgte, ist es namentlich die Renaissance, die dem heutigen Schönheitsbegriff zu Grunde liegt. Alle orientalischen Elemente, die in der Kunstgeschichte berücksichtigt werden müssen, haben mit der Gestaltung des weiblichen Körpers nichts zu tun. Ebensowenig hat sich der japanische Einfluß in der Kunst so weit geltend gemacht, daß er in dieser Beziehung eine Besprechung verdient.

Die altgriechische Kunst schöpfte ihre Motive unmittelbar aus dem Leben. Weder rauhe Witterung noch körperliche Gebrechen veranlaßten die damalige Bevölkerung Griechenlands, ihre schönen Gestalten mit Gewändern zu verhüllen, und dadurch war die erste Grundbedingung für den schaffenden Künstler, das tägliche Studium und die Vergleichung der verschiedenen Formen des nackten Körpers in seiner vollkommensten Gestaltung, gegeben. Die Kleidung richtete sich genau nach dem Körper, so daß sie trotz mehr oder weniger ausgiebiger Verhüllung bei jeder Bewegung dessen Formen verriet und sich ihnen anpaßte.

Durch fortgesetzte Übung des Auges konnte sich somit der damalige Künstler ein Idealbild erschaffen, zu dessen Verwirklichung ihm die schönsten Modelle in reichster Auswahl zur Verfügung standen.

Aber auch sein Publikum, die ganze damals lebende Menschheit, sah den nackten Körper täglich und kannte ihn, so daß von künstlerischen Leistungen viel mehr gefordert werden konnte und diese viel sachverständigere Anerkennung fanden, als heutzutage der Fall ist gegenüber einem Publikum, das den menschlichen Körper nicht kennt.

In äußerst scharfsinniger Weise hat vor kurzem Richer[1] nachgewiesen, wie sehr der künstlerische Blick der alten griechischen Künstler allen Epigonen überlegen war.

Wo er von der Darstellung der Bewegung spricht und darauf aufmerksam macht, daß wir, dank der modernen Wissenschaft, in der Lage sind, durch Momentaufnahmen jede einzelne Phase im Bilde festzuhalten, hebt er hervor, daß die meisten späteren Künstler, einer unbewußten Überlieferung folgend, niemals gehende oder laufende, sondern stets nur schwebende oder fallende Gestalten dargestellt haben. Alle griechischen Bildwerke aber, von den Tyrannenmördern bis zum tanzenden Faun, erwiesen sich als richtige Nachbildungen völlig naturwahrer Stellungen.

Außer ihrem wunderbar geschärften künstlerischen Blick, außer den zahlreichen hervorragend schönen Modellen verfügten die Griechen noch über ein drittes Mittel zur Naturtreue ihrer Darstellungen: den Gipsabguß nach dem Leben. Nach Plinius[2] war Lysikrates der erste, der dieses Hilfsmittel in die bildende Kunst eingeführt hat.

Anatomie war den griechischen Künstlern bis zur alexandrinischen Schule unbekannt, wie Chéreau[3] und Langer[4] überzeugend nachgewiesen haben.

Langer hebt hervor, daß die besten antiken Bilder die ruhig gehaltenen sind, »deren Muskelmechanismus versteckt ist«. »Dagegen ist an bewegten Bildwerken so manches auszusetzen, Fehlerhaftes, Unverstandenes. Die Muskelerhabenheiten finden sich mitunter un-

---

[1] Dialogue sur l'art et la science. — La nouvelle revue, Tome 107 et s. 19. année. La revue de l'art ancien et moderne, 1897, fasc. 3 et 4.

[2] Zitiert bei Langer.

[3] Dictionnaire encyclopédique des sciences médicales.

[4] Anatomie der äußeren Formen des menschlichen Körpers, 1884, p. 30 ff.

richtig gruppiert, ein anderes Mal sind Muskelerhabenheiten unter-
mischt und unterschiedslos wie Hautfalten und Skeletterhabenheiten
behandelt. Was an solchen Bildwerken ungeteilte und gerechtfertigte
Bewunderung erregt, das ist die Bewegung. und diese liegt viel mehr
in der Gliederung als in der Muskulatur.«

Mit anderen Worten will Langer dadurch wohl ausdrücken, daß
trotz untergeordneter anatomischer Fehler der Allgemeineindruck bewegter Figuren stets ein naturwahrer ist; Richer hat, wie gesagt,
die Naturtreue durch Kontrolle mit Momentphotographien direkt
nachgewiesen.

Da nun aber bewegte Figuren am schwierigsten darzustellen sind,
weil man nicht im stande ist, ein Modell in der gewünschten
Stellung zu fixieren, so ist diese gleichmäßige Anerkennung von den
verschiedensten Beurteilern nur wieder ein neuer Beweis für die
außerordentliche Schärfe, mit der die antiken Künstler beobachteten [1]).

Wenn nun auch ihr künstlerisch geschulter Blick und die große
Zahl schöner Modelle den antiken Meistern trotz ihrer Unkenntnis
der Anatomie die herrlichsten Schöpfungen ermöglichte, so war doch
die absolut naturgetreue Wiedergabe der menschlichen Gestalt keineswegs der Endzweck ihrer Kunst.

Wir dürfen nicht vergessen, daß bei den Griechen die Kunst im
Dienste ihrer Religion stand, welche ihnen, in größerer Abwechslung
allerdings als die christliche, die Themas für die meisten ihrer Darstellungen vorschrieb. Der griechische Künstler, der Götter darstellte,
war somit gezwungen, seine Gestalten zu idealisieren und dadurch
von der Natur abzuweichen.

Daß dabei das Modell keineswegs eine untergeordnete Rolle
spielte, beweist das Beispiel des Praxiteles, welcher im Tempel zu
Thespiae neben der Aphrodite aus Dankbarkeit die nackte Porträtstatue der Phryne aufstellte; anderseits aber beweist gerade dies
Beispiel, daß es sich nicht um naturgetreue Wiedergabe selbst des

---

[1]) Es ist mir aufgefallen, daß auch die japanischen Künstler viel schärfer
beobachten, als unsere Künstler und wir mit ihnen gewohnt sind: In europäischen
Bildern findet man stets schwebende, niemals fliegende Vögel. Japanische Darstellungen fliegender Vögel, die uns auf den ersten Blick unnatürlich erscheinen,
erweisen sich beim Vergleich mit Momentaufnahmen als völlig naturgetreu.

schönsten Modells handelte; denn sonst wäre dieser Weiheakt des großen Künstlers, die Gegenüberstellung von Göttin und Weib, nicht verständlich.

Es handelte sich für den griechischen Künstler darum, das Modell den Traditionen der darzustellenden Götterfigur anzupassen, das Individuelle gewissermaßen zu schematisieren, den göttlichen Typus mit größtmöglicher Naturtreue zu vereinen.

Aber nicht nur der religiöse Zweck des Kunstwerkes, sondern auch der für dasselbe bestimmte Standort zwang den Künstler, von der Natur abzuweichen.

Eine auf hohem Fußstück stehende Figur, in natürlichen Verhältnissen ausgeführt, erscheint dem Beschauer gedrungen und unansehnlich, wovon wir uns jederzeit überzeugen können, wenn wir Menschen von unten herauf betrachten. In solchen Fällen muß der Künstler die Längenmaße auf Kosten der Breitenmaße unnatürlich und ungleichmäßig vergrößern. Beim Anblick von vorn müssen alle näher liegenden Teile im Verhältnis verkleinert, alle entfernter liegenden Teile vergrößert werden; auch davon können wir uns leicht überzeugen, wenn wir auf die Fehler achten, die bei unrichtig eingestellten photographischen Aufnahmen vorkommen können.

Bei einer Aufstellung im Tempel endlich muß das Bild mit der Umgebung architektonisch harmonieren, und wird dadurch von einer ganzen Zahl von Gesetzen abhängig, die die Form in der verschiedensten Weise beeinflussen können.

Die Berücksichtigung aller dieser Momente verlangte eine große Übung und Erfahrung, sie veranlaßte die Ausbildung einer gewissen Systematik der Verhältnisse der einzelnen Körperteile unter sich, einer Proportionslehre, die demnach auch, wie zu erwarten ist, und wie durch zahlreiche Messungen aus späterer Zeit bestätigt wurde, keineswegs stets den Proportionen lebender Menschen entspricht.

In allen antiken Bildwerken lebt also die ewig menschliche Schönheit, jedoch beeinflußt durch Überlieferung, Standort und den Charakter der darzustellenden Persönlichkeit.

Trotz alledem blieb der Endzweck des Künstlers die Verherrlichung des nackten menschlichen Körpers.

Nach Motiven für die Darstellung eines männlichen Körpers

brauchte der griechische Künstler nicht lange zu suchen. Mit der einzigen Ausnahme vielleicht von Zeus durften alle Götter nackt sein. Der männliche Poseidon, der kraftstrotzende Herakles, der jugendliche Apollo und Hermes, der Knabe Ganymed, alle Bacchanten, Faunen und Satyrn und endlich die große Zahl idealisierter Porträtgestalten der Sieger in den olympischen Spielen boten die reichhaltigsten und verschiedenartigsten Vorwürfe in unendlicher Auswahl.

Unter den weiblichen Gestalten waren es die Grazien und die Nymphen, dann Hebe, und als schönste von allen Aphrodite selbst, die Göttin der Schönheit, deren nackter Körper von der Kunst zu neuem Leben erweckt wurde.

Alle Meisterwerke der griechischen Plastik haben aber das allgemein Menschliche auch in den Göttergestalten so mächtig festgehalten, daß der heutige Beschauer den Namen der dargestellten Persönlichkeit, den Namen des Künstlers vergißt und nur die schöne Menschengestalt bewundert.

Ein Beispiel vollendeter männlicher Schönheit ist die Antinousstatue vom Kapitol (Fig. 3); als künstlerische Wiedergabe weiblicher Schönheit kann die mediceische Aphrodite gelten. Fig. 4 ist nach einem im British Museum bewahrten Gipsabguß gemacht, welcher diese berühmte Statue ohne die später ergänzten Arme darstellt.

Abgesehen von der vollendeten Körperbildung zeigen diese beiden Gestalten in schönster Weise die Kennzeichen der beiden Geschlechter, die sich namentlich in den Linien des Rumpfes ausprägen. Beim Mann wird er von den breiten Schultern nach den Hüften zu schmäler, und erscheint im ganzen durch die kräftige Ausbildung der Muskeln eckiger, bei der Frau ist er an den Hüften am breitesten und zeigt weichere, rundere Formen.

Beide Statuen erscheinen als nur wenig veränderte Porträtbilder lebender Menschen, wie sie auch heute, wenn auch selten, sich finden lassen. Die völlig normalen Proportionen deuten darauf, daß die Figuren auf verhältnismäßig niedrigen Postamenten standen und nur wenig von Standort, Umgebung und Tradition beeinflußt sind.

Als Abweichung vom Leben läßt sich nur ein möglichstes Ver-

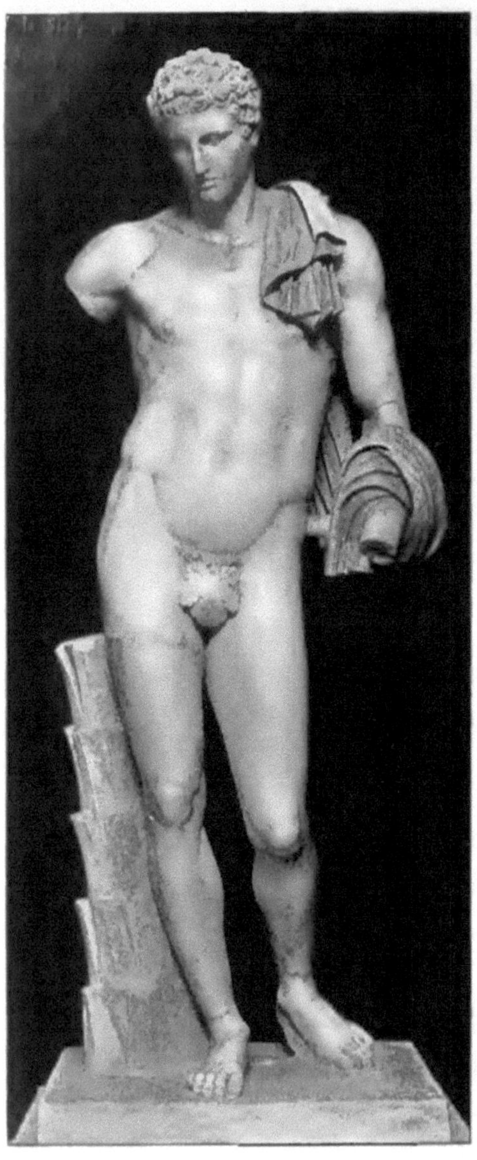

Fig. 3.   Antinous vom Kapitol.

meiden von körperlichen Einzelheiten erkennen, ein Unterdrücken der kleineren Falten, der durch Gefäße bedingten kleinen Vorwölbungen der Haut, ein Zusammenschmelzen der Haarmassen, kurz alle die Vereinfachungen der Körperoberfläche, welche durch die plastische Technik bedingt sind.

Hat früher die Mediceerin als die schönste Vertreterin klassischer Frauenschönheit gegolten, so ist in letzter Zeit, namentlich durch Michaelis, die Aufmerksamkeit in erhöhtem Maße auf die Nachbildung der Praxitelischen Aphrodite gelenkt worden, welche Fig. 1 darstellt.

Diese Figur zeigt etwas strengere, jungfräuliche Formen, breitere Schultern, kleinere Brüste, eine ausgeprägtere Taille und breitere Hüften; sie ist trotz der Jungfräulichkeit noch mehr Weib als die Mediceerin.

Als dritte im Bunde gilt die Venus von Milo (Fig. 5).

Trotzdem sie noch heute von Künstlern und Aerzten als das unerreichte Ideal weiblicher Schönheit angesehen wird, so ist dieser

Körper doch nicht ohne weiteres mit dem Leben vergleichbar.

Der durch das Gewand verhüllte, auffallend lange Unterkörper deutet darauf hin, daß diese Statue auf einem hohen Postament gestanden hat, und die viel weniger sorgfältige Behandlung des Rückens läßt darauf schließen, daß der Standplatz eine Nische gewesen sein muß. Außerdem aber muß diese erhöhte Nische dem übrigen Gebäude in der Weise angegliedert gewesen sein, daß die Hauptbeleuchtung von rechts vorne und oben einfiel, denn nur so ist es zu erklären, daß die ganze linke Körperhälfte viel größere Maße zeigt, als die entsprechenden Teile der rechten. Stand die größere linke Körperhälfte im Schatten, so erschien sie dem Beschauer ebenso groß als die kleinere, hell beleuchtete rechte Hälfte, und die ganze Figur machte einen harmonischen Eindruck. Diesen

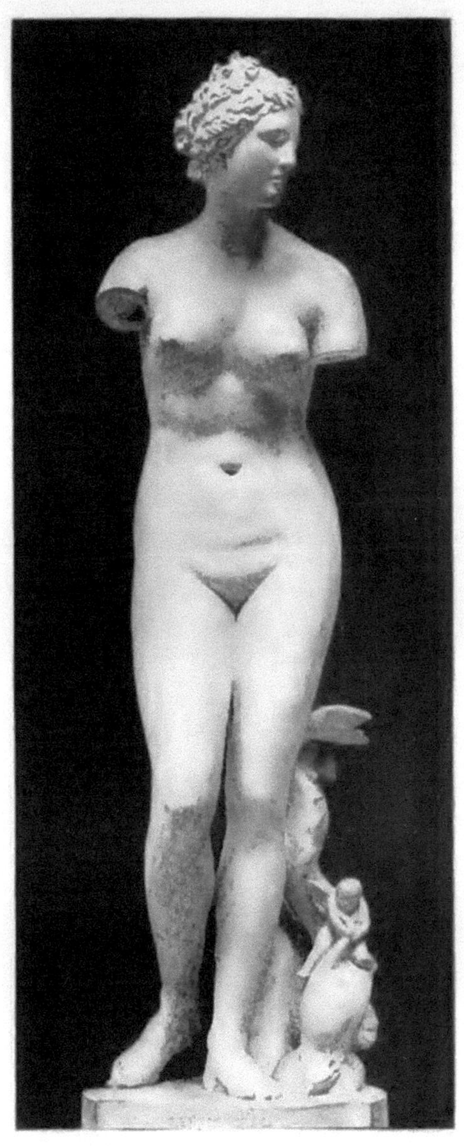

Fig. 4. Aphrodite von Medici. Gipsabguß aus London.

Eindruck macht sie auch heute noch im Louvre in Paris. Mit feinem künstlerischem Gefühl hat man sie dort in das richtige Licht und

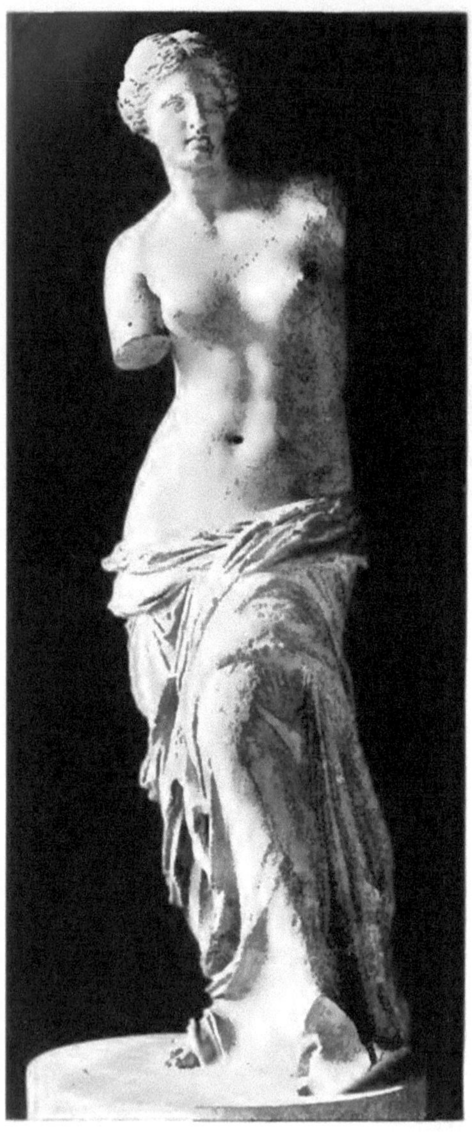

Fig. 5. Aphrodite von Milo.

die richtige Höhe gestellt. Den gleichen Eindruck gibt die Photographie nach dem Original (Fig. 5).

Wenn man jedoch in einer genau nach der Photographie angefertigten Umrißzeichnung die mittlere Körperachse einträgt, so erkennt man auf den ersten Blick das Mißverhältnis zwischen rechter und linker Hälfte. Trägt man nach links von der Mittellinie die entsprechenden Abstände der rechten Körperhälfte auf, so fällt der Körperumriß in die auf Fig. 6 mit gebrochener Linie angegebene Stelle, also um ein ganz bedeutendes Stück einwärts von der Kontur der Statue.

Hiermit ist der Beweis geliefert, daß der Künstler mit Absicht und feinem Gefühl die richtigen Verhältnisse des Körpers geändert hat, um ihn, seinem Standort und seiner Umgebung angepaßt, desto lebenswahrer erscheinen zu lassen. Als Kunstwerk steht die Statue darum nur umso höher, als Idealbild lebender Schönheit kann sie nur mittelbar, nach Abzug der durch den künstlerischen Zweck be-

dingten Veränderungen verwertet werden.

In jedem Falle ist das
Modell zu dieser Statue schlanker gewesen, die Statue selbst
vom Künstler viel schlanker
gedacht und beabsichtigt, als
der Epigone, der nur nach
Zirkel und Bandmaß urteilt,
sich vorstellt. Der Eindruck
aber ist der gleiche, wie bei
der Mediceerin und der Aphrodite des Praxiteles.

Alle drei Figuren geben
dem gleichen schlanken, hoch
gebauten Ideale einen jeweils
individuell abgestimmten Ausdruck.

Für die Lebenswahrheit
der griechischen Statuen spricht
ein Vergleich der esquilinischen Aphrodite (Fig. 7) mit
einer 15jährigen Jüdin aus
Wien (Fig. 8).

Bei der ersteren beweisen
die im Verhältnis zum Rumpf

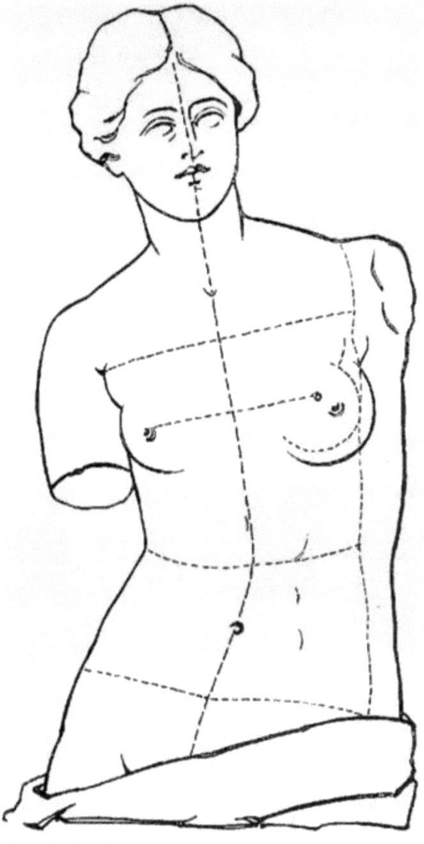

Fig. 6. Umriß der Aphrodite von Milo nach der
Photographie mit eingetragener Körperachse.

etwas zu langen Beine, daß die Figur für ein Postament berechnet
war; der etwas nach hinten geneigte Oberkörper ist verglichen mit
der nach vorn tretenden Bauch- und Lendengegend schwerer ge-
arbeitet, das Haupt repräsentiert den archaistischen Typus und ist
verhältnismäßig größer als bei anderen antiken Statuen. Der Allgemeineindruck der ganzen Figur ist der eines jungen Mädchens, halb
Kind, halb Weib, in der allerersten Blüte, einer noch nicht völlig
geöffneten Knospe. Bei der jungen Jüdin finden sich annähernd dieselben Formen ins Menschliche übertragen, mit dem Unterschied
jedoch, daß sie hier mehr durch Fettablagerung und nicht durch die

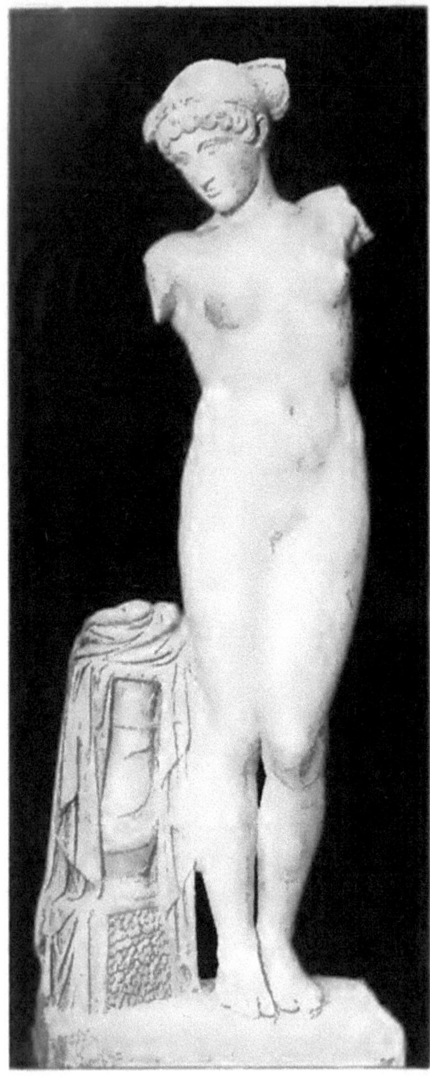

Fig. 7. Aphrodite vom Esquilin.

Muskulatur in erster Linie gebildet werden. Das Verhältnis zwischen Kopf und übrigem Körper stimmt mit dem der Statue überein.

Die Vergleichung des lebenden Mädchens mit der Statue zeigt, daß der Künstler ein ähnliches halbentwickeltes Geschöpf zum Vorbild gehabt hat, jedoch mit breiterem Brustkorb und kräftigerer Muskulatur, einen jener gedrungenen, durch und durch gesunden Backfische, aus denen sich nach erfolgter Streckung die schönsten Frauengestalten entwickeln. Auch die im Gegensatz zur Tradition übermäßige Größe des Kopfes spricht für das sehr jugendliche Alter der Statue, die ich darum auch nicht als Aphrodite bezeichnen möchte; wenn es überhaupt eine Göttin ist, dann ist es eine sehr jugendliche Psyche.

Der Künstler hat den Stein zum Leben erweckt, ist dabei aber doch in seinem Gefühl der Natur des Steines gerecht geblieben. Die kleinen Einzelheiten, die das pulsierende warme Bewegen im lebenden Körper verraten, sind im Steine erstarrt und ausgeglättet; wenn die Statue, wie dies sehr wahrscheinlich ist, bemalt war, so mußten auch die kräftigen Farben des lebenden Körpers zu einer milderen, harmonischen Gesamtwirkung abgetönt sein.

Interessant ist es, mit diesen beiden Gestalten ein modernes Bild von Alma Tadema, »Das Modell des Bildhauers« (Fig. 9), zu vergleichen. Alma Tadema, der das Modell zur esquilinischen Venus in seinem Bilde geben wollte, hat die ganze Figur gestreckt, das Konventionelle daraus entfernt; das Verhältnis von Brust und Unterleib entspricht mehr dem der Erwachsenen, der Nabel steht tiefer, die Brüste sind stärker entwickelt, der Kopf ist kleiner; das ganze Mädchen ist älter und schlanker geworden, hat jedoch eine weniger gut entwickelte Muskulatur und keinen so schön geformten Brustkasten, wie die Statue. Abgesehen von dem Liebreiz des Tademaschen Bildes müssen wir doch erkennen, daß der griechische Meister niemals mit Tademas Modell seine Statue hätte machen können.

Das lebende Mädchen steht der Statue sehr viel

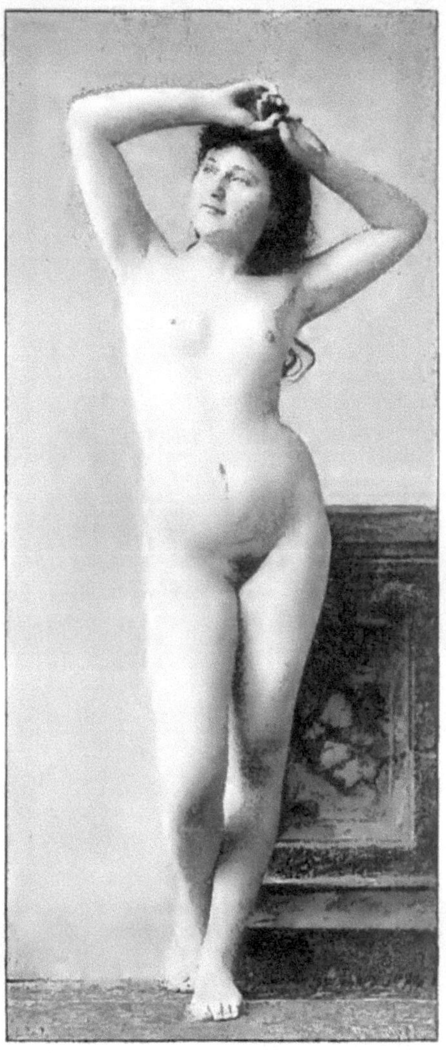

Fig. 8. Fünfzehnjähriges Judenmädchen.

näher, man ahnt in der Statue den Einfluß eines ähnlichen lebenden Wesens.

Umgekehrt kommt in Tademas Bild der Einfluß der Statue auf die moderne Auffassung der lebenden Schönheit zur Geltung; die Körperhaare fehlen, der Umriß des Rumpfes ist so kindlich wie bei

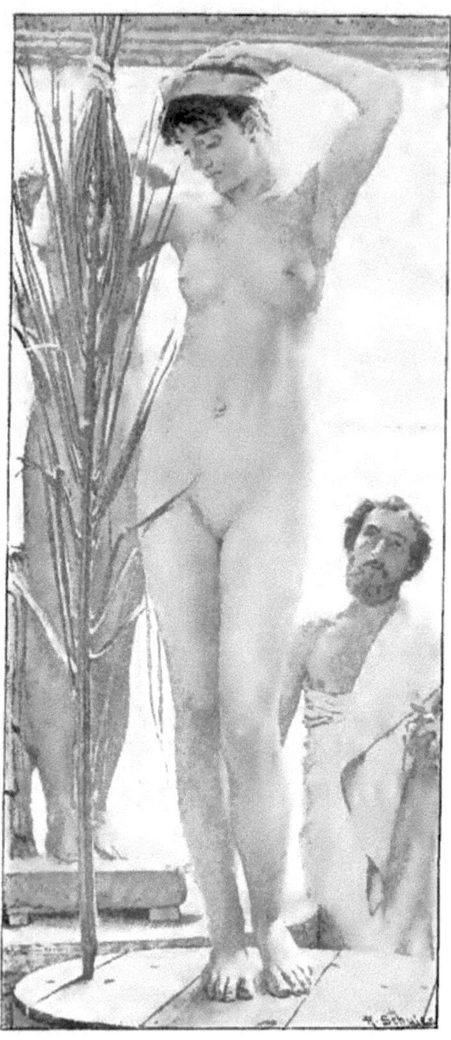

Fig. 9. Alma Tadema. »Ein Bildhauermodell.«
Mit Genehmigung der Photographischen Gesellschaft
in Berlin.

der Statue; die Brüste dagegen sind stärker entwikkelt. Tadema hat offenbar eine Mischung der etwa 15-jährigen Statue mit seinem etwa 20jährigen Modell gemalt und ist dadurch mehr von der Natur abgewichen als sein klassischer Vorfahre.

Aus diesen Beispielen ergibt sich, daß die Künstler der Griechen sich streng an die lebende menschliche Schönheit gehalten haben, daß auch heute noch Tausende von lebenden Gestalten unter uns wandeln, die würdig wären, durch den Meißel eines Griechen verewigt zu werden.

Wenn aber der moderne Mensch in den herrlichen Bildwerken der Vorzeit seine Schwestern und Brüder nicht zu erkennen vermag, so liegt dies daran, daß er das unbefangene künstlerische Sehen verlernt hat, daß er nicht mehr im stande ist, aus dem bearbeiteten Stein den wahren, lebenden Kern herauszuschälen.

Auf die Blütezeit der griechischen Kunst folgte die dumpfe Zeit des Mittelalters, in der das Gefühl für die Schönheit des menschlichen Körpers durch starren Dogmatismus erstickt wurde.

An die Stelle des nackten griechischen Epheben tritt der geharnischte Ritter, statt in den weich sich der Körperform anschmiegenden Peplos und Chiton hüllen sich die Frauen in die steifen, hoch geschlossenen, faltigen Gewänder mit der Schnürbrust. Die heiteren griechischen Götter verschwinden vor den starren Aposteln und den abgehärmten Märtyrergestalten.

Den zahlreichen weiblichen Göttinnen in ihrer erhabenen Nacktheit steht allein Eva gegenüber; doch auch diese trägt den Stempel der Entsagung auf dem kümmerlichen Körper, der der Sünde entgegenreift[1]).

Am 14. August 1485 wurde von Arbeitern auf der Via Appia ein marmorner Sarg ausgegraben, der die einbalsamierte Leiche eines jungen Mädchens enthielt. Sie war von wunderbarer Schönheit und so gut erhalten, daß sie den Schein des Lebens erweckte[2]). Der Zulauf des Volkes war so groß, daß Papst Innozenz VIII. die Leiche heimlich wegnehmen und begraben ließ, weil er die Konkurrenz dieses Heidenkindes für seine Heiligen fürchtete.

»Mais,« fügt Vachon hinzu[3]), »la papauté eut beau faire enfuir profondément dans la terre cette chair de femme, à demi vivante, jeter au ruisseau cette éphémère fleur humaine — éclose de nouveau pendant quelques heures aux rayons du soleil, après une nuit de plusieurs siècles: l'antiquité était ressuscitée pour toujours dans l'éclatante renaissance de l'Art, qui avait su arracher aux ruines et aux tombeaux le secret de la Grâce et de la Beauté.«

Auf den klassischen Trümmern erhob sich das Gebäude der Renaissance; die Ueberreste früherer Größe wurden zur Offenbarung für eine neue Blütezeit der Kunst.

Die klassische Schönheit aber hat nicht ein einziges ihrer Werke erreicht, geschweige denn übertroffen, weil den Epigonen die reichste Quelle, aus der die Alten schöpften, versiegt war: der tägliche Anblick des nackten Körpers in tausenderlei Gestaltung und der dadurch geschärfte künstlerische Blick.

Gerade die größten der späteren Meister sahen dies am besten ein

---

[1]) Näheres siehe: Kirchner, Die Darstellung des ersten Menschenpaares in der bildenden Kunst. F. Enke. 1903.

[2]) Lettre de Bartholomaeus Fontius à Francesco Ellachette, traduite et analysée par Hubert Janitscheck. L'art, Tome IV.

[3]) La femme dans l'art, 1891, p. 194.

und suchten diesem Mangel dadurch abzuhelfen, daß sie die intuitive Nachahmung schöner Formen durch wissenschaftliche Ergründung, durch anatomische Untersuchungen zu ersetzen suchten.

Duval und Bical[1]) haben mit kritischer Sorgfalt die anatomischen Studien, welche die meisten Künstler gemeinschaftlich mit Aerzten betrieben, zusammengestellt und mit vorzüglichen Nachbildungen illustriert. Unter den Künstlern finden sich Leonardo da Vinci, Michel Angelo, Raffael, Bandinelli, Cellini, Tizian, Carracci, Rubens, Rembrandt, Dürer und zahlreiche andere.

Wenn einerseits auch diese Erweiterung ihrer Kenntnisse den großen Künstlern ermöglichte, fehlerhafte Modelle in ihren Werken zu verbessern, so lag anderseits die Gefahr nahe, daß manche, gerade durch diese Kenntnisse verleitet, mehr in ihre Gestalten hineinlegten, als wirklich zu sehen war, gewissermaßen die Natur überboten, ohne sie schöner zu machen. Dieser Gefahr sind auch große Meister nicht entgangen[2]).

Suchten sie sich durch treue Nachahmung der Natur vor dieser Gefahr zu schützen, so drohte die Möglichkeit, daß sie unbewußt Fehler des Modells in ihre Werke übertrugen, und zwar umsomehr, als es nicht jedem glückte, vollendet schöne Modelle zu finden.

Aber nicht nur der Künstler, sondern auch das Publikum war des täglichen Anblicks des Nackten entwöhnt, und so ist es zu erklären, daß beide, Künstler sowohl als Publikum, minder wählerisch wurden und auch mit minder Schönem vorlieb nahmen, wo es sich bot.

Außerdem aber macht sich ein eigentümlicher Umstand geltend, der die Darstellung des Nackten von der Naturtreue entfernte.

Einer nackten Figur kann man bei einiger Uebung sofort ansehen, aus welchem Zeitalter sie stammt. Dies liegt nicht nur an der Staffage und an der Malweise des Künstlers, sondern auch daran, daß unwillkürlich die Idealgestalt des bekleideten Weibes auch auf den nackten Körper übertragen wird. Der Künstler übt seinen Blick am bekleideten Körper und sucht dessen Schönheiten auf der nackten Gestalt entsprechend zur Geltung zu bringen[3]).

---

[1]) L'anatomie des Maîtres. Histoire de l'anatomie plastique, 1890.

[2]) Vgl. Henke, Die Menschen des Michel Angelo im Vergleich mit der Antike. Rostock 1892.

[3]) Vgl. Stratz, Die Frauenkleidung. III. Aufl. Abschnitt 10.

Mehr und mehr tritt auch die Individualität des Künstlers in den
Vordergrund, und große Vorzüge in der Technik oder in der Auf-

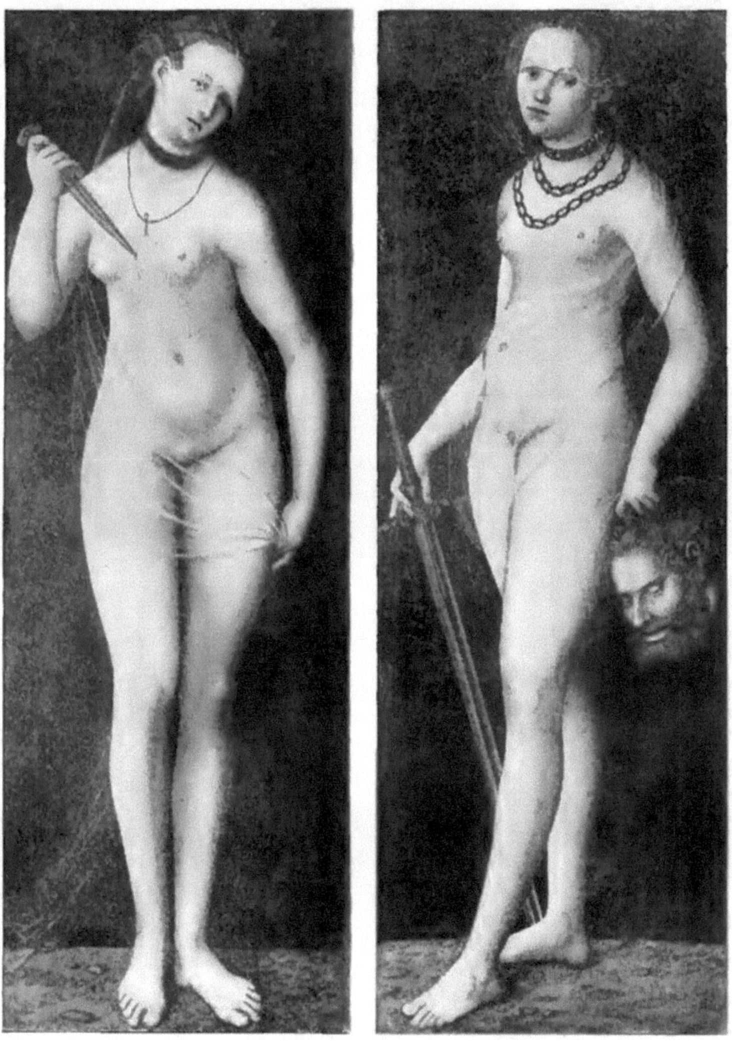

Fig. 10. Lukretia und Judit von Lucas Cranach (Dresdener Galerie).

fassung sind im stande, ganze Generationen für absichtliche und un-
absichtliche Fehler anderer Art blind zu machen.

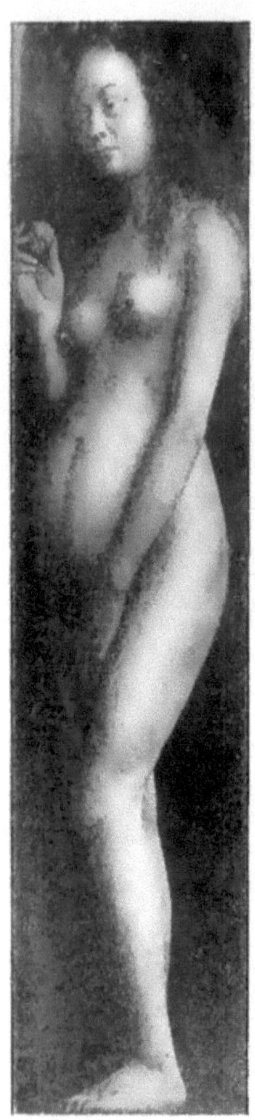

Fig. 11. Eva von
J. van Eyck.

So wirken die verschiedenartigsten Einflüsse auf das künstlerische Ideal des nackten weiblichen Körpers, die Kleidung, die Individualität des Künstlers, die Vorurteile des Zeitgeistes, und ihnen entgegen die Erinnerung an die Kunst der Griechen, welche nach langen Irrungen und Wirrungen immer mehr zu dem wirklichen Ideal, dem lebenden Körper des Weibes zurückführt.

Dieser selbst ist heute noch ebenso schön wie bei den alten Griechen, nur seine Darstellung hat die mannigfachsten Gestaltungen angenommen.

Einige wichtigere, zum Teil auch heute noch nicht ganz überwundene Geschmacksrichtungen, und die unausbleiblich daran sich anschließenden Geschmacksverirrungen verdienen hier eine kurze Erwähnung.

Das erste ist die aus der Askese sich ausarbeitende nackte Gestalt der frommen mittelalterlichen Schule, wie sie sich in den Cranachschen und Holbeinschen, von keinerlei klassischer Erinnerung beeinflußten Gestalten widerspiegelt.

Die Lukretia und Judit, die in der Dresdener Galerie hängen (Fig. 10), sind, wie alle Cranachschen Frauen, lang und mager, mit auffallend kurzem Rumpf, kleinen Brüsten und vorstehendem Bauch, langen Beinen und kurzen, plumpen Füßen.

Beim Vergleich von nackten mit bekleideten Figuren Holbeins zeigt sich deutlich, daß ihn beim nackten Körper das Bild der Basler Patrizierfrau nicht verlassen hat. Die kleinen, durch das Schnürleibchen zusammengepreßten Brüste sind die gleichen, die schweren, auf der eisernen Schnebbe des Mieders sich in einem künstlichen Bausch vorwölbenden Gewänder entsprechen dem vorgestreckten Unterleib; und wie die langen Falten der Kleider die untere Hälfte der bekleideten

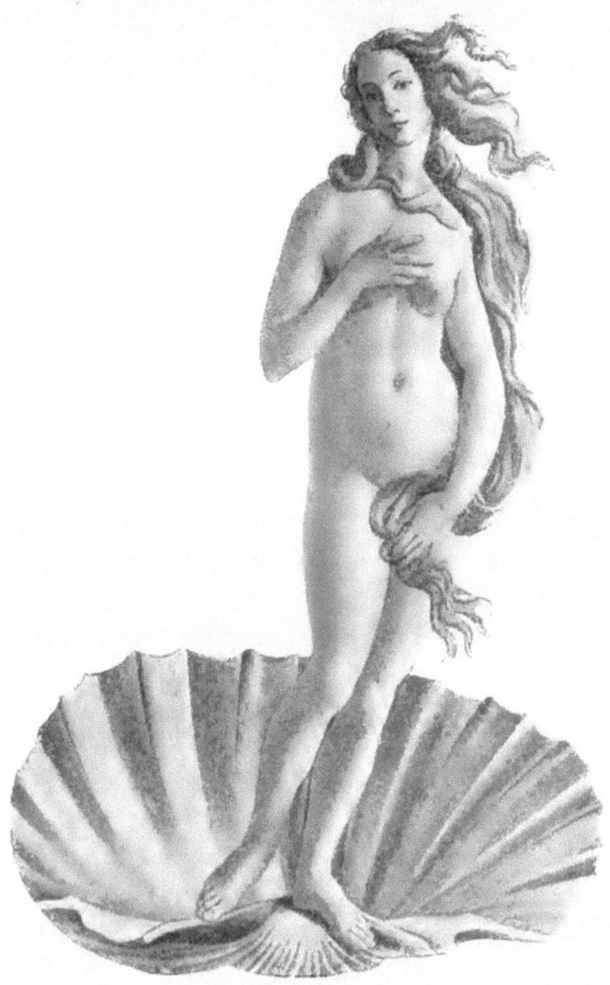

Fig. 12. Venus von Botticelli.

Gestalt scheinbar verlängern, so entsprechen hier die künstlich zu übernatürlicher Länge ausgezogenen Beine dem Idealbilde, das dem Künstler vorschwebte. Unwillkürlich spielt aber auch der Gedanke an die mageren Bilder frommer Heiliger mit und drückt dem nackten Körper den Beigeschmack der Askese auf.

Abgesehen von den dem gotischen Kirchenstil entsprechenden langausgezogenen Gliedmaßen ist dieses mittelalterliche Schönheitsideal der stilisierten Frau durch den schmalen, schmächtigen Brustkorb mit kleinen Brüsten und durch den vorspringenden Unterleib gekennzeichnet.

Es läßt sich leicht denken, daß ein solches Ideal bei einiger Uebertreibung zum Schönfinden des schwindsüchtigen Körpers einerseits, des schwangeren anderseits hinführen mußte, nicht etwa, weil man Schwindsucht und Schwangerschaft an und für sich schön fand, sondern weil die dadurch bedingten Veränderungen des Körpers sich dem Idealbild ungezwungen anpaßten.

Die Künstler bildeten beide Zustände unbewußt ab, weil beide in ihr Frauenideal hineinpaßten.

Als Belege für diese Anschauung sei auf die Figuren 11 und 12 verwiesen, welche zwei berühmte Gemälde von Jan van Eyck und Botticelli darstellen.

Jan van Eycks Eva in Brüssel (Fig. 11) entspricht in Gestalt und Haltung genau der bürgerlich-weiblichen Idealfigur der damaligen Zeit. Vielleicht mag dem Künstler das getreu nach dem Leben nachgebildete Modell besonders schön vorgekommen sein, weil es den durch die damalige Kleidung vorgetäuschten vorspringenden Unterleib in besonders gut ausgeprägter Weise besaß.

Wie aus der gewissenhaften Nachbildung hervorgeht, lag die Ursache dieser Körperbeschaffenheit in einer bereits bis zum Anfang des siebenten Monats entwickelten Schwangerschaft, wofür außer der Auftreibung des Unterleibs die eigentümliche Haltung mit zurückgebogenen Schultern, die pralle Spannung der Brüste, die dunkle Färbung des Warzenhofs und der sogenannten weißen Linie, die vom Nabel zum Schambein verläuft, ein beredtes Zeugnis ablegen.

Daß van Eyck mit Bewußtsein eine schwangere Eva gemalt hat, ist kaum anzunehmen, da doch aus dem Apfel in ihrer Hand hervorgeht, daß er sie vor dem Sündenfall sich gedacht hat. Er hat also die Schwangerschaft nur darum mitgemalt, weil sie zu dem Idealbild paßte.

Uebrigens steht van Eyck in dieser Beziehung nicht allein da. Auch die Eva von Hans Memling in der k. k. Gemäldegalerie in Wien, das »Glück« von Albrecht Dürer und selbst Tizians Venus von Urbino in den Uffici in Florenz, sind in schwangerem Zustand dargestellt [1]).

Anderseits führte dieses durch die herrschende Geschmacks-

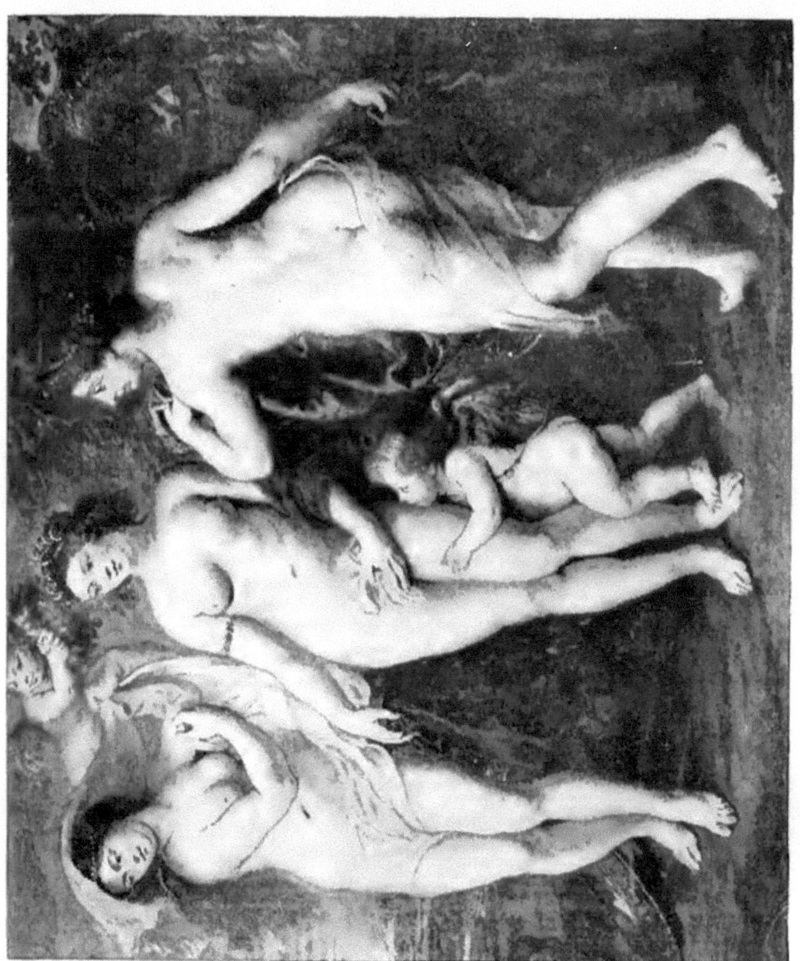

Fig. 13. Venus von Rubens. Urteil des Paris. Madrid.

richtung hervorgerufene Mißverstehen der natürlichen Gestaltung zur

[1]) A. G. Meyer (Deutsche medizinische Wochenschrift 1899, p. 325) erwähnt u. a. auch eine Londoner Eva von van Eyck und verschiedene »Vanitas«-gestalten aus jener Zeit, sowie, daß M. Thausing zuerst auf deren Schwangerschaft aufmerksam gemacht hat.

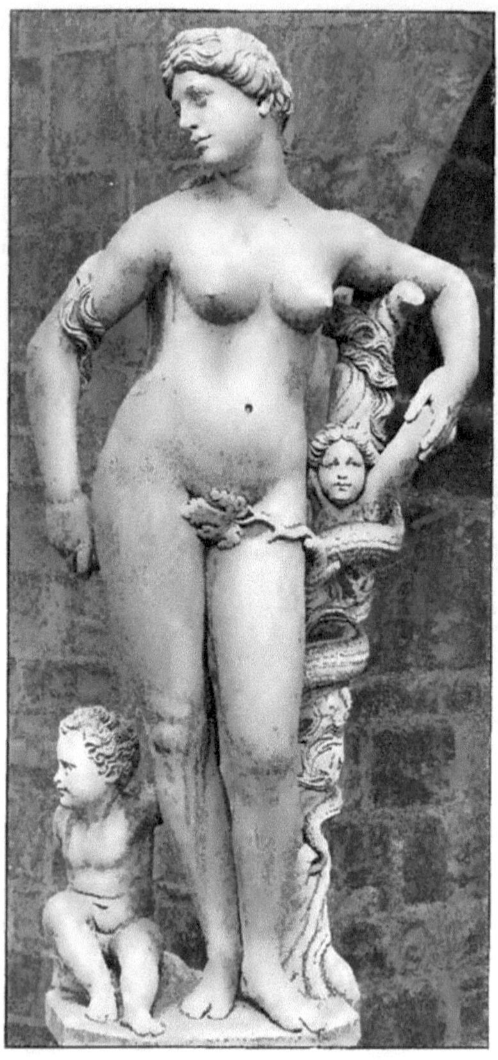

Fig. 14. Eva vom Dom in Mailand.

künstlerischen Wiedergabe krankhafter Zustände. Ein klassisches Beispiel hierfür bietet die florentinische Venus des Sandro Botticelli, der gerade in letzter Zeit von den Präraffaeliten mit ungeteilter Bewunderung auf den Thron erhoben wurde.

Botticellis Neigung zum Mystizismus, seine enge Freundschaft mit Savonarola mag dazu beigetragen haben, daß gerade er das Ideal seiner Zeit besonders stark in der krankhaften Richtung individuell aufgefaßt und ausgearbeitet hat.

Brücke hat bereits auf einige anatomische Fehler seiner Venus aufmerksam gemacht (l. c. p. 25, 62, 81). Ullmann, einer der besten unter den Biographen Botticellis, erkennt die anatomischen Fehler auch als solche an. Er führt die Verse Polizianos an, die wahrscheinlich der Darstellung zu Grunde lagen, er bespricht ausführlich und sachlich die Möglichkeit, ob Simonetta Catanea, die Geliebte des Giuliano di Medici, als Modell zur Venus gedient habe, und entscheidet sich im verneinenden Sinne, da das einzige authentische Bildnis der Simonetta nicht mit dem Gesichte der Venus völlig übereinstimme [1]).

ErnstSteinmann[2]) hingegen hält diese Venus für das schönste Produkt der neueren Kunst und preist sie mit salbender Begeisterung.

Vom objektiven Standpunkt läßt sich feststellen:

Die Figur der Venus von Sandro Botticelli ist erfüllt von einem zarten, wehmütigen Liebreiz, der einen tiefen Eindruck macht. Betrachtet man die Figur näher, so findet man in dem langen, schmalen Halse, den stark abfallenden Schultern, dem schmalen eingesunkenen Brustkasten, dem dadurch bedingten Tiefstand und der geringeren Divergenz der Brüste den ausgeprägten Typus der Schwindsüchtigen

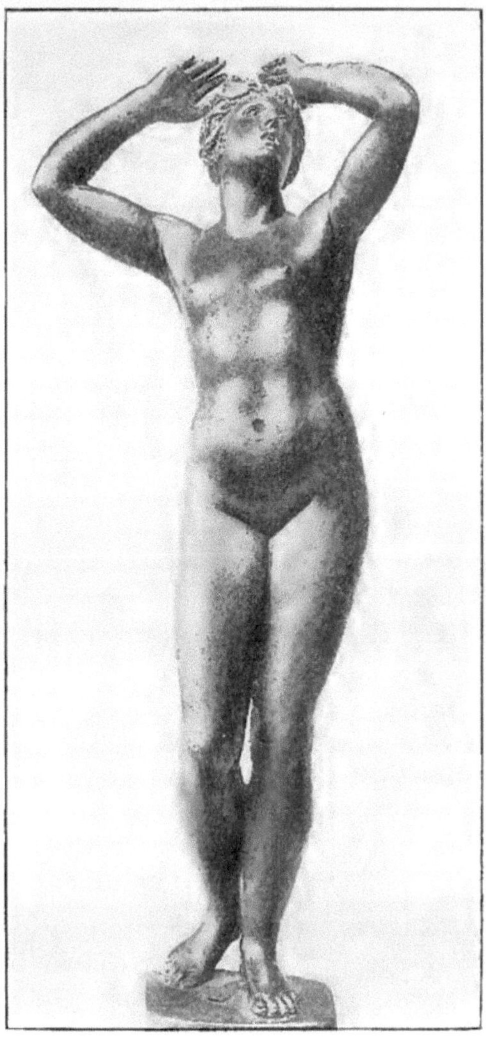

Fig. 15. Nackte Frau.
Bronzefigur, Museum in Berlin.

wieder, der, wie im Leben, so auch in der bildlichen Darstellung durch seine tieftraurige Schönheit das innige Mitgefühl des Beschauers erregt.

[1]) Ullmann, Botticelli, p. 102.
[2]) Künstlermonographien von Knackfuß. 24. 1897.

Wenn wir bedenken, daß Simonetta Catanea im Jahre 1453 geboren ist und, nachdem sie sich 1468 mit Marco Vespucci verheiratet hatte, bereits im Jahre 1476, noch nicht dreiundzwanzig Jahre alt, an Schwindsucht starb, so ist es mehr als wahrscheinlich, daß sie, wie einige Autoren annehmen, wirklich als Modell zu Botticellis Venus gestanden hat, und daß der Künstler aus leicht begreiflichen Gründen nur das Gesicht etwas verändert hat [1]).

Botticelli hat also den Typus einer schönen Schwindsüchtigen zu seinem Ideal gemacht, ohne daß er es wußte. Seine Bewunderer und Nachfolger aber wußten dies auch nicht und haben, seinen Idealen nachstrebend, ihren gesunden Modellen das Gepräge der Schwindsucht aufgedrückt und so unwahre Mischgestalten geschaffen. Bei Burne Jones, einem der größten Präraffaeliten, ist der Konflikt besonders deutlich. In seinen Akten finden sich gesunde Menschen [2]), auf seinen Gemälden sind sie alle mehr oder weniger schwindsüchtig geworden.

Nach diesem zum Typus der Schwangeren und dem der Schwindsüchtigen ausartenden zeitigte die Renaissance ein anderes aus dem vollen Leben geschöpftes Ideal, das namentlich in der Malerei verherrlicht wurde. Dies ist das gesunde volle Weib mit blühenden Farben und schwellenden Formen, wie es Leonardo da Vinci, Tizian, Correggio, Palma Vecchio, Giorgione und Raffael darzustellen liebten.

Zu jener Zeit strömte mit den in fernen Ländern erbeuteten Schätzen ein rasch aufblühender Reichtum nach Europa. Der herrschende, auf behagliches Wohlleben und Genießen, auf seltene Leckerbissen und weite kostbare Gewänder gerichtete Geschmack geht auch hier wieder Hand in Hand mit dem künstlerischen Ideal. Wie im Leben, so werden auch in der Kunst die vollen, üppigen Formen schön gefunden; ganz besonders aber ist dies der Fall

---

[1]) Auch auf dem Bildnis der Simonetta von Pollajuolo in der Sammlung des Duc d'Aumale zeigt der bis unter die Brüste entblößte Oberkörper trotz seiner großen Schönheit alle Zeichen der Schwindsucht. (Stich von de Marc in der Gazette des beaux-arts, XXII.)

[2]) Vgl. Studio, Vol. VII, p. 198 ff., und Vol. XIV, p. 38.

im vlämischen Land, in der Heimat des Samtes und der Juwelen, der Kühe und Weiden, und der Frauen wie Milch und Blut mit den schwellenden Formen. Dort ist auch die Heimat von Peter Paul Rubens. Vielleicht kam bei ihm noch der besondere Umstand hinzu, daß seine eigene Gattin, Helene Fourment, dem herrschenden Idealbild in hohem Maße entsprach. Das schönste, allzeit bereite Modell stand ihm zur Verfügung und seine künstlerische Arbeit wurde durch den Hauch der Liebe verklärt.

Fig. 13 zeigt die Venus aus dem Urteil des Paris im Madrider Prado, zu der nach hinterlassenen Briefen die schöne Gattin des Künstlers selbst Modell gestanden hat.

Aus dieser Geschmacksrichtung entwickelten sich einseitig die Figuren des Rokoko, die mit vollen runden Gliedmaßen die überschlanke Taille verbanden. Auch hier ist wieder das aus der Kleidermode übernommene Ideal auf den nackten Körper

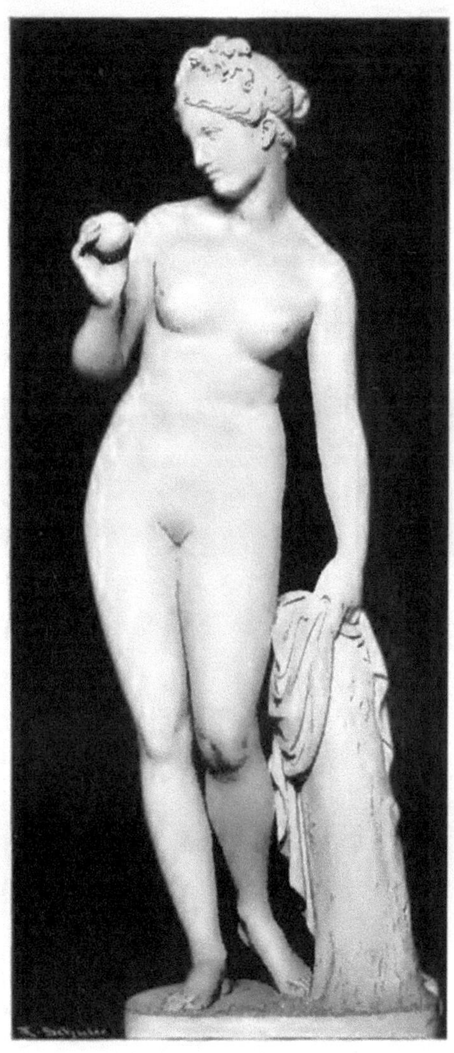

Fig. 16.   Venus von Thorwaldsen.

übertragen. Als bekannteste und beste Vertreter dieser Richtung sind Watteau, Boucher, Fragonard und Greuze zu nennen.

Während aber in der Malerei eine stark durch die Mode beeinflußte, allmähliche Rückkehr zur Natur mit mannigfachen Irrungen und Seitensprüngen verzeichnet werden kann, hat die Plastik von Anfang an viel bewußter und gleichmäßiger ihrem Ziele zugestrebt, sich nebenbei aber auch viel enger an die klassischen Vorbilder der griechischen Blütezeit angeschlossen.

Ganz besonders ist dieser Aufschwung von Italien, der an alten Kunstschätzen reichsten Stätte, ausgegangen.

Fig. 14 zeigt eine der ältesten Darstellungen, die Eva am Dom in Mailand, Fig. 15 die Bronzefigur eines nackten Weibes aus dem Berliner Museum.

Bei der Eva überwiegt die Naturtreue den Einfluß des Klassizismus; denn weder die etwas hängenden Brüste noch die schwer gebauten, im Handgelenk sehr plumpen Arme lassen sich durch griechische Vorbilder, wohl aber durch ein fehlerhaftes lebendes Modell erklären.

Bei der Bronzefigur des nackten Weibes hingegen wiegen die griechischen Vorbilder vor, und zwar die des männlichen Körpers; denn ihnen zu Liebe ist offenbar bei der Behandlung des Oberkörpers,

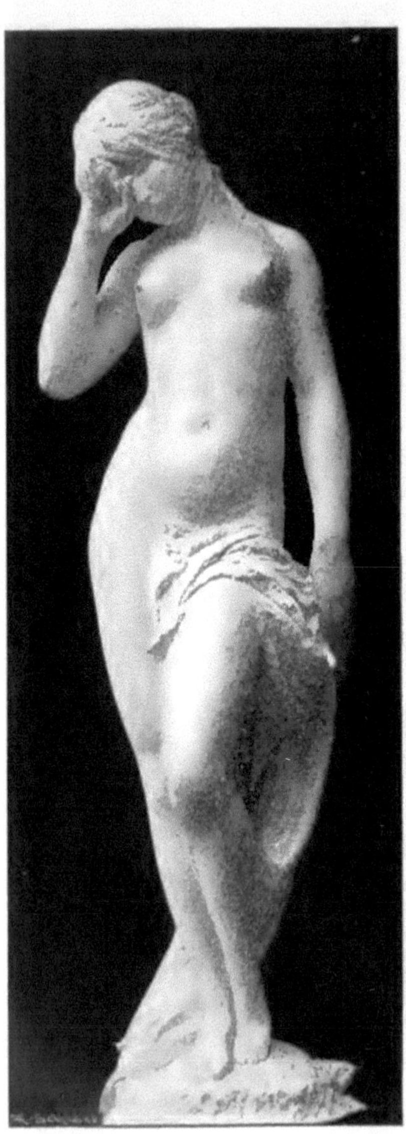

Fig. 17. Weinendes Mädchen von Eberlein.

namentlich aber der männlich gebildeten Schultern und Arme, vom lebenden Modell abgewichen, während der Unterkörper rein weibliche, sehr gute, dem schönen Leben abgelauschte Formen zeigt. Die Gestalt erscheint wie ein weibliches Gegenstück zum betenden Knaben, der auch im Berliner Museum aufgestellt ist.

Diese beiden Beispiele wurden weniger ihres Kunstwertes wegen ausgewählt, als vielmehr, weil sie besonders kennzeichnend sind für den künstlerischen Geschmack, der zwischen der kritiklosen Nachahmung der alten Meisterwerke und der lebenden Natur schwankt, und bald hier, bald da hineingreift.

Dazwischen erheben sich die kraftvollen Gestalten der großen Meister, die durch ihre mächtige Individualität sich einen völlig eigenen Stil ausbilden, wie Michel Angelo, Giovanni da Bologna u. a. Auch auf sie haben die alten Griechengötter eben-

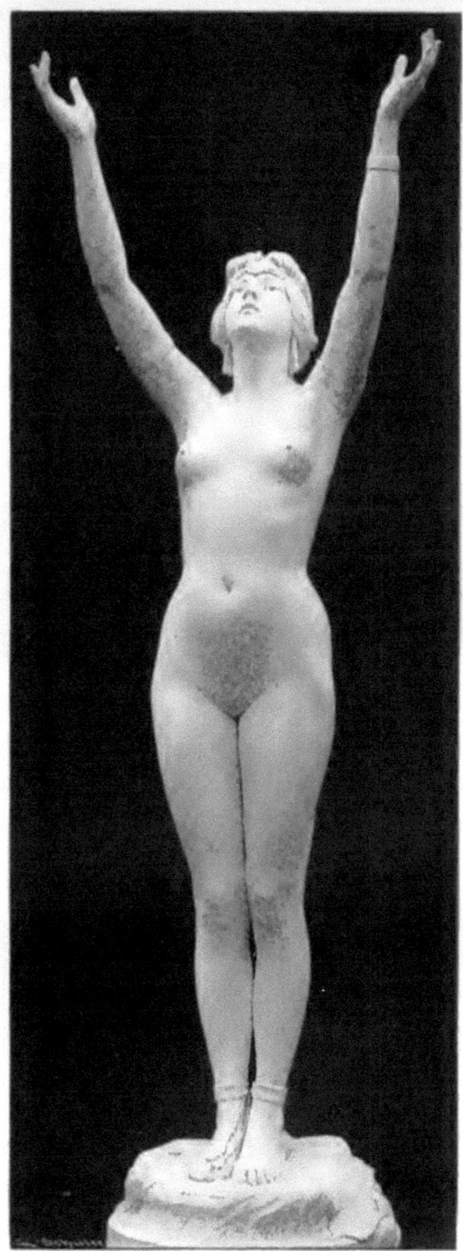

Fig. 18. Salambo von Paul Breton.

so wie die ewig junge Natur gewirkt, aber aus beiden haben sie völlig neue, allein dastehende, kraftvoll eigenartige Werke zusammengesetzt, denen allen gerecht zu werden den engen Rahmen dieses Buches überschreitet. Sie ragen wie einzelne hohe Säulen am Wege empor, den die fortschreitende Entwicklung sich gebahnt hat.

Der letzte große Vertreter des an den klassischen Traditionen festhaltenden Künstlertums ist der Däne Bertel Thorwaldsen. Seine Gestalten sind aber keine echten alten Griechen mehr, sondern lebende Menschen, die den alten Ueberlieferungen angepaßt sind. Dies geht schon allein aus den Körperverhältnissen hervor, da alle von Thorwaldsen geschaffenen Gestalten Köpfe tragen, welche dem Durchschnittsmaß jetziger Menschen entsprechen, aber viel größer sind, als die der griechischen Götter.

Die in Fig. 16 abgebildete Venus von Thorwaldsen hat eine Körperhöhe von 7 1/2 Kopfhöhen statt 8 Kopfhöhen wie die griechischen Idealgestalten, außerdem ist der Rumpf länger und die Beine kürzer, ein Verhältnis, das sich namentlich bei den nordischen Frauen im Leben sehr häufig findet.

Die neueste Richtung der Kunst ist gekennzeichnet durch eine immer stärker sich bahnbrechende Rückkehr zur Natur, ein Bestreben, selbst auf Kosten der Schönheit möglichst wahr zu sein [1]). Rechnet man dazu das durch die lebhafte Konkurrenz gesteigerte Streben nach Originalität, so ist es leicht zu erklären, daß die moderne Kunst ohne Wahl gesunde und kranke, schöne und häßliche Körper nachbildet und die weise Mäßigung der alten Schule verachtet.

Unter diesen Verhältnissen ist es schwer, die Spreu von dem Weizen zu scheiden, umso schwerer, wenn die Entfernung durch Raum und Zeit noch nicht ihren läuternden und klärenden Einfluß auf unser Urteil ausgeübt hat.

Ebenso wie der Geschmack der Künstler schwankt die Menge, die ihre Schöpfungen betrachtet und in ihnen ihre Ideale sucht und findet.

---

[1]) Vgl. J. Leisching, Die Hauptströmungen der Kunst des neunzehnten Jahrhunderts. Brünn. Winiker. 1904.

Als Beispiele moderner Auffassung weiblicher Schönheit können die Gestalten eines weinenden Mädchens von G. Eberlein (Fig. 17) und der Salambo von Paul Breton (Fig. 18) dienen.

Beide zeigen sorgfältig nach dem Leben modellierte Körper mit weichen und sehr reinen Formen. Bei dem französischen Bildhauer geht die Naturtreue sogar so weit, daß er eine durch das Schuhwerk verursachte Verkrümmung der großen Zehe seines Modells gewissenhaft nachgebildet hat. Anderseits hält er wieder an dem griechischen Ideal des völlig unbehaarten Körpers fest.

Ob und inwieweit die zeitgenössischen Künstler den modernen Schönheitsbegriff zu beeinflussen im stande sind, läßt sich heute noch nicht entscheiden.

Denn nicht um Naturtreue allein handelt es sich, sondern um die richtige Erkenntnis des Schönen in der Natur und um dessen ins Künstlerische übersetzte Wiedergabe.

Im allgemeinen läßt sich sagen, daß das Schönheitsideal in der Kunst in hohem Grade von der Mode, dem Charakter der tonangebenden Künstler und von zahlreichen sozialen Zuständen abhängig ist, die in jedem einzelnen Falle eine genaue Analyse nötig machen.

Erst nach Beseitigung sämtlicher durch Technik, Zweck und Mode bedingten Stilisierungen tritt der rein menschliche Kern im Kunstwerk zu Tage, der umso höher steht, je näher er der Natur geblieben ist.

Je eher wir im stande sind, den Kunstwerken analoge Gestalten im Leben zurückzufinden, desto wahrscheinlicher wird es, daß der Künstler sich ganz an das schöne Leben gehalten hat, und in dieser Beziehung stehen die nackten weiblichen Gestalten von Giorgione, Tizian, Palma Vecchio und van Dyck obenan. Rembrandt und Rubens sind ihnen ebenbürtig in der Naturwahrheit, jedoch haben beide keine so schönen Modelle gehabt oder haben wollen; denn ihnen stand, wie allen Meistern der holländischen Schule, die Farbenwirkung über der reinen Form, und beherrschte ihre Werke.

Wir können den Einfluß der großen Künstler auf das moderne Schönheitsideal bemessen, indem wir fragen: Welche Werke sind in den weitesten Kreisen bekannt geworden?

Es sind dies unstreitig die Venus von Milo, die Venus von Medici, die sixtinische Madonna und die Madonna della sedia.

Man sieht also, daß in Bezug auf den weiblichen Körper die klassische Kunst auch heute noch den Sieg davongetragen hat, und daß von allen späteren Künstlern Raffael der einzige war, der das liebreizende Gesicht seiner Madonna zum allgemein anerkannten Ideal zu erheben wußte. Auch hier in der Kunst, wie in der Geschichte, ist der beste unbeeinflußte Kenner die Nachwelt, der das Echte unverloren bleibt.

III.

Weibliche Schönheit in der Literatur.

Die Darstellung weiblicher Schönheit in der Literatur kann man von künstlerischem sowie von rein wissenschaftlichem Standpunkt aus betrachten.

Den ersteren hat Lessing im Laokoon eingenommen, in dem er die Grenzen des Darstellbaren in Malerei und Poesie bestimmt[1]). »Homer sagt von Helena nichts weiter, als daß sie weiße Arme und schönes Haar gehabt habe. Er malt ihre Schönheit, indem er den Eindruck schildert, den sie auf die versammelten trojanischen Greise macht. Zeuxis malte sie selbst: Sein Gemälde bestand aus der einzigen Figur der Helena, die nackend dastand.«

Nach Lessings Auffassung muß demnach der Dichter an die Stelle der Augen und des Mundes den Blick und das Lächeln setzen, statt schlanker Glieder die Bewegungen beschreiben, statt körperlicher Schönheit den Eindruck, den sie hervorruft. Will er uns die Vorzüge eines schönen Körpers vorführen, so soll er nicht sie selbst schildern, sondern den Akt der Entkleidung, der sie dem Auge enthüllt, oder den Eindruck, den sie auf den Beschauer machen.

Als Muster kann die eingangs wiedergegebene Schilderung des sich entkleidenden Mädchens von Goethe gelten. Er sagt nichts von ihrem Körper, als daß ihr Gesicht eine schöne, regelmäßige Bildung zeigte, und daß braune Haare mit vielen und großen Locken auf die Schultern herunterrollten; alle übrigen Körperteile sind gar nicht erwähnt. Daß sie schön ist, sehen wir aus dem Eindruck auf den bewundernden Zuschauer während des Enthüllens. Ein Maler hätte nicht den staunenden Jüngling, sondern wie Zeuxis die entkleidete Schönheit darstellen müssen.

---

[1]) Lessings gesammelte Werke, Cotta, 1886, II, p. 620 ff.

Ein weiteres interessantes Beispiel, das von zwei Dichtern behandelt ist, bietet die bekannte Geschichte der schönen Ginevra.

Bei Boccaccio[1]) steigt Ambrogiuolo im Schlafzimmer Ginevras aus seiner Kiste und prägt sich das Aussehen des Gemaches ein. »Darauf näherte er sich dem Bette und sah, daß die Dame und ihre jugendliche Dienerin in tiefem Schlafe lagen. Er zog die Decke von ihrem Leibe und erkannte, daß sie nackt ebenso schön war als bekleidet. Er suchte an ihrem Körper nach einem Zeichen und fand endlich unter der linken Brust ein kleines Mal, um das einige goldblonde Haare standen. Und obgleich ihn beim Anblick ihrer Schönheit eine unwiderstehliche Lust beschlich, sie zu küssen und sich ihrer Liebe zu erfreuen, so deckte er sie doch vorsichtig wieder zu, weil er ihren Zorn fürchtete.«

In Cymbelin[2]) hat Shakespeare dieselbe Szene bearbeitet:

Imogen schläft ein. Joachimo kommt aus der Kiste.

— O Cytherea,

Wie hold stehst du dem Bette! Frische Lilie
Und weißer als das Linnen. Dürft' ich rühren,
Nur küssen einen Kuß! Rubinenwunder,
Wie köstlich sie's verstehn! Ihr Atem ist's,
Der so die Kammer würzt. Das Licht der Kerze
Beugt sich zu ihr, möcht' unterm Augenlid
Die Lichter schaun, die nun verschleiert ruhn
Von diesem Vorhang, weiß und azurblau,
Gesäumt mit Himmelstinten. — Doch mein Zweck.
Die Kammer mir zu merken, schreib' ich's auf:
Die und die Bilder — dort das Fenster — so
Der Zierat ihres Betts — Teppich, Figuren,
Nun so und so, was die Geschichte vorstellt.
O, nur ein paar Merkzeichen ihres Körpers —
Affe des Todes, Schlaf, lieg dumpf auf ihr,
Und ihr Gefühl sei wie ein steinern Bild
In Grabkapellen! Komm herab! —

(Er streift ihr Armband ab.)

— Auf der linken Brust

Ein Mal, fünfsprenklig wie die Scharlachtröpflein
Im Schlüsselblümchen; hier ist ein Beweis,
Stärker, als die Justiz ihn je erfand.

---

[1]) Decamerone, 2. Tag, Novelle 9.
[2]) Act II, Sc. 2, übersetzt von Gildemeister.

Boccaccio beschreibt ausschließlich den Eindruck der Schönheit. Allein aus den goldenen Härchen um das Mal kann der Leser schließen, daß Ginevra blond war. Bei Shakespeare wird nur von dem »weißen Lilienteint«, dem »Rubinenwunder« des Mundes und von dem bläulichen Schimmer der geschlossenen Augenlider gesprochen.

Beide sind noch sparsamer wie Goethe in der Beschreibung des Körpers, desto stärker aber zeichnen sie die Leidenschaften, welche der Anblick der nackten Schönheit entfesselt.

Mit viel Geschick ist eine Entkleidungsszene in den Liedern der Bilitis behandelt, wobei ein anderer Kunstgriff benützt wird.

In freier Uebersetzung lautet der betreffende (132.) Gesang:

Blumentanz.

Anthis, die lydische Tänzerin,
Ist in sieben Schleier gehüllt.
Sie wirft den gelben Schleier hin,
Dem schwarzes Gelock entquillt.
Der rosige Schleier gleitet vom Mund,
Der weiße enthüllet die Arme zur Stund.
Den roten Schleier knüpfet sie ab,
Der den sprossenden Busen entblößt,
Der grüne sinkt von den Hüften herab,
Von den Schultern der blaue, gelöst.
Doch den durchsicht'gen Schleier der Lenden
Bedeckt sie mit schamhaften Händen.

Man bittet. Sie wirft das Haupt zurück;
Doch wie nun die Flöten erschallen,
Zerreißt sie den Schleier, Stück für Stück,
Läßt ihn, den letzten, fallen.
Dann, singend zum Tanze, pflücket sie ab
Die Blüten des Leibes, die Gott ihr gab.
»Was ist meine knospende Rose? Die Brust.
»Was sind meine Veilchen? Die Augen voll Lust.
»Die rote Nelke? Mein küssender Mund.
»Die Lilie? Mein Leib, so blühend und rund.
»O pflücket, bevor sie verwelken,
»Die Rosen, die Veilchen, die Nelken.«

Auch hier wird von den einzelnen Körperteilen nichts gesagt, als daß die Haare schwarz und die Brüste klein sind. Daß das Auge blau und der Mund rot, verrät uns der Vergleich mit Veilchen und Nelke. Alle übrigen Körperteile werden nur genannt, nicht beschrieben.

Ich bin überzeugt, daß Lessings künstlerischer Standpunkt der richtige ist, und muß mit ihm zu dem Schlusse kommen, daß gerade die besten literarischen Werke am meisten auf die Phantasie des Lesers wirken und darum am allerwenigsten im stande sind, uns ein Bild zu geben, das wir direkt mit der lebenden Wirklichkeit vergleichen können: die Absicht des Dichters ist, daß jeder Leser sich unter dem Bild der gepriesenen Schönheit seine eigene Geliebte vorstellt oder diejenige Frau, deren körperliche Vorzüge den tiefsten Eindruck auf ihn hinterlassen haben.

Hier müssen wir vom künstlerischen Standpunkt ganz absehen.

Stellen wir uns auf den rein wissenschaftlichen Standpunkt, sehen wir ganz ab von dem literarischen Wert, beschränken wir uns auf das Feststellen von Tatsachen, dann haben so manche selbst minderwertige dichterische Leistungen gerade für unseren Zweck einen gewissen Wert, indem sie einerseits ein Spiegelbild der Anforderungen geben, die zur Zeit des Schriftstellers an lebende weibliche Schönheit gestellt wurden, andererseits insofern, als sie maßgebend geworden sind für eine gewisse Geschmacksrichtung in der Schönheitsauffassung. Eine derartige Untersuchung erhält dadurch einen höheren Wert, daß erfahrungsgemäß die in der Poesie herrschende Mode stets auch die bildende Kunst in gleicher Weise beherrscht, so daß wir auch das Schönheitsideal jeder Zeit in Wort und Bild zugleich zurückfinden können.

Wenn Martial verlangt, daß die weibliche Brust von der Art sein müsse, »ut capiat nostra tegatque manus«, so kann man daraus schließen, daß zu seiner Zeit große Brüste nicht für schön galten. Dementsprechend finden wir auch auf allen klassischen weiblichen Statuen kleine Brüste dargestellt.

Niemand wird ein Mädchen mit einem wirklichen Schwanenhals und einer wirklichen Wespentaille schön finden; der Gebrauch dieser Bilder lehrt indes, daß ein langer Hals und eine schmale Mitte als Attribute des Schönheitsideals aufgefaßt wurden und in gewissem Sinne noch werden. Ein Blick auf Familienbilder aus der ersten Hälfte unseres Jahrhunderts oder auf die schönen Zeichnungen Gavarnis lehrt ferner, daß die bildende Kunst derselben Auffassung huldigt.

Houdoy[1]) hat in einem mustergültigen Werke das Schönheitsideal des 12.—16. Jahrhunderts in dieser Weise wissenschaftlich analysiert.

Ihm schließen sich an Vachon[2]), Ploß-Bartels[3]), Mantegazza[4]), Schaeffer[5]), Heyck[6]), Hirsch[7]) und zahlreiche andere.

Die Kunst und die Literatur aller Völker bietet Bausteine genug, um, ebenso wie es Houdoy für das spätere Mittelalter getan hat, ein Schönheitsideal der gebildeten Welt mit allen seinen durch Zeit und Geschmacksrichtung bestimmten Variationen aufzubauen.

Eine derartige Arbeit würde jedoch weit über die Grenzen dieses Buches hinausgehen. Ich verweise hier auf die zitierten Autoren und begnüge mich damit, zu konstatieren, daß in der Literatur ebenso wie in der bildenden Kunst das Schönheitsideal auf Beobachtung des Lebens beruht, jedoch stets durch Mode und künstlerische Auffassung beeinflußt ist.

Daß wiederum literarische Werke Einfluß auf die herrschende Auffassung weiblicher Schönheit ausüben können, beweist unter anderem das Beispiel von Rousseau, der durch seinen Emile zahlreiche seiner weiblichen Zeitgenossen zum Selbststillen ihrer Kinder veranlaßte und dadurch das Schönfinden gefüllter Busen in die Mode brachte.

Von den tausend Beschreibungen weiblicher Schönheit, die sich in der Literatur finden, gebe ich als Beispiel nur eine wieder, die ich dem Buche von Houdoy entnehme. Ich wähle diese, einmal, weil neben ihr ein Bild des Originals besteht, dann aber, weil sich darin ein Maßstab zur Beurteilung weiblicher Schönheit findet, der bis jetzt noch nicht berücksichtigt wurde, und der unmerklich zur weiteren Entwicklung unseres Themas leitet.

Es ist dies die von Niphus verfaßte Beschreibung von Giovanna

---

[1]) La beauté des femmes dans la littérature et dans l'art du XIIe au XVIe siècle, 1876.

[2]) La femme dans l'art.

[3]) Das weibliche Schönheitsideal in: Das Weib, s. o.

[4]) Physiologie des Weibes u. a.

[5]) Die Frau in der venezianischen Malerei. Bruckmann, 1899.

[6]) Frauenschönheit im Wandel von Kunst und Geschmack. Velhagen & Klasing, 1902.

[7]) Die Frau in der bildenden Kunst. Enke, 1904.

d'Aragona, deren Bild, von Raffael oder wahrscheinlicher von Giulio Romano gemalt[1]), im Louvre in Paris hängt.

Houdoy gibt neben einer vorzüglichen Uebersetzung ins Französische den lateinisch geschriebenen Originaltext von Niphus.

»Die erhabene Joanna ist für uns ein Beweis, daß die wahrhafte Schönheit nur in der Natur besteht, denn sie paart die vollkommene Schönheit des Körpers und der Seele.

Ihre Seele vereinigt sittliche Heldengröße und Sanftmut (und in dieser liegt gerade die Schönheit der Seele), so daß sie nicht von irdischer, sondern von göttlicher Abkunft erscheint.

Ihre Körperformen sind von solch hervorragender Schönheit, daß selbst Zeuxis, der zur Darstellung der Helena die verschiedenen Reize der allerschönsten Mädchen von Croton vereinigen mußte, sich mit Joanna als einzigem Modell begnügt hätte, wenn es ihm vergönnt gewesen wäre, dieselbe zu schauen und ihre Vortrefflichkeit zu erkennen.

Ihre Gestalt ist von Mittelgröße, gerade und zierlich, geschmückt mit dem wunderbarsten Ebenmaß der Glieder; sie erscheint weder fett noch knochig, sondern in jugendlicher Fülle (succulenta); ihre Hautfarbe ist nicht bleich, sondern spielt vom Weißen ins Rote; ihre langen Haare schimmern wie Gold. Ihre Ohren sind klein und rund, dem Munde entsprechend[2]). Dunkelbraune, nicht zu dicht stehende Härchen wölben sich im halben Kreise zu den Brauen; ihre blauenden Augen erstrahlen heller als alle Sterne unter den schwarzen geraden Wimpern und streuen Liebreiz und Freude um sich her; zwischen den Augenbrauen steigt die gleichmäßig und schön geformte Nase gerade herunter; von göttlicher Form ist das Tälchen, das die Nase von der Oberlippe scheidet. Der kleine, süß lächelnde Mund zieht die Küsse stärker an, als der Magnet das Eisen; weiche Lippen umschließen ihn, honigsüß und korallenrot. Die Zähne sind klein, glänzend wie Elfenbein und schön geordnet; ihr Atem ist der köstlichste Wohlgeruch.

Ihre göttliche Stimme hat nichts Menschliches. Ein niedliches

---

[1]) Gruyer (Gazette des beaux-arts, XXII, p. 465) weist auf Grund historischer Dokumente nach, daß Raffael Giovanna niemals gesehen haben kann und allein die Arbeit Romanos beaufsichtigte.

[2]) Nach Agrippa mußten die Ohren vereinigt einen Kreis bilden, der der Größe des geöffneten Mundes entsprach.

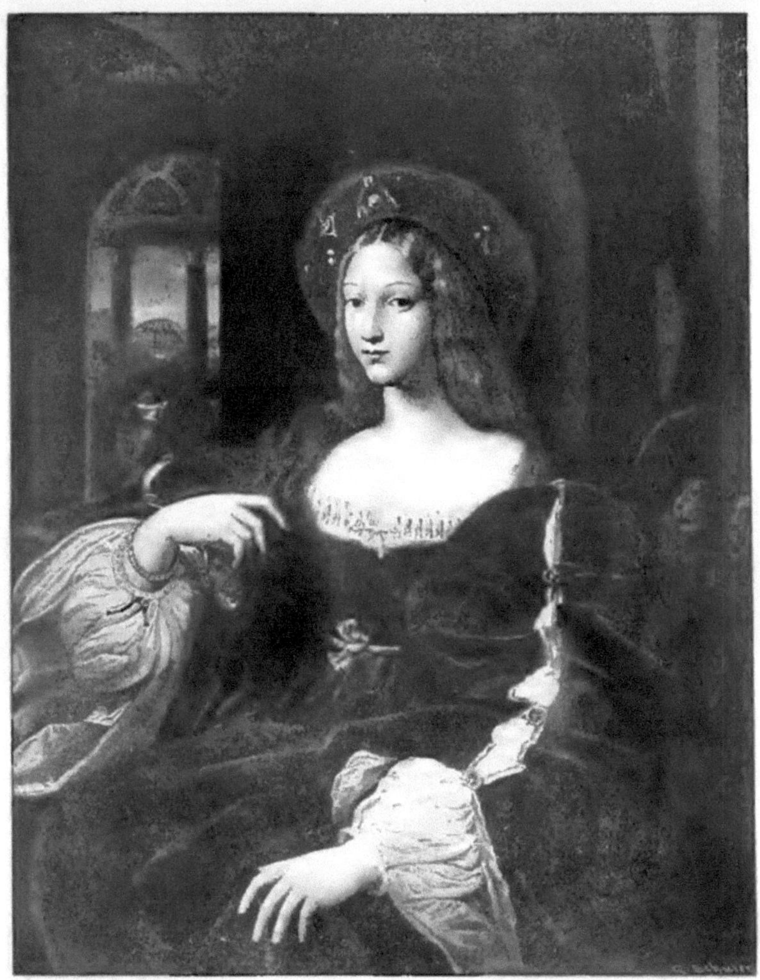

Fig. 19. Bildnis der Jeanne d'Aragon im Louvre.
Nach einem Kohledruck von Braun, Clément & Co. in Dornach i. E.

Grübchen ziert das Kinn; auf ihren Wangen spielt die Farbe der Rose und des Schnees. Der Umriß ihres Antlitzes ist rund, zum männlichen hinneigend.

Der gerade, gestreckte Hals hebt sich voll und weiß zwischen den glänzenden, gut gewölbten Schultern, die auf breiter Fläche keinen Knochen hervortreten lassen. Die Brüste von mäßiger Größe sind gleichmäßig gerundet und ähneln den Pfirsichen, deren Duft sie ausströmen.

Die weichen Hände sind von außen wie Schnee, von innen wie Elfenbein, und genau so lang wie das Angesicht; die gefüllten, runden Finger sind nicht zu kurz und tragen feine, gewölbte Nägel von zarter Farbe.

Der Oberkörper hat im ganzen die Form einer umgekehrten, etwas platten Birne, deren untere Spitze schmal und rund im Durchschnitt ist, und deren breites Ende sich oben in bewunderungswürdigen Linien und Flächen an die Wurzel des Halses ansetzt.

Der Unterleib ist flach gewölbt und im guten Verhältnis zu Hüften und Lenden. Die Oberschenkel sind kräftig und drehrund; der Oberschenkel steht zur Wade, die Wade zum Oberarm im richtigen Ebenmaß von drei zu zwei[1]).

Die Arme sind in göttlichem Gleichmaß zu den übrigen Teilen des Körpers geformt.

Die Füße sind zierlich und endigen in bewunderungswürdig geformten Zehen.

Ihr Ebenmaß und ihre Schönheit ist von der Art, daß man sie mit Recht den Unsterblichen zurechnen kann.

Wenn nun die geistigen Eigenschaften, der Liebreiz und die Schönheit dieser Prinzessin so groß sind, so kann man daraus schließen, nicht allein, daß das wahrhaft Schöne nur in der Natur besteht, sondern auch, daß nichts an Schönheit den menschlichen Körper übertrifft.

Besser und rascher als diese Beschreibung überzeugt das diskretere Bild der Jeanne d'Aragon im Louvre von deren körperlichen Reizen (Fig. 19). Ob der alte Niphus sie nicht nur theoretisch, sondern auch praktisch studieren konnte, ist Nebensache[2]).

Die Hauptsache ist, daß er bestrebt ist, uns von der Schönheit Jeannes nicht nur durch die Aufzählung und Umschreibung der einzelnen Körperteile zu überzeugen, sondern auch durch die Vergleichung mit einem gewissen Maßstab, durch die Proportion der Teile unter sich.

Er bildet damit den Uebergang von der Auffassung des Dichters

---

[1]) D. h. der Umfang des Oberschenkels = 1½mal dem Umfang der Wade, Umfang der Wade = 1½mal Umfang der Oberarms.

[2]) Guyon (Diverses leçons III) weist nach, daß Niphus als Arzt häufig Gelegenheit hatte, den Körper der Prinzessin zu sehen.

zu der des Philosophen, der nicht nur den Eindruck hervorrufen und wiedergeben, sondern auch begründen will.

An Versuchen, die verschiedenen Formen weiblicher Schönheit systematisch einzuteilen, fehlt es nicht, Künstler, Philosophen und Aesthetiker haben darin gewetteifert.

A. Walker [1]) unterscheidet drei Formen: locomotive, nutritive, mental beauty, und stellt als Typen für die erste Diana, für die zweite Venus, für die dritte Minerva auf.

Lairesse [2]) schreibt: Die Schönheit eines nackten Frauenbildes besteht hierin, daß erstlich die Gliedmaßen gut geformt sind, zum zweiten, daß sie eine schöne, freie und gemächliche Bewegung habe, und endlich eine gesunde und frische Couleur.

Andere unterscheiden wieder zwischen erhabener und lieblicher, zwischen sittlicher und sinnlicher, zwischen blonder und brünetter Schönheit. Bei allen diesen Einteilungen ist es beim Versuche geblieben und keine hat sich allgemeine Geltung verschafft.

Das einzige Positive, was sich aus allen diesen Versuchen herausentwickelt hat, ist das Bestreben, eine gewisse Gesetzmäßigkeit in der Form, in den Größenverhältnissen der einzelnen Teile zueinander zu entdecken, die Lehre von den Proportionen.

Es erübrigt noch, der Aesthetik zu gedenken, desjenigen Teils der Philosophie, der den Begriff und das Wesen des Schönen zu ergründen strebt.

Der Aesthetiker beschäftigt sich hauptsächlich mit dem seelischen Eindruck des Schönen. Seine Aufgabe fängt da an, wo die unserige aufhört. Sein Rüstzeug ist das richtige Gefühl, wie das unsere der richtige Blick ist; beide sind angeboren, können aber durch Uebung erhöht und verfeinert werden.

Unsere Aufgabe ist, dem Aesthetiker der Zukunft den richtigen Einblick in den natürlichen Mechanismus der körperlichen Schönheit zu verschaffen, der die Grundlage zu dem ästhetischen Begriff der seelischen Schönheit bildet.

---

[1]) Analysis and classification of beauty in woman. London 1852.
[2]) Groot schilderboek. Amsterdam 1716.

IV.

Proportionslehre und Kanon.

In dem vorigen Abschnitt wurde gezeigt, daß Niphus die Schönheit Johannas von Aragonien zum Teil nach gewissen Verhältnissen beurteilt: die Ohren sind zusammen gleich groß wie der Mund, die Hand entspricht genau der Länge des Angesichts, Schenkel, Wade und Oberarm stehen im Verhältnis von 3 zu 2 u. s. w.

Gleich Niphus haben sich schon seit der grauen Zeit der Aegypter bis in unsere Tage zahlreiche hervorragende Männer bemüht, die Gesetzmäßigkeit der Proportionen des menschlichen Körpers zu erforschen.

Dies geschah von einzelnen ausschließlich in der bescheidenen und löblichen Absicht, dem Künstler dadurch ein Hilfsmittel zur Nachbildung menschlicher Figuren an die Hand zu geben, andere aber haben sich verleiten lassen, aus einer scheinbaren Gesetzmäßigkeit der von ihnen genommenen Maße ein theoretisches Gebäude zur Bestimmung des Schönheitsbegriffs zu konstruieren.

Erst in allerneuester Zeit finden sich vereinzelte Bestrebungen, aus einer großen Anzahl Messungen in wissenschaftlicher Weise das Mittelmaß und damit zwar nicht das Schönheitsideal, wohl aber die Normalgestalt zu bestimmen.

Die sorgfältigen Untersuchungen von Ch. Blanc[1]) haben nachgewiesen, daß die alten Aegypter als Grundmaß die Länge des Mittelfingers annahmen, der nach ihnen neunzehnmal in der Körperlänge enthalten ist.

Eine genau nach diesen Regeln konstruierte Figur heißt Kanon, das sie bestimmende Grundmaß wird Modulus genannt.

Es scheint, daß der ägyptische Kanon zum Teil in die griechische Kunst übernommen wurde, daß daneben aber auch noch andere

---

[1]) Gazette des beaux-arts, VII.

Kanons bestanden, bei denen die Länge der Hand, des Fußes oder des Kopfes den Modulus abgab.

Der bekannteste ist der des Polyklet, den manche in dem Speerträger von Neapel zurückzufinden glauben[1]). Vitruv, Galen und Plinius berichten über den Kanon des Polyklet. Danach ist das Gesicht ein Zehntel, der Kopf ein Achtel der Gesamthöhe, Kopf und Hals ein Sechstel und gleich der Fußlänge. Das Gesicht zerfällt in drei gleiche Teile, vom Kinn zum unteren Rand der Nase, von da bis zur Nasenwurzel, und von da bis zum Haaransatz[2]).

Archäologen und Historiker haben auszumachen, ob damit wirklich der Kanon des Polyklet durch Ueberlieferung bewahrt ist[3]). Uns interessiert hier nur die Tatsache, daß diese Maße bis in unsere Zeit als Maßstab menschlicher Schönheit gegolten haben, trotzdem sie, wie Langer[4]) nachgewiesen hat, selbst bei zahlreichen klassischen Bildwerken nicht immer zu finden sind.

---

[1]) Guillaume hält denselben für eine Kopie, da das Original wahrscheinlich aus Bronze gewesen ist.

[2]) Vgl. L. von Sybel, Weltgeschichte der Kunst, 1888, p. 193.

[3]) »Wir Archäologen,« schreibt mir Professor Michaelis, »nehmen an, daß auch Polyklet seinen Proportionskanon durch Abstraktion aus einer großen Zahl von Messungen gut gebildeter Jünglinge gewonnen habe. Daß sein Kanon in dem Neapler Doryphoros wieder zu finden sei, ist nich bloß die Ansicht mancher, sondern seit Friedreichs Nachweis im Jahre 1863 ganz allgemein angenommen, ebenso sicher aber ist es, daß die Neapler wie alle andern uns erhaltenen Exemplare römische Marmorkopien nach Polyklets Erzoriginal sind. Die von Ihnen angeführten Normalmaße sind nur bei Vitruv überliefert, aber ohne Polyklets Namen, und es hat immer als zweifelhaft gegolten, ob es wirklich die polykletischen Proportionen sind. Professor A. Kalkmann in Berlin hat sie in seiner Abhandlung ,Die Proportionen des Gesichts in der griechischen Kunst', Berlin 1893, p. 42 ff., dem jüngeren Künstler Euphranor zugeschrieben, der die polykletischen Proportionen mit Bewußtsein änderte, wie Plinius 35, 128 meldet. Die Proportionen sowohl des Körpers insgesamt wie die des Gesichts zeigen überhaupt im Verlauf der griechischen Kunstentwicklung die größten Verschiedenheiten, die nur zum Teil einer konsequenten Weiterbildung angehören, großenteils individuelle Auffassungen einzelner führender Künstler oder Richtungen darstellen. Kein Archäologe wird jene vitruvischen Maße als allgemein gültig für die ganze griechische Kunst ansehen. Leonardo geht von ihnen aus, kommt aber aus seinen ohne Zweifel sehr zahlreichen Messungen zu teilweise abweichenden Ergebnissen. Ich habe darüber im Journal of Hellenic Studies von 1883 gehandelt.«

[4]) l. c. p. 60.

Als mit der Renaissance das Interesse an dem menschlichen Körper wieder erwachte, sind Leonardo da Vinci, Albrecht Dürer und Agrippa die ersten gewesen, die sich wieder mit den Proportionen des menschlichen Körpers beschäftigten; die ersteren beiden stellten sich ausschließlich auf den Standpunkt des Künstlers zur leichteren Nachbildung, der letztere hat ein ganzes System aufgebaut, nach dem sich nicht nur der menschliche Mikrokosmus, sondern auch jede geometrische Figur, selbst die Sternenwelt, systematisieren läßt[1].

Wer sich für die historische Entwicklung der verschiedenen Systeme interessiert, findet eine ziemlich vollständige Uebersicht und Besprechung in der fleißigen Arbeit von Zeising[2]. Daselbst werden 78 Philosophen, Künstler, Anatomen und Physiologen aufgezählt, dazu kommt der von Zeising nicht erwähnte Agrippa und Zeising selbst mit seiner Lehre vom goldenen Schnitt, so daß wir bis zum Jahre 1854 nicht weniger als 80 Autoren haben, deren jeder wieder einer persönlichen Auffassung huldigt.

Die meisten bestimmen die Proportionen nach Kopf- und Gesichtslängen, Hay[3] legt seinem System den musikalischen Akkord zu Grunde, indem er den Abstand der einzelnen Teile des Körpers nach Terzen, Quinten, Oktaven u. s. w. bestimmt. Zeising wendet die Lehre vom goldenen Schnitt an, wonach die Linie so geteilt wird, daß das Ganze sich zum größeren Teil verhält, wie dieser zum kleineren; so verhält sich nach ihm die Körperhöhe zur Nabelhöhe, wie diese zu der Entfernung des Nabels bis zum Scheitel.

Wie Langer[4] richtig bemerkt, hat diese Einteilung schon deshalb keinen Wert, weil die Höhe des Nabels sehr variabel ist; jedoch erkennt er an, daß bei der Bestimmung der Taillenhöhe einer gekleideten weiblichen Figur die Zeisingsche Einteilung zutrifft. Einen wissenschaftlichen Wert hat aber die Zeisingsche Methode schon darum nicht, weil die Teilungspunkte des goldenen Schnittes völlig willkürlich auf den Körper übertragen werden, und in keiner Weise

---

[1] Agrippa de philosophia occulta, 1531.
[2] Neue Lehre von den Proportionen des menschlichen Körpers, 1854.
[3] The geometric beauty of the human figure defined, 1851.
[4] l. c. p. 56.

den durch Gelenke und Knochenlängen gegebenen natürlichen Teilungspunkten des Körpers entsprechen[1]).

Es sei hier noch erwähnt, daß unter allen Autoren Cenino Cennini[2]) der einzige ist, der den Frauen überhaupt jegliche richtige Körperproportion abspricht und sich deshalb nur mit dem männlichen Körper beschäftigt.

Die erste rein wissenschaftliche Arbeit über Proportionen stammt von Quetelet[3]), der aus den an dreißig jungen Männern gefundenen Maßen eine Durchschnittsproportion konstruierte.

Er betritt damit den modernen, von den Anthropologen mehr und mehr ausgebildeten Weg, durch Vergleichung einer möglichst großen Zahl von Einzelmaßen ein Durchschnittsmaß des Menschen, je nach Rasse, Lebensalter und Geschlecht verschieden, zu konstruieren. Topinard[4]) hat versucht, aus den ihm zugänglichen Messungen derartige Durchschnittsmaße für den Europäer festzustellen, sieht jedoch eine große Schwierigkeit in dem Umstand, daß man in Europa keine größere Anzahl von Individuen absolut reiner Rasse erhalten kann.

Es ist bekannt, daß in neuester Zeit Bertillon in gleicher Weise die Identität von Verbrechern festzustellen suchte.

In Deutschland hat Schadow in seinem bekannten »Polyklet« eine ganze Reihe von Einzelbeobachtungen in sorgfältigen Messungen und vortrefflichen Zeichnungen niedergelegt; ein schönes Material, das G. Fritsch[5]) neuerdings gebührend gewürdigt hat.

In Amerika hat Sargent[6]) mehr als zweitausend Jünglinge und Mädchen im Alter von 20 Jahren gemessen und nach den Durchschnittsmaßen zwei Tonmodelle angefertigt, die in Chicago ausgestellt waren.

---

[1]) In neuester Zeit ist die Zeisingsche Lehre wieder aufgewärmt durch Bochenek (Das Gesetz der Formenschönheit. Weicher, Leipzig 1904), wobei der Autor von dem neuen, durch ihn entdeckten Gesetz spricht. Zeisings Namen wird darin nicht genannt. Sapienti sat.

[2]) Lübke, Italienische Malerei, zitiert bei Langer p. 62, bei Zeising nicht erwähnt.

[3]) Des proportions du corps humain. Bulletin de l'académie royale des sciences, lettres et beaux-arts de Belgique, XV.

[4]) Zitiert bei Richer, Anatomie artistique, 1890, p. 258.

[5]) Fritsch-Harleß, Die Gestalt des Menschen, 1899.

[6]) Scribners Magazine, 1893, Vol. XIV, Nr. 79.

Richer[1]) hat in gleicher Weise wie Sargent einen Kanon der Proportionen des menschlichen Körpers konstruiert, nach Kopflängen bestimmt und als Statue ausgearbeitet. Er unterscheidet den Kanon von $7^{1}/_{2}$ Kopfhöhen, den Type moyen, und den Kanon von 8 Kopfhöhen, den Type héroique. Den weiblichen Körper hat er leider nur beiläufig berücksichtigt.

Als letzter hat Geyer[2]) ein mit vortrefflichen Abbildungen geschmücktes Buch über die Proportionen geschrieben, in dem er den Körper in 7×7 gleichgroße Teile (Partes) zerlegt, denen sich der Kopf mit gleichfalls 7 Teilen anschließt.

Geyer gibt die genauen Proportionen für die verschiedenen Lebensalter und Vergleichungen mit anderen Proportionssystemen, namentlich auch mit der Kopfhöhenzahl.

Er betrachtet den Mann und die Frau von 8 Kopfhöhen als normal, gibt aber daneben gleich Schadow und Richer auch Gestalten Erwachsener von $7^{1}/_{2}$ Kopfhöhen.

Die Vergleichung der von verschiedenen Untersuchern gewonnenen Resultate wird erschwert durch den Umstand, daß man bisher noch nicht einer einheitlichen, allgemein gültigen Methode gefolgt ist.

Trotz der verschiedenen Wege decken sich aber die Endresultate gewissenhafter Beobachter. Um dies darzutun, diene als Grundlage die von G. Fritsch[3]) befürwortete und verbesserte graphische Methode zur Bestimmung der menschlichen Proportionen, welche von C. Schmidt[4]) und C. Carus[5]) inauguriert ist.

Fig. 20 stellt die weibliche Normalgestalt von Merkel[6]) dar, welche in ein Zehntel natürlicher Größe gezeichnet ist, entsprechend einer Gesamtlänge von 155 cm. Daneben sind die Maße für diese Figur nach dem Fritschschen Kanon konstruiert und der Deutlichkeit halber in punktierten Linien in die Figur selbst übertragen.

---

[1]) Richer, Canon des proportions du corps humain, 1893.
[2]) Otto Geyer: Der Mensch, Hand- und Lehrbuch. Union Deutsche Verlagsgesellschaft, 1902.
[3]) Verhandlungen der Berliner Anthropologischen Gesellschaft, 16. Februar 1895. Die Gestalt des Menschen, p. 136 ff.
[4]) Proportionsschlüssel. Stuttgart 1849.
[5]) Die Proportionslehre der menschlichen Gestalt, 1854.
[6]) Handbuch der topographischen Anatomie, 1896, II, p. 256.

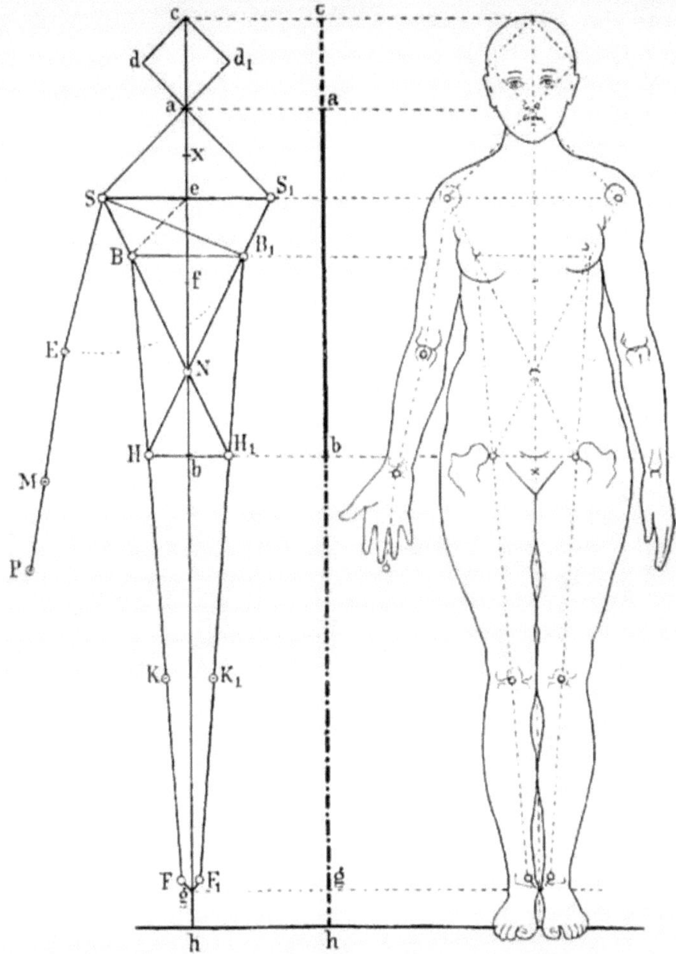

Fig. 20. Kanon von G. Fritsch und Merkelsche Normalgestalt.

Als Modulus des Fritschschen Kanons dient die Länge der
Wirbelsäule, gemessen vom unteren Rand der Nase bis zum oberen
Rand der Symphyse in gerade gestreckter Haltung $=$ a b. Dieser
Hauptmodulus genügt, um alle übrigen Maße zu bestimmen.

Zunächst wird er in vier gleiche Teile a e, e f, f N und N b
geteilt; von diesen Untermoduli ($= \frac{1}{4}$ Modulus) wird einer, a c,
in der Verlängerung von a b angefügt, um die Scheitelhöhe zu
bestimmen; je ein Untermodulus bei e, e S und e S, bestimmt den

Abstand der Schultergelenke SS_1, je ein halber Untermodulus bei b, bH und bH_1 gibt den Abstand der Hüftgelenke HH_1.

Verbindet man jedes Schultergelenk mit dem gegenüberliegenden Hüftgelenk, so schneiden sich die Verbindungslinien SH_1 und S_1H bei N im Nabel.

Zieht man von den Schultergelenken Linien durch a, so bilden deren Verlängerungen Sad_1 und S_1ad mit den von c aus gezogenen Parallelen cd und cd_1 ein Quadrat, dessen quere Diagonale dd_1 die Schädelbreite angibt.

Eine zu aS gezogene Parallele von e aus schneidet die Linie SH_1 in der Höhe der Brustwarze B, der die linke Brustwarze B_1 entspricht.

Nun kann man die Länge der Extremitäten in folgender Weise bestimmen:

Obere Extremität:

SB_1 rechtes Schultergelenk bis linke Brustwarze $=$ SE Oberarm.
B_1N linke Brustwarze bis Nabel $=$ EM Unterarm.
NH Nabel bis Hüftgelenk $=$ MP Hand.

Untere Extremität:

HB_1 rechtes Hüftgelenk bis linke Brustwarze $=$ HK Oberschenkel.
B_1H_1 Hüftgelenk bis Brustwarze derselben Seite $=$ KF Unterschenkel.
Die Höhe des Fußes ist (ungefähr) ein halber Untermodulus.
Die gesamte Körperlänge ch ist gleich $10^1/_3$—$10^1/_2$ Untermoduli.

Fritsch nimmt die Fußhöhe $=$ dem oberen Abschnitt der Linie eB, was einem halben bis drittel Untermodulus gleichkommt. Ich bin zu demselben Resultate gekommen, indem ich auf der Mittellinie cb fünf weitere Untermoduli $=$ bg und ein Drittel $Um = gh$ abtrug und damit zugleich die Körperlänge ch bestimmte.

Merkel gibt nicht an, in welcher Weise er zur Konstruktion seiner weiblichen Normalgestalt gelangt ist; jedenfalls hat er sich nicht der Fritschschen Methode bedient, denn sonst hätte er sie unzweifelhaft erwähnt.

Umso auffallender ist es, daß er auf anderem Wege beinahe zu den gleichen Resultaten kommt, wie Fritsch, denn wir sehen aus der Figur, daß die Merkelsche Gestalt bis auf kleine Abweichungen von einigen Millimetern mit den Fritschschen Maßen sich deckt. (Die Maße des Armes stimmen genau, sobald man sich die Schulter etwas gesenkt vorstellt.)

Froriep hat seiner Anatomie für Künstler[1]) acht Proportionstafeln beigefügt, die zum Teil nach Liharzik konstruiert, nebenbei aber auch nach Kopfhöhen berechnet sind. Die achte Tafel stellt ein erwachsenes Weib von 25 Jahren vor. Trägt man bei dieser die Fritschsche Konstruktion ein, so stellt sich heraus, daß auch hier die Maße beinahe vollkommen sich decken; nur ist bei Froriep die Schädelbreite um 1 cm breiter und die Brustwarzen stehen tiefer.

Diese doppelte Uebereinstimmung spricht sehr entschieden für die Brauchbarkeit des Fritschschen Kanons, der abgesehen von der äußerst einfachen Konstruktion noch den Vorteil hat, daß auch durch einfache Berechnung ohne Konstruktion ein Teil der Maße bestimmt werden kann.

Ist der Modulus z. B. $= 60$, so ist der Untermodulus $= 15$, demnach SS_1 (Fig. 20) $= 30$, $HH_1 = 15$, $dd_1 = 15$, $ch = 155$. Zur ungefähren Vergleichung mit einer Berechnung nach Kopfmaßen kann man beobachten, daß der Abstand der Brustwarzen BB_1 ungefähr gleich ist der Kopflänge. Rechnet man die Gesamtlänge auf $7\frac{1}{2}$ Kopflängen, dann verhält sich eine Kopflänge zu einem Untermodulus wie $7\frac{1}{2}$ zu $10\frac{1}{3}$, also etwa wie 3 zu 4; im gegebenen Fall 3 Kopflängen ($BB_1 = 20$) von $20 = 4$ Untermoduli von $15 = 60$.

Richer[2]) hat die Proportionen ausschließlich nach Kopflängen bestimmt. Die weibliche Normalfigur von Richer (Fig. 21) kommt auf das Genaueste überein mit dem Fritschschen Kanon[3]), außer zwei kleinen Abweichungen: die Scheitelhöhe ist bei Richer um etwas kleiner und die Länge des Vorderarms um etwas größer (auf der Zeichnung scheint der Unterschied noch stärker, weil die oberen Meßpunkte höher liegen als die etwas gesenkten Schultergelenke).

Auch die Geyersche Normalgestalt des Weibes von 8 Kopfhöhen (Fig. 22) stimmt mit dem Fritschschen Kanon in Rumpf und Gliedmaßen völlig überein. Beim Kopf zeigt sich ebenso wie in der Richerschen Figur eine etwas zu geringe Höhe.

Somit sind auf den verschiedensten Wegen Fritsch, Merkel und Froriep zu einer gleichen Normalgestalt gekommen, während auch

---

[1]) Zweite Auflage 1890.

[2]) Anatomie artistique, 1890, p. 169 und 252.

[3]) Diese Uebereinstimmung ist umso auffallender, als Richer, wie er mir mitteilte, diese weibliche Figur aus dem Gedächtnis so zeichnete, wie er sie für richtig proportioniert hielt.

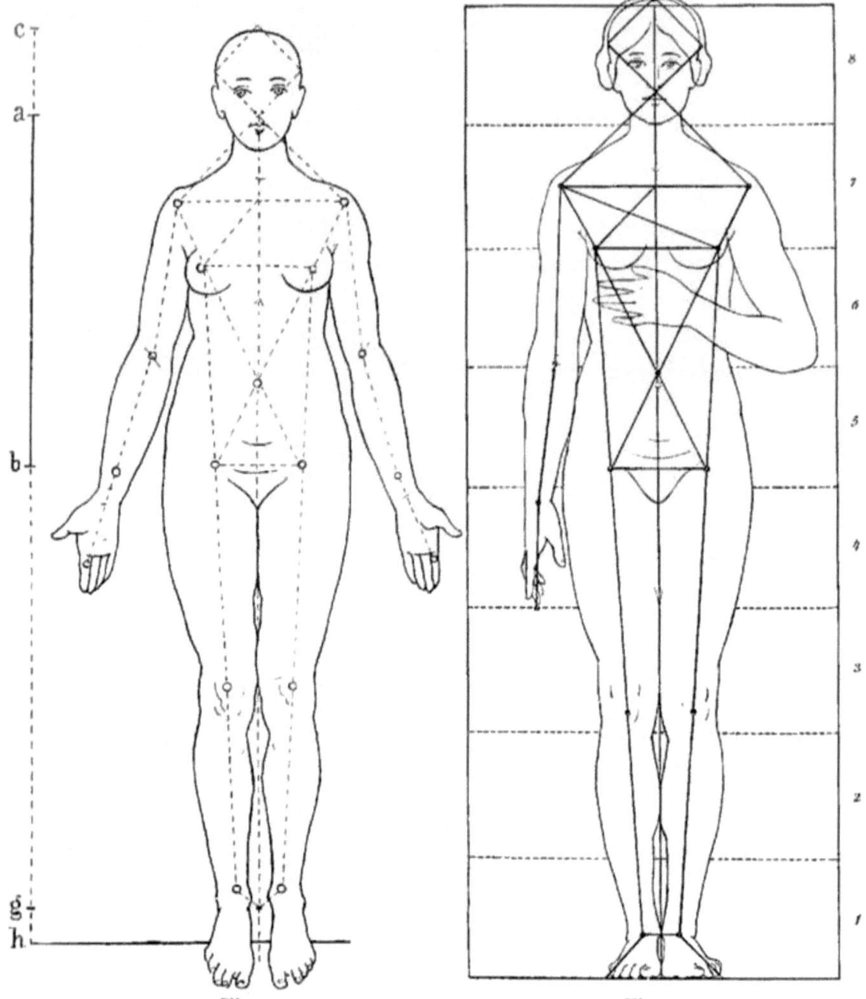

Fig. 21.

Weibliche Normalfigur nach Richer,
verglichen mit dem Kanon von Fritsch.

Fig. 22.

Weibliche Normalfigur nach Geyer,
verglichen mit dem Kanon von Fritsch.

Richer und Geyer mit Ausnahme einer etwas geringeren Kopfhöhe
dieselben Verhältnisse als normal aufstellten.

Wie ich mich durch zahlreiche Kontrollemessungen an Lebenden
überzeugen konnte, erklärt sich dieser kleine Unterschied daraus, daß
Merkel, Fritsch und Froriep sich an den Durchschnittstypus der
weißen Rasse gehalten haben, dem auch der Type moyen von

Richer[1]) entspricht und der eine Körperhöhe von $7\,^{1}/_{2}$—$7\,^{3}/_{4}$ Kopfhöhen gleichkommt.

Die weibliche Normalfigur Richers und Geyers dagegen fällt ebenso wie der Type héroïque von Richer in den Kanon von 8 Kopfhöhen, welcher sich über die Durchschnittsproportionen erhebt.

Langer[2]) hat nach direkten Messungen an Lebenden ein Linearschema aufgestellt. Da er ebenso wie Schmidt und Fritsch die Gelenke und das Knochengerüst als Grundlage seiner Messungen benützt, so decken sich seine Maße mit den obigen vollkommen, was den Rumpf betrifft.

Bei den Extremitäten findet Langer, abweichend von Fritsch, daß Ober- und Unterarm, Ober- und Unterschenkel gleich lang sind[3]), die Endergebnisse sind aber die gleichen, trotz dieser Verschiedenheiten, die nur auf verschiedener Annahme der Meßpunkte beruhen.

Langer hat außer lebenden Menschen noch eine größere Anzahl antiker Statuen gemessen und dabei gefunden, daß namentlich die Figuren des Parthenon vollkommen mit den Normalverhältnissen lebender Menschen übereinstimmen.

Die bisherigen Betrachtungen haben demnach das folgende Ergebnis.

Durch genaue vergleichende Messungen wohlgebauter Individuen gelangt man zu stets wiederkehrenden Normalmaßen, die im großen und ganzen trotz der verschiedenen Messungsmethoden stets die gleichen sind. Von allen angewandten Methoden geben diejenigen die zuverlässigsten Resultate, die sich an unveränderlich feststehende, durch das Knochengerüst und die Gelenke bestimmte Punkte halten. Unter allen diesen Methoden verdient wiederum die von Fritsch den Vor-

---

[1]) Bei dem männlichen »Type moyen« von Richer stimmen die Verhältnisse genau mit dem Fritschschen Kanon.

[2]) l. c. p. 48.

[3]) Dieser Unterschied erklärt sich aus der Methode der Messung von Langer. Die Länge des Unterschenkels berechnet er nach dem unteren Rande des Wadenbeinknöchels; dieser liegt jedoch viel tiefer als das Gelenk; den Unterarm rechnet er von der Achse des Ellbogengelenks, die im Oberarmknochen liegt, bis in die Mitte des (doppelten) Handgelenks, wodurch der Unterarm auf Kosten von Oberarm und Hand um einige Zentimeter vergrößert wird.

zug, weil sie mit der Genauigkeit der Messung eine einfache Konstruktion und bequeme Berechnung vereinigt und sich dadurch als
Maßstab zur Beurteilung gegebener Figuren besonders eignet.

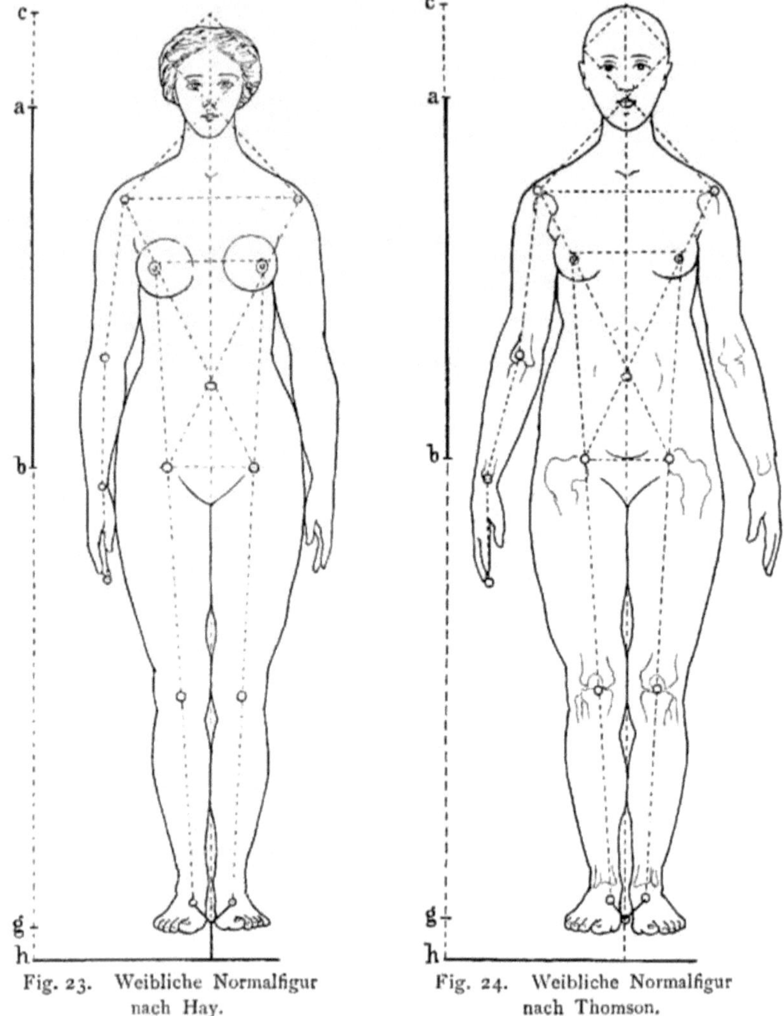

Fig. 23.   Weibliche Normalfigur   Fig. 24.   Weibliche Normalfigur
        nach Hay.   nach Thomson.

Diese Verhältnisse lassen sich sowohl an anderen Kanons als auch
an normalen Exemplaren von Lebenden wiederfinden, ebenso wie in
mustergültigen Darstellungen der idealen Menschengestalt.

Nun sei versucht, die gemachten Erfahrungen auch kritisch zu

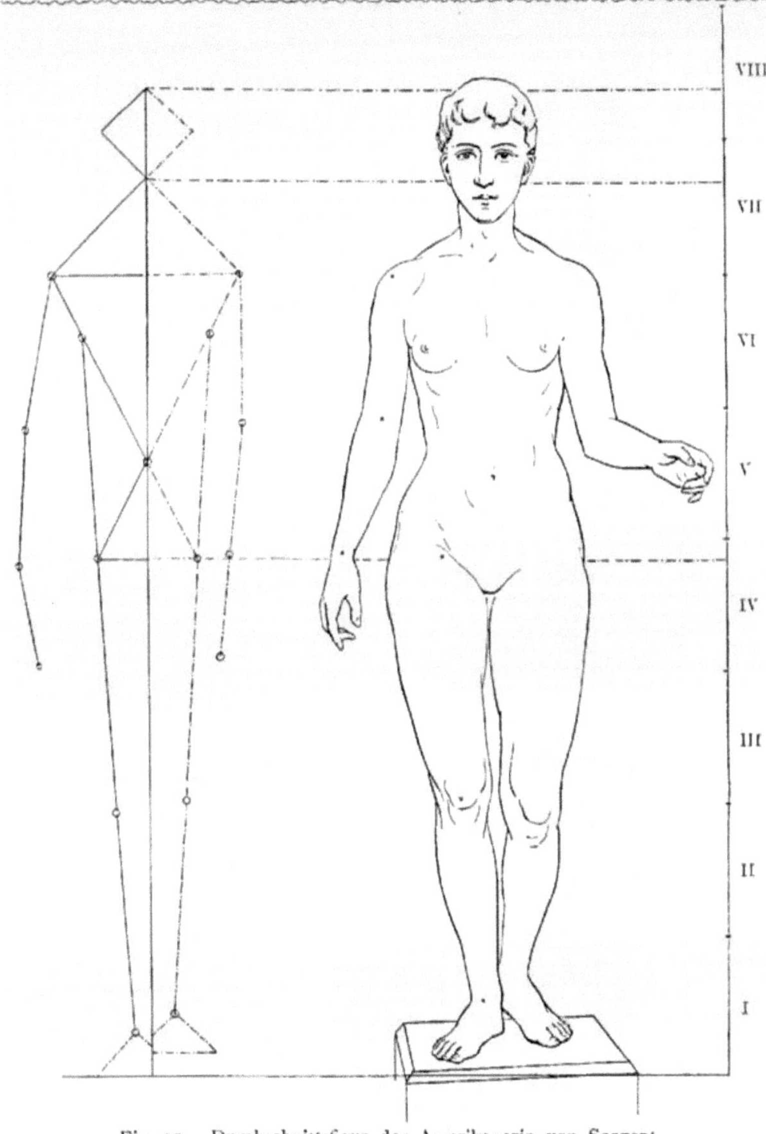

Fig. 25. Durchschnittsfigur der Amerikanerin von Sargent,
verglichen mit dem Kanon von Fritsch.

verwerten zur Entdeckung von Fehlern in einer gegebenen Figur.
Als Beispiel wähle ich zunächst die obenerwähnte weibliche Nor-
malgestalt von Hay, die nach musikalischen Akkorden konstruiert ist
(Fig. 23).

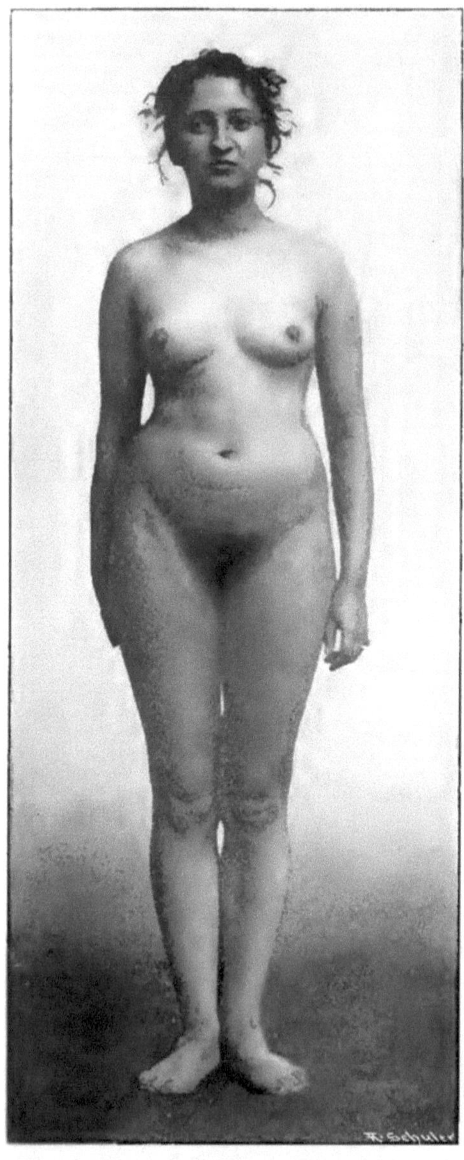

Fig. 26. Frau mit Rückgratsverkrümmung und Plattfuß bei richtigen Proportionen.

Trägt man den Fritschschen Modulus a b ein und konstruiert die nötigen Linien, so zeigt sich zunächst, daß die Beine viel zu kurz sind, und daß dieser Fehler hauptsächlich auf starke Verkürzung der Unterschenkel zu setzen ist, ein Fehler, der in den arbeitenden Klassen sehr häufig gefunden wird.

Das scheinbare Ebenmaß der Figur wird jedoch gerettet durch einen zweiten Fehler, nämlich durch eine starke Verkleinerung des Hauptes, die als eine Eigentümlichkeit bevorzugter Geschlechter gilt.

Es werden also gewissermaßen die plebejischen Beine durch einen aristokratischen Kopf verdeckt, und dadurch entsteht eine Gestalt, die vielleicht einmal vorkommen kann, jedenfalls aber kein Ideal ist.

Noch stärker sind die Fehler in der Thomsonschen Normalfigur (Fig. 24) ausgedrückt. Hier sind die Unterschenkel noch kürzer, das Haupt erscheint noch unproportionierter, weil das Gesicht im Verhältnis zum Schädel größer gehalten ist als bei Hay.

Auffallend ist, daß diese sogenannten Normalgestalten mit der gleichfalls bei angelsächsischen Frauen ermittelten Durchschnittsfigur von Sargent, die oben erwähnt wurde, in der Kürze der Beine übereinstimmen. Wenn man zu dem Umriß der Durchschnittsamerikanerin Sargents (Fig. 25) den Fritschschen Kanon konstruiert, so zeigt sich, daß diese, wenn auch weniger als ihre englischen Normalschwestern, in den Beinen verkürzt ist.

Da gerade unter den Engländerinnen der besseren Kreise schöne Gestalten mit langen Beinen häufig vorkommen, so ist wohl anzunehmen, daß Hay und Thomson nicht gerade die besten Vertreterinnen englischer Frauenschönheit zur Norm erhoben haben.

Weitere Beispiele finden sich in den oben-

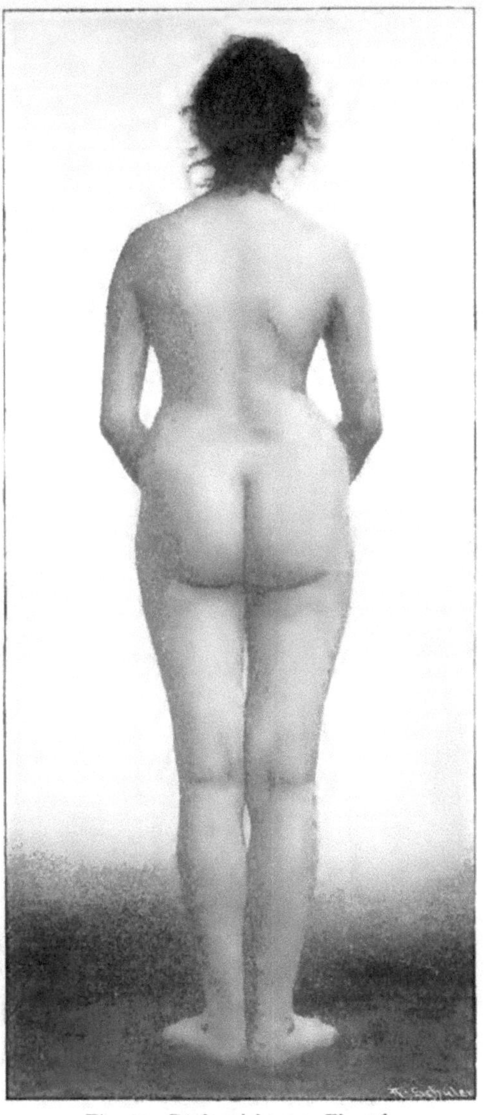

Fig. 27. Rückansicht von Fig. 26.

erwähnten Werken von Fritsch. — Wenn man nun auch einerseits nach den Gesetzen der Proportionslehre im stande ist, eine ganze Reihe von Körpern als weniger schön oder häßlich auszuschalten, so ist andererseits doch wieder der Fall denkbar, daß ein völlig richtig

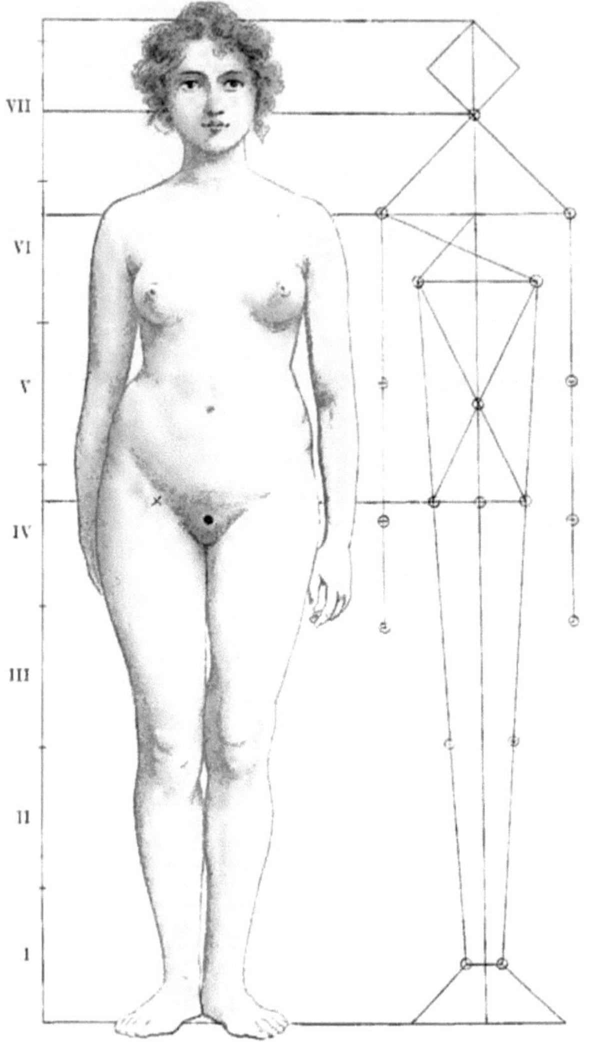

Fig. 28. Schema von Fig. 26 verglichen mit dem Kanon von Fritsch.

proportionierter Körper dennoch häßlich ist; man braucht nur zu bedenken, daß trotz abschreckendster Magerkeit, trotz der unästhetisch-
sten Fettleibigkeit ein Körper in seinen Längenmaßen richtig gebaut
sein kann.

Ein merkwürdiges Beispiel, daß trotz richtiger Proportionen doch
zahlreiche Fehler vorhanden sein können, bieten die Figuren 26,

27, 28, die photographischen Aufnahmen eines Eberleinschen Modells von vorn (Fig. 26) und von hinten (Fig. 27) und der dazu
konstruierte Kanon (Fig. 28).

Schon an der Vorderansicht bemerkt man, daß die rechte Hüfte
scheinbar viel höher steht als die linke, daß die Luftfigur der Taillenknickung zum Arme rechts viel stärker ist als links. Dies tritt auf
der Rückansicht noch viel schärfer hervor, und dabei zeigt sich zugleich an der Mittellinie des Rückens, daß die Ursache dieser Un-
regelmäßigkeit eine starke Rückgratsverkrümmung ist.

Da durch die seitliche Krümmung die Länge des Rumpfes stark
verkürzt ist, so müßten unter sonst normalen Verhältnissen die Beine
besonders lang sein. Dies ist aber nicht der Fall. Wie man sich mit
dem Fritschschen Schlüssel überzeugen kann, stehen sie genau im
Verhältnis zum Oberkörper. Der Grund dafür liegt darin, daß die
Beine ebenfalls zu kurz sind, und zwar infolge des Plattfußes,
der sich in der Ansicht von vorn durch das Fehlen der Wölbung
am inneren Fußrande erkennen läßt.

So sind durch Rückgratsverkrümmung einerseits, durch Plattfuß
anderseits Rumpf und Beine verkürzt, und durch das Zusammentreffen dieser beiden Fehler ist das richtige Verhältnis der Proportionen wieder hergestellt.

Aus diesem Beispiel geht hervor, daß der Körper auch bei völlig
normalen Proportionen fehlerhaft sein kann, und daß eben die
richtigen Verhältnisse nur eines der zahlreichen Zeichen guter Körperbildung darstellen.

Wie bereits gesagt wurde, ist das dem Fritschschen Kanon zu
Grunde liegende Maß die Länge der Wirbelsäule. Sämtliche Körperteile treten mit dieser, bezw. mit einem Viertel ihrer Länge (als
Untermodulus) in Vergleichung. Vom Kopfe jedoch wird nach der
Fritschschen Methode zwar die Scheitelhöhe, die Schläfenbreite und
der untere Grenzpunkt des Hirnschädels, nicht aber auch die Kopfhöhe festgelegt.

Um auch dem Verhältnis des Rumpfes und der Gliedmaßen zur
Kopfhöhe gerecht zu werden, empfiehlt es sich, die Fritschsche Konstruktion durch eine Berechnung der Kopfhöhen zu vervollständigen,
wie dies in den Figuren 22 und 28 geschehen ist.

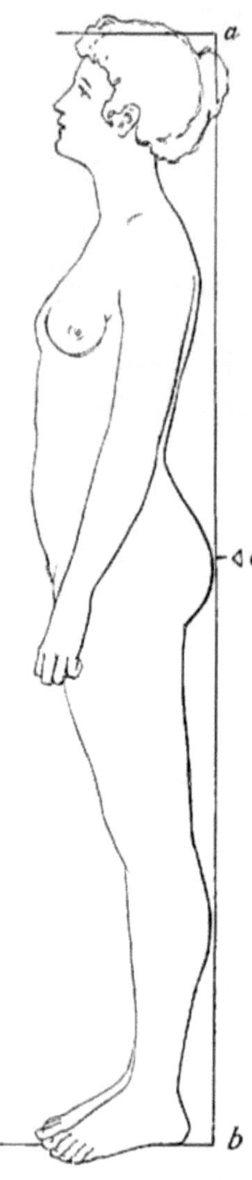

Fig. 29. Pasteursche
Tangente.

Vor der Einteilung in Kopfhöhen hat die Fritschsche Methode die größere Länge des Grundmaßes voraus, wodurch alle Fehlerquellen um so viel kleiner werden, und außerdem die anatomisch bestimmte Lage der meisten Meßpunkte innerhalb der Gelenke, die sich der Kopfhöhenmessung nicht einordnen lassen.

Bei der praktischen Anwendung kann die Auffindung des Meßpunktes, namentlich bei fetten Gestalten, einige Schwierigkeiten bereiten, die sich aber bei allen anderen Methoden von Messungen am Lebenden in gleichem Maße finden.

Bei Mitgliedern anderer Rassen gestalten sich die Verhältnisse wesentlich anders. An mehr als 600 Messungen konnte ich nachweisen, daß der Kanon der mongolischen Rasse sich durch Unterlänge sämtlicher Gliedmaßen, der der Nigritier durch Ueberlänge der Arme und Beine vom Kanon der weißen Rasse unterscheidet, während die meisten Naturstämme eine dem weißen Kanon entsprechende Beinlänge, dabei aber längere Arme aufweisen.

Das Endergebnis ist, daß der Fritschsche Kanon genau den normalen Durchschnittsverhältnissen der weißen Rasse entspricht, und daß diese mit einer Körperhöhe von $7^3/_1$ Kopfhöhen zusammenfallen.

Somit bildet der Fritschsche Kanon ein wertvolles, auf streng anatomischer Basis empirisch aufgebautes graphisches Hilfsmittel zur Unterstützung und Berichtigung des Augenmaßes bei der Beurteilung des Körpers der weißen Rasse.

Geringere Abweichungen von den Fritschschen Proportionen nach oben und unten entsprechen den Spielarten der jeweiligen Individualität.

Als oberste Grenze, wenn man will, als Ideal ergibt sich eine Gestalt, deren Körpermaße dem Fritschschen Kanon entsprechen, während der Kopf so viel kleiner ist, daß er achtmal in der Gesamthöhe enthalten ist (Richer, Geyer).

Dieses Idealverhältnis wird auch dann nicht gestört, wenn die Länge der Beine das Fritschsche Grundmaß um ein Geringes überschreitet.

Wie gesagt, sind aber richtige Körperverhältnisse nur eines der verschiedenen Zeichen für die normale Bildung des Körpers. Je mehr er sich ihnen nähert, desto größeren Anspruch kann er darauf machen, für schön gebaut zu gelten.

Der Vollständigkeit halber sei hier noch auf ein weiteres Hilfsmittel zur Beurteilung normaler Proportionen in der Profilansicht hingewiesen. Das ist die Pasteursche Tangente (Fig. 29). Diese von meinem Freunde J. D. Pasteur in Batavia angegebene Messung besteht darin, daß man bei einem in scharfes Profil eingestellten Körper eine Senkrechte zum hinteren Umriß fällt, die ihn dann an einer Stelle der Hinterbacke treffen muß. Bei völlig normalen Verhältnissen muß dieser Berührungspunkt (Fig. 29 *c*) die Senkrechte *a b* in zwei gleiche Teile *a c = c b* teilen.

Die Richtigkeit dieser Beobachtung können wir leicht durch Vergleichung mit den gegebenen Beispielen der normalen Kanons bestätigen. Die Pasteursche Beobachtung ergibt den Schluß: Die Körpermitte liegt in einer horizontalen Ebene, welche bei normalen Proportionen die stärkste Wölbung des Gesäßes schneidet.

V.

Einfluß der Entwicklung und Vererbung auf den Körper.

Zur vollkommenen Gesundheit im naturwissenschaftlichen Sinne gehört in allererster Linie eine völlig regelmäßige Entwicklung des menschlichen Keimlings.

Schon vor der Geburt können sich Einflüsse geltend machen, die den normalen Verlauf der Entwicklung stören. Wer sich in die Geheimnisse der Entwicklungsgeschichte vertieft, staunt stets von neuem über die wunderbare Kraft der Natur, die aus mikroskopischen Anlagen ihr schönstes Gebilde, den Menschen zu zeitigen versteht und nur in seltenen Ausnahmefällen ihre Aufgabe nicht glänzend zu Ende führt.

Wie im Laufe der Jahrtausende aus dem Urschleim die Würmer, aus den Würmern die Amphibien, aus diesen nach unendlichen Zeiten die Menschengeschlechter sich entwickelt haben, so macht jedes menschliche Individuum in Zeit von wenigen Monaten den großen Entwicklungsgang von der Zelle zum Wurm, und von diesem bis zum ausgebildeten Menschenkinde durch[1]).

Die kleinste Störung in diesem Entwicklungsgang kann die harmonische Ausbildung des Körpers vereiteln.

Wenn man einen strengen Maßstab anlegt, so muß man fordern, daß die Entwicklung des Körpers eine völlig symmetrische ist, d. h. daß die eine Körperhälfte genau das Spiegelbild der anderen ist. Dieser Anforderung dürfte jedoch kaum ein lebendes Wesen genügen; deshalb muß, um der Natur gerecht zu werden, eine leichte Asymmetrie als individuelle Abweichung, eine stärkere als Fehler aufgefaßt werden.

Stärkere Asymmetrien gehören jedoch zu den großen Ausnahmen.

---

[1]) Ausführliches darüber siehe: Stratz, Die Naturgeschichte des Menschen. Enke, Stuttgart 1904.

Dies ist umso erstaunlicher, wenn man bedenkt, daß die Hauptbestandteile des Körpers schon am Ende der ersten Schwangerschaftsmonate in deutlich erkennbarer Form angelegt sind, aber zu einer Zeit, wo die ganze Länge des durchsichtig weißlichen Embryonalkörpers noch kaum die Länge eines Zentimeters erreicht hat.

Fig. 30 zeigt einen menschlichen Embryo vom Ende des ersten Monats nach His in mehrfacher Vergrößerung und in seitlicher Ansicht. Das den Beschauer seltsam anmutende Gebilde gleicht einem aufgerollten Wurm mit kurzem Schwanz und dickem Kopf, Nase, Mund, Ohr und Augenblase sind im Keime schon deutlich zu erkennen; die Gesichtsanlage ruht vornübergebeugt auf der mächtigen Herzwölbung; die Gliedmaßen sind als flossenartige Anhänge aus dem Rumpfteil hervorgetreten, dem Rücken entlang zieht unter der durchsichtigen Haut der gegliederte Chordastrang, aus dem sich später die Wirbelsäule entwickelt. Unter dem Herzen führt der mächtige Bauchstiel nach dem mütterlichen Gewebe hin, das die Ernährung des Keimlings bewerkstelligt.

So sieht die erste, nur mit dem Mikroskop in seinen Einzelheiten erkenntliche Anlage des menschlichen Körpers aus.

Von der symmetrischen Entwicklung beider Körperhälften, auf die es hier in erster Linie ankommt, überzeugt man sich am besten, wenn man sich den Körper aufgerollt von vorn betrachtet (Fig. 31).

Bei dieser Frontalkonstruktion ist der Kopf von der Herzwölbung abgehoben. Das Gehirn erscheint in dieser Ansicht stark verkürzt. Darunter bildet der Mund einen breiten Spalt, der in die weit voneinander stehenden Nasenlöcher übergeht; die Augen liegen völlig seitlich über den Nasenlöchern. Unterhalb des Mundes ist der Körper noch nicht in der Mittellinie geschlossen. Die symmetrisch gestellten, mit *I*, *II*, *III* und *IV* bezeichneten seitlichen Lappen sind die vier sogenannten Kiemenbogen, deren erster sich beim Menschen in zwei Lappen für Ober- und Unterkiefer spaltet, während der zweite, dritte und vierte zum Kehlkopf, Zungenbein und zum Verschluß des Halses zusammenwachsen. Zwischen erstem und zweitem Kiemenbogen liegt seitlich die Ohranlage.

Nach unten schließt sich die Herzwölbung an, die nach links

etwas stärker vorgebuchtet ist als nach rechts. Zwischen Herz und Hals sind seitlich die oberen Gliedmaßenstummel zu erkennen.

Das untere Körperende mit den Beinanlagen und dem leicht nach links gekrümmten Schwanze ist im Verhältnis viel schwächer entwickelt.

Am Ende des zweiten Monats hat der Embryo eine Größe von 3—4 cm erreicht und hat sich der menschlichen Form schon viel stärker genähert (Fig. 32).

Die Extremitäten zeigen bereits eine deutliche Gliederung und die fünfteiligen Endstücke, aus denen die Zehen und Finger sich bilden. Der Kopf ist größer, der Schwanz kleiner und kürzer geworden. Im Gegensatz zu dem Bild aus dem ersten Monat hat er hier eine Krümmung nach rechts, so daß sich schon in diesem zarten Alter leichte individuelle Unterschiede nachweisen lassen.

Häckel[1]) hat seinerzeit die außerordentliche Aehnlichkeit verschiedener tierischer und menschlicher Embryonen in diesem Alter für seine Theorie der Affenabstammung der Menschen ins Feld

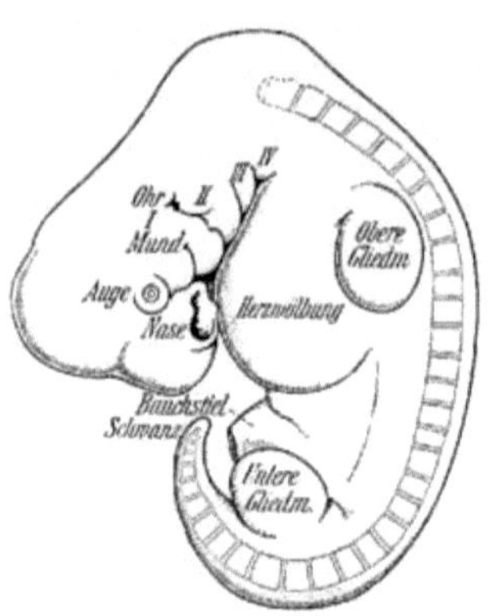

Fig. 30.
Menschlicher Embryo am Ende des I. Monats (nach His).

geführt. Bei einiger Uebung erkennt aber der Eingeweihte solch ausgeprägte Verschiedenheiten, daß er im Keime die späteren Tiere deutlich erkennen kann. Kennzeichnend für den Menschen ist namentlich die auffallend starke Entwicklung des Vorderhirns und dessen Ueberwiegen über den Gesichtsteil.

Es läßt sich leicht begreifen, wie zu dieser Zeit die geringste Verlagerung einer einzigen Zelle, die leiseste Störung in der gleichmäßigen Blutversorgung genügen kann, um die Symmetrie des werdenden Körperchens für immer zu zerstören.

Schon in dieser Zeit liegen aber auch die Keime des künftigen Geschlechtes, die von Eltern und Großeltern überkommenen Gesichts-

---

[1]) Anthropogenie. I. Auflage, Leipzig 1874.

züge, ja selbst bestimmte Eigentümlichkeiten in Gang und Haltung in dem kleinen Körper verborgen.

Ja, man nimmt selbst an, daß ein großer Teil später auftretender Krankheiten, wie z. B. die meisten Geschwülste, als Keime schon mit auf die Welt gebracht wurden (Cohnheimsche Krebstheorie).

Zu den leichtesten Störungen in der gleichmäßigen Entwicklung gehören die sogenannten Muttermäler, die bei kaum einem Menschen fehlen. Sie sind nichts anderes als eine Anhäufung von kleinen Pigmentzellen, Haarbalgdrüschen oder Gefäßanlagen an unrichtiger Stelle.

Wichtigere Störungen finden sich als ungleichmäßige Entwicklung der beiden Körperhälften oder einzelner Organe. Wenn man genauer darauf achtet, so findet sich fast bei jedem eine wenn auch noch so leichte Asymmetrie, die oft kaum wahrnehmbar ist und sich durch Zufälligkeiten verrät.

Eine unbedeutende Verkürzung eines Beines zeigt sich beim Manne z. B. daran, daß sich der Rand der Hose an dieser Seite leichter abstößt, als an der anderen, bei der Frau an einer etwas stärkeren Rundung der Hüfte an der Seite des längeren Beins.

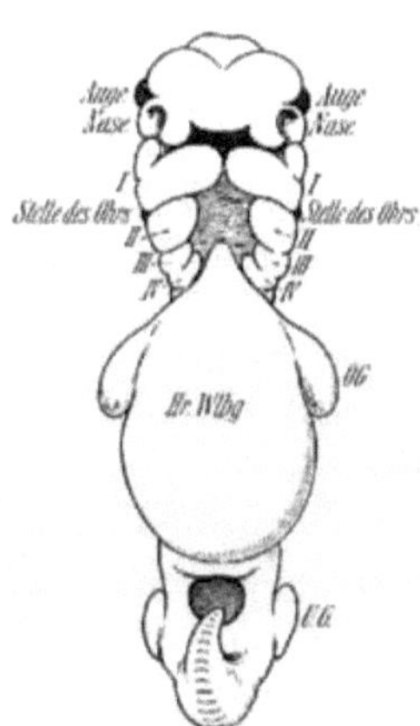

Fig. 31.
Frontalkonstruktion
zu Fig. 30.

Ein etwas schiefer Nasenrücken ist oft nichts anderes als die Folge davon, daß die eine Gesichtshälfte kleiner ist als die andere, wodurch die Nase nach der kleineren Seite hin gebogen wird. Sehr häufig ist der Haarwuchs an einer Seite des Körpers kräftiger als an der anderen.

Ganz erstaunlich ist die Mannigfaltigkeit in der Entwicklung der Ohren. Das rechte Ohr kann normal sein, am linken kann das Läppchen fehlen, und umgekehrt.

Alle diese Störungen in der gleichmäßigen Entwicklung werden aber erst dann zu Fehlern, wenn sie in auffallender Weise die Symmetrie des Körpers stören. Wenn sie nur in geringem Grade vorhanden sind, so fallen sie innerhalb der Eigentümlichkeiten des individuellen Gepräges.

Alle Keime oder vielmehr die Anlagen dazu gehen von einem

Menschengeschlecht auf das folgende durch Vererbung über, und so findet sich auch das individuelle Gepräge der Eltern in dieser oder jener Form in den Kindern wieder.

Welchen Einfluß die Erblichkeit ausübt, ist zunächst deutlich erkennbar an der sogenannten Familienähnlichkeit. Jedoch läßt sich diese Familienähnlichkeit meist erst in der späteren Entwicklung erkennen, und dabei ist es eigentümlich, daß man sehr häufig in den heranwachsenden Kindern nicht die Züge der Eltern, sondern die der Großeltern zurückfindet. Darum wird heiratslustigen Jünglingen geraten, sich bei der Wahl eines Mädchens nicht nur deren Mutter, sondern auch beide Großmütter erst gründlich anzusehen.

Noch merkwürdiger ist das Wiederauftauchen einer älteren Form in einem späteren Geschlechte, wie etwa die Aehnlichkeit der jüngsten Tochter mit der nur noch im Bilde bekannten Ahnfrau.

Zu den interessantesten und merkwürdigsten Erscheinungen gehören die in ganzen Generationen oder in einzelnen Individuen wieder auftretenden Körperbildungen, die auf einen vor viel Tausenden von Jahren durchlaufenen Zustand des Menschengeschlechts hinweisen.

Die seltenen Haarmenschen, geschwänzte Menschen und ähnliche an das Fabelhafte grenzenden Geschöpfe kommen hier ebensowenig in Betracht, als die eigentümlichen Bildungen innerer Organe, wie des Blinddarms, gewisser Knochen und Muskeln, weil die ersteren an und für sich eine normale Körperbildung ausschließen, die letzteren zu unbedeutend sind, um die äußere Körperform wesentlich zu beeinflussen.

Dagegen gibt es eine ganze Reihe von vererbten, zum Teil noch in Umwandlung begriffenen Körpereigenschaften, wie die Bildung des Fußes und der Hand, die für unsere Zwecke von Bedeutung sind.

Von ganz besonderer Wichtigkeit für den weiblichen Körper ist eine eigentümliche Bildung über der Brustdrüse, auf die Bälz zuerst aufmerksam gemacht hat[1]. Bälz fand bei Japanerinnen außerordentlich häufig einen Fettwulst, der sich von den Brüsten nach den Schultern hin erstreckte. Bei genauerer Untersuchung zeigten sich oft in der Haut dieser Wülste kleine Pigmentablagerungen, ein Wärzchen oder Grübchen, oft auch nur ein Haarwirbel, welche Bälz als Spuren

---

[1] Verhandlungen der Berliner Anthropologischen Gesellschaft, 16. März 1901. Ed. Bälz. Die Menschenrassen Ostasiens.

einer überzähligen Brustdrüse auffaßte und als »Oberbrust« be-
zeichnete.

Wenn sich dieser Fettwulst bei der weißen Rasse auch nicht so
häufig findet wie bei der gelben, so ist er doch in vielen Fällen
mehr oder weniger deutlich ausgeprägt.

Entwicklungsgeschichtlich ist die Oberbrust darum von besonderer
Bedeutung, weil sie auf eine früher von der Menschheit durchlaufene

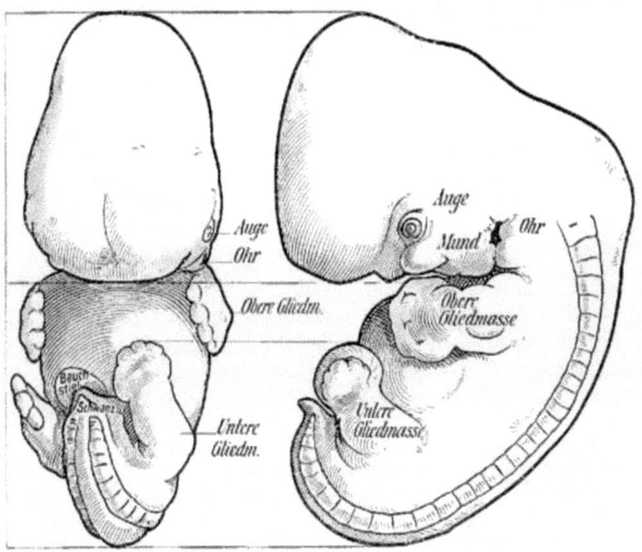

Fig. 32. Menschlicher Embryo am Ende des 2. Monats (nach His).

Stufe der Vielbrüstigkeit hindeutet, welche heute noch zahlreichen
Säugetieren eigen ist.

Eine sehr deutlich ausgesprochene Oberbrust besitzt eine 20jährige
Münchnerin (Fig. 33), bei welcher sie besonders an der rechten Seite
leicht erkannt werden kann.

Fig. 34 zeigt die Umrisse dieses Mädchens, in dessen linke Körperhälfte die Stellen eingetragen sind, an denen bisher bei verschiedenen Menschen überzählige Brustdrüsen gefunden wurden. Außer
den heute noch vorhandenen Brüsten sind es je sieben Punkte auf
jeder Seite, woraus geschlossen werden darf, daß in uralten Zeiten die
menschlichen Weiber mit 16 Brüsten begabt waren und wahrscheinlich auch eine dementsprechende Zahl von Kindern zu säugen hatten.

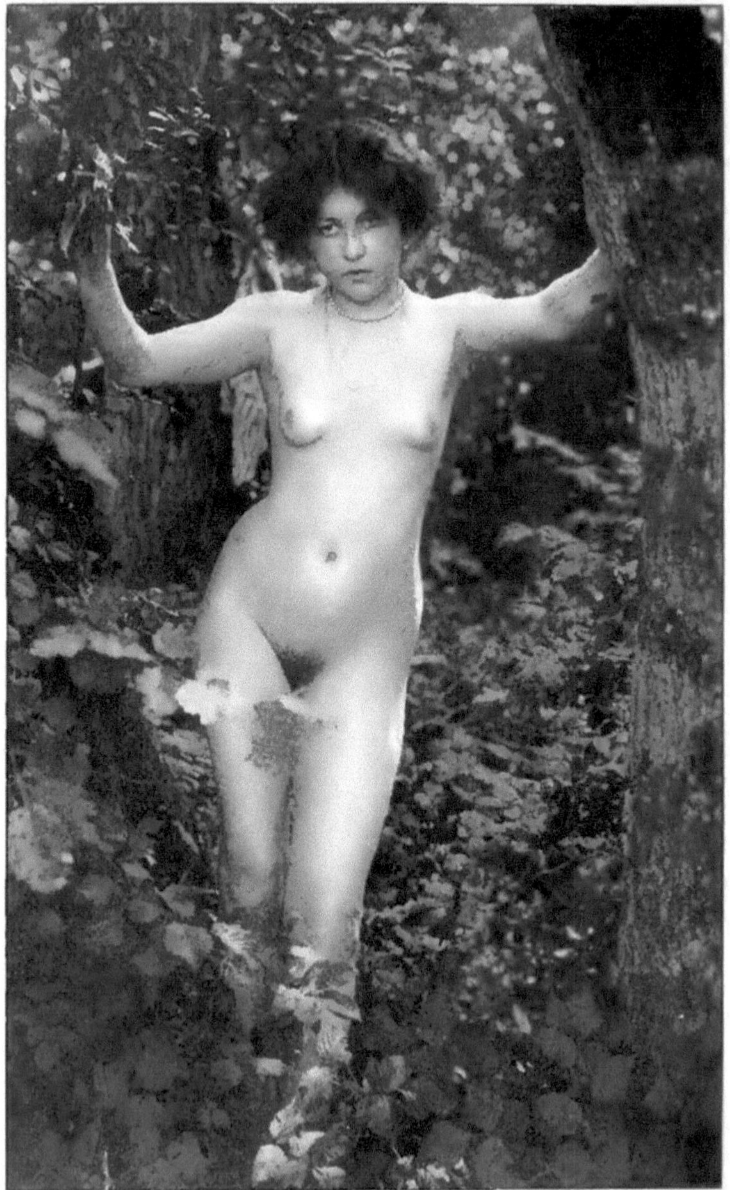

Fig. 33. 2ojähriges Mädchen mit Oberbrust.

Ueber die Häufigkeit der Oberbrust bei der weißen Rasse bestehen keine Angaben. Offenbar aber ist sie häufiger, als man bisher annahm.

In ihrer rudimentären Bildung als Fettwulst, der sich dem weiblichen Drüsenkörper als obere Fortsetzung anlegt, findet sie sich sogar in Idealgestalten der griechischen Kunst, wie z. B. in der Venus von Milo (vgl. Fig. 5).

Von unserem Standpunkt aus muß die Oberbrust bei ausgesprochener Bildung als ein individueller Rückschlag auf eine niedrigere Entwicklungsstufe und darum als ein körperlicher Fehler angesehen werden.

Denn da heutzutage in der Regel ein, höchstens zwei Kinder geboren werden, so erscheint eine größere Zahl von Brüsten unzweckmäßig und unnatürlich.

Als normal im Sinne der heutigen Bildung des Weibes darf nach den Untersuchungen von Bälz eine durch diese entwicklungsgeschichtlichen Gründe bedingte größere oder geringere Fettablagerung angesehen werden, welche den Hautwulst über der Brust stärker vorwölbt.

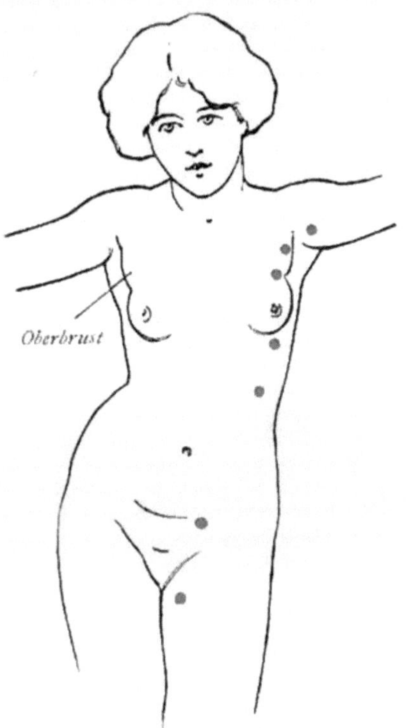

Fig. 34. Umrißzeichnung von Fig. 33 mit Angabe der Stellen, wo überzählige Brustdrüsen gefunden wurden.

Diese Beobachtung ordnet sich den Gesetzen des Kampfes ums Dasein unter, in dem durch die natürliche und geschlechtliche Zuchtwahl die jeweils besten Individuen ihre guten Eigenschaften auf die Nachkommen fortpflanzen, während die für veränderte Daseinsbedingungen weniger gut beanlagten Individuen und deren Nachkommen allmählich ausgeschaltet werden.

Die Erfahrung hat gelehrt, daß die Nachkommen zweier Individuen umso kräftiger sind, je weniger die Familien selbst miteinander verwandt sind, daß hingegen bei zahlreichen Heiraten innerhalb einer

Familie das Geschlecht mehr und mehr entartet, und zwar zunächst psychisch, dann aber auch körperlich.

Die Erklärung für diese Tatsache ist sehr einfach: Kein Mensch ist vollkommen normal. Vereinigen sich zwei Menschen verschiedener Familien, so ist mit großer Wahrscheinlichkeit anzunehmen, daß einer der Beteiligten andere Fehler hat als der andere. Die Kinder können nun, wie die Vorzüge, so auch die Fehler ihrer Eltern erben, jedoch werden die Fehler des einen Individuums durch die Vorzüge des anderen verdeckt werden. Vereinigen sich jedoch zwei Individuen derselben Familie, die neben den gleichen Vorzügen die gleichen Fehler besitzen, so werden die Kinder die Fehler sowie die Vorzüge der Eltern in erhöhtem Maße zeigen. Je häufiger ähnliche Verbindungen in einer Familie vorkommen, desto stärker werden in den Nachkommen ihre Fehler sowie ihre Vorzüge ausgeprägt sein.

Wie die Menschen im allgemeinen geneigt sind, eher die Fehler als die Vorzüge ihrer Nebenmenschen anzuerkennen, so wird im besonderen unter Heredität oder Erblichkeit meist die Uebererbung von Fehlern, nicht aber von Vorzügen verstanden, und wenn man von einem erblich belasteten Menschen spricht, so versteht man darunter meist das Erbteil an Fehlern, das er seinen Vorfahren zu danken hat.

Hier tritt nun aber der Kampf ums Dasein in seine Rechte und läßt nur die jeweils besten Individuen durch lange Reihen von Geschlechtern ihre Eigenschaften vererben, während die schlechter beanlagten Individuen untergehen.

Das Menschengeschlecht müßte sich demnach zu einer stets schöner und kräftiger blühenden Sippe gestalten, wenn es im heutigen Kampfe ums Dasein nicht mehr noch auf geistige als auf körperliche Eigenschaften ankäme.

Außerdem aber ist dem kurzlebigen Menschenverstand der Endzweck alles Daseins ein Buch mit sieben Siegeln. Eigenschaften, die heute als Tugenden erscheinen, können morgen unter veränderten Lebensumständen Fehler sein.

Von den verschiedenen Menschenrassen steht heute die weiße entschieden am höchsten; damit darf auch ihr Schönheitsbegriff als der höchststehende angesehen werden. Man sagt, daß der Europäer stets die europäische Frau am schönsten finden wird, der Chinese dagegen die Chinesin, der Neger die Negerin, der Hottentotte die Hottentottin. Daraus will man ableiten, daß der Schönheitsbegriff individuell und undefinierbar ist.

Es läßt sich daraus vielmehr ableiten, daß der Schönheitsbegriff mehr oder minder entwickelt ist, und daß ein Hottentott geringere Ansprüche stellt als ein Neger, dieser geringere als ein Chinese und so weiter. Maßgebend ist allein die Auffassung des höchstentwickelten Individuums, und es erscheint mir nicht zweifelhaft, daß die weiße Rasse und ihre Stammverwandten auf den ersten Platz mit Recht Anspruch erheben dürfen.

Der schlagendste Beweis ist, daß diese Rasse nicht nur in Europa selbst, sondern auch in allen anderen Weltteilen die übrigen allmählich zurückdrängt und ausrottet. In Amerika sind jetzt schon die Rothäute zu zählen, in einigen hundert Jahren wird man mit Schaudern in alten Märchen lesen, daß es Menschen mit schwarzer Haut gegeben hat.

Wenn auf Grund ihrer Erfolge im Kampf ums Dasein der weißen Rasse der erste Platz in der naturwissenschaftlichen Rangordnung gebührt, so werden wieder unter den weißen Frauen diejenigen am höchsten stehen, die sich am weitesten von den Merkmalen anderer Rassen resp. von den mehr tierischen Formen entfernt haben.

Mit Rücksicht auf die Entwicklung läßt sich demnach sagen, daß jeder Körper den Anspruch auf normale Bildung verliert, bei dem die Symmetrie beider Körperhälften in deutlich erkennbarer Weise gestört ist.

Was die durch Vererbung veranlaßten Körperfehler anbetrifft, so können es entweder Rückschläge auf frühere Stufen menschlicher Bildung sein, oder aber individuelle Anhäufungen einer besonderen Eigentümlichkeit, welche die Harmonie der Körperformen zerstört.

Zu diesen letzteren kann zum Beispiel eine von zwei großnasigen Eltern ererbte noch größere Nase gehören, die besonders beim Weibe das Gesicht in hohem Maße verunziert.

Für die Beurteilung des weiblichen Körpers läßt sich mit Beziehung auf die Entwicklung eine möglichst gleichmäßige, symmetrische Ausbildung beider Körperhälften verlangen, und mit Bezug auf die Vererbung eine sorgfältige Beachtung und Ausschaltung ungünstiger Einflüsse früherer Geschlechter.

VI.

Einfluß von Geschlecht und Lebensalter.

Mit sehr viel Scharfsinn, aber mit noch mehr Einseitigkeit haben verschiedene Anthropologen (Albrecht, Delannay) und Philosophen (Lotze, Schopenhauer u. a.) nachzuweisen versucht, daß das Weib tiefer als der Mann und dem Affen näher stehe, oder sie betrachten das Weib als ein niederes, dem Kinde näher verwandtes Entwicklungsstadium.

Hauptsächlich Charcot, Richer und deren Schüler haben auf Grund sorgfältiger Naturbeobachtungen einige Klarheit in die Frage gebracht. Eine sehr sorgfältige Zusammenstellung aller Geschlechtsunterschiede findet sich in dem Buche von Ellis: »Mann und Weib«.

Ohne mich hier auf nochmalige Kritik entgegengesetzter Ansichten einzulassen, stelle ich mich auf den von der Charcotschen Schule vertretenen Standpunkt.

Danach stehen Mann und Weib in ihrer Vollendung als zwei in sich abgeschlossene Typen nebeneinander [1]), deren jeder sich gleichweit, doch in verschiedener Richtung, von dem ursprünglichen, kindlichen Typus entfernt hat.

Hunter hat zuerst einen Unterschied zwischen primären und sekundären Geschlechtscharakteren gemacht.

Wir können als primäre Geschlechtscharaktere die Geschlechtsteile als solche auffassen, als sekundäre alle diejenigen Veränderungen des kindlichen Körpers, die ihm das weibliche bezw. männliche Gepräge verleihen.

Die wichtigsten sekundären Geschlechtscharaktere des Weibes sind: zarter Knochenbau, runde Formen, Brüste, breite Hüften, reiche lange Kopfhaare und Fehlen der Körperhaare außer in den Achselhöhlen und am Schamberg.

---

[1]) Plato, Symposion: Die beiden Hälften, die sich suchen.

Die wichtigsten sekundären Geschlechtscharaktere des Mannes sind: hoher Wuchs, kräftiges Skelett, starke Muskeln, eckige Formen, breite Schultern, schmale Hüften, Bart und Körperbehaarung.

Die sekundären Geschlechtscharaktere sind deutlich aus den Figuren 35—38 zu erkennen, welche die männliche und weibliche Normalgestalt nach Merkel darstellen[1]). Für den Rumpf sind die Maße der Merkelschen Normalfiguren:

	Mann	Weib
Körperlänge	165,5	158
Schulterbreite	47	37
Taillenbreite	25	23
Hüftbreite	32,5	34

Abgesehen von der absoluten Größe der Maße ist namentlich wichtig, daß der Unterschied zwischen Hüftbreite und Schulterbreite beim Manne 14,5, beim Weibe nur 3 cm beträgt. Das Ueberwiegen der Hüften im Verhältnis zu den Schultern ist der wichtigste von den sekundären Geschlechtscharakteren des Weibes.

Weiter sieht man aus diesen Figuren die größere Zierlichkeit des Skelettes und die größere Breite des Beckens, sowie die durch Ausbildung der Brustdrüsen veränderte Gestalt des Oberkörpers und die runderen Formen des Weibes.

Entschieden den größten Einfluß auf den Aufbau des Körpers hat die Gestalt des Beckens, dessen Form ja auch mehr als die übrigen Körperteile vom primären Geschlechtscharakter bedingt wird. Die Fortpflanzungsorgane liegen beim Weibe innerhalb des Beckens, beim Manne größtenteils außerhalb; schon darum allein muß das weibliche Becken viel geräumiger sein als das männliche.

Noch deutlicher als in den Merkelschen Figuren erkennt man die Unterschiede des männlichen und weiblichen Beckens in den Beckenumrissen nach His-Spalteholz[2]), welche in Fig. 39 in der Ansicht von vorn unten dargestellt sind.

Beim Weibe ist das Kreuzbein (*S*) breiter und kürzer, die Becken-

[1]) Fr. Merkel, Handbuch der topographischen Anatomie. Vieweg, 1896, Bd. II, p. 182 und 256. Autor und Verleger waren so liebenswürdig, die Reproduktion der vortrefflichen Figuren zu gestatten. Die Verhältnisse der Reproduktion zum Original sind 138 : 165; die Originale sind $^1/_{10}$ natürliche Größe.

[2]) Anatomischer Atlas. Leipzig. Hirzel, 1896.

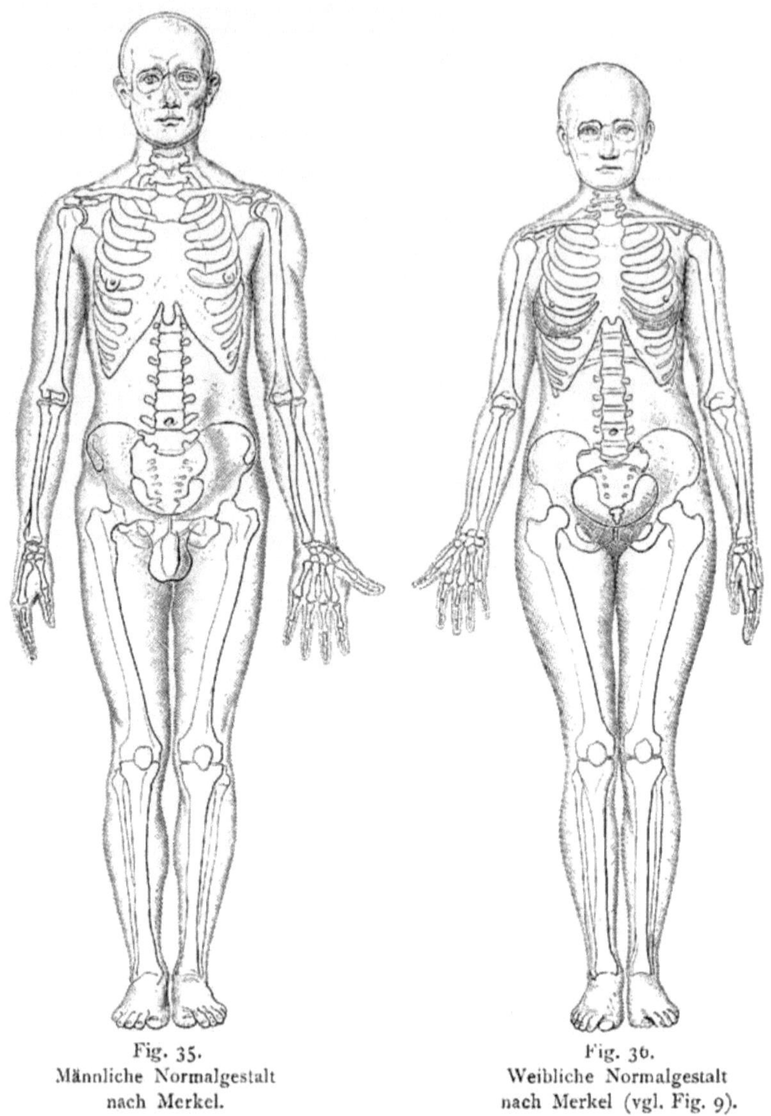

Fig. 35.
Männliche Normalgestalt
nach Merkel.

Fig. 36.
Weibliche Normalgestalt
nach Merkel (vgl. Fig. 9).

schaufeln ($i\,i$) laden stärker aus, sind flacher, niedriger und breiter,
die vordere Vereinigung der Schambeine (P) ist niedriger und die
aufsteigenden Aeste des Sitzbeins (TP, TP) vereinigen sich beim
Weibe in einen stumpfen, beim Manne in einen spitzen Winkel
($\sphericalangle$ t p t).

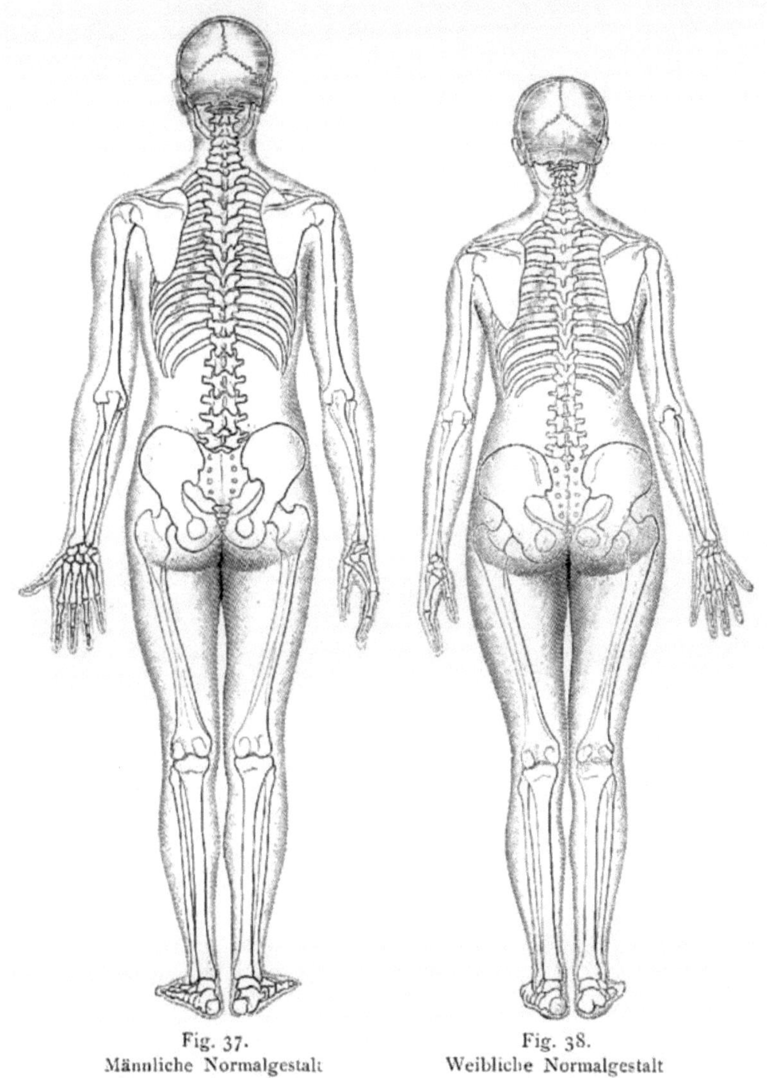

Fig. 37.
Männliche Normalgestalt
von hinten nach Merkel.

Fig. 38.
Weibliche Normalgestalt
von hinten nach Merkel.

Im ganzen ist demnach das weibliche Becken viel breiter, niedriger, flacher und geräumiger als beim Manne.

Die Lage des Beckens innerhalb des Körpers ist aus Figur 40 ersichtlich, die nach Knochendurchschnitten verschiedener gefrorener Leichen konstruiert ist. Ohne weiteres läßt sich zunächst auch in der Profilansicht erkennen, daß die Beckeneingangsebene (*E*) ebenso wie die Beckenausgangsebene (*A*) beim Weibe sehr viel größer ist als beim Manne.

Die Entfernung *E*, welche die geburtshilflich außerordentlich wichtige Konjugata darstellt, ist nach Waldeyer[1]) beim Manne im Durchschnitt 10, beim Weibe 11 cm. Dieser Unterschied ist umso bedeutender mit Rücksicht auf die größere Körperhöhe des Mannes.

Die Entfernung *A* beträgt beim Manne nach Waldeyer[2]) 7,5—9,5, bei der Frau 9—11 cm.

Einen weiteren wichtigen Unterschied zeigt die Beckenneigung. Denkt man sich durch den unteren Endpunkt der Linie E eine Horizontale (*H H*) gelegt, so bilden diese Linien beim Weibe einen viel größeren Winkel (+ 60 °) als beim Manne (+ 45 °), das heißt also mit anderen Worten, daß die Beckenneigung des Weibes sehr viel größer ist.

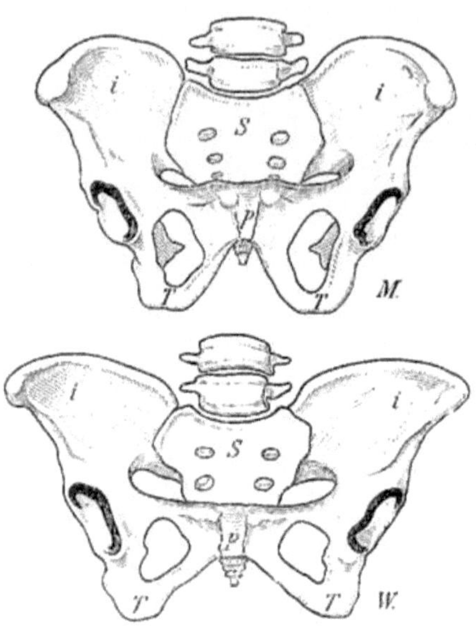

Fig. 39. Umrisse des männlichen (*M*) und weiblichen (*W*) Beckens von vorn unten.

Allgemein wurde bisher angenommen, daß der Lendenteil der weiblichen Wirbelsäule größer sei. Merkel hat nachgewiesen, daß dies allerdings der Fall ist, wenn man die Vorderseite der Lendenwirbel mißt, daß man aber genau das umgekehrte Verhältnis findet bei Vergleichung der Rückseite der Lendenwirbelkörper, denn da sind die des Mannes größer. Daraus folgt, daß die weibliche Wirbelsäule in der Lendenkrümmung stärker gebogen ist als die männliche, eine Tatsache, die mit der stärkeren Neigung des weiblichen Beckens in Zusammenhang steht. Für die äußere Form des Körpers ergibt sich aus dieser

---

[1]) Das Becken. F. Cohen, Bonn 1899.
[2]) l. c. p. 55.

Beobachtung als weiterer Geschlechtscharakter, daß das weibliche Kreuz mehr eingezogen und die Rückenlinie im Profil stärker gebogen erscheint als die des Mannes.

Dieser Unterschied zeigt sich deutlich in Fig. 41.

Zu dieser durch das Skelett verursachten Gestaltung der Beckengegend kommt ferner noch die verschiedene Verteilung des Unterhautfettes. Diese bedingt zunächst durch seine stärkere Entwicklung

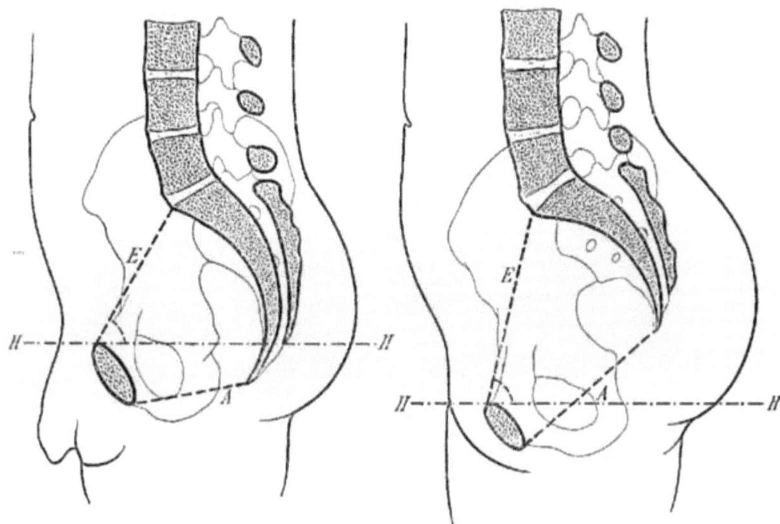

Fig. 40. Beckendurchschnitt von Mann und Weib.

beim Weibe dessen rundere Formen; außerdem aber häuft es sich beim Weibe an gewissen Stellen des Körpers mehr an als beim Manne. Nächst der bereits erwähnten Oberbrust ist es beim Weibe stärker entwickelt in der Nabelgegend, namentlich aber an den Hüften, den unteren Teilen des Rückens und den Oberschenkeln.

Beim Manne liegt ein mäßiger Fettwulst oberhalb der hinteren oberen Beckengrenze, beim Weibe steigt das Unterhautfett ziemlich gleichmäßig vom Oberschenkel über die Hüften bis zu dieser Stelle empor.

Die dadurch bedingten Unterschiede in der äußeren Gestaltung der Körperoberfläche bei beiden Geschlechtern hat Richer[1]) sorg-

---

[1]) Anatomie artistique.

fältig beschrieben. Seiner mustergültigen Darstellung ist Figur 42 entnommen.

Die sekundären Geschlechtscharaktere prägen sich beim Mädchen schon früher aus als beim Knaben[1]). In sehr schöner Weise treten sie in Erscheinung bei einer Gruppe von Plüschow (Tafel II), die ein 13jähriges Mädchen und einen 15jährigen Knaben aus Rom darstellt.

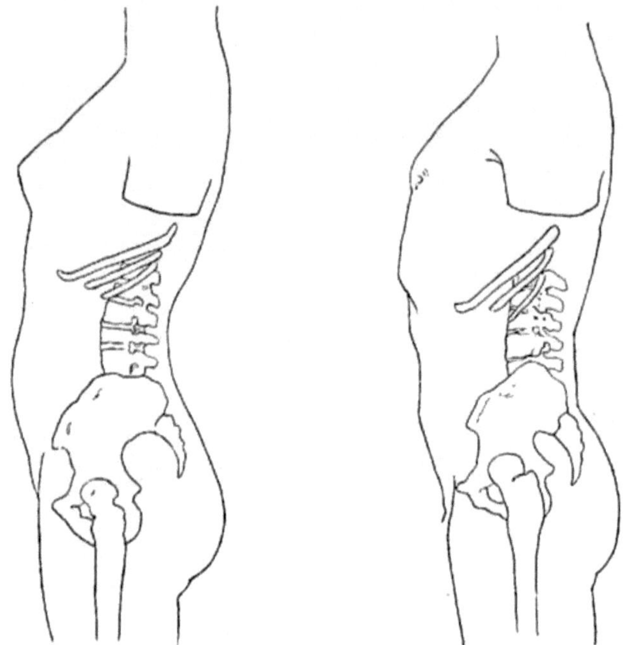

Fig. 41. Weiblicher und männlicher Torso im Profil nach Thomson.

Beide haben noch den kindlichen Ausdruck im Gesicht und im Körper, der noch nicht sein volles Wachstum erreicht hat. Doch schon treten beim Knaben die Muskeln an Armen und Beinen stärker hervor, die Gesichtszüge nehmen das schärfere männliche Gepräge an, während beim Mädchen die Formen sich runden und weicher werden; besonders in den Oberschenkeln ist der Unterschied des Geschlechtes deutlich ausgeprägt. Der Knabe zeigt die verlegene Haltung des werdenden Jünglings, das Mädchen die verschämte der werdenden Jungfrau.

---

[1]) Vgl. Stratz, Der Körper des Kindes. F. Enke. II. Aufl. 1904.

Mit vollendetem Wachstum entfernt sich der Mann immer mehr
von der kindlichen Form, während die Frau sich die zarte Haut, die
weicheren Formen, das haarlose Gesicht zeitlebens bewahrt.

In den Figuren 43 und 44 sind zwei nach dem Leben gemachte

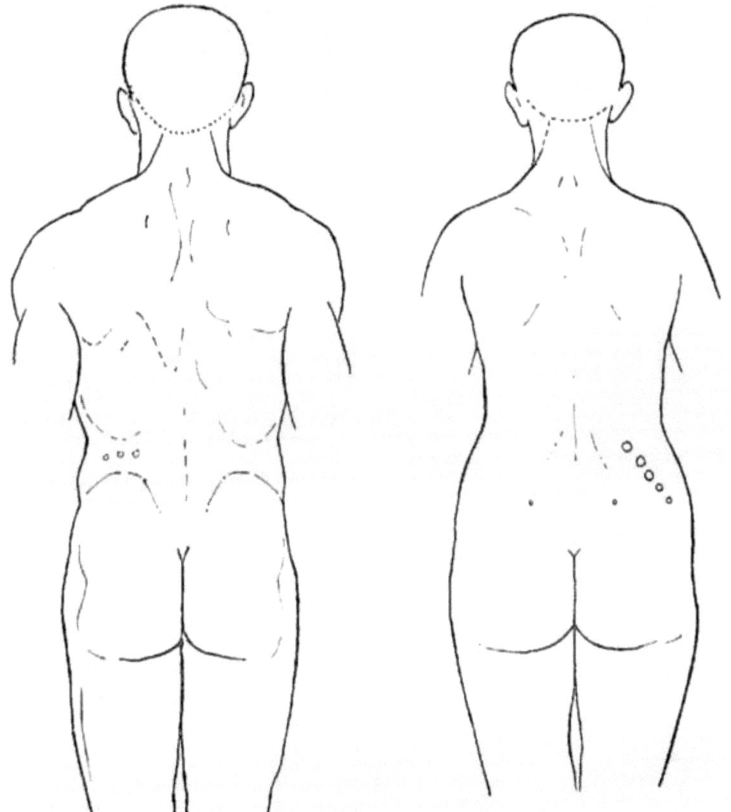

Fig. 42.   Rückansicht von Mann und Weib nach Richer.
o o o Stärkere Anhäufung von Fett.

Aufnahmen völlig normal proportionierter Menschen einander gegenübergestellt, welche in kräftigster Entwicklung die Verschiedenheit
der Körperform bei beiden Geschlechtern zum Ausdruck bringen.

Trotzdem bei der Frau die Muskeln besonders kräftig, bei dem
Manne die Formen durch etwas Fettansatz gemildert sind, so sind
doch die Linien bei dem weiblichen Körper unendlich weicher, und

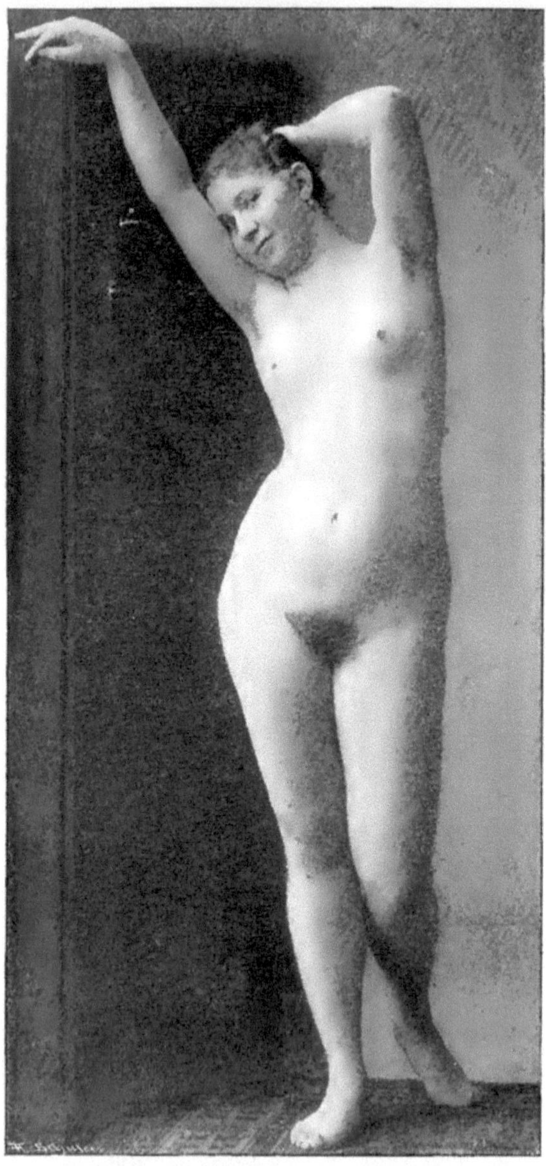

Fig. 43.   Weibliche Normalgestalt.

das Ueberwiegen der Hüftgegend beim Weibe, der Brustgegend beim Manne springt deutlich ins Auge. An dieser Stelle genügt es, auf diese Hauptmerkmale der körperlichen Unterschiede beider Geschlechter hinzuweisen. Bei Betrachtung der einzelnen Körperteile werden sich noch zahlreiche weitere Merkmale ergeben.

Der Körper des Weibes ist umso vollkommener, je reiner er die sekundären Geschlechtsmerkmale besitzt.

Um Mißverständnisse zu vermeiden, sei noch besonders hervorgehoben, daß nicht etwa das Weib mit den breitesten Hüften und größten Brüsten auch das schönste ist. Es handelt sich nicht um die Quantität, sondern um die Qualität der geschlechtlichen Charaktere.

In Laienkreisen ist die Ansicht vielfach verbreitet, daß aus der Breite der Hüften und der Größe der Brüste auf die größere Gebärfähigkeit, und von ihr auf das naturwissenschaftliche Zweckmäßigkeitsideal des Weibes geschlossen werden kann.

Die Erfahrung lehrt indessen, daß gerade die fettesten Brüste am wenigsten Milch liefern, und daß sehr häufig gerade die breitesten Hüften bei schlechtgebauten, platten Becken zu finden sind.

In den Ehen, in denen die Kinderlosigkeit nicht von der sehr viel häufigeren Unfruchtbarkeit des Mannes, sondern von dem Weibe herrührt, zeigt dieses meistens ein sehr ausgesprochenes, ja oft übertrieben weibliches Gepräge und außergewöhnlich starke Neigung zu Fettansatz.

In allen Fällen, in denen die primären Geschlechtscharaktere nicht gut ausgebildet sind, bei den sogenannten Hermaphroditen, sind auch die sekundären Geschlechtscharaktere Mischformen vom männlichen und weiblichen Typus.

Es gibt Fälle, wo selbst erfahrene Aerzte nur mit dem Mikroskop

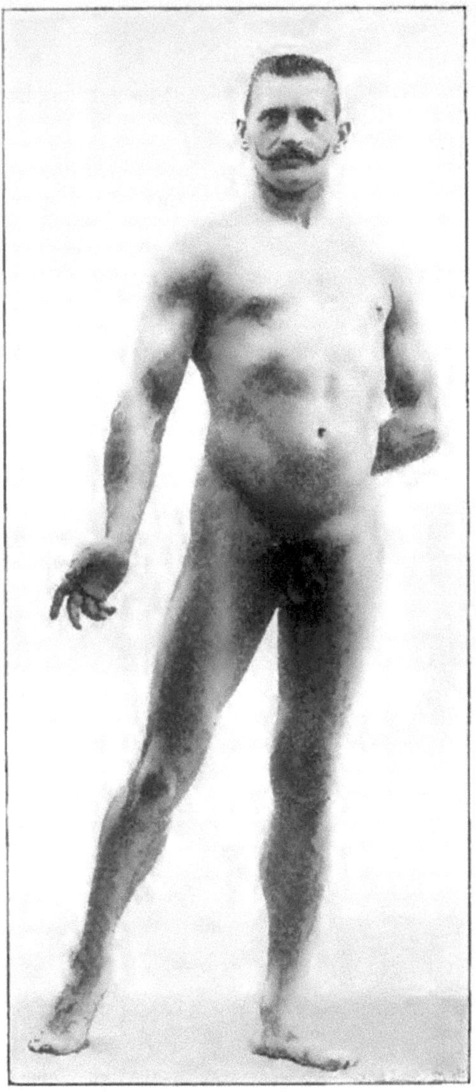

Fig. 44. Männliche Normalgestalt.

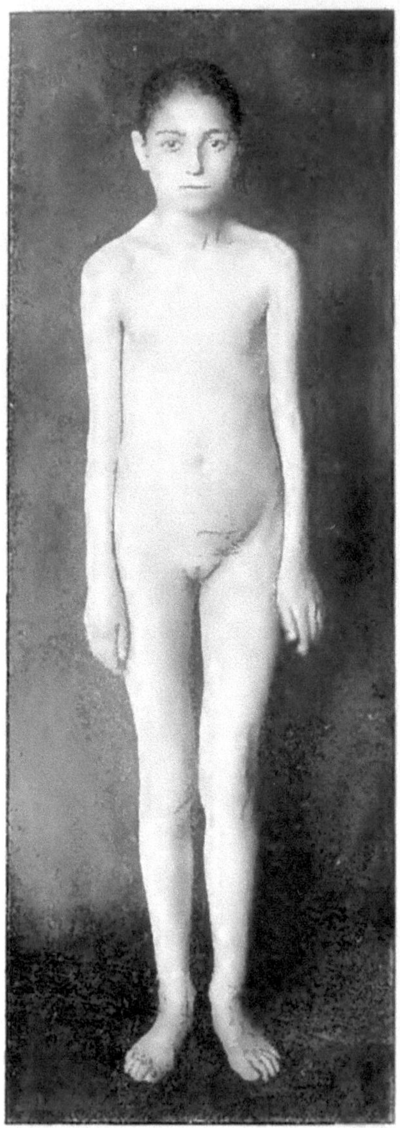
Fig. 45. Infantilismus der Frau nach Meige.

entscheiden konnten, ob es sich um einen männlichen oder weiblichen Zwitter handelte[1]).

Abgesehen von diesen Fällen von wirklicher oder scheinbarer Zwitterbildung gibt es aber eine ganze Anzahl Weiber mit normalem primären Geschlechtscharakter, deren sekundäre Geschlechtsmerkmale trotzdem Annäherung an den männlichen resp. kindlichen Typus zeigen.

Es läßt sich auf Grund der bis jetzt bekannten Tatsachen nicht ausmachen, ob nicht in solchen Fällen stets eine mangelhafte Entwicklung der Geschlechtsteile mit im Spiele ist.

Man bezeichnet das Stehenbleiben des Körpers auf kindlicher Entwicklungsstufe als Infantilismus, die Neigung zu männlicher Körperbildung als Virilismus.

Ein sehr schönes Beispiel von weiblichem Infantilismus hat Meige[2]) beschrieben. Das betreffende Mädchen ist 30 Jahre alt und hat das Aeußere einer etwa Zwölfjährigen. Sie litt an Hysterie; die Genitalien waren normal, jedoch in ihrer Entwicklung gleich dem Körper zurückgeblieben. Dieser Körper zeigt

<hr>

[1]) Sänger, Pozzi, Neugebauer. Vgl. Zentralblatt für Gynäkologie, 1898, p. 389 ff. (Nr. 15).

[2]) Nouvelle Iconographie de la Salpêtrière, 1895, p. 218.

den ausgeprägt kindlichen Bau ohne irgend welchen sekundären Geschlechtscharakter (Fig. 45). Die Brüste fehlen, der Körper ist völlig unbehaart; weder Hüften und Oberschenkel, noch Arme und Schultern zeigen den Fettansatz des reifenden oder gereiften Weibes; der Rumpf ist gleichmäßig zylindrisch, in der Taille nicht eingezogen, das Becken ist schmal, der Bauch wölbt sich vor und geht ohne scharfe Abgrenzung in den Schamberg über.

In Fig. 46 ist ein Münchener Kind von 12½ Jahren mit völlig normalem Körper abgebildet; die Uebereinstimmung in der Entwicklung springt ohne weiteres in die Augen.

Ausgeprägte Formen von Infantilismus finden sich ebenso wie ausgeprägter Virilismus sehr selten. Für letzteres spricht ja schon der Umstand, daß Frauen mit Bärten in Schaubuden und auf Jahrmärkten als Sehenswürdigkeiten gezeigt werden. Leichtere Grade beider Phänomene sind jedoch gar nicht so außerordentlich selten. Unter 100 darauf hin untersuchten Frauen habe ich 4 mit mehr männlicher, 2 mit mehr kindlicher Gestaltung gefunden.

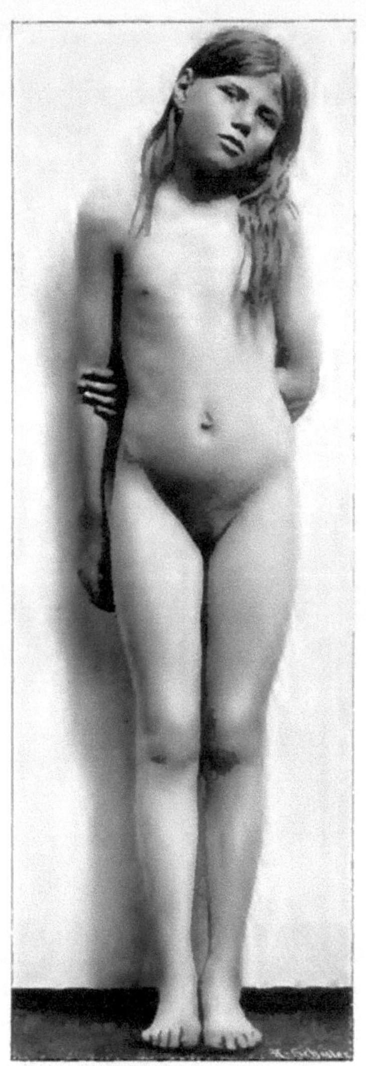

Fig. 46.   Mädchen von 12½ Jahren aus München.

Wenn auch der ausgeprägte Typus der virago, des Mannweibes, leicht zu erkennen ist, so erheischt die richtige Ausschaltung der ans Männliche streifenden Formen in vielen Fällen doch eine sehr sorgfältige Untersuchung, ja sogar Bestätigung durch Meßinstrumente.

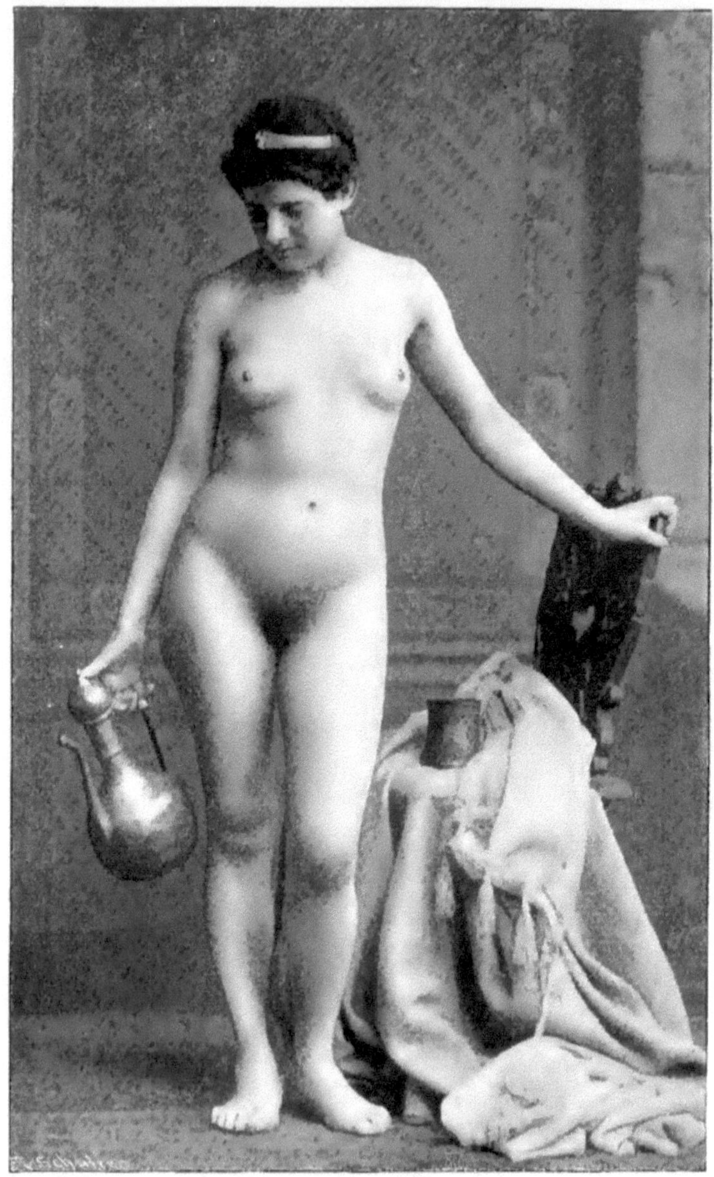

Fig. 47. 18jähriges Mädchen aus Wien mit männlichen Körperformen.

Einen leichten Grad von Virilismus zeigt der Körper eines 18jährigen Mädchens aus Wien (Fig. 47).

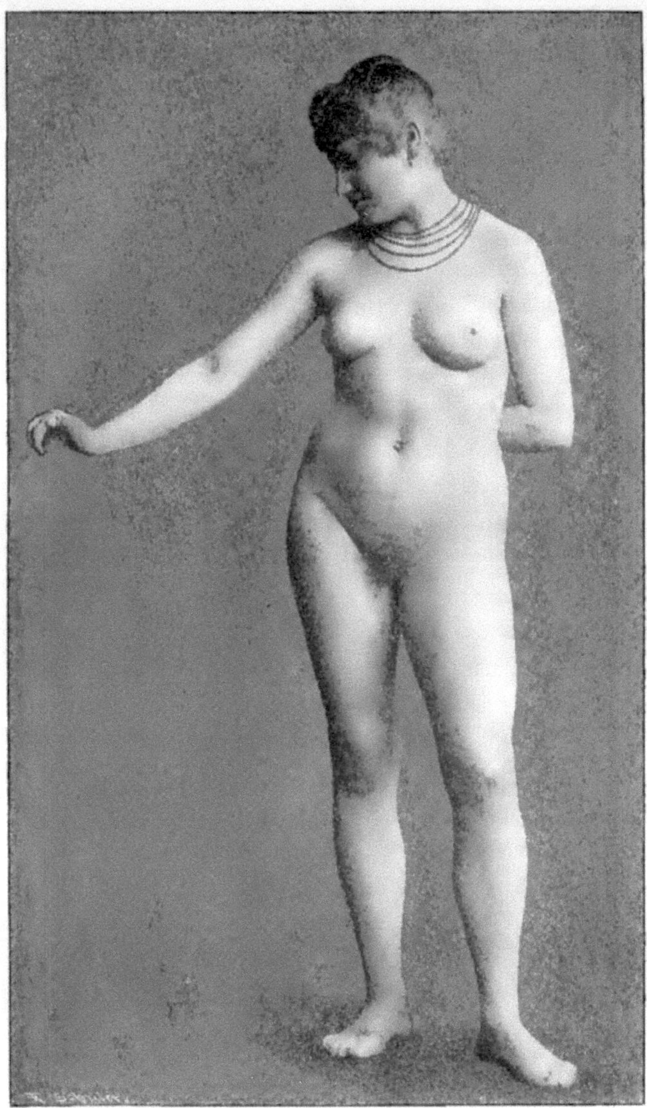

Fig. 48. Ausgesprochener Virilismus der Frau.

Die Brüste sind nur wenig entwickelt, die Brustwarzen klein mit sehr schmalem Warzenhof.

Die sehr breiten und kräftigen Schultern, die wenig ausgeprägte

Tailleneinziehung, die verhältnismäßig schmalen Hüften, die spitzzulaufenden Leistenlinien, die geringere Abrundung der Oberschenkel verleihen der Gestalt ein mehr männliches, kräftiges Gepräge.

Der kindlichen Bildung entwachsen, vereinigt dieser Körper die Merkmale des Jünglings und der Jungfrau, und erinnert an die Hermaphroditendarstellungen der klassischen Künstler.

Eine ausgesprochen männliche Bildung trotz deutlicher Zeichen des weiblichen Geschlechts findet sich in Fig. 48. Weiblich sind nur die langen Haare und die Brustdrüsen. Die breiten Schultern, die kaum angedeutete Taille, die schmalen Hüften, die verhältnismäßig dünnen, muskelkräftigen Oberschenkel und Beine, die scharf geschnittenen Gesichtszüge, das starke vorspringende Kinn tragen ausgesprochen männlichen Charakter.

Bei der Beurteilung des weiblichen Körpers sind dem Gesagten zufolge alle ausgesprochenen Anklänge an kindliche und männliche Formen, die den reinen Charakter des Weibes beeinträchtigen, als ebensoviele Fehler auszuschließen.

Geringere Fehler dieser Art, wie z. B. schlecht entwickelte Brüste (infantil) oder eine stärkere Körperbehaarung am Unterleib, zwischen den Brüsten, an der Oberlippe (viril) finden sich gar nicht so selten.

Es mag scheinbar ebenso paradox klingen, wenn noch besonders hervorgehoben wird, daß das Lebensalter einen Einfluß auf die Körpergestaltung ausübt; denn jeder weiß, daß ein kleines Mädchen und eine alte Frau anders aussehen als eine Frau in ihrer Blüte. Was ich hier hervorheben möchte, ist, daß eben diese Blüte bei der einen Person früher, bei der anderen später eintritt, daß darin eine große individuelle Schwankung besteht.

Jede Frau erreicht im Laufe ihres Lebens eine höchste Blüte, die, bildlich dargestellt, den höchsten Punkt einer Kurve bildet, welche im Kindesalter aufsteigend, im höheren Alter absteigend gedacht ist.

Diese Schönheitskurve kann in einem Falle sehr rasch ansteigen, um ebenso rasch wieder abzufallen, und wir haben dann vor uns die sogenannte Beauté du diable, ein Begriff, der nur in der französischen Sprache besteht.

In anderen Fällen wieder steigt die Kurve sehr langsam an, um

ebenso langsam wieder zu sinken, der Höhepunkt dieser Kurve tritt
später ein, erreicht aber eine absolut größere Höhe als im ersten
Fall, die absteigende Kurve sinkt viel langsamer (Fig. 49).

Das Lebensalter, in welchem die höchste Höhe erreicht wird,
ist sehr wechselnd. Namentlich bei südlichen Völkern wird sie oft
schon im 14. bis 15. Jahre erreicht, bei germanischen Stämmen, bei
Deutschen, Holländerinnen, Skandinavierinnen und Engländerinnen
meist mit dem 20. Lebensjahre oder noch später. Mir sind Fälle

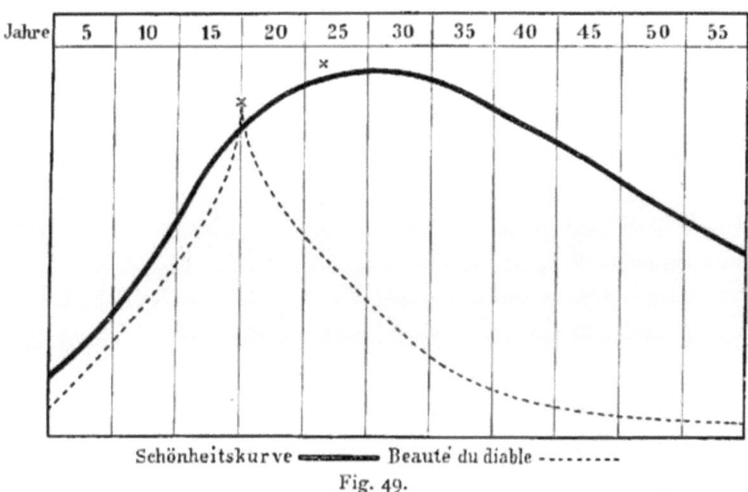

Fig. 49.

bekannt, in denen erst im 30. und 33. Jahre die volle Blüte erreicht wurde.

Eine geistreiche Künstlerin machte mir einst die folgende Bemerkung: Der Endzweck der Frau ist, Mutter zu werden; die Frau
hat demnach ihre höchste Blüte erreicht, wenn sie schwanger ist;
also muß eine schöne Frau am schönsten sein, wenn sie schwanger ist.

Ich erwiderte ihr, daß dies wirklich der Fall ist, wenn nämlich
der Zeitpunkt der höchsten Blüte mit dem ersten Monat der ersten
Schwangerschaft zusammenfällt. Denn mit dem Eintreten der Schwangerschaft wird, wie jedem Arzt bekannt ist, der Stoffwechsel erhöht,
alle Gewebe sind strotzend gefüllt, das Inkarnat der Haut ist zarter
und lebhafter, die Brüste werden praller und härter. Dadurch wird
der Reiz der vollen Blüte gesteigert bis zu dem Augenblick, wo das

Schwellen des Leibes im weiteren Verlauf der Schwangerschaft die Harmonie der Formen beeinträchtigt.

Wie wenig eigentlich das Lebensalter einer Frau an ihrem Aeußeren erkannt werden kann, dafür ist das oben abgebildete 30jährige Mädchen (Fig. 45) ein sprechender Beweis.

In demselben klassischen Werke, dem dieses Bild entnommen ist, haben Souques und Charcot unter dem Namen von Géromorphisme cutané die 21jährige Amandine beschrieben, die trotz ihres jugendlichen Alters mit ihrem gerunzelten Körper den Eindruck einer 60jährigen Greisin macht. Ich verzichte hier auf die Wiedergabe der sprechenden, aber nicht gerade sympathischen Photographie und verweise den wißbegierigen Leser auf das Original[1]).

Außer derartigen Extremen gibt es jedoch eine große Reihe schwierig zu beurteilender Fälle, die nicht so deutlich ausgeprägt sind. Jedermann kann sich leicht davon überzeugen, wenn er gleichaltrige Frauen aus seiner Umgebung miteinander vergleicht. Er wird dabei zu der Ueberzeugung kommen, daß der Augenblick der höchsten Blüte bei den einzelnen Frauen sehr verschieden ist und keineswegs an ein bestimmtes Alter gebunden.

Im allgemeinen reifen die Frauen der sogenannten besseren Stände später und bleiben länger schön als die der arbeitenden Klasse, bis auf wenige Ausnahmen.

Einen bald mehr, bald weniger stark ausgeprägten Einfluß auf die äußeren Formen des Weibes übt schließlich auch das regelmäßige Auftreten der Menstruation, der monatlichen Reinigung. Vor dem Eintritt sind die Brüste praller, voller, größer und härter, der Unterleib gespannter, oft stellt sich sogar eine leichte Schwellung des Gesichtes ein. Nach der Menstruation tritt eine geringe Erschlaffung in allen Geweben des Körpers ein, bei stärkerem Blutverlust sogar krankhafte Blässe und blaue Ringe unter den Augen, jedoch handelt es sich in solchen Fällen meist nicht mehr um normale Verhältnisse, sondern um mehr oder weniger ausgeprägte krankhafte Erscheinungen.

Nächst der Menstruation ist es die Schwangerschaft und die Ge-

---

burt, welche die Gestaltung des Körpers vorübergehend verändert. Bei vielen Frauen werden einzelne Körperteile durch häufig sich folgende Geburten dauernd entstellt, bei anderen wieder geht die Geburt und das Säugen vorüber, ohne bleibende Spuren zu hinterlassen. Eine meiner Patientinnen hatte sechs Kinder geboren und alle sechs während mehrerer Monate selbst gestillt. Trotzdem hatten die Brüste und der Unterleib völlig jugendliche Formen bewahrt, und der Körper der 36jährigen erschien wie der eines jungen Mädchens von 18 Jahren.

Unter sonst gleichen Umständen behalten die Brüste viel besser ihre schöne Form, wenn sie gestillt haben, als wenn durch künstliche Mittel die Milch vertrieben worden ist. Das Versäumen der Mutterpflicht rächt sich durch einen frühzeitigen Verfall der Schönheit.

Die wichtigsten vorübergehenden Veränderungen, welche die Schwangerschaft außer der Auftreibung des Unterleibs am weiblichen Körper hervorbringt, sind die Dehnung und Pigmentierung der Haut, das Schwellen der Brüste und eine stärkere Fettanhäufung am Hals und Oberarmen.

Häufig bleiben kleinere Narben der Bauchhaut, der Oberschenkel und Brüste, sowie die stärkere Fülle der Oberarme auch nach der Geburt noch bestehen, während alle übrigen Veränderungen des Körpers, auf die näher einzugehen außer dem Rahmen dieser Betrachtung liegt, bei richtiger Pflege meist völlig verschwinden.

Mit Rücksicht auf Geschlecht und Lebensalter hat man den weiblichen Körper auf möglichst reine Ausprägung der sekundären Geschlechtsmerkmale, das Fehlen von infantilen und virilen Zeichen zu untersuchen und den Zeitpunkt der höchsten Blütezeit festzustellen.

Bei Frauen, die geboren haben, kommt der Nachweis von Spuren hinzu, welche Schwangerschaft und Geburt am Körper hinterlassen haben können.

VII.

Einfluß der Ernährung und Lebensweise auf den Körper.

Die Physiologie beschäftigt sich mit den Funktionen des lebenden Körpers, die sich am besten mit einem fortgesetzten chemischen Prozeß vergleichen lassen, bei dem durch Atmung und Nahrungsaufnahme die durch die Arbeitsleistung des Körpers verlorenen Kräfte durch neue Elemente ersetzt werden.

Normal ist ein Körper, in dem die Einnahmen im richtigen Verhältnis zu den Ausgaben stehen.

Durch zu große Einnahmen kann der Körper ebenso leiden wie durch zu kleine, so daß er nach beiden Richtungen hin seine normale Gestalt einbüßt. Der durch die Atmung aufgenommene Sauerstoff ist für das Leben so wichtig, daß ohne ihn sofort der Tod eintritt. Anders dagegen ist es mit der Nahrungsaufnahme, denn der Körper kann eine fehlerhafte, zu große oder zu kleine Ernährung sehr lange aushalten, ohne seine Arbeit einstellen zu müssen. Wohl aber leidet er dadurch früher oder später in seiner schönen Gestaltung, wird geschwächt und im weiteren Verlauf krank. Die Grenzen zwischen einfachen Ernährungsstörungen und ausgesprochenen Krankheiten sind oft schwer zu ziehen und gehen häufig ganz unmerkbar ineinander über.

Eine gute Ernährung ist ebensosehr von der Menge, als von der Art der Nahrungsmittel abhängig.

Für den Menschen ist, namentlich in den Entwicklungsjahren, eine kräftige, eiweißreiche Kost von größter Wichtigkeit. Fleisch, Eier und Milch sind die besten und wertvollsten Nahrungsmittel; in den ärmeren Klassen werden sie größtenteils durch minderwertige, wie Kartoffel, Brot und Hülsenfrüchte ersetzt. Von diesen sind viel größere Massen nötig, um denselben Nährwert zu erreichen. Selbst bei genügender Nahrung wird deshalb bei der Bewältigung dieser minderwertigen Kost eine größere Arbeit vom Körper gefordert; meist aber ist außerdem nicht nur die Qualität, sondern auch die Quantität der Nahrung zu gering, um allen Anforderungen zu genügen.

Die Erfahrung hat gelehrt, daß bei vorwiegender Fleisch- und Milchkost unter sonst gleichen Verhältnissen alle Gewebe des Körpers, vor allem aber die Muskeln, kräftiger und straffer werden, der Fettansatz kein übermäßiger und die Haut elastisch ist. Bei reichlicher Ernährung mit Kartoffeln und Brot bleiben die Muskeln schwächer, der Fettansatz wird viel reichlicher, der Unterleib ist aufgetrieben, die Haut schlaff.

Die Masse kann in letzterem Fall größer sein als in ersterem, der Gehalt und die Dauerhaftigkeit des Körpers ist im ersteren weitaus besser.

Wie aus dem inneren Bau der menschlichen Verdauungsorgane hervorgeht, sind diese für eine gemischte Kost eingerichtet[1]). Eine ausschließliche Fleischkost ist darum für den Menschen ebenso unzweckmäßig wie eine ausschließliche Pflanzenkost; denn der Mensch ist weder zum Beruf eines Raubtiers noch zu dem eines Wiederkäuers von der Natur eingerichtet worden.

Ueber den richtigen Grad der Ernährung eines Körpers kann man sich am besten überzeugen durch das Gewicht.

H. von Vierordt bestimmt es nach folgender Formel: $\dfrac{L \cdot B}{240} = K$, das heißt: L = Körperlänge in Zentimetern vervielfältigt mit B = Brustweite, über den Brustwarzen gemessen, in Zentimetern, geteilt durch 240 gibt K = das Körpergewicht in Kilogrammen.

Da Vierordt seine Formeln aus zahlreichen Einzelmessungen gesunder Individuen berechnet hat, so haben wir damit einen ziemlich genauen Maßstab gewonnen.

Ist z. B. die Körperlänge = 168 cm, der Brustumfang = 88, so muß das Gewicht $\dfrac{168 \cdot 88}{240} = 61,6$ kg sein.

Dieses Verhältnis trifft ziemlich genau ein bei einem 20jährigen Mädchen, welches in Figur 50 und 51 dargestellt ist. Bei einer

---

[1]) Vgl. Stratz, Naturgeschichte des Menschen. Enke, 1904.

Körperhöhe von 168 und einem Brustumfang von 88 hat sie 61 kg Körpergewicht, also nur etwa ein Pfund zu wenig.

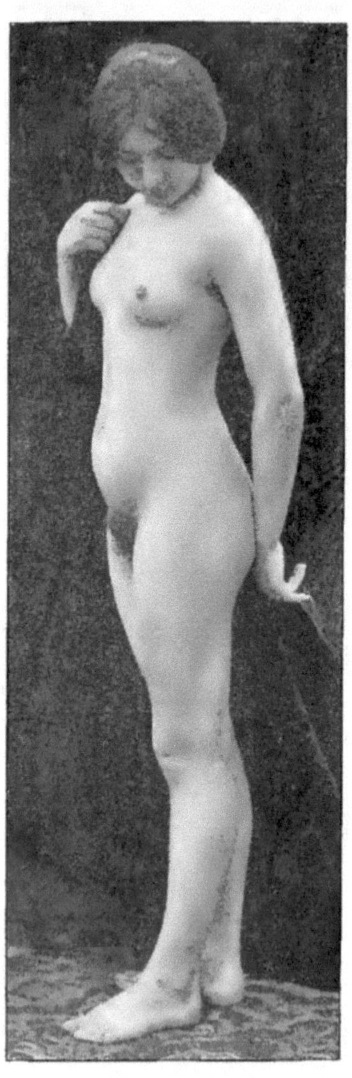

Fig. 50. Mädchen mit schlanken Formen bei normaler Fülle.

Da dieser Körper auch sonst in jeder Beziehung normal ist, so kann seine Gestaltung als Maßstab zur Beurteilung einer normalen Ernährung benützt werden.

Dabei zeigt sich dann, daß die richtige Ernährung mit einer jener seltenen Gestalten zusammentrifft, die trotz schlanker Taille und schlanken, langen Gliedmaßen doch volle Formen aufweisen. Es ist einer jener Körper, welche die Franzosen »une fausse maigre« bezeichnen, da sie in Kleidern einen mageren Eindruck machen und entkleidet durch ihre vollen Formen überraschen.

Das Mädchen zeigt völlig normale Proportionen bei einer Körperhöhe von $7^{3}/_{4}$ Kopfhöhen, eine reine Ausprägung des weiblichen Geschlechtscharakters und eine selten symmetrische Entwicklung beider Körperhälften, die besonders in der Rükkenansicht erkennbar ist.

Außer der Gewichtsbestimmung bietet somit die Gestaltung dieses Körpers gewissermaßen einen Kanon guter Ernährung, nach dem sich andere beurteilen lassen.

Eine zu große oder zu geringe Körperfülle kann außer durch unzweckmäßige Ernährung auch durch natürliche Anlage, Vererbung und andere Ursachen bedingt sein, welche hier nicht alle berücksichtig werden können. Abgesehen davon kann eine zu geringe Körperfülle angeboren oder erworben sein, d. h. es kann sich um einen von Natur mage-

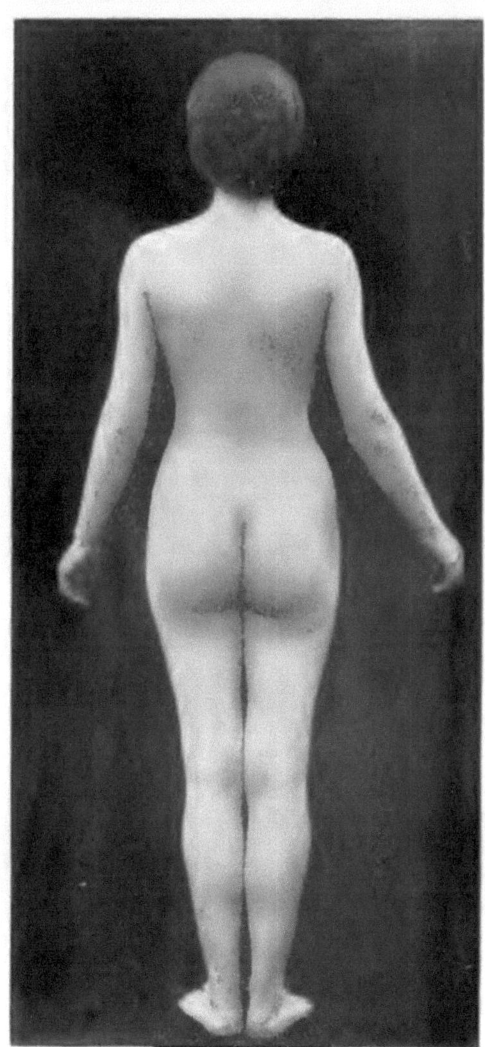

ren oder um einen ab-
gemagerten Körper
handeln.

Während bei norma-
len Gestalten das Unter-
hautfett die Gestalt ab-
rundet, ohne doch die
darunterliegenden For-
men der Muskeln, Ge-
lenke und Knochen völlig
verschwinden zu lassen,
läßt ein magerer Körper
sie zu stark vortreten
und macht die Gestalt
eckig. Beim Weibe bleibt
trotz starker Magerkeit
doch immer noch eine
gewisse Rundung der
Formen erhalten, da die
zierlicheren Knochen sich
weniger scharf durch die
Haut abzeichnen als beim
Manne. Die Haut ist
dabei überall gleichmäßig
elastisch und gespannt
(Fig. 52).

Wenn ein gefüllter
Körper abmagert, so kann
die Haut nur bis zu einem
gewissen Grade ihre ur-
sprüngliche Elastizität

Fig. 51. Dieselbe von hinten.

wieder erlangen. Wo diese im Stiche läßt, hängt sie schlaff auf ihrer Unterlage und bildet Falten und Runzeln.

An diesen Zeichen, sowie an den Narben, die sich hauptsächlich am Bauch, auf den Oberschenkeln und am Gesäß finden, kann man einen abgemagerten Körper von einem mageren unterscheiden.

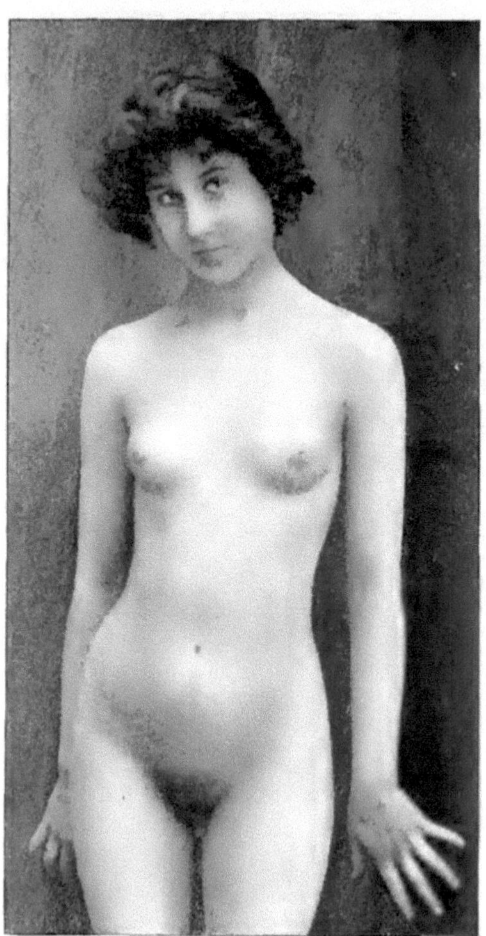

Fig. 52. Magerer Körper. Mädchen von 23 Jahren.

Beim Weibe finden sich die deutlichsten Zeichen an den Brüsten. Am mageren Körper sind sie zwar klein, aber prall, fest und ohne untere Falte, am abgemagerten weich, schlaff, hängend und vom Brustkorb sich in scharfer Falte absetzend.

Fig. 52 zeigt einen mageren, Fig. 53 einen abgemagerten Körper.

Eine stärkere Körperfülle kann bedingt sein durch eine gleichmäßige Zunahme der weichen Teile des Körpers. In solchen Fällen ist nicht nur das Unterhautfett, sondern auch die Muskulatur stärker entwikkelt, und meist ist die stärkere Fülle durch eine Zunahme des Brustumfangs ausgeglichen, wodurch dann auch das entsprechend vergrößerte Gewicht mit den übrigen Körperverhältnissen in Uebereinstimmung ist. Eine derartige, vollere Normalgestalt zeigt die 20jährige Wienerin von Figur 54. An den runderen Formen dieses Körpers erkennt man deutlich die Modellierung durch die darunterliegenden kräftiger entwickelten Muskeln.

In Figur 55 ist ein anderes Mädchen von 18 Jahren dargestellt, dessen stärkere Körperfülle ausschließlich durch Fettgewebe hervorgerufen wird. Trotz des jugendlichen Alters sind in diesem Falle die feineren Nüancen der Körperoberfläche abgestumpft und verdeckt. Es ist dies eine Körperbildung, wie sie bei bleichsüchtigen, zu Fettbildung neigenden Mädchen sehr häufig als Folge einer unzweckmäßigen, eiweißarmen Nahrung angetroffen wird. Die Blütezeit solcher Gestalten tritt meist sehr früh auf und dauert sehr kurz. Bei zu starker Fettanhäufung werden zunächst die tieferen Teile des Körpers verdeckt, es bilden sich an den Beugestellen der Gliedmaßen, unter den Brüsten und am Kinn Wülste und Furchen, die feine Gliederung

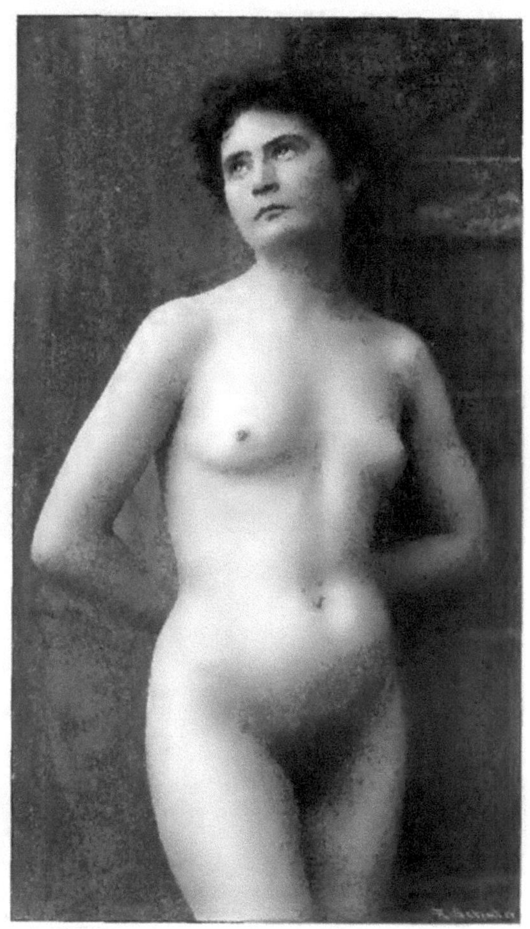

Fig. 53. Abgemagerter Körper. Mädchen von 22 Jahren.

der Gestalt verschwindet. An Stellen, an denen die Spannung der Lederhaut zu stark wird, entstehen weiße, zackige Narben, ähnlich den sogenannten Schwangerschaftsnarben.

Eine derartige, schon dem Krankhaften sich nähernde Fettleibigkeit zeigt eine Kanakin (Fig. 56 u. 57), welche trotz des verhältnismäßig jugendlichen Alters von 32 Jahren schon den Eindruck einer Matrone macht.

Sehr häufig findet sich eine oft sehr stark ausgesprochene Neigung

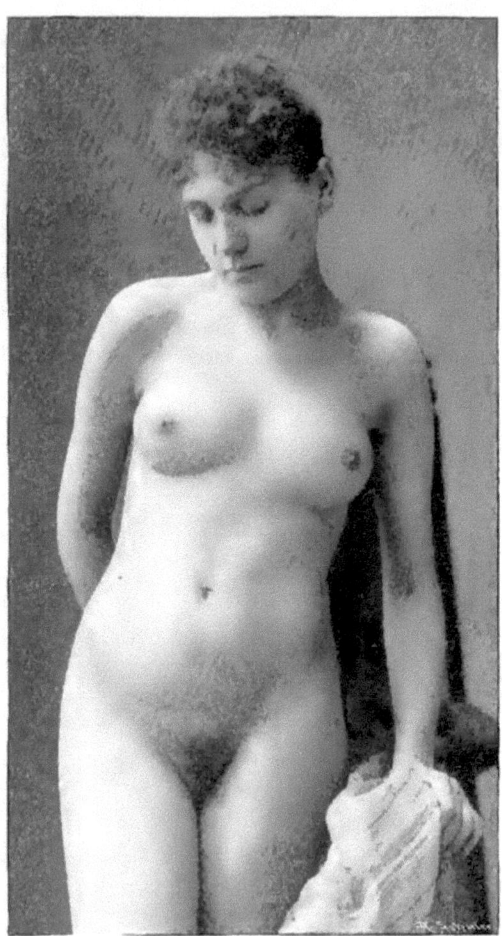

Fig. 54. Volle Formen bei guter Muskelbildung. Mädchen von 20 Jahren.

zum Fettansatz in den sogenannten Wechseljahren der Frau. Die meisten Frauen fügen sich dann seufzend in das scheinbar Unvermeidliche, vergessen aber, daß die als ein Zeichen der Wechseljahre betrachtete zunehmende Körperfülle eine durch Uebermaß von unzweckmäßiger Nahrung hervorgerufene Ernährungsstörung ist. In

England, wo die eiweißhaltige Nahrung vorherrscht, findet man auch unter den älteren Frauen nur selten die übervollen Gestalten, an denen Frankreich, Deutschland, Rußland und Italien so reich ist.

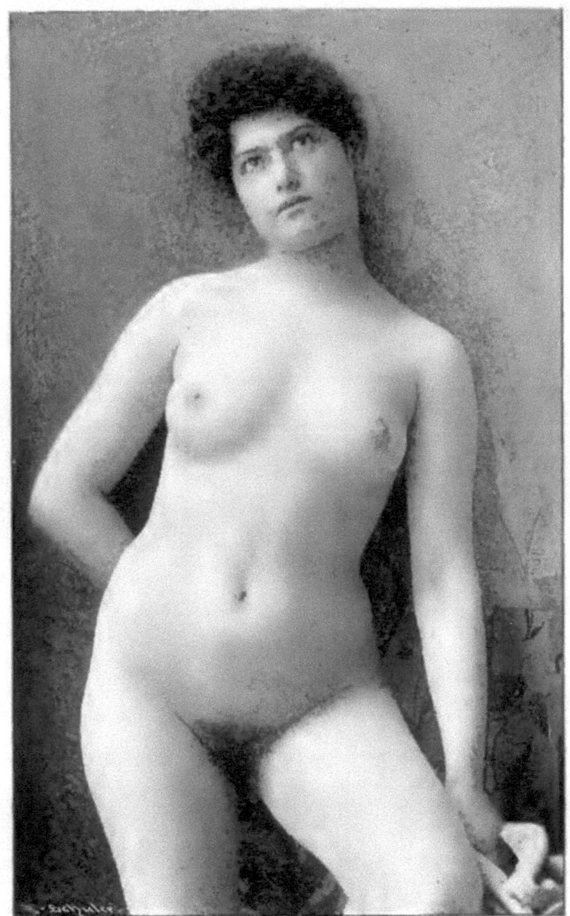

Fig. 55. Volle Formen durch Fettbildung. Mädchen von 18 Jahren.

Neben der Ernährung übt auch die Lebensweise einen tiefgreifenden Einfluß auf die Bildung des Körpers aus.

Wo der Beruf dies verlangt, wird eine besondere Muskelgruppe häufiger und nachhaltiger gebraucht als die anderen. Infolge davon entwickeln sich diese Muskeln mehr, werden dicker und springen

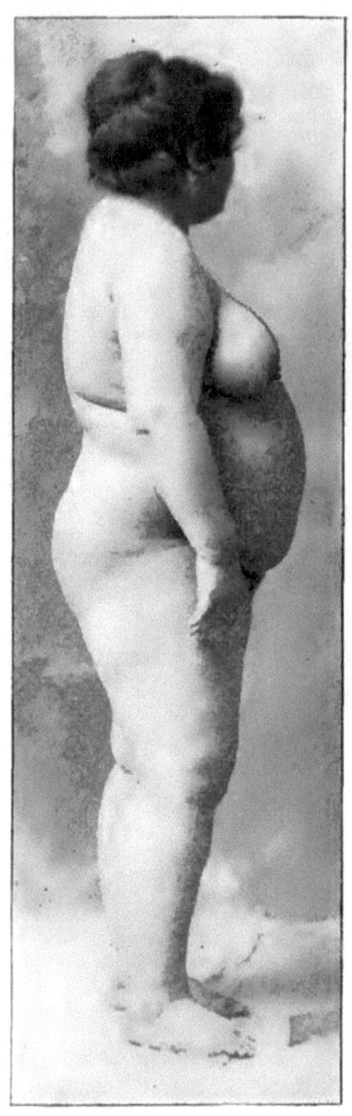

Fig. 56. Frau von 32 Jahren mit
übermäßiger Fettbildung.

mehr hervor als die anderen. Wie bei Schmieden die Arm- und Schultermuskeln, mit den Muskeln der Beine verglichen, unverhältnismäßig kräftig sind, so zeichnen sich wieder Ballettänzerinnen durch sehr kräftige Formen der Beine aus, bei zu schwacher Entwicklung der Arme und Schultern.

Im allgemeinen werden bei Frauen der besseren Stände alle Muskeln nicht genügend geübt, namentlich aber diejenigen der Arme und Schultern, und gerade von der guten Bildung dieser Muskeln hängt die schöne und bleibende Form der Büste und des Busens ab.

Da ist es denn ein rechter Trost, daß viele junge Mädchen, trotz höchster Talentlosigkeit, weil es einmal zum guten Ton gehört, stundenlang Klavier spielen müssen. Das einzige, was dabei herauskommt, ist eine regelmäßige Uebung der Armmuskeln, welche freilich auch ohne Klavier mit viel geringerem Aufwand von Zeit und Kosten und mit geringerer Belästigung der Nachbarschaft ausgeführt werden könnte.

In den ärmeren Klassen wird hinwiederum frühzeitige und anstrengende Arbeit von den Beinen gefordert, so daß diese zwar unter sonst normalen Umständen kräftig und gedrungen, aber im Längenwachstum der Knochen behindert und dadurch im Verhältnis zum übrigen Körper zu kurz werden. Kommt nun noch schlechte Ernährung und Rhachitis hinzu, so werden sie außerdem noch krumm und plump in den Gelenken.

Es läßt sich schwer bestimmen, inwieweit hier bloß Ernährung und Lebensweise, oder auch Vererbung, natürliche Anlage und schließlich auch Krankheiten mit im Spiele sind.

Immerhin ist es auffallend, daß gerade in den arbeitenden Klassen die gedrungenen, kurzbeinigen Gestalten vorherrschen, während in den besseren Kreisen sich häufiger langbeinige Gestalten finden.

Die Figuren 58 und 59 zeigen deutlich den Unterschied, der durch gedrungene und gestreckte Körperbildung hervorgebracht wird. Während die erste (Fig. 58) eine ziemliche Unterlänge in den Beinen aufweist, hat die zweite normale Proportionen.

Die kurzen Beine der jungen Französin (Fig. 58)

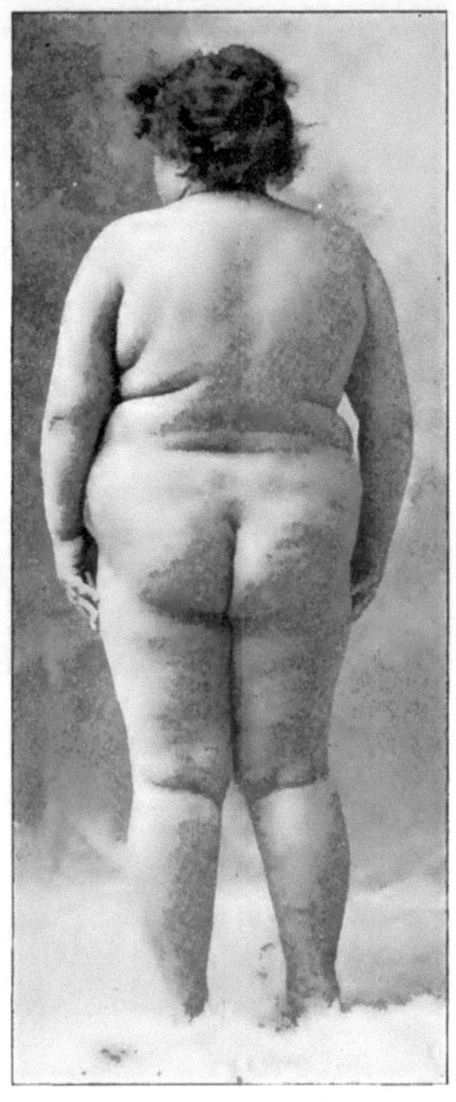

Fig. 57.   Dieselbe von hinten.

lassen sich in diesem Falle kaum durch Rhachitis allein erklären; zwar besteht ein geringer Grad von Plattfuß und eine leichte Krümmung der Unterschenkel, im übrigen aber zeigt der Körper einen sehr guten Bau.

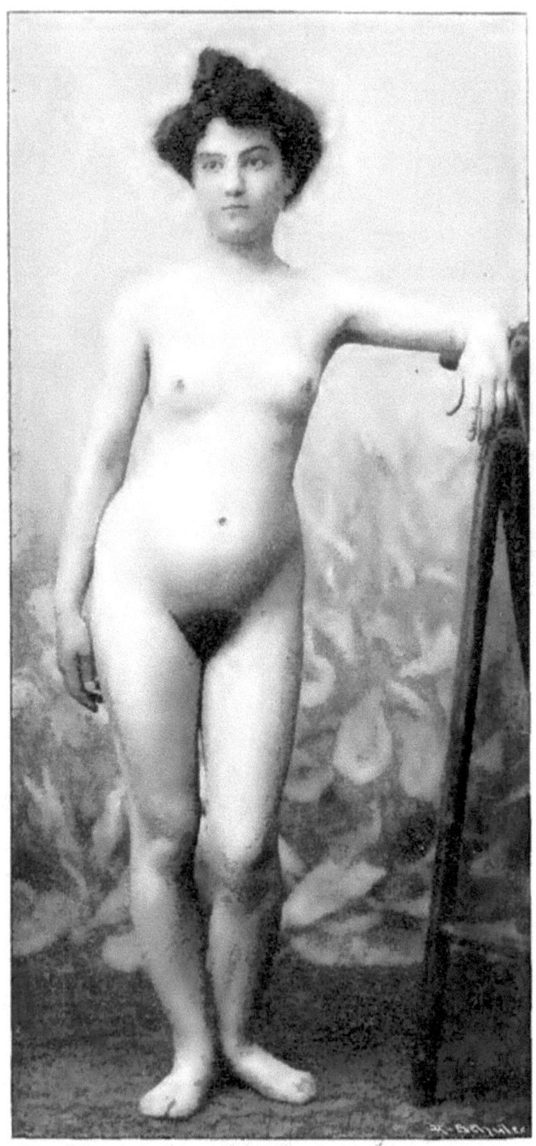

Fig. 58.	Kurzbeinige Gestalt (Pariserin).

Es ist darum anzunehmen, daß Lebensweise und natürliche Anlage hier einen stärkeren Einfluß ausgeübt haben.

Wir stehen hier an dem Grenzgebiet, in dem mangelhafte Er-

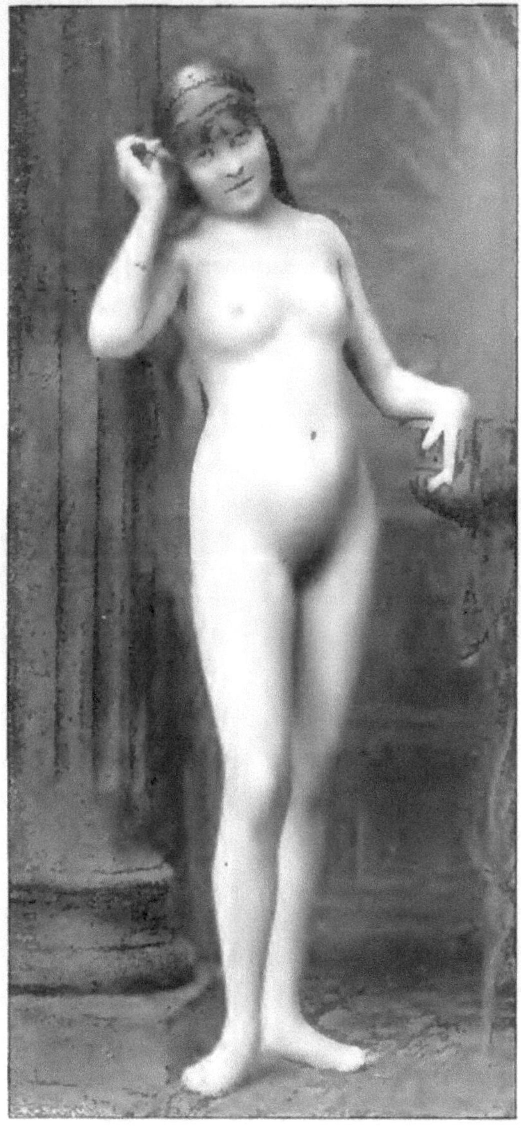

Fig. 59. Langbeinige Gestalt (Wienerin).

nährung und unzweckmäßige Lebensweise in die Krankheitserscheinungen übergreifen und wo es oft schwierig ist, trotz sorgfältiger
Berücksichtigung der individuellen Verhältnisse, eine Entscheidung zu

treffen, inwieweit der eine oder der andere schädigende Einfluß als Ursache für das Abweichen vom Normalen angesehen werden muß.

Als weitere Momente zur Beurteilung des normalen weiblichen Körpers sind demnach zu beachten: die gleichmäßige Ernährung, die sich durch Vergleichung des Gewichts mit der Körperlänge und dem Brustumfang bestimmen läßt, und die Ausschaltung der durch unzweckmäßige Ernährung und Lebensweise bedingten Verunstaltung vom ganzen Körper oder dessen Teilen.

VIII.

Einfluß von Krankheiten auf die Körperform.

Viele Krankheiten können bestehen und heilen, ohne irgend welche Veränderung der Körperform zu verursachen, andere verändern sie in einer Weise, daß selbst dem Laien sofort die Entstellung auffällt, in weiteren Fällen hinterläßt die überstandene Krankheit Fehler, die nicht sofort ins Auge springen und oft selbst von Sachverständigen nur mit Mühe gefunden werden können. Mit der ersten Gruppe von Krankheiten, zu denen namentlich die akuten Infektionskrankheiten, wie Typhus, Scharlach, Masern u. a. gehören, haben wir hier nichts zu tun. Ebensowenig mit der zweiten Gruppe; denn einen Höcker, eine eingefallene Nase, Triefaugen, eine Trichterbrust oder ein zu kurzes Bein wird jeder mit Leichtigkeit erkennen und den damit Behafteten ohne weiteres die normale Körpergestaltung absprechen.

Die dritte Gruppe von Krankheiten jedoch, die leichte Abweichungen von der Norm zurückläßt, verdient unsere besondere Beachtung.

Da die äußere Form des Körpers in erster Linie vom Skelett, von den es umkleidenden Muskeln, der Haut und dem Fettpolster abhängt, so sind es hauptsächlich Krankheiten dieser Teile, die hervorzuheben sind, erst in zweiter Linie Krankheiten innerer Organe, insoweit sie die äußere Form beeinflussen.

Unter allen diesen Krankheiten sind wiederum diejenigen die wichtigsten, die den Körper in seiner Entwicklungszeit befallen, weil sie dann auf die zarten, in der Bildung begriffenen Formen viel nachhaltiger einwirken können als nach erlangter Reife.

Von Krankheiten, die vorwiegend das Skelett beeinflussen, ist die verbreitetste und bekannteste die sogenannte englische Krankheit, die Rhachitis. Sie tritt meist schon im 1.—4. Lebensjahr, selten später auf. Ihr Hauptsymptom ist eine eigentümliche Störung im Wachstum der Knochen[1]), die wegen zu geringer Kalkablagerung weich bleiben und an den Gelenkenden sich verdicken. Die weichen Knochen folgen dem Muskelzug und dem Druck der Körperlast, es entstehen Verkrümmungen, die namentlich an den Beinen sehr auffallend sein können, wenn die kranken Kinder zum Gehen veranlaßt werden. Tritt Heilung ein, dann erfolgt dabei eine sehr kräftige Kalkablagerung, durch welche die Verkrümmungen der Gliedmaßen, sowie die Verdickungen der Gelenkenden als bleibende Verunstaltung erhalten werden.

Ueber die Häufigkeit des Vorkommens der Rhachitis sind die Auffassungen sehr geteilt, weil, wie Vierordt hervorhebt, »die einzelnen Beobachter den Begriff der Rhachitis sehr verschieden weit fassen, und weil das Urteil über Häufigkeit und Schwere der Rhachitis auch sonst nicht nach einheitlichen Gesichtspunkten gewonnen ist.«

Diese Auffassung von Vierordt kann ich aus eigener Erfahrung noch dahin erweitern, daß eine große Anzahl der leichteren rhachitischen Fälle überhaupt nicht zur ärztlichen Beobachtung kommen. Zur Zeit meiner poliklinischen Tätigkeit in Berlin achtete ich auf diesen Umstand und fand unter der arbeitenden Klasse beinahe in jeder Familie ein oder mehr rhachitische oder rhachitisch gewesene Kinder, die niemals ärztlich behandelt worden waren.

In manchen Fällen sind sogar die Ansichten darüber geteilt, ob man gewisse Abnormitäten als Entwicklungsfehler oder als Folgen von Krankheiten aufzufassen hat.

So hat Mikulicz auf Grund eingehender Untersuchungen angenommen, daß alle Formen der sogenannten X- oder Bäckerbeine, die durch Einwärtskrümmung der Beine im Kniegelenk gekennzeichnet sind (Fig. 60), auf englischer Krankheit beruhen.

Hoffa u. a. nehmen wieder an, daß eine derartige Verbiegung im Kniegelenk sehr wohl auch ohne Rhachitis durch verhältnismäßig zu schwere Belastung der weichen Knochen beim Stehen hervorgerufen werden könne. Im ersten Falle also krankhafter Ein-

---

[1]) Vgl. O. Vierordt, Rhachitis und Osteomalacie, 1896. Hölder.

fluß, im zweiten unrichtige Lebensweise in den Entwicklungsjahren (Bäckerbein).

Ebenso leitet Rupprecht alle Skoliosen (Verkrümmungen der Wirbelsäule) von Rhachitis ab, während Hoffa auch hierbei rein statische Einflüsse (z. B. Schreibhaltung der Schulkinder) gelten läßt, allerdings bei »abnormer Weichheit« der Knochen.

Abgesehen von diesen Meinungsverschiedenheiten bleibt die Tatsache bestehen, daß leichtere Formen von Rhachitis außerordentlich häufig vorkommen. Darum glaube ich, daß wir den von Senator und Ritchie gefundenen höchsten Prozentsatz von 30 % als Minimalzahl des wirklichen Verhältnisses ansehen dürfen.

Am häufigsten findet sich die Krankheit in der arbeitenden Klasse größerer Städte, also gerade in derjenigen Bevölkerungsschicht, die den Künstlern die meisten Modelle liefert. Unter hundert Mädchen aus dem Volke sind aber mindestens dreißig, die sicher Rhachitis gehabt haben.

Welcher Gefahr ein Künstler sich aussetzt, der diesen Umstand nicht beachtet, erhellt aus dem Beispiel von Klein. Dieser Maler hat ein Urteil des Paris[1]) gemalt, in dem man aus den dicken Hand- und Fußgelenken, aus der Verkrümmung der unteren Extremitäten mit Sicherheit nachweisen kann, daß alle drei Göttinnen die englische

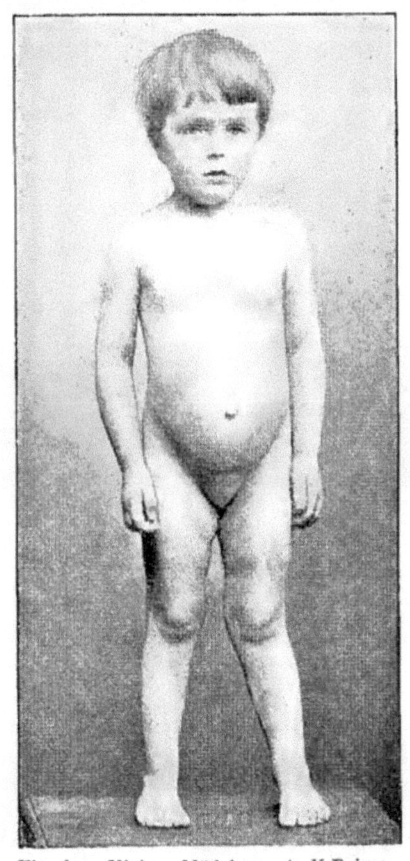

Fig. 60. Kleines Mädchen mit X-Beinen (nach Hoffa).

Krankheit gehabt haben.   Aphrodite erhält offenbar den Preis, weil sie diese Symptome am deutlichsten aufweist.   Auch die bekannte Eva von Stuck hat in ihrer Jugend eine nicht unbedeutende Rhachitis durchgemacht.

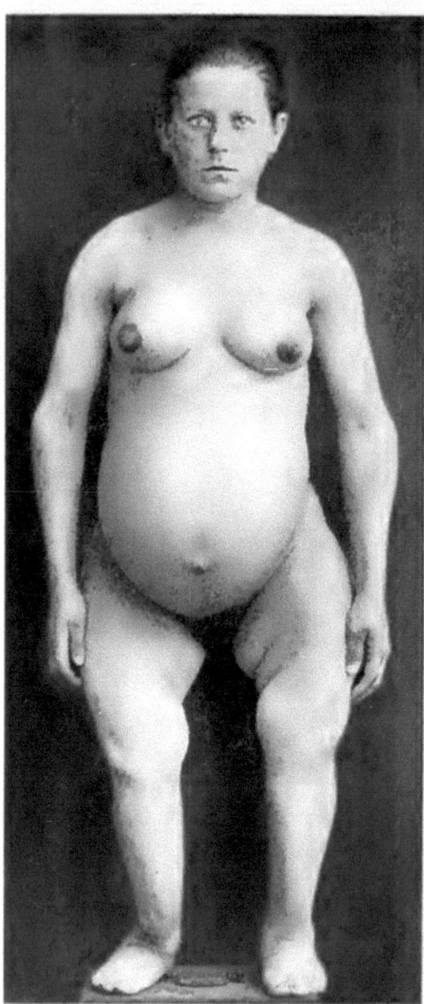

Fig. 61.   Hochgradige Rhachitis.

Nach Vierordt sind Mangel an Luft und Sonnenlicht, schlechte Hautpflege und schlechte Ernährung von schwerwiegender Bedeutung für die Entwicklung der Rhachitis.   Aus diesen Gründen findet man sie auch seltener in besser situierten Kreisen.

Die wichtigsten Veränderungen, die die Rhachitis hinterläßt, sind die folgenden:

Verdickung des Handgelenks, namentlich an der Seite des kleinen Fingers (Ulnarköpfchen);

Verkrümmung des Unterarms und schiefe Stellung desselben gegen den Oberarm;

Verkrümmung der Wirbelsäule und des Brustkorbes;

Veränderungen des Beckens, das weniger geräumig wird und dadurch wieder einen größeren oder geringeren Grad von Hängebauch veranlassen kann;

Verdickung der Knöchel und der Gelenkenden am Knie;

Verkrümmung der Unterschenkel und Oberschenkel, O-Beine, Säbelbeine, X-Beine, Plattfuß.

Die schwereren Einflüsse der Rhachitis, wie Knickungen der Ex-

tremitäten, Veränderungen der Schädelknochen, der rhachitische Rosen-
kranz (die Auftreibung der Rippengelenke am Brustbein) fallen außerhalb des Bereiches dieser Betrachtungen, da derartige Störungen ohne
weiteres jeden Gedanken an normalen Körperbau ausschließen. Ein
Beispiel schwerster Rhachitis, die in der Regel mit zwergartigem
Körperbau sich verbindet, ist die 24-
jährige Rulfie H., welche Professor
Nyhoff in Groningen[1]) aufnehmen
ließ (Fig. 61). Mit diesem Bild vor
Augen kann man auch die leichteren
Zeichen von Rhachitis besser verstehen.

Das Wesen der Krankheit, die auf-
getriebenen, verdickten Gelenke zwischen verkrümmten Röhrenknochen
läßt sich am ganzen Körperbau erkennen. An den Armen überwiegt
die Auftreibung der Gelenke,
was sich besonders deutlich an den
Ellbogen und Schultergelenken zeigt.
An den Beinen überwiegt infolge des
Mißverhältnisses zwischen der schwereren Belastung und dem schwächeren
Stützorgan die Verkrümmung der
Röhrenknochen. Noch deutlicher
sind diese am Skelett zu sehen (Fig. 62),
welches nach dem Tode der Patientin
montiert wurde und im Groninger
Museum bewahrt ist.

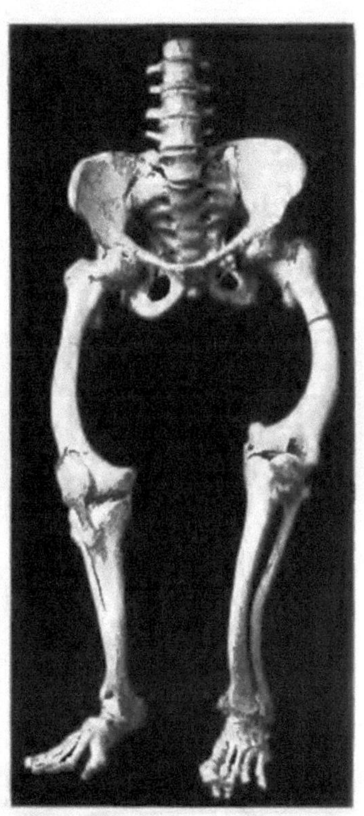

Fig. 62. Skelett des Unterkörpers
von Fig. 61.

Dem plumpen, verkrümmten, ge-
wissermaßen geschmolzenen Skelett entspricht der übrige Körperbau,
so daß die rhachitischen Gestalten im allgemeinen einen plumpen,
verkrümmten, gedrungenen und untersetzten Eindruck machen. Die
Verkürzung des Rumpfes läßt den Kopf stets größer erscheinen, noch
mehr aber, wenn dieser, wie bei Rulfie, die für Kopfrhachitis kenn-
zeichnende Verdickung, die Tête carrée, zeigt.

---

[1]) Vgl. Nederl. Tydschrift voor Gynaecologie, 1904.

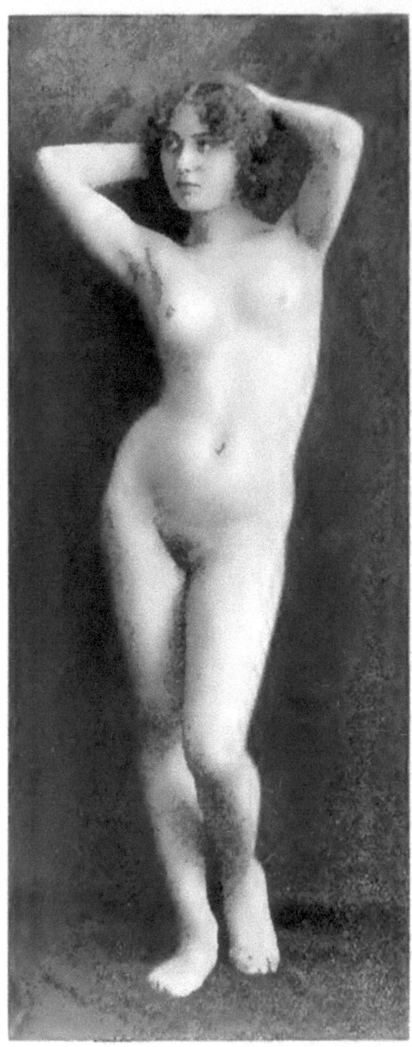

Fig. 63. Deutliche Zeichen überstandener
Rhachitis.

Die Rhachitis äußert sich in verschiedener Weise. Einzelne Teile des Körpers können stärker erkranken als andre; oft beschränkt sich die rhachitische Abweichung auf einen ganz bestimmten Körperteil, mit Vorliebe auf die Beine und das Becken.

Alle diese Abweichungen können in der weiteren Entwicklung des Körpers zum Teil abgeschwächt werden und auch wohl ganz verschwinden, meist aber bleibt die Verdickung der Gelenke zeitlebens bestehen. Fig. 63 zeigt ein Mädchen mit deutlichen Zeichen überstandener Rhachitis. Am Knie, am Fußgelenk, am Ellbogen ist die rhachitische Auftreibung deutlich zu sehen, das Schlüsselbein ist verdickt und verkrümmt, was an der linken Seite bei gehobenem Arme besonders auffallend in Erscheinung tritt. Dem Skelett entsprechend erscheint der ganze Körper trotz der jugendlichen Fülle plump und gedrungen.

Fig. 64 stellt ein Mädchen vor, bei der noch Spuren der früheren Rhachitis zu finden sind.

Am linken Arm sieht man die starke Vorwölbung des Ulnarendes oberhalb der Kleinfingerseite des Handgelenks, sowie eine geringe Verkrümmung des Unterarms. Am linken Bein besteht die

charakteristische Verkrümmung des Unterschenkels,
welche namentlich ober-
halb des inneren Knöchels
hervortritt. Das Fußge-
lenk selbst ist verdickt und
plump.

Durch das trotz seiner
Breite von vorn nach
hinten abgeflachte Becken
erscheint der Unterleib
breit, vorgetrieben und
leicht hängend wie ein
Froschbauch.

Neben der Rhachitis
sind alle anderen Krank-
heiten, die das Knochen-
gerüst betreffen, von untergeordneter Bedeutung, da
sie meist so tiefgreifende
Veränderungen der be-
troffenen Gliedmaßen her-
vorrufen, daß sie für unsere
Zwecke füglich außer Be-
trachtung bleiben können.
Dahin gehört die Knochen-
erweichung (Osteomalacie),
die Knochenmarkeiterung
(Osteomyelitis) und andere
mehr.

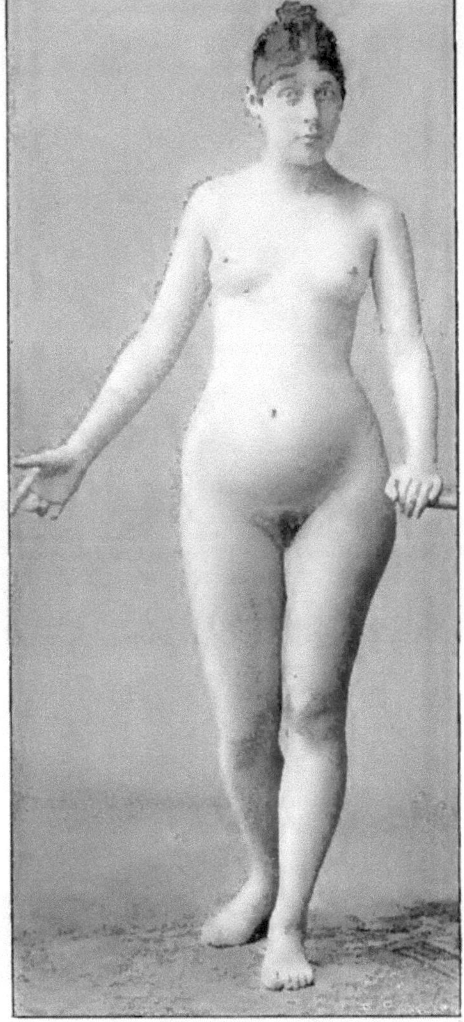

Fig. 64. Spuren überstandener Rhachitis.

Der zweite Faktor, der
die äußere Form des Körpers bestimmt, ist das Fleisch, die Muskeln.

Abgesehen von einigen schwereren Rückenmarkskrankheiten,
in deren Verlauf geringere oder größere Muskelkomplexe zum
Schwund kommen, haben Erb, Landouzy, Déjerine, Leyden u. a.
gewisse Krankheiten beschrieben, in denen, meist bei jugendlichen

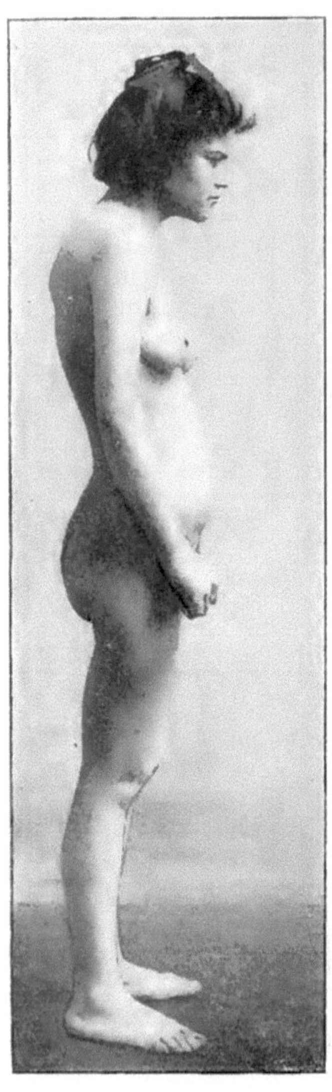

Fig. 65. Myopathie primitive progressive nach Londe und Meige.

Individuen, ganz bestimmte und stets dieselben Muskelgruppen erkranken, erst sich verdicken und dann schrumpfen. So tritt in der einen von Erb beschriebenen Form die Erkrankung meist in bestimmten Muskelgruppen der Schulter und der Oberarme auf, in einer anderen Gruppe von Fällen sind es Muskeln des Rückens und der Beine, die zuerst erkranken.

Charcot[1] hat alle diese verschiedenen Formen unter dem Namen der »Myopathie primitive progressive« vereinigt, Erb[2] hat sich ihm später angeschlossen und die verschiedenen Krankheitsbilder unter dem Namen »Dystrophia muscularis progressiva« (etwa = fortschreitender Muskelschwund) zusammengefaßt.

Abgesehen von der Funktionsstörung übt diese Krankheit je nach ihrer Lokalisation einen starken Einfluß auf die Form und die Haltung des Körpers aus.

Bei der einen Form z. B. erkranken am Rumpf und den Schultern hauptsächlich die von vorn und hinten zur Schulter tretenden Muskeln (Pectorales, Cucullaris, Serratus anticus major, Rhomboideus, Sacrolumbalis und Latissimus dorsi), während die von oben hinzutretenden Muskeln (Deltoideus, Supraspinatus, Infraspinatus etc.) normal bleiben. Die Folge davon

<hr>

[1] Charcot, Revision nosographique des atrophies musculaires. Progr. médic. 7. März 1885.
[2] Erb, Dystrophia muscularis progressiva. Leipzig 1891.

ist Vornübersinken des Kopfes und Halses, Abstehen der Schulterblätter und Abflachung der oberen Brustgegend. An den unteren Extremitäten sind es vorwiegend die großen Gesäßmuskeln (Glutaei) und die vorderen Streckmuskeln des Oberschenkels (Quadriceps), die zuerst von der Krankheit befallen werden. Hiervon ist die Folge eine starke vordere Abflachung des Oberschenkels und ein schärferes Hervortreten der Falte zwischen Hinterbacken und Oberschenkel.

Beide oben beschriebene Zustände sind in ihrem ersten Stadium bereits deutlich erkennbar in Fig. 65, die der Monographie von Londe und Meige[1]) entnommen ist.

Man vergleiche damit Fig. 66, eine etwa 26jährige Berlinerin mit besonders gut entwickelter Muskulatur, die mit dem kräftigen Rücken, der guten Wölbung von Brust und Oberschenkel und dem stumpfen Winkel zwischen Hinterbacken und hinterer Oberschenkelkontur einen schlagenden Gegensatz zu der ungefähr gleichalterigen Pauline C. L. (Fig. 65) bildet.

Krankheiten der Haut haben kaum einigen Einfluß auf die allgemeine Körperform, wohl aber können die

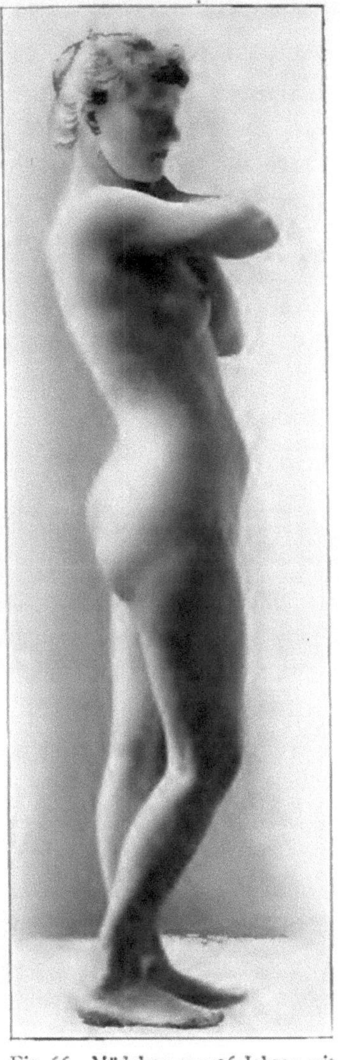

Fig. 66. Mädchen von 26 Jahren mit kräftig entwickelter Muskulatur (Berlinerin).

zurückbleibenden Narben die Glätte und Farbe der Körperoberfläche beeinträchtigen. Man denke nur an die entstellende Wirkung der

[1]) Iconographie de la Salpêtrière, tome VII, planche XIX, 1894, p. 442 ff.

Pockennarben, die man gegenwärtig glücklicherweise viel seltener sieht als vor einigen Jahrzehnten.

Muttermäler können ebenfalls sehr häßlich sein, und vom ärztlichen Standpunkte aus muß man auch die kleinen schwarzen Mäler als eine Abnormität ausschalten, die den Namen der Schönheitsmäler oder grains de beauté führen.

Krankheiten, die ausschließlich das unter der Haut liegende Fettgewebe ergreifen, gibt es kaum. Die abnorm starke oder abnorm schwache Ausbildung von Fett ist meist eine Folge von unzweckmäßiger Ernährung und Lebensweise. Allgemeine Fettsucht ergreift den ganzen Körper und entstellt ihn in einer Weise, die an und für sich die Annäherung an die Normalform ausschließt.

Abgesehen von den erwähnten Krankheiten, die direkt auf Knochen, Muskeln und Haut ihren Einfluß ausüben, gibt es aber noch eine ganze Reihe von inneren Krankheiten, die diese Teile gemeinschaftlich und damit auch die allgemeine Körperform beeinflussen. Sie alle aufzählen, hieße ein Lehrbuch der physikalischen Diagnostik schreiben. Wer Vollständigkeit wünscht, den verweise ich auf das bekannte Lehrbuch von Vierordt[1]).

Die häufigste und wichtigste dieser Krankheiten ist die Schwindsucht, an der nach Strümpell ein Siebtel aller Menschen = 15 % sterben.

Den sogenannten »phthisischen Habitus«, d. h. diejenige Körpergestaltung, die auf Anlage zur Schwindsucht schließen läßt, beschreibt Strümpell[2]) folgendermaßen.

»Die Merkmale des ‚phthisischen Habitus‘ sind: schmächtiger, dabei oft ziemlich hoch aufgeschossener Körperbau, schwächliche Muskulatur, geringes Fettpolster, blasse, oft sehr zarte, bläulich durchschimmernde Haut, welche an den Wangen zuweilen eine umschriebene Rötung zeigt, langer schmächtiger Hals, schmaler, langer Brustkasten, schmale magere Hände u. s. w.«

Der Brustkasten zeichnet sich im allgemeinen durch seine Länge aus, ist aber dabei schmal und flach. Mit der Länge des Brustkorbes

---

[1]) O. Vierordt, Diagnostik der inneren Krankheiten. Leipzig, Vogel.

[2]) Strümpell, Spezielle Pathologie und Therapie der inneren Krankheiten, 1894, I, p. 363.

hängt es zusammen, daß die einzelnen Zwischenrippen-räume breit sind, der Winkel in der Herzgrube ein spitzer ist. Das Brustbein ist ebenfalls lang und schmal, der Winkel zwischen Griff und Körper zuweilen besonders hervortretend; die oberen und unteren Schlüsselbeingruben, ebenso wie die Drosselgrube sind eingesunken, die Schulterblätter von der Brustkorbwand abstehend.

Fig. 67 stellt ein junges Mädchen mit beginnender Schwindsucht vor, welches die genannten Erscheinungen ziemlich deutlich zeigt. Ich verdanke dasselbe der Freundlichkeit von Dr. Roessingh, Direktor des städtischen Krankenhauses im Haag.

Noch deutlicher sind die äußerlichen Zeichen der Schwindsucht in dem Bau des Oberkörpers von Fig. 68 ausgedrückt. Die schmalen, stark abfallenden Schultern, der schmächtige lange Brustkorb, an dem die Brüste trotz ihres

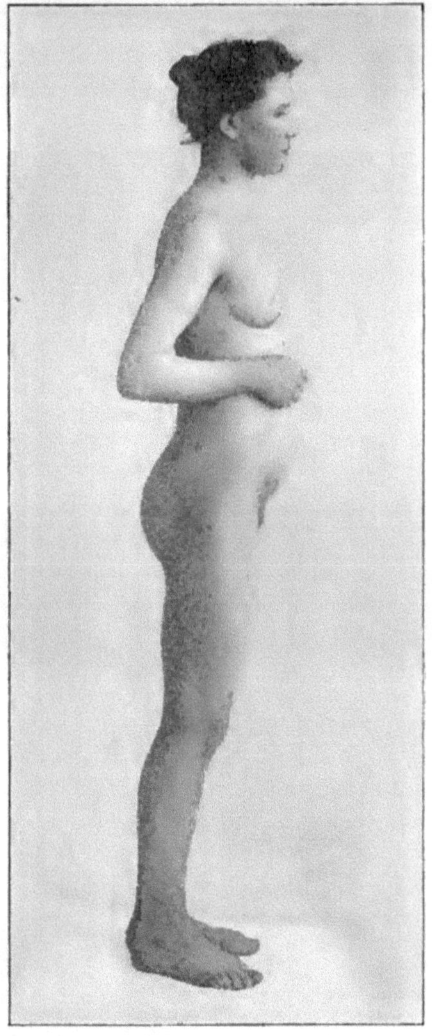

Fig. 67. 20jähriges Mädchen mit phthisischem Habitus (Holländerin).

kleinen Umfangs und trotz des jugendlichen Alters ihrer Trägerin schlaff herabsinken, der lange Hals und die mageren Arme sprechen eine beredte Sprache.

Der gleichen Gestaltung begegnet man in der obenerwähnten Aphrodite von Botticelli (Fig. 12). Derselbe Typus findet sich auch an der nackten Figur des Frühlings in der Primavera desselben Meisters. Während in der letzteren die dem baldigen Untergang geweihte Blüte durch die körperlichen Reize einer Schwindsüchtigen vortrefflich zum Ausdruck kommt, scheint mir bei einer Venus dieser Typus weniger glücklich gewählt zu sein.

Mit der Schwindsucht nahe verwandt und wahrscheinlich wie diese durch Vergiftung des Körpers mit Tuberkelbazillen verursacht, ist die Skrofulose. Der Name stammt von Scrofa, Schwein, und erklärt sich daraus, daß das Gesicht durch Schwellung der Halsdrüsen, der Nase und der Oberlippe einen an das Schwein erinnernden Ausdruck bekommt.

Man unterscheidet zwei Formen: Die eine, die sogenannte torpide Skrofulose, ist charakterisiert durch gedunsenes Gesicht, dicke Nase und dicke, vor-

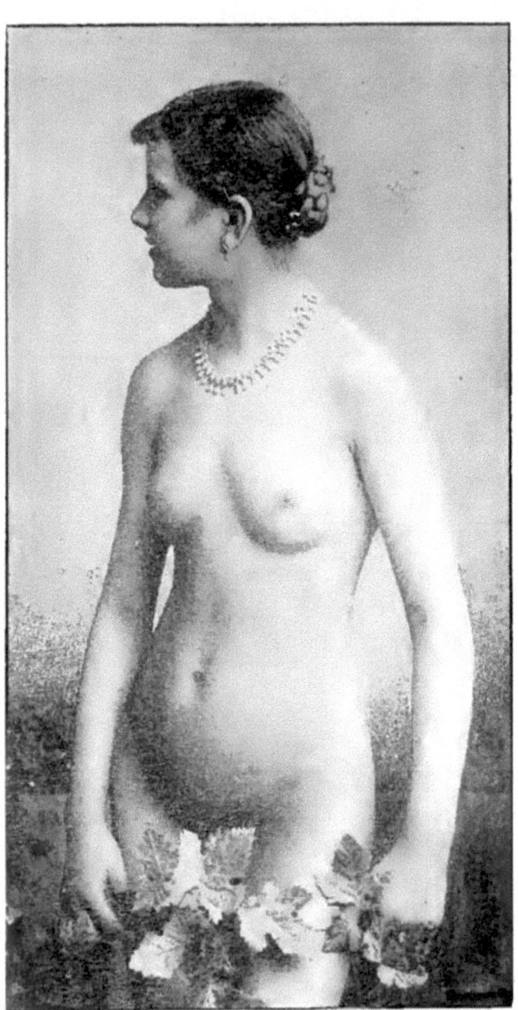

Fig. 68. Oberkörper einer Schwindsüchtigen.

stehende Lippen, mit oft rüsselförmiger Verlängerung der Oberlippe, Schwellung und Verdickung der Halsdrüsen, schmutzigbleicher Hautfarbe, spärlicher Muskulatur, bei verhältnismäßig starker Entwicklung des Unterhautfettgewebes, wodurch die Gestalt ein etwas schwammiges Gepräge erhält, dicken Bauch, dünne Extremitäten und oft entzündete Augenlider.

Die zweite Form, die erethische Skrofulose, ist charakterisiert durch mäßige Röte der Haut und magere Körperformen mit starker Neigung zur Eiterung in den geschwollenen Drüsen; der Allgemeinzustand erinnert an den phthisischen Habitus.

Bei dieser Form der Skrofulose wie bei den Schwindsüchtigen finden sich meist auffallend tiefe, glänzende Augen mit langen, meist dunklen Wimpern, die viel dazu beitragen, die wehmütige Schönheit des kranken Körpers zu erhöhen.

Die Skrofulose tritt meist im späteren Kindesalter auf; von allen Erscheinungen erhält sich neben der Schwellung der Halsdrüsen am längsten die Verdickung der Oberlippe.

Eine liebenswürdige Künstlerin zeigte mir vor einiger Zeit eine jugendliche Psyche, die sie getreu nach dem lebenden Modell ausgeführt hatte. Aus der Verdickung der Oberlippe meinte ich schließen zu können, daß das Modell skrofulös sei, und die Künstlerin bestätigte mir, daß in der Tat das Mädchen oft erkältet gewesen sei und an Drüsenschwellungen am Halse und entzündeten Augen gelitten habe. Ex ungue leonem.

Eine weitere, den Aerzten wohlbekannte Körperbeschaffenheit ist der sogenannte Habitus apoplecticus und emphysematosus, das Aussehen der zu Schlagfluß und Asthma neigenden Individuen: kurzer Hals, gedrungener Körper, gedunsenes und gerötetes Gesicht, faßförmiger Brustkorb.

Dieses Aeußere findet sich jedoch meist in vorgerücktem Alter, und dann auch bei Männern häufiger als bei Frauen, so daß es hier nicht weiter in Betracht kommt.

Von allen den genannten Krankheiten sind die Rhachitis und die Schwindsucht die wichtigsten. Wie oben gesagt, leiden an englischer Krankheit, die leichten ärztlich nicht behandelten Fälle ausgeschlossen, mindestens 30% aller lebenden Menschen und sterben an Schwindsucht 15%. Zusammen also 45%, die an englischer Krankheit und an Schwindsucht leiden, also beinahe die Hälfte aller jetzt lebenden Menschen. Nun können allerdings häufig bei ein und demselben Individuum beide Krankheiten zugleich auftreten, wodurch der Prozentsatz der Gesunden ein wesentlich besserer würde. Dem steht aber gegenüber, daß einerseits die leichteren Fälle von Rhachitis, andererseits die geheilten Fälle von Schwindsucht in dieser Berechnung nicht berücksichtigt sind, beides Umstände, die das Verhältnis wieder wesentlich ungünstiger gestalten.

Für unsere Zwecke genügt es, festzustellen, daß wir bei der Bestimmung der Normalgestalt mit großer Sorgfalt auf die Zeichen zu achten haben, die gerade diese beiden Krankheiten hervorrufen, und daß wir den damit behafteten Frauen die anatomisch schöne, i. e. normale Gestalt absprechen müssen.

Jedoch dürfen wir dabei nicht vergessen, daß eine ganze Reihe von Fällen besteht, in der beide Krankheiten ausgeheilt sind, ohne irgend welche Spuren zu hinterlassen.

IX

Einfluß der Kleider auf die Körperform.

Wahrheit und Dichtung am bekleideten Weibe voneinander zu trennen ist schwer, oft unmöglich. Die Mode ist viel weniger dazu erschaffen, Schönheiten hervorzuheben, als vielmehr Schönheiten zu heucheln und Fehler zu verdecken, und darum wird alles Eifern gegen die sogenannten Modetorheiten immer und ewig nutzlos bleiben.

Schöne Körper werden unter jeglicher Bekleidung schön erscheinen, am schönsten natürlich, wenn sie unverhüllt sind; für diese sind keine Modekünste nötig. Da deren Besitzerinnen jedoch in der Minderzahl sind, so sehen sie sich gezwungen, der Uebermacht ihrer weitaus zahlreicheren Schwestern zu weichen, die bestrebt sind, sich vorteilhafter zu zeigen, als die Natur es ihnen gestattet hat. Zur Erreichung dieses Zweckes werden wieder diejenigen Mittel die beliebtesten und verbreitetsten sein, die einer möglichst großen Anzahl von Frauen zu statten kommen können.

Hat einmal die Mode eine derartige Bestrebung geheiligt, dann ist wieder jede einzelne Frau bestrebt, ihre Schwestern zu überbieten. So entstehen Uebertreibungen, die sich mehr und mehr vom Normalen entfernen, die Grenzen des Schönen überschreiten und nun durch ihre Unzweckmäßigkeit eine bleibende Schädigung des normalen Körpers veranlassen können.

Unter allen Vorzügen des weiblichen Körpers gilt als einer der wichtigsten die schlanke Mitte, und um diese hervorzuzaubern, bediente man sich des Schnürleibs in allen möglichen Formen [1]).

Von Hippokrates bis Sömmering haben viele und gelehrte Herren gegen das Korsett geeifert, und viele werden es nach ihnen auch tun,

---

[1]) Vgl. Witkowsky, Les seins et l'allaitement, Maloine 1898. — Chap. IV, l'histoire du corset.

aber alle ohne Erfolg. Die Korsettbedürftigen unter den Frauen haben es stets beibehalten und werden es behalten, solange die Erde besteht.

Ich bin kein Gegner des Korsetts, wohl aber ein Gegner des Mißbrauchs, der damit getrieben wird. Schlecht gebauten Frauen das Korsett abzuraten, ist hoffnungslos. Ich habe mich, und zwar mit Erfolg, damit begnügt, die gut gebauten Frauen vor den schädlichen Folgen zu bewahren, wenn es noch Zeit war.

Um den moralischen Wert des Korsetts zu begreifen, müssen wir uns zunächst deutlich machen, was eine Taille ist, und was man darunter zu verstehen gewohnt ist.

Die natürliche Form der Taille zeigt ein javanisches Mädchen (Fig. 69) von gutem Bau, das nie in seinem Leben ein Korsett getragen hat.

Trotz guter Fülle des Körpers kommt die schlanke Taille gut zum Ausdruck.

Dieser Ausdruck beruht nicht auf dem absoluten Umfang der schmalen Mitte, sondern auf dem Gegensatz der schmäleren Mitte zu den breiteren Hüften und Schultern.

Als natürliche Bedingung einer schlanken Taille muß man demnach annehmen, daß von der schmalsten Stelle am unteren Rand des Brustkorbes die Körperkontur in weich auslaufender Wellenlinie sich nach unten und ebenso nach oben verbreitert; dabei ist der absolute Umfang der schmalsten Stelle vollständig Nebensache.

Im gewöhnlichen Leben, aber namentlich unter den Frauen selbst, urteilt man anders. Man spricht höchstens von langer oder kurzer Taille, hauptsächlich jedoch vom absoluten Umfang der Gürtelhöhe. Eine Taille von 60 cm ist schön, eine von 50 cm entzückend u. s. w.

Durch zahlreiche Messungen an gut gebauten Frauen aus den verschiedensten Ständen konnte ich feststellen, daß der Durchmesser an der schmalsten Stelle des Rumpfes 18—24 cm am nackten Körper beträgt. Diesem Durchmesser entspricht ein Umfang von 54—72 cm, so daß 54 cm die unterste Grenze der natürlichen schlanken Taille angeben.

Wichtiger als der absolute Durchmesser der Taille selbst ist dessen Verhältnis zur Schulterbreite und Hüftbreite. Die Hüften

müssen mindestens 12,
die Schultern 16 cm brei-
ter sein als die Taille.

Unter allen Frauen
zeichnen sich die der
weißen Rasse angehörigen
durch ein breiteres Bek-
ken, breitere Schultern
und einen geringeren Um-
fang der Mitte aus. Ge-
rade sie sind es also, die,
wie ich an anderer Stelle[1])
ausgeführt habe, beson-
ders bestrebt sind, dies
Rassenmerkmal auch in
der Kleidung möglichst
zum Ausdruck zu bringen
und künstlich zu übertrei-
ben. Aus diesem Grunde
ist auch die künstliche
Einschnürung des Rum-
pfes zur Erhöhung des
Rassenvorzugs gerade bei
den Frauen der weißen
Rasse seit jeher am meisten
geübt worden.

Im Gegensatz zu den
übertriebenen Anforde-
rungen der Mode an die
Ausprägung der Taille
sind die Eiferer gegen das
Korsett zu der ebenso
übertriebenen, in Schrif-

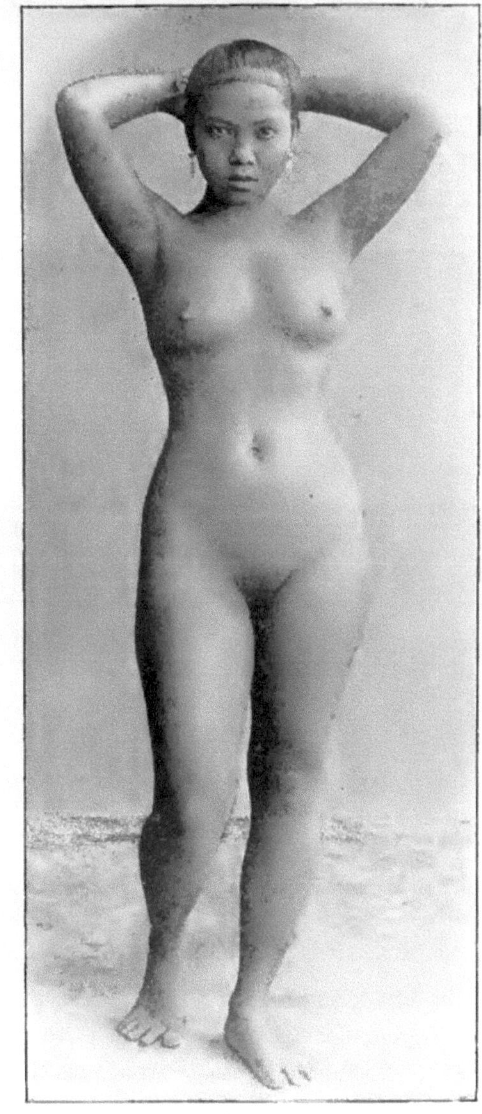

Fig. 69. Javanisches Mädchen, das nie ein Korsett
getragen hat.

ten und sogenannten Normalgewändern vertretenen Auffassung ge-

[1]) Vgl. Stratz, Die Frauenkleidung in ihrer natürlichen Entwicklung, 3. Auflage. F. Enke, 1904.

kommen, daß es überhaupt keine natürliche Taille gebe, und daß auch eine noch so geringe Einbuchtung des Körpers unter dem Brustkorb ein Kunstprodukt sei.

Zwischen diesen extremen Anschauungen liegt die Wahrheit in der Mitte.

Ein klassisches Beispiel der durch die Kunst verherrlichten natürlichen Gestaltung der Taille ist der schöne Torso der Aphrodite in Neapel (Fig. 70).

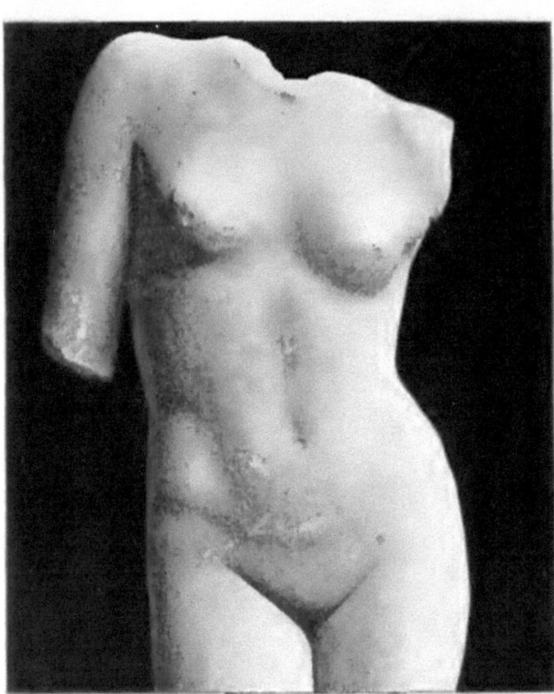

Fig. 70. Torso der Aphrodite. (Museum in Neapel.)

Die Taille steht zu Hüften und Schultern im Verhältnis von 2 zu 3 zu 3,5, entspricht also ganz den Maßen, die ich an gut gebauten lebenden Frauen gefunden habe.

Zur Vergleichung habe ich von einer 18jährigen Holländerin mit robustem Bau einen Gipsabguss nach dem lebenden Körper machen lassen. Dies Mädchen, das der Volksklasse angehört, hat nie ein Korsett getragen, kann also als Beispiel eines natürlichen, unverdorbenen Körpers angesehen werden (Fig. 71).

Die Maße waren 20 für die Taille, 33 für die Hüften und 36 für die Schultern. Während der Unterschied zwischen Taille und Schultern genau dem von mir für den gut gebauten weiblichen Körper gefundenen Durchschnittsmaße entspricht, sind die Hüften infolge von größerer Ausbildung des Fettpolsters stärker entwickelt.

Beide Figuren zeigen eine keineswegs zu stark ausgeprägte
Taille, liefern aber den Beweis, daß der Eindruck der Schlankheit
durch den Gegensatz zur größeren oberen und unteren Körperbreite
erzeugt wird.

Da nun die erste Figur dem durch keinerlei Kleiderzwang beeinflußten Ideal der Vorzeit, die zweite einem durch keinerlei Kleider-
druck verunstalteten le-
benden Körper der Jetzt-
zeit angehört, und da
beide eine schlanke
Taille besitzen, so er-
gibt sich der Schluß,
daß die Einziehung der
Taille von jeher eine
natürliche Bildung und
als solche eine Schön-
heit der Weiber der
weißen Rasse war.

Daß nicht nur die
größere Breite der Hüf-
ten, sondern auch die
der Schultern einen
großen Einfluß auf die
Gestalt der Taille aus-
übt, beweisen die Figu-
ren 72 und 73.

Fig. 72 zeigt die
Rückansicht des in Fi-

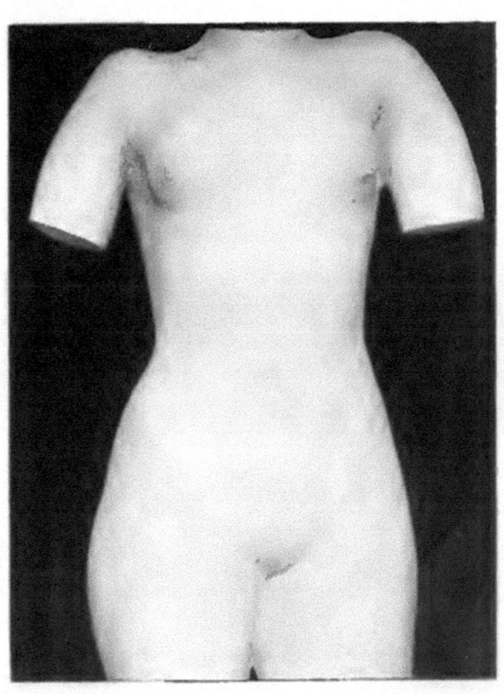

Fig. 71. Gipsabguß nach dem Torso einer 18jährigen
Holländerin, die nie ein Korsett getragen hat.

gur 71 dargestellten Torso, Fig. 73 den Gipsabguß nach der jugendlichen Leiche einer Selbstmörderin aus dem ersten anatomischen
Institut in Berlin; bei der letzteren erscheint die Taille trotz brei-
terer Hüften viel weniger schlank, weil der Brustkorb in beinahe
gerader Linie nach oben verläuft, so daß der Körper am unteren
Rand der Schulterblätter beinahe ebenso breit ist als in der Taille.

Diese Rumpfform findet sich regelmäßig bei schlechter Entwicklung der Lungen, wobei auch der Brustkorb flach und schmal bleibt.

Sie ist das wichtigste Zeichen der Anlage für Schwindsucht. Die Gestaltung der Taille und damit die normale Form des Körpers wird erst dann beeinflußt, wenn durch künstliches Schnüren und Zusammenpressen die Natur überboten und dem Körper ein Vorzug angedichtet werden soll, den er in Wirklichkeit nicht besitzt. Dieser Mißbrauch erst ruft die Entstellung des Körpers hervor und beeinträchtigt außerdem in hohem Maße die Funktion innerer Organe und damit die Gesundheit.

Meinert [1]) und andere haben den Schleier gelüftet und nachgewiesen, daß Schnürlebern und Magensenkung, Bleichsucht und Stuhlverstopfung, Lungen- und Herzkrankheiten durch zu starkes Zusammenpressen des unteren Brustumfangs hervorgerufen werden.

Von diesen schweren inneren Schäden abgesehen, haben wir uns hier aber noch zu fragen: Wird, mit so viel Opfern an Gesundheit und Lebensfreude, der eigentliche Zweck, die Verschönerung des Körpers, erreicht oder nicht? Die Antwort lautet: Scheinbar wohl, in Wirklichkeit nicht.

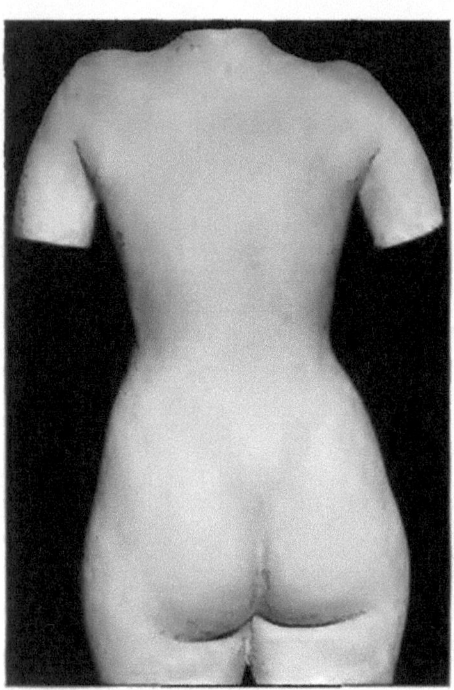

Fig. 72. Rückansicht von Fig. 71.

Der großen Masse imponiert die so erzeugte schlanke Taille, der Erfahrene kann, selbst an der bekleideten Frau, an dem Mißverhältnis der dünnen Mitte zu den übrigen Teilen des Körpers die verborgenen Fehler meistens erkennen. Am entkleideten Körper tritt die Verunstaltung für jeden deutlich hervor.

____

[1]) Zentralblatt für innere Medizin, 1896, 12 und 13. Sammlung klinischer Vorträge, 1895, Nr. 115, 116.

Bei einem nicht entstellten Mädchenkörper (Fig. 74) geht der Umriß des Brustkorbs weich in die Linien des Unterleibs über, dessen gleichmäßige flache Wölbung durch das Vortreten der Muskeln, namentlich rechts und links von der Mittellinie oberhalb des Nabels markiert wird; der am stärksten vortretende Teil ist die fettreichere Umgebung des Nabels. — Als erster Einfluß des Schnürens zeigt sich zunächst oberhalb des Nabels eine querverlaufende Furche, die eine schärfere, nicht natürliche Abgrenzung des Rumpfes in einen oberen und unteren Abschnitt hervorruft; die unterhalb dieser Linie liegenden weichen Teile des Unterleibs werden nach unten und vorn gepreßt: der Bauch wird rund und tritt heraus. Fig. 75 zeigt diese Entstellung an einem übrigens schön gebauten Körper.

Im weiteren Verlauf wird die Einschnürung immer schärfer, der Bauch darunter tritt mehr und mehr hervor (Fig. 76). Infolge der geringen Wölbung des Brustkastens sinken die Brüste mehr und mehr herunter. Durch die starke Einschnürung der Bauchmuskeln, namentlich der geraden, die

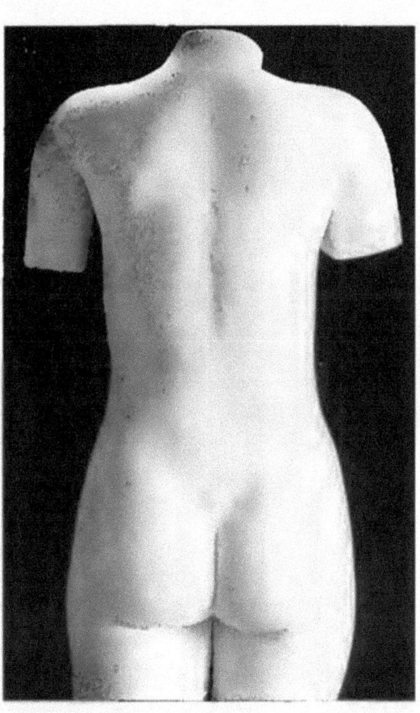

Fig. 73. Gipsabguß nach der Leiche einer jugendlichen Selbstmörderin.
(I. anatomisches Institut, Berlin.)

vom Schambein zum Brustbein hinziehen, ist das Relief des Unterleibes zerstört, zugleich aber auch dessen Hauptstütze, die Muskulatur, so daß er schlaff herunterhängt und zum Hängebauch wird.

Ein solcher Körper wird durch die erste Schwangerschaft, durch jeden noch so geringen Fettansatz endgültig entstellt; Bauch und Brüste werden dicker und schlaffer und hängen; statt der Taille bildet sich eine querverlaufende wulstige Falte, und nur das Korsett

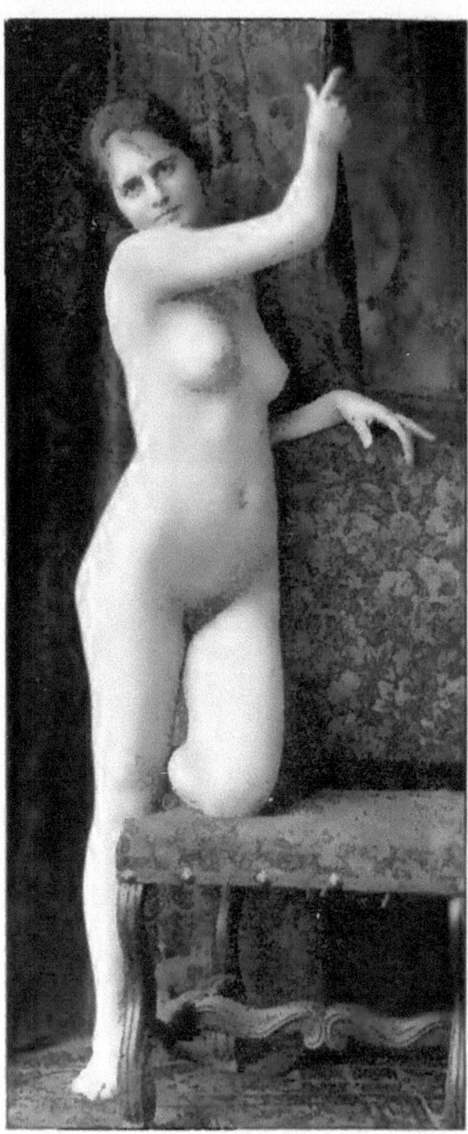

Fig. 74. Mädchen ohne Schnürfurche.

ist noch im stande, eine Zeitlang die verlorene Form vorzutäuschen, die es selbst verdorben hat.

Ebenso wie die Bauchmuskeln beeinflußt ein Mißbrauch des Korsetts auch die Rückenmuskeln in ihrer Entwicklung und Wirkung.

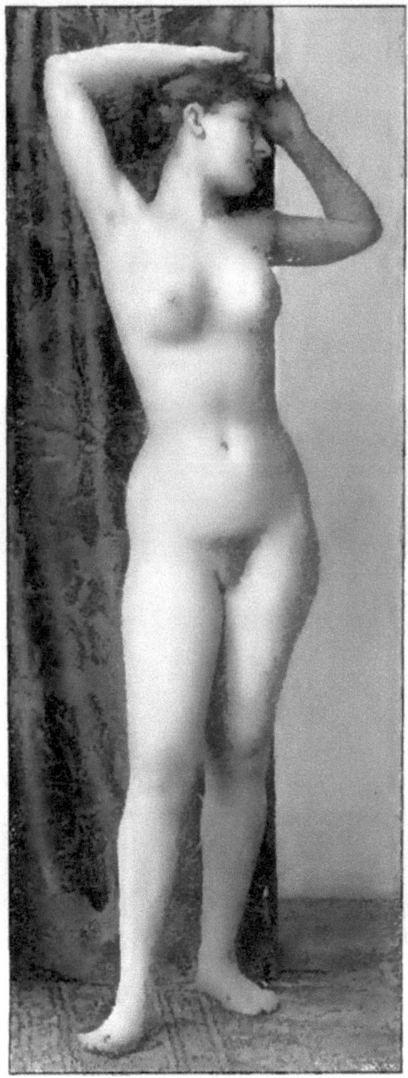

Fig. 75. Mädchen mit deutlicher Schnürfurche.

Frauen, die an das Korsett gewöhnt sind, fühlen sich rasch ermüdet und klagen über Schmerzen im Rücken, wenn sie einige Zeit

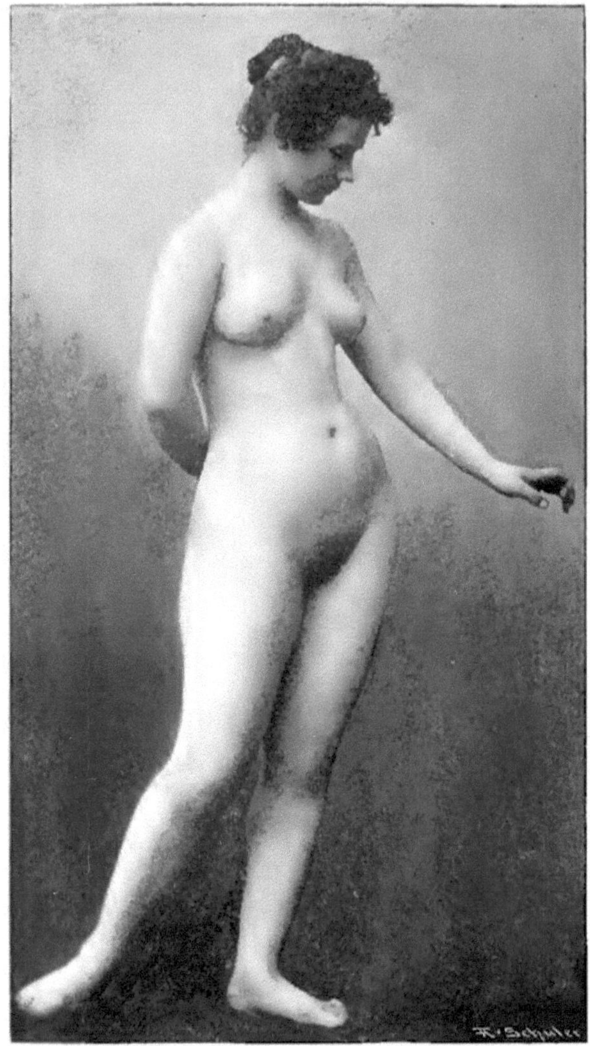

Fig. 76. Mädchen mit sehr starker Einschnürung.

ohne Korsett sich bewegen. Der Rücken erscheint dann hohl, flach
und wenig modelliert infolge des geringeren Vortretens der Muskel-
wülste.

Der nachteilige Einfluß des Korsetts ist umso größer, je stärker
es geschnürt wird, je höher es ist und je früher es angelegt wird.

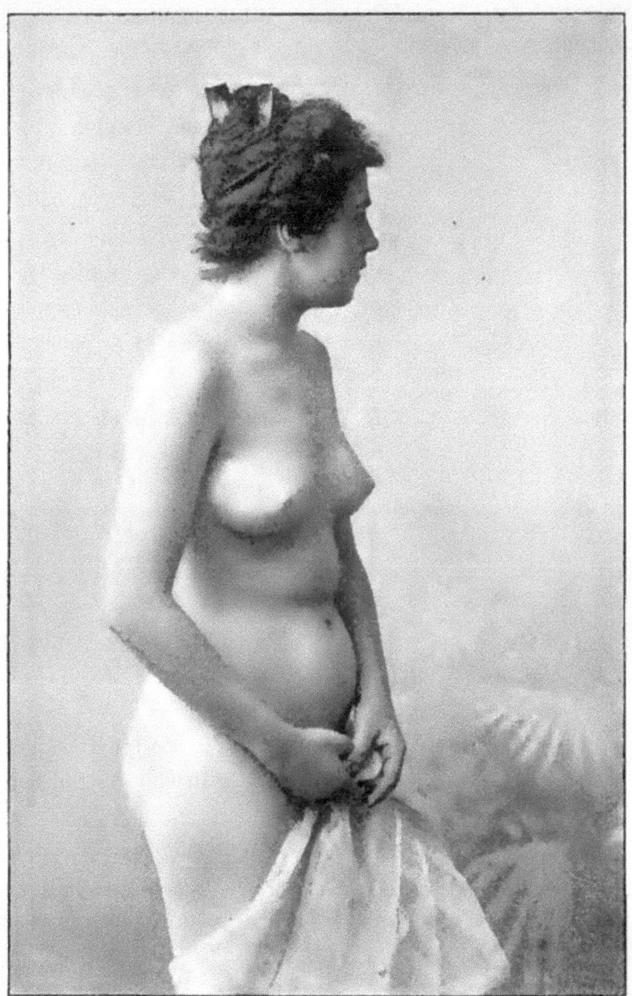

Fig. 77. Einschnürung durch Rockbänder (ohne Korsett).

Es ist leicht zu begreifen, daß in den Entwicklungsjahren, wo das Gerüst des wachsenden Körpers noch zart und biegsam ist, ein verhältnismäßig viel geringerer Druck genügt, um die Form zu beeinflussen, ebenso, daß die Arbeit der Rumpfmuskeln bei einem hohen Korsett viel stärker und in größerer Ausdehnung beeinträchtigt wird, als bei einem niederen, das nur wie ein breiter Gürtel die Mitte

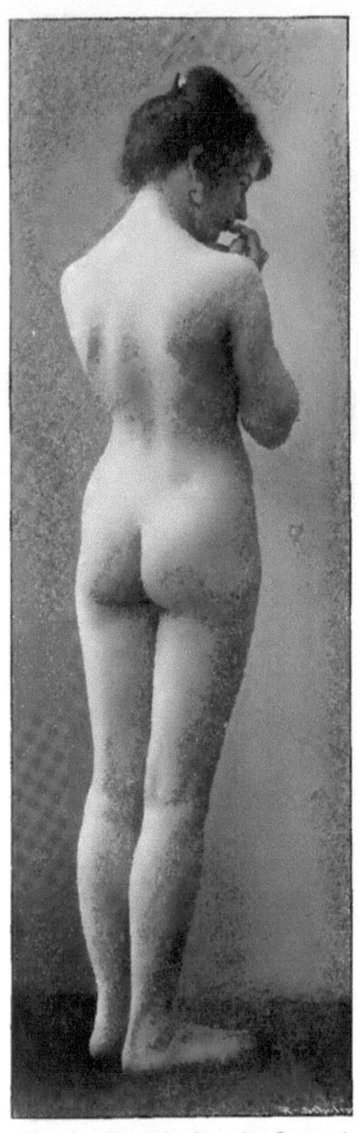

Fig. 78. Druckfurchen der Strumpfbänder unterhalb der Kniee bei einem
23jährigen Mädchen.

umspannt. Daß endlich bei stärkerem Schnüren die Druckwirkung entsprechend erhöht wird, ist auch ohne
weiteres einleuchtend.

Nun haben aber anatomische Untersuchungen[1]) ergeben, daß Bauern-
weiber, die überhaupt kein Korsett
trugen, oft viel stärkere Schnürfurchen zeigten als eingeschnürte
Damen, und zwar, weil sie die
Rockbänder stark anzogen, die dann
ihre ganze Wirkung auf eine kleinere Fläche umso kräftiger geltend
machten.

Eine derartige, durch Rockbänder
ohne Korsett hervorgerufene Einschnürung zeigt Fig. 77, bei der der
Rumpf oberhalb des Nabels tief
eingeschnitten erscheint, während
der Unterleib in unschöner Weise
mächtig vorspringt. Dazu kommt
ein flacher Brustkorb mit hängenden
Brüsten, wodurch der Körper trotz
seiner jugendlichen Reize in hohem
Maße künstlich entstellt wird.

Es läßt sich darüber streiten, welcher Entstellung man den Vorzug
gibt, ob der mit oder der ohne Korsett hervorgebrachten.

Für unsere Zwecke genügt es, die
nachteiligen Folgen beider Ursachen
auf die schöne Bildung des Körpers dargelegt zu haben und in gegebenen Fällen als Fehler zu erkennen.

Somit ist das Korsett als Stützpunkt für die Kleider des Unter-

---

[1]) Siehe Meinert l. c.

körpers völlig gerechtfertigt, andererseits aber darf das Korsett nicht mißbraucht werden, um eine künstliche Taille zu formen.

Nach der schlanken Taille kommt der kleine Fuß, den jede Frau gern haben möchte und dem zu Liebe sie die angeborene Schönheit dieses Körperteils durch unzweckmäßige Bekleidung verdirbt.

Eine Künstlerin, deren Hauptaufgabe die Darstellung des weiblichen Körpers in seiner höchsten Vollendung ist, klagte mir, daß sie noch nie in ihrem Leben einen schönen weiblichen Fuß — nicht Stiefel — gesehen habe. Sie war noch jung; aber ich muß gestehen, daß unter den zahlreichen weiblichen Füßen, die ich gesehen habe, nur wenige sind, die vor einer strengeren Kritik standhalten. Hauptsächlich ist es die Verdrehung der großen Zehe nach außen und die Krallenstellung der kleineren Zehen, die den Fuß verunstalten.

Als drittes Glied in der Kette des schädlichen Einflusses moderner Frauenkleidung ist das Strumpfband zu nennen, das je nach dem Geschmack der Trägerin entweder die Form der Wade oder die des Knies verdirbt. Die Rembrandtschen Modelle haben das erstere vorgezogen.

Nach Lücke [1]) soll aber auch die jetzt bei Kindern übliche Befestigung der Strümpfe am Leibchen zu Verkrümmung der Beine Veranlassung geben.

Man hätte demnach die Wahl zwischen Schnürfurchen am Knie oder an der Wade und krummen Beinen, wenn man es nicht vorzieht, kurze Socken oder sehr lange, bis zur Mitte des Oberschenkels reichende Strümpfe zu tragen.

Die Entstellung der Wade durch den Druck der Strumpfbänder zeigt Fig. 78 deutlich ausgeprägt.

Dies sind die drei wichtigsten Teile der weiblichen Kleidung, welche die Schönheit des Körpers beeinträchtigen können[2]). Man hat demnach des weiteren zu achten auf Verunstaltung des Rumpfes durch Schnüren von Korsett und Rockbändern, der Füße durch drückende Schuhe, der Kniee und Waden durch Strumpfbänder.

---

[1]) Zitiert bei Hoffa, Orthopädische Chirurgie, 1894, p. 112.
[2]) Vgl. Stratz, Frauenkleidung. III. Auflage.

X.

Beurteilung des Körpers im allgemeinen nach diesen Gesichtspunkten.

In den vorigen Abschnitten wurde dargetan, daß die Schönheit des weiblichen Körpers abhängig ist von gewissen, mehr oder weniger fest umschriebenen Gesetzen, die teils empirisch und statistisch, teils exakt und deduktiv gewonnen sind.

Diese Gesetze ermöglichen zunächst, gewisse Grenzen zu ziehen, innerhalb deren ein Körper als schön gelten kann. Je strenger man diese Grenzen innehält, desto geringer wird die Zahl der allen Anforderungen genügenden Körper sein; ja, wenn man die Gesetze der Entwicklung und Vererbung in ihrer ganzen Strenge walten läßt, dann erscheint kein einziges Kunstwerk von Menschenhand und kaum ein lebendes Geschöpf vollkommen.

Bei der Anwendung dieser Gesetze muß darum auch insofern der naturwissenschaftliche Standpunkt gewahrt werden, daß nach dem durch sie gegebenen Maßstab nicht blindlings schematisiert und generalisiert, sondern eine individualisierende Kritik geübt wird.

Die Gefahr des Verallgemeinerns ist hauptsächlich bei den auf empirischem und statistischem Wege gefundenen Tatsachen sehr naheliegend. Ein bei Vergleichung einer großen Anzahl von Individuen gefundener Wert ist ein Durchschnittswert, der höchstens als unterste Grenze des Normalwertes, in keinem Falle aber als maßgebend für »das normale Individuum« gelten darf.

So hat R. von Larisch (Der Schönheitsfehler des Weibes, München 1896) die Behauptung aufgestellt, daß die Weiber zu kurze Beine hätten und als Beweis 100 von ihm ausgeführte Messungen von Modellen geliefert.

Die Messungen von Larisch beweisen nur, daß es viele Weiber mit kurzen Beinen gibt, und namentlich unter Künstlermodellen; dies ist aber bei Männern genau ebenso der Fall und beruht in beiden Fällen beinahe immer auf Rhachitis.

Um einen Normalwert zu bestimmen, muß man zunächst alle Individuen, die aus irgend einem Grunde den Anspruch auf Normalität verloren haben, außer Betracht lassen. Der Durchschnitt der übrig bleibenden normalen Individuen ist dann der Normalwert.

Normal in diesem Sinne ist aber, wie sich zeigen wird, auch schön.

Das erste Erfordernis zur Erkennung normaler Formen ist ein scharfer und geübter Blick.

Ebenso wie der künstlerische, ist auch der ärztliche Blick angeboren. Man braucht weder Arzt noch Künstler zu sein, um beide zu besitzen. Es gibt aber nicht nur farbenblinde, sondern auch formenblinde Menschen, die beides in größerem oder geringerem Maße entbehren, und auch von diesen sind leider so manche Aerzte und Künstler.

Der Künstler, sowie der Arzt schärft seinen Blick durch die Uebung, und um sich von der Richtigkeit ihres Augenmaßes zu überzeugen, sind beide gezwungen, gewisse technische Hilfsmittel zu gebrauchen, die ihnen ermöglichen, die gewonnenen Gesichtseindrücke mit absoluten Werten zu vergleichen.

Hier handelt es sich zunächst nur um die Art und Weise, wie man sich vom ärztlichen Standpunkte den richtigen Eindruck von der Form des weiblichen Körpers verschafft, und hierbei hat man, ebenso wie bei einem Patienten, zunächst die Gestalt im allgemeinen zu betrachten, bevor man zur Beurteilung der einzelnen Teile übergeht.

Wichtig ist es, daß man zunächst den völlig entkleideten Körper so aufstellt, daß das volle Licht gleichmäßig darauf fällt, also dem Fenster gegenüber. Bei schräger Beleuchtung ist es schwierig, die rechte mit der linken Körperhälfte zu vergleichen. Der Beschauer stellt sich, auf einigen Abstand, mit dem Rücken nach dem Fenster, der zu beurteilenden Person genau gegenüber.

Die Körperhaltung muß die aufrechte, militärische sein, jedoch so, daß die Füße in ihrer ganzen Länge sich berühren (Fig. 79).

In dieser Stellung kann man sich zunächst über die Proportionen, das Verhältnis der einzelnen Körperteile zueinander und zum Ganzen orientieren, und, wo nötig, dem Auge mit Zirkel und

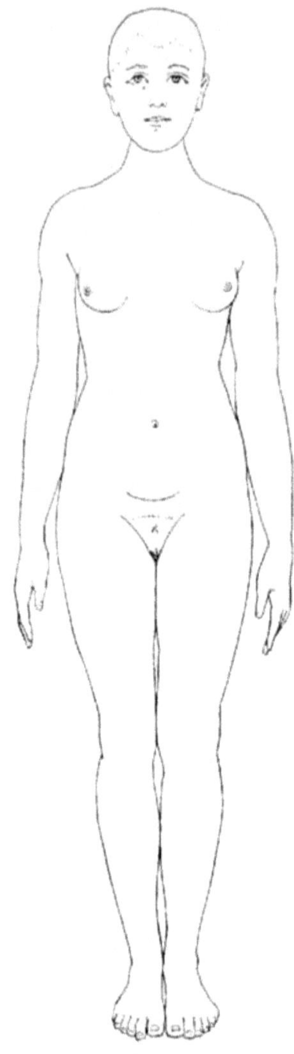

Fig. 79.
Symmetrische Körperhaltung.

Bandmaß nachhelfen. Streng wissenschaftlichen Anforderungen entspricht der Zandersche Meßapparat.

Zu rascher Orientierung genügt es, einige Hauptmaße zu nehmen, die durch vergleichende Messungen an gut gebauten Körpern festgestellt sind:

A. Höhenmaße.

1. Die Körperhöhe ist $7\frac{1}{2}$—$7\frac{3}{4}$mal so groß als die Kopfhöhe; in seltenen Fällen ist das Verhältnis 1 : 8. Die durchschnittliche Körperhöhe von europäischen Frauen ist 158 nach Quetelet, 160 nach von Lange, und 170 nach Geyer.

2. Die Körpermitte (Fig. 79 ×) ist gleich der halben Gesamthöhe; sie liegt bei der Frau ungefähr an der oberen Haargrenze des Schamberges. Eine auch nur geringe Verschiebung nach oben deutet auf einen Fehler in den unteren Extremitäten.

3. Bei richtiger Länge der Arme muß das Ellbogengelenk in der Höhe der Taille, das Handgelenk in der Höhe des Schambergs stehen, wenn der Arm ruhig herabhängt.

4. Die Länge der Beine ist bereits bestimmt durch den Stand der Körpermitte. Wenn die Beine ganz gerade und gut geformt sind, müssen sie sich in der angegebenen Stellung an vier Punkten berühren, nämlich am oberen Drittel des Oberschenkels, am Knie, an der Wade und am Fußgelenk. Bei jugendlichen Individuen mit noch nicht voll entwickelten Waden kann der dritte Berührungspunkt fehlen, ohne daß darum die Form der Beine eine schlechte ist.

Berühren sich die Kniee bei geschlossenen Knöcheln nicht, dann sind die Beine nach außen gekrümmt (O-Beine), berühren sich bei geschlossenen Knieen die Knöchel nicht, dann sind die Beine nach innen gekrümmt (X-Beine).

Der oberste Berührungspunkt ist abhängig von der Fülle der Oberschenkel.

B. Breitenmaße.

1. Die Schulterbreite ist beim weiblichen sowie beim männlichen Körper das absolut größte von allen Breitenmaßen; die genaue Messung ist erschwert durch die große Beweglichkeit und den wechselnden Hoch- und Tiefstand der Schulter. Am sichersten mißt man bei gerade herabhängenden Armen die größte Entfernung der weichen Teile der Oberarme. Die Schultergelenkbreite findet man von oben her, vom äußersten Rand des Schulterblatts, dem Akromion, aus.

2. Die Taillenbreite ist der schmalste Durchmesser des Rumpfes am unteren Rippenrand.

3. Die Hüftbreite ist am größten in der Höhe der von außen fühlbaren Vorsprünge der Oberschenkelknochen (Trochanteren), ja sogar noch darunter; zur Bestimmung des Maßes ist es am empfehlenswertesten, durch die Haut hin diese Knochenvorsprünge abzutasten und von ihnen aus zu messen. Die Hüftgelenkbreite ist schwieriger zu bestimmen wegen Unzugänglichkeit des Hüftgelenks; sie beträgt die Hälfte der Schultergelenkbreite.

Aus dem Verhältnis dieser drei Maße ergibt sich die charakteristische Form des gut gebauten weiblichen Rumpfes.

Bei 25 wohlgebauten Frauen fand ich folgendes Verhältnis:

Körperlänge	. . . 155—170	Durchschnitt . . . 162,5
Schulterbreite	. . 35—40	„ . . . 37,5
Taillenbreite	. . . 19—24	„ . . . 21,5
Hüftbreite	. . . 31—36	„ . . . 33,5

Ganz unabhängig von der Körperlänge sind die Breitenmaße stets so angeordnet, daß die Hüftbreite um 4 cm, die Taillenbreite um 16 cm geringer ist als die Schulterbreite.

Will man weitere Maße nehmen, so kann man dazu entweder die Richersche Einteilung in Kopfhöhen, die Fritschsche oder Langersche Methode benützen.

Die oben angegebenen Maße genügen jedoch zur Beurteilung der allgemeinen Verhältnisse der Figur. Außerdem aber hat man mit den Breitenmaßen bereits einen der wichtigsten sekundären Geschlechtscharaktere, die weibliche Bildung des Rumpfes, festgestellt.

Außer der Bildung des Rumpfes sind die weichen, runden Formen, die zarteren Farben, die Bildung der Brüste, die Länge der Kopfhaare, die geringe Körperbehaarung wertvolle Zeichen des gut ausgeprägten weiblichen Geschlechtscharakters, während eckige Formen, schlecht entwickelte Brüste, starke Körperbehaarung als ebensoviele Fehler anzumerken sind.

Die Proportionen lassen sich entweder durch unmittelbare Messung am lebenden Körper, oder durch die Konstruktion über der Photographie bestimmen.

Zu rascher Orientierung genügen die Verhältnisse Kopfhöhe zu Körperhöhe = 1 : 8. Arm zu Bein = 4 : 5. Kopf zu Rumpf = 1 : 3. Kopf zu Bein = 1 : 4. Kopf zu Arm = 1 : 3.

Die Verwertung des Fritschschen Kanons zur Bestimmung der Proportionen an einer Photographie erläutern die Figuren 80 und 81.

Beiläufig sei bemerkt, daß ich durch Vergleichung der nach der Photographie erzielten mit den an der Lebenden genommenen Maßen mich in diesem Falle direkt von der Richtigkeit der Proportionen nach dem Fritschschen Kanon überzeugen konnte. Um einen tadellosen Körper handelt es sich aber trotz richtiger Proportionen nicht, denn die eigentümliche Stellung der Handgelenke und die verdickten Knöchel sind Zeichen von leichter Rhachitis.

Hat man sich so über die Proportionen und die Ausbildung des Geschlechtscharakters im allgemeinen orientiert, so muß man des weiteren die symmetrische Entwicklung des Körpers beurteilen.

Dies gelingt in gewissem Sinne auch bei Betrachtung der Figur von vorne in der oben beschriebenen Stellung. Besser jedoch ist es, zu diesem Zwecke die zu untersuchende Person sich gerade ausgestreckt auf den Rücken legen zu lassen, hinter das Haupt derselben zu treten und von hier aus in der Verkürzung die rechte mit der linken Körperhälfte zu vergleichen. Unregelmäßigkeiten treten hierbei viel schärfer hervor.

In zweifelhaften Fällen, deren Zahl bei einiger Uebung sich rasch vermindert, muß die direkte Messung entscheiden.

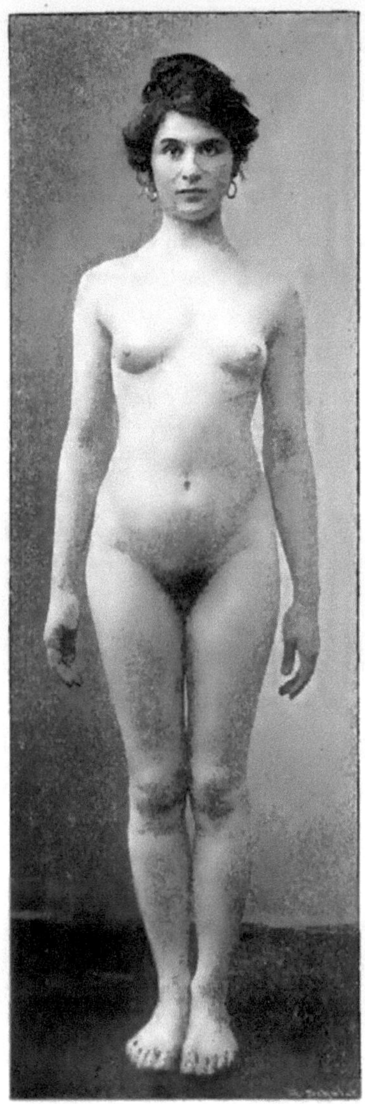

Fig. 80.   23jähriges Mädchen
in symmetrischer Körperhaltung.

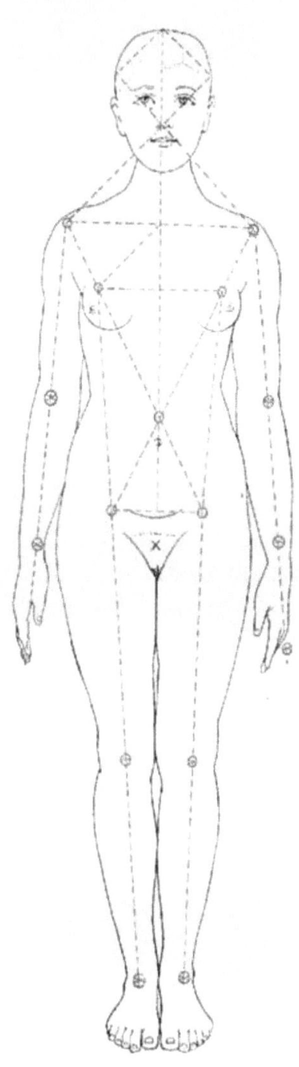

Fig. 81.   Proportionen von Fig. 80
nach Fritsch.

Ueber den Ernährungszustand entscheidet das Körpergewicht. Dieses wird nach der Vierordtschen Formel aus der Körperlänge und dem Brustumfang über den Brustwarzen berechnet. Das normale weibliche Durchschnittsgewicht schwankt zwischen 52 und 60 kg. Ein wertvolles Zeichen zur Beurteilung der Ernährung ist das Aussehen der Haut, ihre Spannung, ihr Glanz und ihre Farbe.

Eine gesunde Haut schmiegt sich glatt und ohne Falten der Körperoberfläche an; die natürlichen Falten in den Beugestellen gleichen sich aus bei Streckung der Gliedmaßen. Namentlich bei der Frau werden durch das Fettpolster alle vorspringenden Ecken und Kanten des Knochengerüstes ausgeglichen, an Stellen, an denen die Haut an den darunter liegenden Teilen fester haftet, bilden sich Grübchen, so am Kinn, in den Wangen, auf den Schultern, am Ellbogen, im Kreuz. Nimmt man eine Falte der Haut mit den Fingern auf, so glättet sie sich sofort wieder. Durch starke Abmagerung kann die Haut vorübergehend oder dauernd ihre Spannung verlieren und schlaff werden.

Wenn die Spannung mit dem Alter schwindet, bilden sich Runzeln, die zuerst an den Augen auftreten (Krähenfüße).

Ebenso wie die Haut, ist auch das unter ihr liegende Fettpolster an verschiedenen Stellen des Körpers von wechselnder Dicke.

Bei der Frau ist im allgemeinen die Haut dünner und das Fettpolster dicker wie beim Manne. Darum findet man bei der Frau auch nie die scharf umschriebenen, durch Furchen begrenzten Muskelwölbungen, die sich bei männlichen Arbeitern finden.

Kräftige Muskelarbeit schädigt darum auch bei einem Weibe beinahe niemals die Schönheit der äußeren Formen, was ich mehrmals bei Akrobatinnen und Reiterinnen feststellen konnte.

Es ist oben schon hervorgehoben, daß durch zu starken und ausschließlichen Gebrauch einer bestimmten Muskelgruppe der harmonische Eindruck des Ganzen leiden kann. Um das beurteilen zu können, ist eine genauere Kenntnis der Muskeln des menschlichen Körpers nötig.

Man kann sich die Lage und Bildung der Muskeln noch anschaulicher machen, wenn man das zu untersuchende Individuum Bewegungen ausführen läßt, wobei sich die einzelnen Muskeln zusammenziehen und verdicken.

Bei einiger Uebung wird man bald im stande sein, durch einen raschen Blick sich über ihre gleichmäßige Entwicklung aus der Modellierung des Körpers zu überzeugen. Ueber die Schulter- und Brustmuskeln orientiert man sich am besten, wenn man die Arme bis über den Horizont langsam heben und senken läßt, über die Bauch- und Rückenmuskeln durch Beugen und Strecken des Oberkörpers, über die Muskeln der Beine durch Gehbewegungen. Wenn die Rundung der Formen hauptsächlich durch Fett bedingt ist, werden bei all diesen Bewegungen die Körperformen verhältnismäßig wenig beeinflußt; bei gut ausgebildeter Muskulatur aber treten die durch die Muskeln bedingten Rundungen deutlich hervor.

Der schädliche Einfluß der Kleider äußert sich hauptsächlich an der Taille, der Wade und dem Fuß. Diese Körperteile verdienen demnach daraufhin besonders aufmerksam beurteilt zu werden.

Ob eine Frau ihre höchste Blütezeit erreicht oder überschritten hat, läßt sich bei einmaliger Untersuchung oft schwer ausmachen.

Im allgemeinen nimmt man an, daß der weibliche Körper mit dem 23. Lebensjahre völlig ausgebildet ist, doch ist bereits oben darauf hingewiesen worden, daß das Lebensalter in dieser Beziehung sehr großen individuellen Schwankungen unterworfen ist.

Größere Sicherheit bietet noch das Auftreten der ersten Menstruation. Je später diese sich einstellt, desto wahrscheinlicher tritt auch die höchste Blütezeit später ein.

Einen weiteren Anhaltspunkt hat man an den Proportionen. Beim neugeborenen Mädchen ist im Verhältnis der Kopf am größten, die Extremitäten am kleinsten. Um die volle Ausbildung zu erreichen, muß sich der ganze Körper um reichlich das Dreifache vergrößern; dabei wächst der Kopf bis zum Doppelten, der Rumpf bis zum Dreifachen, die Beine bis zum Vierfachen ihrer ursprünglichen Länge. Der Kopf hat meist schon gegen das 13. Lebensjahr seine bleibende Länge erreicht, der Rumpf ebenfalls, die Beine jedoch erreichen sie viel später. Da nun aber die Körpermitte umso tiefer reicht, je länger die Beine werden, so muß deren tiefster Stand mit dem vollendeten Wachstum zusammenfallen. Demnach ist die Wahrscheinlichkeit, daß man es mit einem ausgebildeten Körper zu tun hat, umso größer, je tiefer die Körpermitte steht. Jedoch behält sie diesen

tiefsten Stand auch noch zu einer Zeit, in der die höchste Blüte verstrichen ist, und darum können die Proportionen höchstens dazu
dienen, den nicht völlig gereiften vom reifen Körper zu scheiden,
nicht aber vom überreifen. — Den sichersten Anhaltspunkt zur Entscheidung dieser Frage bildet die jeweilige Beschaffenheit der Brüste.
Die höchste Blütezeit der Brüste fällt mit der höchsten Blütezeit des
Körpers zusammen; ihr Welken ist das erste Zeichen, daß die
Blütezeit vorübergeht.

Von Krankheiten kommen hauptsächlich solche in Betracht, welche
die äußere Form des Körpers dauernd beeinträchtigen, also in erster
Linie Rhachitis und Schwindsucht. Bei bestehendem Zweifel kann
es erforderlich werden, den objektiv aufgenommenen Befund durch
Aussagen der Untersuchten bestätigen zu lassen. Für die Wahrscheinlichkeit einer früher durchgemachten Rhachitis spricht, wenn jemand
spät gehen gelernt hat, als Kind sich langsam entwickelt; für Schwindsucht spricht Neigung zu Husten, leichte Ermüdung, das Bestehen
ähnlicher Krankheitserscheinungen bei den nächsten Angehörigen
u. s. w.

Aus dem Vorstehenden ist ersichtlich, daß man zur Erhebung des
Befundes nicht umhin kann, einige Fragen an die untersuchte Person
zu stellen. Das Alter, das Eintreten der ersten Menstruation, Beschäftigung, Lebensweise und Familienverhältnisse können wichtige
Handhaben zur Beurteilung der jeweiligen Körperverhältnisse abgeben.

Man ist also in gewissem Sinne gezwungen, eine »Anamnese«
aufzunehmen und sein Urteil zum Teil auf Aussagen zu stützen, die
man von dem Subjekt der Untersuchung selbst erhalten hat.

Dabei ist jedoch darauf zu achten, daß diese Anamnese, ebenso
wie in der ärztlichen Welt, nur einen subjektiven Wert hat, d. h. daß
wir sie nur dann als glaubwürdig ansehen dürfen, wenn sie mit dem
von uns erhobenen objektiven Befund übereinstimmt.

Das ist eine wissenschaftliche Forderung und keineswegs ein Miß-
trauensvotum für die Frauen im allgemeinen und für das untersuchte
Individuum im besonderen.

Mit der Ausschaltung aller hier angeführten Fehler der Proportionen, der symmetrischen Entwicklung, der Ernährung, des weib-

lichen Geschlechtscharakters, aller durch unzweckmäßige Kleidung und Krankheiten hervorgerufenen Veränderungen, mit der höchsten Blütezeit sind somit die Eigenschaften bestimmt, die dem zu untersuchenden Weibe den Anspruch auf einen normalen Körperbau zusichern.

Innerhalb der in solcher Weise festgestellten Grenzen machen sich gewisse, durch Vererbung und Lebensweise bedingten Einflüsse bemerkbar, welche jeden einzelnen Körper von sämtlichen anderen unterscheiden lassen. Diese beiden Einflüsse wirken in so fein abgestuften Unterschieden, daß sie sich einer regelrechten schematischen Beurteilung völlig entziehen. Durch sie wird die Individualität bedingt, d. h. diejenigen Abweichungen von dem allgemeinen Schema, welche der einzelnen Gestalt ihr charakteristisches Gepräge verleihen.

Die Gesetze, nach denen sich jeder einzelne Körper als Mikrokosmus ausbildet, sind uns nur zum Teil bekannt. Wem die Natur heilig ist, für den hat jede auch noch so geringe körperliche Eigentümlichkeit einen großen Wert, welcher zwar nicht immer begriffen, in jedem Falle aber sorgfältig beachtet werden muß.

Allgemeingültige Gesetze zur Beurteilung der Individualität lassen sich deshalb nicht aufstellen, dagegen ist die sorgfältige Beachtung der Eigenart im gegebenen Falle ein strenges Gebot.

Jede Frau hat ihre Individualität, die sie von allen anderen Individuen ihrer Art unterscheidet. Diese Individualität ist begründet auf gewissen Abweichungen von den allgemeinen Regeln. Diese Abweichungen geben dem Körper sein persönliches Gepräge und sind nicht als Fehler anzusehen, solange sie sich innerhalb der aufgestellten Grenzen der Gesetze über Proportionen, symmetrische Entwicklung, gleichmäßige Ausbildung und sekundären Geschlechtscharakter halten.

Man kann, wie Langer[1]) hervorhebt, aus der großen Zahl der Individualitäten wiederum größere Gruppen mit gemeinschaftlichen Merkmalen zusammenstellen, und z. B. große, mittelgroße und kleine,

---

[1]) Anatomie der äußeren Formen, p. 79.

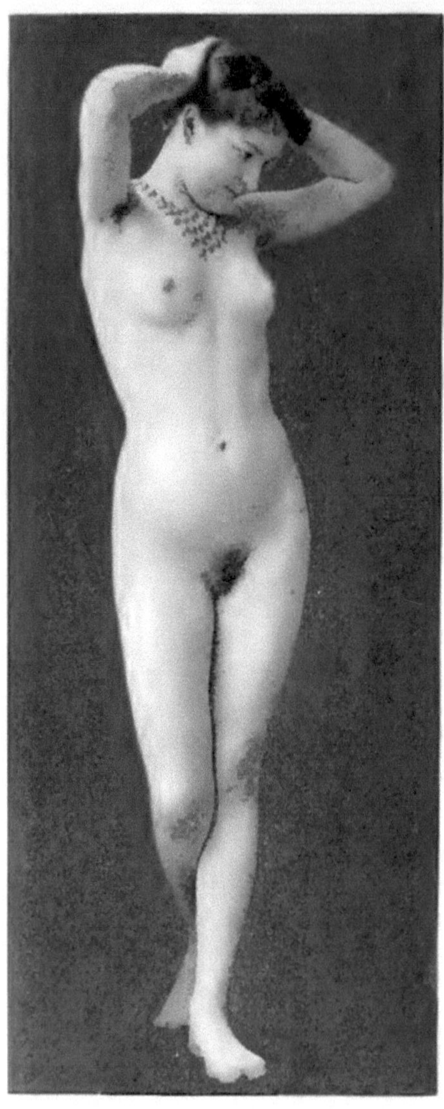

Fig. 82.
Normaler Körper mit sanguinischem Gepräge.

schlanke und gedrungene Gestalten voneinander scheiden. Langer findet dabei, daß auch diese Gruppen gewissen Gesetzen unterworfen sind, so daß sich meist groß und schlank, klein und gedrungen zusammenfindet.

Dies sind individuelle Schwankungen, die sich alle auf das Verhältnis zwischen den Proportionen der Längen- und Breitenmaße des Körpers zurückführen, und somit bis zu einem gewissen Grade durch Berechnung kontrollieren lassen.

Außer diesen gibt es aber zahlreiche feinere Unterschiede, welche sich der mathematischen Berechnung völlig entziehen.

Für das Gesicht ist zuerst von Piderit[1]) nachgewiesen worden, daß sich durch einen regelmäßigen Gebrauch der mimischen Gesichtsmuskeln eine gewisse Physiognomie ausprägt, welche für ein bestimmtes Individuum, bezw. Gruppen von Individuen, kennzeichnend wird.

Für den übrigen Körper, mit Ausnahme der Hand, sind ähnliche Beobachtungen noch nicht gemacht worden. Trotzdem ist als sicher

---

[1]) Piderit, Wissenschaftliches System der Mimik und Physiognomik, 1867.

anzunehmen, daß jeder einzelne Körperteil seinen ganz bestimmten physiognomischen Wert hat.

Daß die Anfänge einer bisher noch nicht wissenschaftlich bearbeiteten Körperphysiognomik alsKeime in unserem Bewußtsein schlummern, dafür sprechen verschiedene in der Umgangssprache wie in der Wissenschaft gebrauchte Bezeichnungen für eine durch Vererbung oder Lebensweise hervorgebrachte Körpereigentümlichkeit; dahin gehört der jüdische Gang, der in Holland als Wüstenschritt bezeichnet wird, das Bäckerbein, der Bierbauch, die Ammenbrust u. dgl. m.

Für unsere Zwecke genügt es, festzustellen, daß innerhalb der normalen Grenzen die

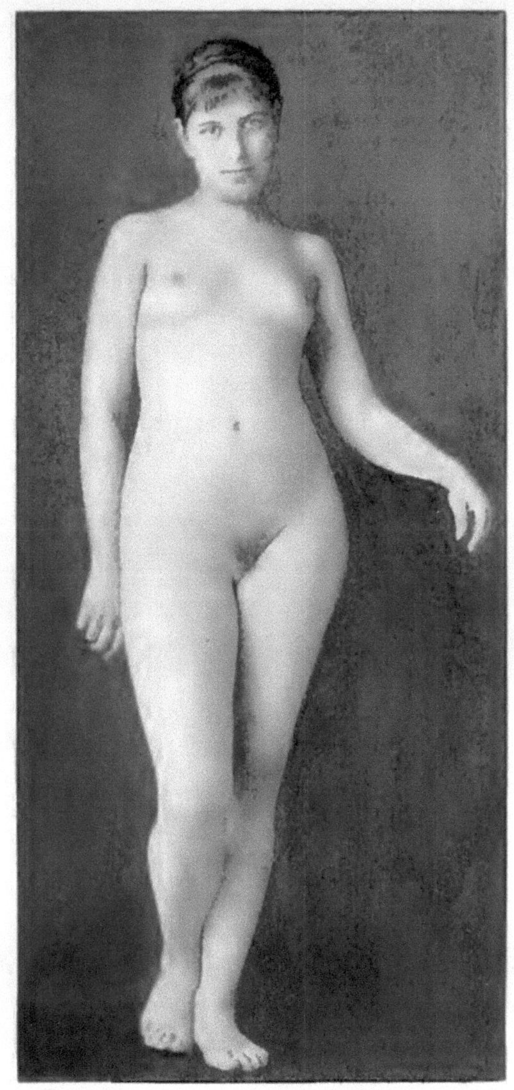

Fig. 83.
Normaler Körper mit phlegmatischem Gepräge.

durch Vererbung und Lebensweise bedingte Individualität nicht nur dem Gesicht, sondern auch dem Körper jedes einzelnen Individuums ein ganz bestimmtes Gepräge verleiht und dadurch eine große Schwankungsbreite für den körperlichen Ausdruck der Schönheit hervorruft.

Leichter verständlich werden diese Unterschiede, wenn man die aus der Gesichtsphysiognomik geläufigen Begriffe, wie z. B. die Bezeichnungen der vier Temperamente, auf den Körper überträgt.

In den Figuren 82 und 83 sind zwei völlig normale Körper dargestellt. Die Proportionen entsprechen dem Fritschschen Kanon, bei der ersten beträgt die Körperhöhe 8, bei der zweiten etwas über 7 1/2 Kopfhöhen. Beide Körper zeigen keine Spuren von überstandenen Krankheiten, keine Druckstellen von Kleidern, die Ernährung ist bei beiden eine gleichmäßig gute, der weibliche Geschlechtscharakter ist bei beiden gut ausgeprägt, namentlich sind die Brüste bei beiden sehr schön gebildet und entsprechen nach Form und Größe dem Zustand der höchsten Blüte.

Von einigen geringeren Fehlern abgesehen, wie etwas zu geringe Hüftbreite bei der ersten, eine nicht ganz reine Umrißlinie des Oberschenkels (links) bei der zweiten, besitzen beide einen besonders regelmäßig gebauten Körper.

Trotzdem beide Gestalten völlig in den Rahmen weiblicher Schönheit hineinpassen, zeigen sie doch, miteinander verglichen, bemerkenswerte Unterschiede.

Bei Fig. 82 erkennt man im Gesicht ebenso wie im Körper eine feiner ausgearbeitete Oberfläche, eine bessere Ausprägung der Muskulatur. Dem lebhafteren Ausdruck im Gesicht entspricht eine freiere Bewegung des Körpers, die sich auch in der angenommenen Stellung kundgibt. Die ganze Gestalt ist von einer Feinheit des Baus belebt, an der man bei schönen Pferden das reine Blut, die »Rasse«, erkennt. Zu diesem Bilde passen auch die zarten und zierlichen Gelenke, die auffallend gute Gestaltung der feingefesselten Füße.

Von den physiognomischen Temperamenten entspricht das lebhafte sanguinische dieser Körperbildung am besten (Sanguis = Blut).

Bei Fig. 83 zeigen Gesicht und Körper eine behagliche Daseinsfreude, alle Formen sind weich und rund, mehr fett als fleischig. Die Fesseln sind schwerer, die Hände und Füße trotz guter Form von massiverem Bau. Der Ausdruck des Gesichts ist trotz großer Regelmäßigkeit der Züge weniger tief, weniger lebhaft, und dementsprechend macht sich auch im Körper eine bequeme Lässigkeit in Form und Haltung geltend.

Wie die erste Gestalt dem sanguinischen, so entspricht diese dem trägen, phlegmatischen Temperament.

Die erste ließe sich mit Diana, die zweite mit einer Nymphe vergleichen, die erste zeigt eine ausgearbeitete Individualität, die zweite ist mehr eine Vertreterin der Gattung, die erste ist eine Persönlichkeit, die zweite ein Weib wie viele andere.

Diese Beispiele zeigen, daß trotz aller Gesetze und Einschränkungen die Individualität schon bei einer oberflächlichen allgemeinen Betrachtung des Körpers zu zahlreichen Variationen der weiblichen Schönheit Gelegenheit bietet. In noch höherem Maße ist dies der Fall, wenn man auch die einzelnen Teile des Körpers einer genaueren Prüfung unterzieht.

Wie wir beim Krankenexamen nach der allgemeinen Betrachtung seine Organe näher untersuchen, so müssen wir auch hier uns nach Erledigung der allgemeinen Fragen ausführlicher mit den einzelnen Körperteilen befassen.

Bei der Betrachtung im allgemeinen war es erforderlich, das Licht voll und gleichmäßig von vorn auf den Körper fallen zu lassen, zur Beurteilung seiner Teile ist eine seitliche und halbe Beleuchtung oft wünschenswert, weil dadurch die Einzelheiten der Bildung schärfer hervortreten.

Außerdem ist man oft genötigt, die einzelnen Teile in verschiedene Stellungen zu bringen. Beim Kopf genügt die Betrachtung im Profil und en face, beim Rumpf und bei den Gliedmaßen kann man damit oft nicht einmal auskommen und muß die verschiedenen Phasen der Bewegungen zu Hilfe nehmen.

XI.

Kopf und Hals.

Die Form des Kopfes, als Ganzes betrachtet, ist im wesentlichen abhängig von der Bildung des Schädels. Da nun aber von 100 Kindern 97 in Schädellage geboren werden, wobei der nach hinten liegende Teil der Schädelwölbung eine wenn auch noch so geringe Abflachung erleidet, die selten völlig wieder ausgeglichen wird, so sind in weitaus den meisten Fällen die Schädel asymmetrisch. Meist ist jedoch diese Abweichung so gering, daß sie sich der Beachtung entzieht.

Eine völlig symmetrische Entwicklung der beiden Kopfhälften v o r der Geburt ist so außerordentlich selten, daß sich kaum ein Mensch finden läßt, bei dem die rechte Hälfte genau das Spiegelbild der linken ist. Kleinere Abweichungen dieser Art fallen demnach in den Rahmen der Individualität.

Während der Schädel bei beiden Geschlechtern im Kindesalter die gleiche Bildung hat, finden sich mit zunehmender Reife mehr oder weniger scharf ausgeprägte sekundäre Geschlechtscharaktere.

Zunächst ist die Größe sowie der Inhalt des Gehirnschädels bei der Frau geringer, und ebenso die Größe des Gesichtsschädels, verglichen mit dem Gehirnschädel (Fig. 84).

Die Wölbung des Schädeldaches ist beim Manne stärker und gleichmäßiger; bei der Frau ist der Scheitel flacher und setzt sich im Profil von der Stirn und vom Hinterhaupt in schärferem Winkel ab als beim Manne. Dadurch wird die S t i r n g e g e n d bei der Frau kürzer und verläuft mehr senkrecht als beim Manne.

Von vorn gesehen ist die Stirn der Frau gleichmäßig rund gewölbt, während beim Manne die Stirnhöcker kräftig ausgebildet sind und der Stirn eine mehr eckige Form geben. Der Gesichtsschädel der Frau erscheint breiter und weniger hoch, und im Verhältnis zum Hirnschädel kleiner als beim Manne.

Im allgemeinen ist damit der Geschlechtsunterschied am Schädel der folgende:

Männerschädel: eckig, hoch, mit Ueberwiegen des Gesichtsteils.

Weiberschädel: rund, breit, mit Ueberwiegen des Gehirnteils.

Bei der Betrachtung der lebenden Frau sind es im Profil namentlich die Knickung zwischen Stirn und Scheitel und en face die relative Kleinheit und Rundung des Gesichts, welche der Beobachtung zugänglich sind, und, gut ausgeprägt, den Vorzug rein weiblicher Bildung in sich schließen.

Das starke Hervortreten der Stirnhöcker, das sich in der Regel

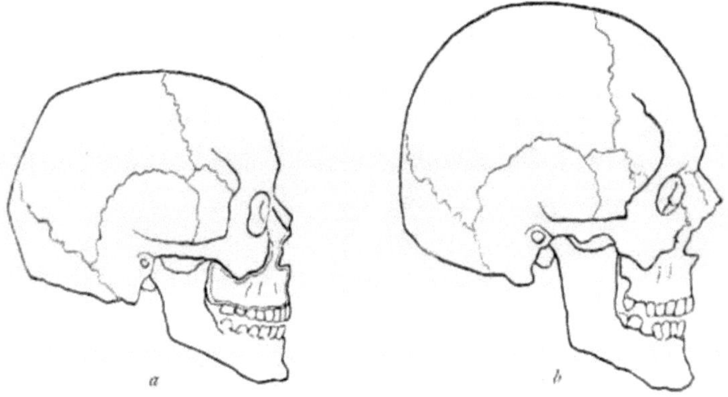

Fig. 84. Weiblicher (a) und männlicher (b) Schädel. Modifiziert nach Ecker.

erst beim erwachsenen Manne deutlich ausprägt, kann bei beiden Geschlechtern schon im jugendlichen Alter auftreten und zwar als Folge von englischer Krankheit (Tête carée). Abgesehen vom jugendlichen Alter erkennt man den krankhaften Ursprung solcher Schädelbildung meist an dem gleichzeitigen Vorhandensein rhachitischer Zeichen an anderen Körperteilen.

Die übrige Form des Schädels wird durch die Haare verdeckt, welche beim Manne, auch wenn man sie nicht abschneidet, nie so lang werden als bei der Frau.

Die Haare der Frau erreichen eine durchschnittliche Länge von 75 cm (Ranke) und sind außerdem dicker als beim Manne (Virchow).

Sie können aber auch eine Länge von 150 cm und mehr erreichen[1]). Demnach bildet langes und reichliches Kopfhaar einen sekundären Geschlechtscharakter der Frau und damit einen weiblichen Vorzug, der umso größer wird, je länger und je reichlicher das Haupthaar im gegebenen Falle ist.

Der wichtigste Teil nicht nur des Kopfes, sondern des Körpers überhaupt ist das Angesicht. Im Gesicht ist die Individualität am stärksten ausgedrückt. Das Gesicht ist stets unbedeckt und häufiger und gründlicher Beobachtung ausgesetzt: jedermann kennt die feinen Nüancen seines Ausdrucks, wenn er auch nicht die Erklärung dafür zu geben vermag.

Man ist so sehr gewöhnt, allein nach dem Gesicht zu urteilen, daß dessen schöne Bildung alle Fehler des Körpers vergessen läßt, ein häßliches Gesicht aber trotz aller Vorzüge des übrigen Körpers ein Verdammungsurteil in sich schließt.

Um sich darüber Rechenschaft zu geben, welche Anforderungen man anatomisch an die schöne Gesichtsbildung stellen darf, muß man auf die embryonale Entwicklung zurückgreifen.

Die erste Anlage des Körpers besteht aus Keimblättern, welche sich über der Vorderfläche zusammenrollen und dort mehr und mehr verwachsen (vgl. Abschnitt V).

Das Kopfende des menschlichen Embryos unterscheidet sich von dem tierischen durch eine sehr frühzeitige Ausbildung des Vorderhirns, das die seitlich von den Kiemenbogen umgebene primitive Gesichtshöhle von oben her überdacht.

Von dem Stirnlappen des Gehirnteils wachsen ein mittlerer und zwei seitliche Nasenfortsätze nach unten und fassen die primitiven, mit dem Gehirn in Zusammenhang stehenden Riechgruben zwischen sich. Nach außen von den seitlichen Nasenfortsätzen liegen die Augenblasen, welche gestielt vom Gehirn ausgehen und der Körperoberfläche entgegenwachsen.

Außer diesen drei Nasenfortsätzen sind es namentlich die paarigen Oberkieferfortsätze und die in der 6. Woche bereits verwachsenen Unterkieferfortsätze, welche zur Bildung des Gesichts verwendet

---

[1]) Bei vier Frauen mit besonders schönem Haar habe ich 120, 126, 130 und 153 cm gemessen; in München fand ich 1899 eine Dame von 164 cm Körperlänge mit Haaren von 155 cm Länge.

werden. Beide gehen durch Spaltung aus dem ersten Kiemenbogen hervor.

Von der gleichmäßigen Entwicklung dieser Fortsätze hängt im wesentlichen die regelmäßige Form des Gesichtes ab, und zwar sind es die Oberkieferfortsätze, die dabei die Hauptrolle spielen.

Jeder der erwähnten Fortsätze enthält in der Anlage die Haut, die Muskeln, die Blutgefäße, die Nerven und die Knochen des zukünftigen Gesichtes.

In Fig. 85 stehen die Augenblasen (*A*) stark seitlich, die Ohren tief unten in der Höhe des zweiten Kiemenbogens; die Vorderfläche wird von der gemeinschaftlichen Nasenmundhöhle eingenommen. Die Unterkieferbogen (*m i*) sind bereits in der Mitte verwachsen, die Oberkieferbogen (*m s*) schieben sich seitlich zwischen Augenblasen und primitiver Mundhöhle nach den Stirnfortsätzen hin. Am Boden des Mundes liegt die Zungenanlage.

In Fig. 86 ist der breite klaffende Mundspalt mehr geschlossen, weil die Oberkiefer und mittleren Nasenlappen sich stärker ausgebildet und in der Mittellinie einander genähert haben.

In Fig. 87, dem Ende des 2. Monats entsprechend, ist die Nasenanlage von der Mundspalte, und beide von den Augenspalten bereits völlig getrennt.

In diesem Stadium der Entwicklung verwachsen die fünf oberen Fortsätze mehr und mehr, bis schließlich die beiden Oberkieferfortsätze mit einem Teil des mittleren Nasenfortsatzes zusammen die Ober-

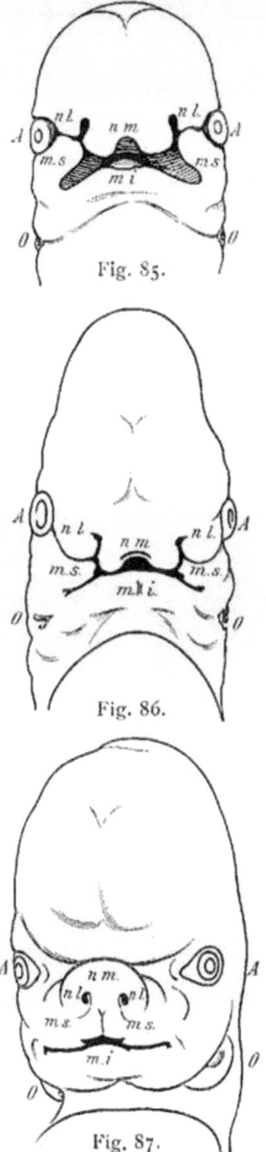

Fig. 85.

Fig. 86.

Fig. 87.

Fig. 85—87. Entwicklung des Gesichts (nach His).

n m mittlerer, *n l* seitliche Nasenfortsätze, *m s* Oberkieferfortsätze, *A* Augen, *O* Ohren, *m i* Unterkieferfortsätze.

lippe bilden. Wo diese Vereinigung nicht in vollständiger Weise zu stande kommt, bleibt ein größerer oder geringerer Grad von »Hasenscharte« bestehen.

Bei gleichmäßig guter Entwicklung aller Teile muß nicht nur die Oberlippe völlig vereinigt sein, sondern es muß sich auch das Grübchen zwischen Nase und Mund deutlich und scharf abgrenzen, und das Lippenrot muß in der Mitte mit leicht nach unten konvexem Bogen zusammenfließen. Es ist bekannt, daß bei den Engländern häufig zu kurze Oberlippen gefunden werden, und bei den Negern wiederum häufig Oberlippen, die den normalen Grad der Entwicklung in ihren seitlichen Partien überschreiten. Diese letztere Eigentümlichkeit ist meist eine Folge von starker Entwicklung des Oberkiefers überhaupt und findet sich deshalb zusammen mit stark vorstehenden Backenknochen.

Beim Vergleich der Embryonalanlage mit dem Schädel eines neugeborenen Kindes (Fig. 88) sieht man, daß die den drei Nasenfortsätzen angehörigen Knochen, die Nasenbeine und der Mittelkiefer, an Wachstum durch die Knochen des Oberkiefers und Jochbogens weit überholt sind.

Die Oberkieferknochen bilden den Mittelpunkt, um den sich die übrigen Knochen des Gesichts anordnen, wie man sich leicht an nebenstehender Figur (88) überzeugen kann. Zunächst bilden sie in Vereinigung mit dem schmalen Mittelkiefer die obere Begrenzung des Mundes und die untere der Nase; durch die nach oben sich weiterschiebenden Fortsätze begrenzen sie einen Teil der Augenhöhle und scheiden diese von der Nase. Augen, Mund und Nase, die wichtigsten Teile des Gesichtes, sind dadurch in Abhängigkeit gebracht von der Entwicklung des Oberkiefers.

Geht man nun einen Schritt weiter und vergleicht den Schädel des Neugeborenen mit dem der erwachsenen Frau, so tritt der Einfluß des Wachstums des Oberkiefers sofort deutlich vor Augen (Fig. 89, 90).

Sind die oberen Ausläufer des Oberkiefers zu stark entwickelt, so wird die Wurzel der Nase breit und die Augen treten mehr auseinander (Fig. 90), sind die mittleren Teile zu mächtig, so schieben sie die Jochbogen nach außen und die Backenknochen treten stärker hervor, während zugleich die Nase einen stärkeren Winkel nach vorn macht.

Von der Entwicklung des unteren Teiles hängt zunächst, wie

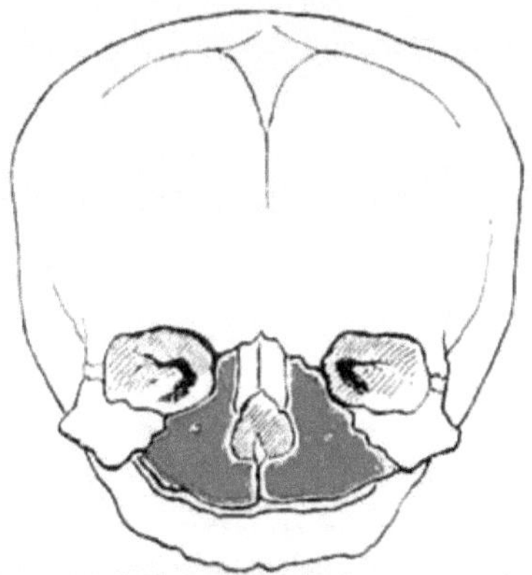

Fig. 88. Schädel eines Neugeborenen.
Die rote Fläche entspricht dem Gesichtsteil des Oberkieferknochens.

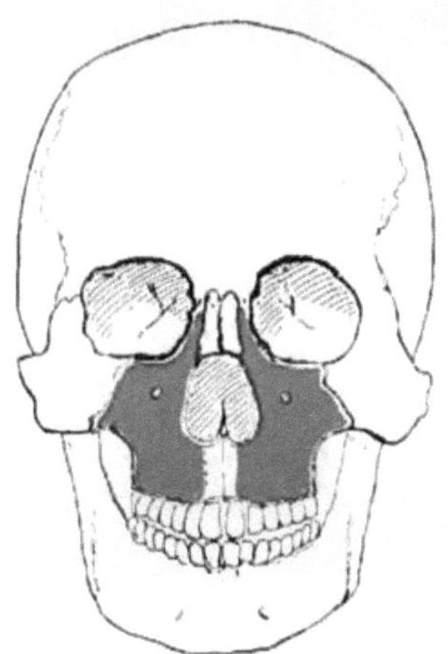

Fig. 89. Schädel einer Frau mit schmalem und langem Oberkiefer.

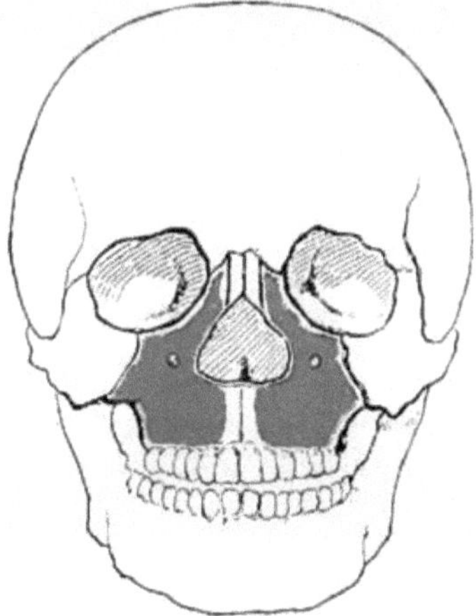

Fig. 90. Schädel einer Frau mit kurzem und breitem Oberkiefer.

erwähnt, die Bildung der Oberlippe ab. Tritt der Oberkiefer in schräger Richtung nach vorn voraus (Prognathie), ist er dabei kräftig entwickelt, dann beherrscht er die übrigen Teile des Gesichts und bildet den Typus, der bei den Negern ein Rassenmerkmal ist. Mit dieser Verstärkung der oberen Mundpartie geht aber Hand in Hand eine Verkürzung und Verbreiterung der Nasengegend, so daß diese in die Höhe gebogen und breiter wird und zugleich in der Ansicht von vorn die Oeffnung der Nasenlöcher sichtbar sind. Meist verbindet sich damit eine stärkere Entwicklung des Unterkiefers (Fig. 90).

Wenn jedoch die unteren Partien des Oberkiefers schmal bleiben und zugleich mehr senkrecht sich stellen (Orthognathie), dann tritt die Mundpartie mehr zurück, zugleich aber wird die Nase schmäler und länger in ihrem unteren Teil (Fig. 89).

Aus allen diesen Momenten ergeben sich zahlreiche Verschiedenheiten der Gesichtsbildung.

Daß die anderen Gesichtsknochen auch mehr oder weniger dazu beitragen können, liegt auf der Hand. Wer sich dafür interessiert, findet Ausführlicheres darüber bei Langer [1]).

Wir haben uns hier auf den Oberkiefer als den weitaus wichtigsten der Gesichtsknochen beschränkt.

Da nun aber ein breiter, kurzer und vorstehender Oberkiefer das Merkmal des Negertypus resp. des Affentypus ist, so wird die Gesichtsbildung umso vollkommener sein, je schmäler, länger und senkrechter der Oberkiefer sich entwickelt hat, und je schmäler seine oberen Ausläufer sind.

Die Folgen derartiger Bildung sind: eine schmale und gestreckte Nase, eine gleichmäßige, mehr senkrechte Abflachung der seitlichen Nasenpartie nach der Oberlippe zu, senkrechter Stand der Zähne des Oberkiefers, wenig vortretende Backenknochen.

Diese Vorzüge zeigen sich deutlich ausgeprägt in dem jugendlichen Gesicht eines 13jährigen Mädchens aus Rom (Fig. 91), deren Gesichtsoval auffallend rein und regelmäßig gebildet ist.

Zu diesen, beiden Geschlechtern gemeinsamen Vorzügen in der Bildung des Kopfskeletts gesellen sich beim Weibe noch die ihm eigentümlichen sekundären Geschlechtsmerkmale, welche auch in der Schädelbildung ausgesprochen sind.

Zunächst ist es die relative Kleinheit des Gesichts im

---

[1]) Anatomie der äußeren Formen, p. 110 ff.

Verhältnis zum Schädel, durch die sich das Weib vom Manne unterscheidet und sich in dieser Hinsicht weniger als jener vom kindlichen Typus entfernt.

Dazu kommt, daß die Augenhöhlen des weiblichen Skeletts

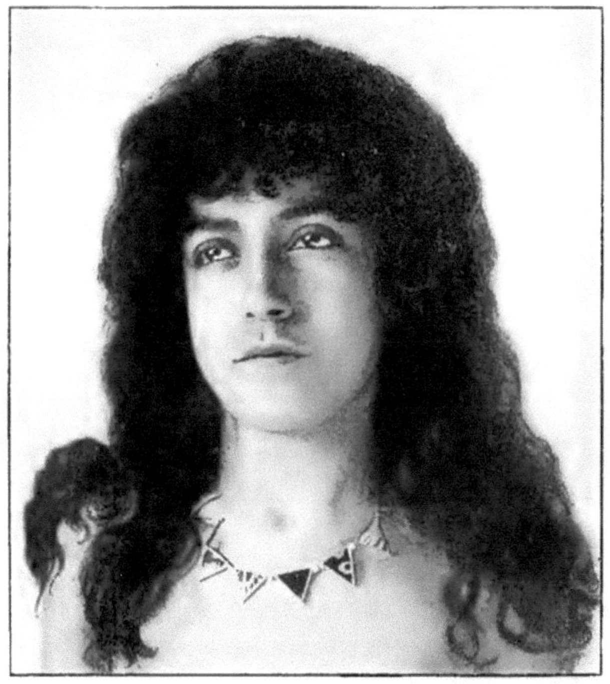

Fig. 91. Junge Italienerin von 13 Jahren. Regelmäßiges Gesichtsoval.

geräumiger sind als beim Manne. Auch hierin steht das Weib dem Kinde näher als der Mann.

Die gleichmäßige Abrundung des weiblichen Gesichts läßt sich schon im Skelett erkennen. Hierzu tragen zwei weitere wesentliche sekundäre Geschlechtscharaktere bei.

Schaafhausen[1]) fand, daß bei Frauen aller Rassen die mittleren Schneidezähne absolut größer sind als bei Männern; da nun die mittleren Schneidezähne dem Mittelkiefer entsprechen (auf Fig. 89

---

[1]) Zitiert bei Ploß-Bartels, Das Weib, 1897, p. 25.

und 90 zwischen den roten Feldern weiß gelassen), so können wir die Breite des Mittelkiefers und damit der mittleren Schneidezähne als einen Vorzug des weiblichen Körpers auffassen. Am lächelnden Munde eines Samoanermädchens (Fig. 92) ist dieser Vorzug sehr schön zu sehen. Es resultiert daraus eine stärkere Breite des Gesichts unterhalb der Backenknochen in den mittleren Partien.

Endlich hat Morselli[1]) durch vergleichende Messungen und Wägungen gefunden, daß der Unterkiefer der Frau kleiner und leichter ist als der des Mannes. Wir können demnach als einen weiteren Vorzug weiblicher Bildung verzeichnen: schmaler Unterkiefer mit schräg nach oben und auswärts verlaufenden Gelenkfortsätzen.

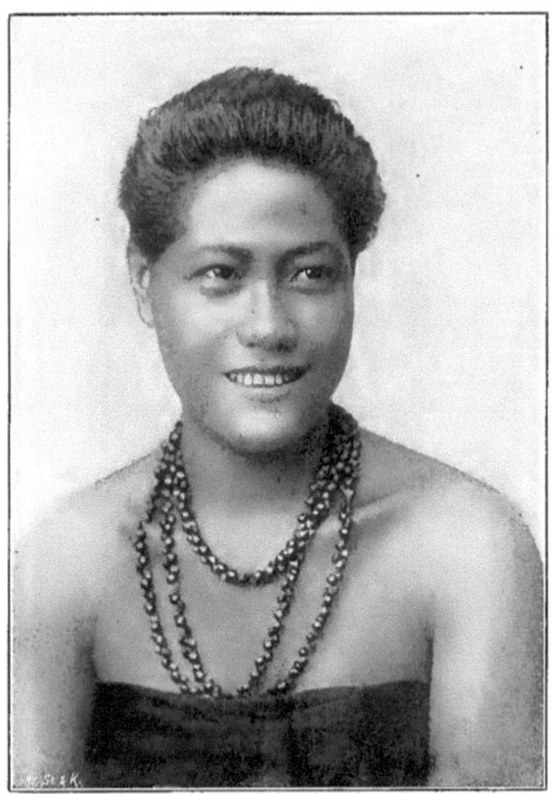

Fig. 92. Mädchen aus Samoa. Breite vordere Schneidezähne. (Aufnahme von Andrew.)

Daraus resultiert wieder eine starke Verjüngung des Gesichts von der Mitte nach dem Kinne zu.

In besonders schöner Weise findet sich diese Bildung bei einer 18jährigen Ungarin (Fig. 93).

---

[1]) Sul peso del cranio e della mandibola in rapporto col sesso. Firenze 1876.

Dem stark zum Kinn hin sich verschmälernden Unterkiefer entspricht auch eine besonders kleine Mundspalte, welche von den Chinesen als eines der höchsten weiblichen Schönheitszeichen angesehen wird.

Fassen wir das Resultat der erwähnten Geschlechtsunterschiede zusammen, so kommen wir zu dem Schlusse, daß die gut entwickelte knöcherneUnterlage des weiblichen Gesichts in der Höhe des unteren Augenhöhlenrandes am breitesten ist und sich von da nach unten stark und gleichmäßig zum Kinne verjüngt.

Die Gesamtverhältnisse des gleichmäßig ausgebildeten Schädels müssen nach den übereinstimmenden Messungen an zahlreichen gut gebauten Individuen

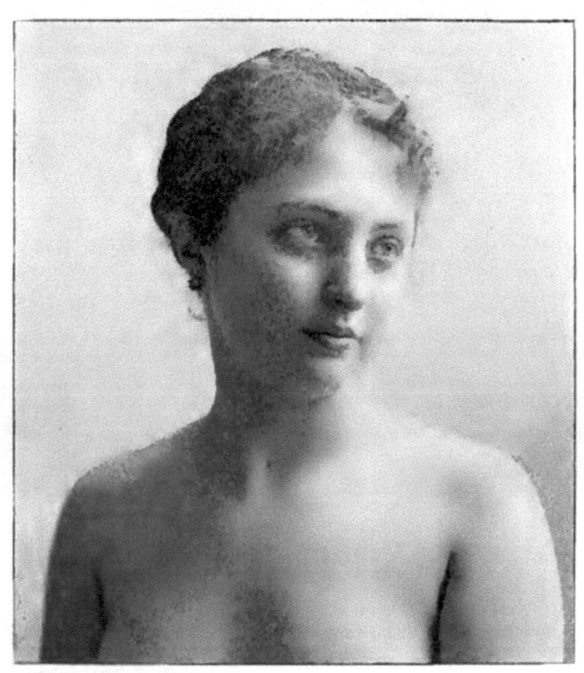

Fig. 93. Ungarin von 18 Jahren, kleiner Mund und schmaler Unterkiefer. (Collier de Vénus.)

derart sein, daß die Längsachse in drei gleiche Teile zerfällt, nämlich vom Stirnwinkel bis zum oberen Augenrand, von da bis zum unteren Nasenrand, von da bis zum Kinn; die größte Breite über den Schläfen muß zur Länge des Schädels im Verhältnis von 2 : 3 stehen.

Außerdem muß natürlich auch die linke Hälfte mit der rechten völlig symmetrisch gestaltet sein.

Die dadurch bedingte regelmäßige Bildung des Gesichts kommt in dem Kopf einer Oesterreicherin (Fig. 94) auffallend schön zur Geltung. Zugleich läßt sich daran die feinere Ausarbeitung und individuellere Prägung des weiblichen Gesichts im Gegensatz zum kindlichen (Fig. 91) leicht erkennen.

Aus alledem ergibt sich, daß durch die knöcherne Unterlage die Hauptformen des Gesichts bestimmt sind, jedoch in einer Weise, die

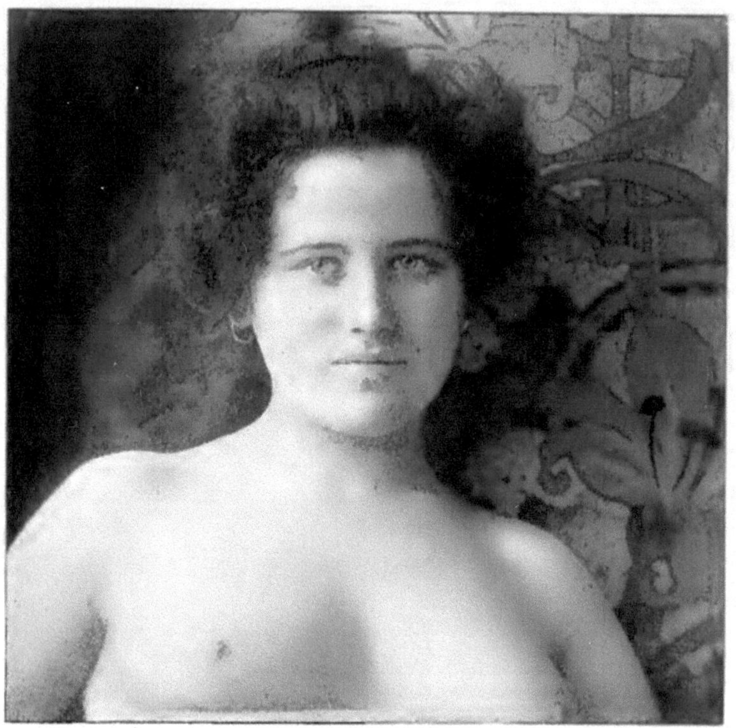

Fig. 94. Kopf einer Oesterreicherin. Stirn, Nase, Kinnmundpartie gleich groß, Regelmäßige Züge. (Collier de Vénus.)

einen großen Spielraum für individuelle Ausbildung innerhalb normaler Grenzen gestattet.

Von beiden Geschlechtern kann man verlangen, daß die Zähne gleichmäßig gestellt, weiß und glatt sind, bei der Frau kommt dazu die größere Breite der vorderen oberen Schneidezähne.

Noch feinere Nüancen der Individualität geben die Muskeln. Die scheinbare Regellosigkeit derselben entwirrt sich (Merkel), wenn man bedenkt, daß sie alle um die Oeffnungen des Gesichts, die Augen, die Ohren, die Nase und den Mund, gruppiert, entweder

Schließ- oder Oeffnungsmuskeln sind. Die Schließmuskeln legen sich
kreisförmig um die Oeffnung, die Oeffnungsmuskeln stehen radial
zum Rande angeordnet. Jedoch verflechten sich die einzelnen Muskeln
wieder untereinander, und außerdem unterscheiden sie sich dadurch,
daß nicht nur der Muskel im ganzen, sondern auch jedes einzelne
Muskelbündel einer selbständigen Bewegung fähig ist. So entstehen
z. B. die Grübchen in den Wangen durch die isolierte Wirkung eines
daselbst in der Haut endigenden Muskelbündels, das sich beim
Lächeln zusammenzieht. Eine vortreffliche Beschreibung der Gesichtsmuskeln findet sich bei Merkel [1]) und bei Langer [2]).

Die Muskeln sind die hauptsächlichsten Träger der Individualität und haben als solche hier nur untergeordnetes Interesse, es
sei denn, daß man die f e i n e A u s b i l d u n g d e s M i e n e n -
s p i e l s mit als einen der Vorzüge weiblicher Vollkommenheit erwähnen will. Den Ausdruck des Gesichts, des Spiegels der Seele,
hier ausführlich zu analysieren, würde die Grenzen des Buches zu
sehr überschreiten.

Eine Eigentümlichkeit der Gesichtsmuskeln jedoch, die Langer
besonders hervorgehoben hat, verdient unsere besondere Beachtung.

An einzelnen Stellen des Gesichts flechten sich nämlich die Enden
einiger Muskeln in die Haut ein, und zwar in der Stirngegend, an
den Nasenflügeln, in den Lippen und am Kinn. Die Grenzen
dieser Einpflanzungen sind die Augenbrauen und die quere Furche
zwischen Kinn und Unterlippe, ferner jederseits zwei Furchen, von
denen die eine vom Nasenflügel nach dem äußeren Mundrand, die
andere vom äußeren Mundrand nach dem Kinn herabzieht; diese
letztere vereinigt sich häufig unterhalb des Kinnes mit der gegenüberliegenden.

Diese Muskelbildung übt Einfluß auf die Verteilung des Fettpolsters im Gesicht. Innerhalb der Grenzen der festen Muskelanhef-
tung kann es sich nicht entwickeln; wir sehen daher auch bei starker
Fettleibigkeit stets Stirn, Nase, Mund und Kinn davon verschont,
während durch starke Fettanhäufung in den Wangen die erwähnten

---

[1]) Merkel, Topographische Anatomie, I, p. 100.
[2]) Anatomie der äußeren Formen, p. 129.

Furchen schärfer und schärfer hervortreten. Am Kinn bilden sich ein oder mehrere Fettwülste unterhalb der vereinigten Lippenkinnlinie, das bekannte Doppelkinn.

Da nun eine gewisse Rundung der Formen dem Weibe eigentümlich, eine zu große Fülle aber unschön ist, können wir als Bedingung guter Entwicklung für die Frau aufstellen, daß die genannten Grenzlinien angedeutet sein müssen, ohne zu scharf hervorzutreten (Fig. 95).

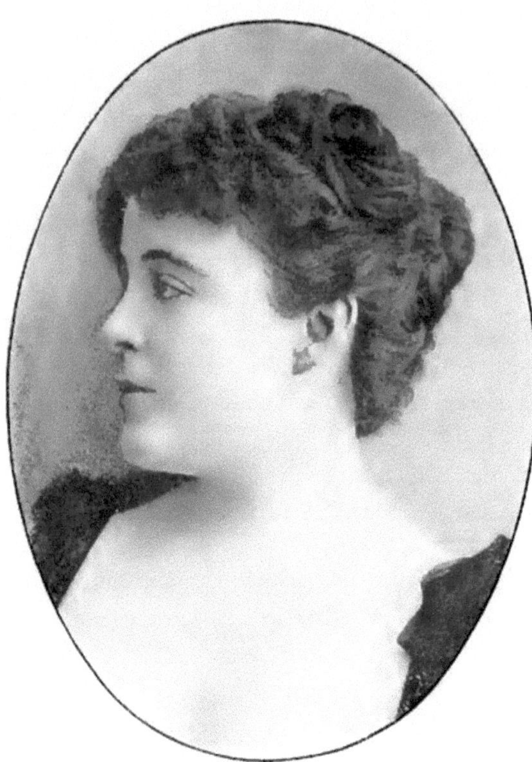

Fig. 95. Kopf einer Pariserin mit fein modelliertem, gut proportioniertem Gesicht.
(Nach einer Photographie von Reutlinger, Paris.)

Das Grübchen im Kinn, eine Zierde des weiblichen Geschlechts, ist, ebenso wie die Grübchen in den Wangen, durch den Zug der in die Haut verflochtenen Muskeln veranlaßt. In Oesterreich, wo das »Grüberl im Kinn« in vielen Liedern und Gesängen verherrlicht wird, findet es sich viel häufiger als in anderen Ländern: Chacun prêche pour sa paroisse. Ein 25jähriges Mädchen aus Wien (Fig. 96) zeigt diesen Vorzug sehr schön ausgeprägt.

Die Auspolsterung der Wangen mit Fett vollendet die Abrundung des Gesichts zum gleichmäßigen Oval, zum »länglichen Eirund«, jedoch nur so lange, als die Spannung der Haut erhalten ist. Wenn diese erschlafft, hängen die Backen herab und werden schlaff. Es ist deshalb ein gutes, wenn auch nicht stets erlaubtes Mittel älterer Herren, sich von dem Gesundheitszustand weiblicher Pflegebefohlenen dadurch zu überzeugen, daß sie sie in die Backen kneifen.

Die Haut des Gesichtes ist über den Wangen am zartesten und

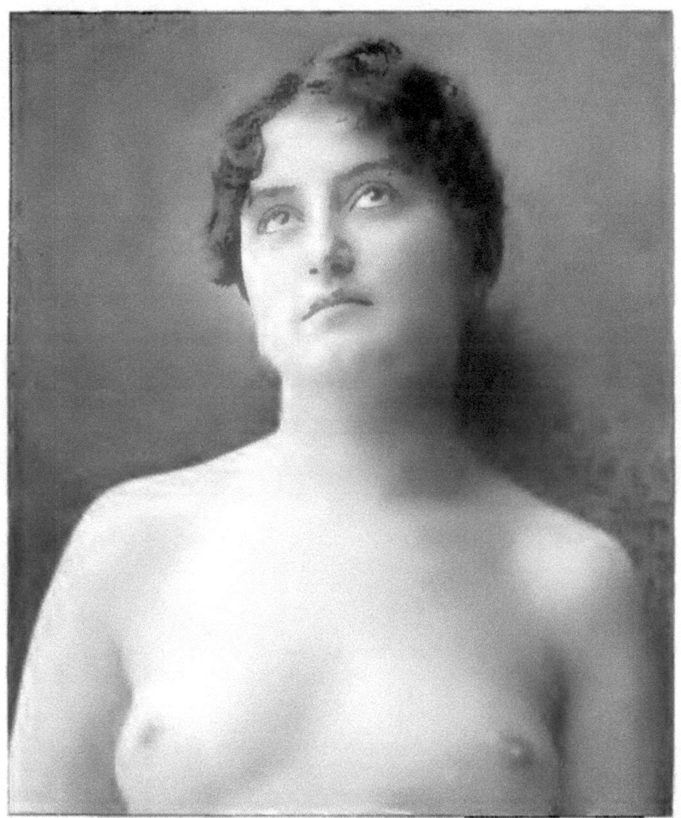

Fig. 96. Kopf einer Oesterreicherin. Grübchen im Kinn.

dort bei gesunden Menschen stets leicht gerötet, weil das Blut stärker durchschimmert. Eine scharf umschriebene, kreisrunde helle Röte über den Backenknochen ist ein Zeichen der Schwindsucht und darum nicht normal.

Wie für das Gesicht im allgemeinen, so lassen sich auch für dessen einzelne Teile, die Augen, die Ohren, den Mund und

die Nase, bestimmte Kennzeichen schöner Bildung objektiv feststellen.

Die Augäpfel haben mit dem 8. Lebensjahre ihre bleibende Größe
erreicht und sind bei allen Menschen gleich groß. Der scheinbare
Unterschied hängt allein ab von der größeren oder kleineren Lidspalte und von der tieferen oder oberflächlichen Einbettung.

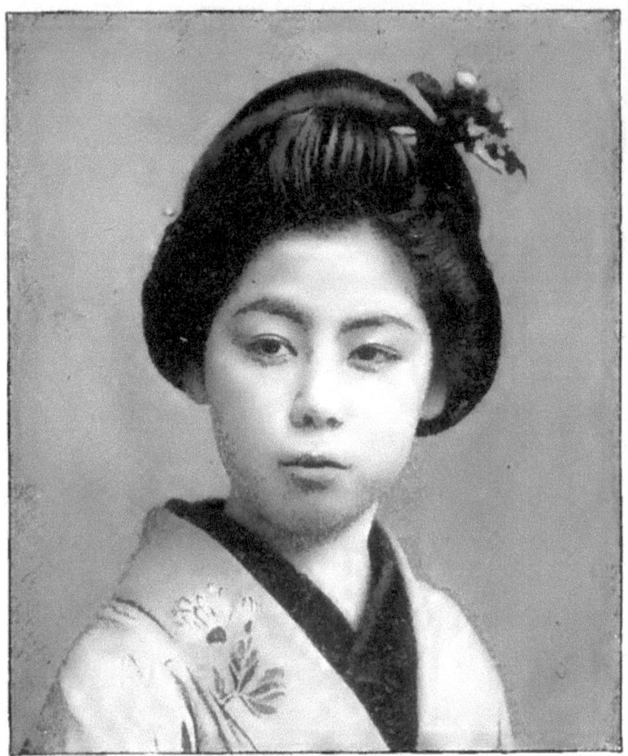

Fig. 97. Kopf eines japanischen Mädchens mit Mongolenfalte.

Abgesehen davon, daß dunkle Augen etwas größer erscheinen als
helle, hängt der Eindruck der Größe völlig ab von der Umgebung
des Auges.

Die Augenbrauen liegen auf der Grenze zwischen Augenhöhle
und unterem Stirnrand. Da große Augenhöhlen ein sekundäres
weibliches Geschlechtsmerkmal sind, so sind die Augenbrauen umso
schöner, je höher sie gewölbt sind. Da ferner buschige Augen-

brauen den Mann und ein höheres Lebensalter kennzeichnen, können schmale, glatt verlaufende Augenbrauen als weiblicher Vorzug angesehen werden.

Es gilt als schön, wenn die Augenbrauen zur Seite lang und

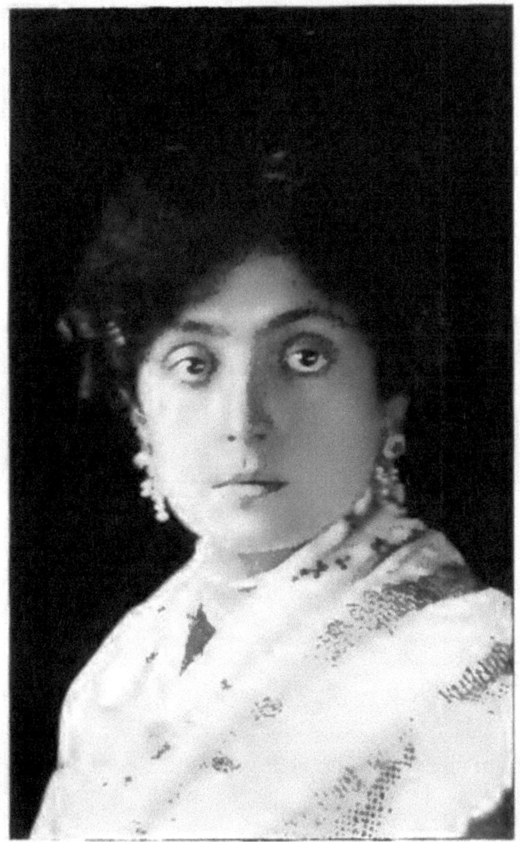

Fig. 98. Dame aus Valencia. Hohe obere Augenfalte.

spitz auslaufen, als häßlich, wenn sie in der Mitte verwachsen sind; eine befriedigende Begründung dieser Auffassung läßt sich nicht finden. Daß das gänzliche Fehlen der Augenbrauen als Entstellung angesehen wird, scheint der in Japan übliche Brauch zu beweisen, daß verheiratete Frauen zur Beruhigung ihrer eifersüchtigen Ehemänner nicht nur die Zähne schwarz färben, sondern auch die Augenbrauen abscheren müssen [1]).

Die Augenwinkel müssen bei geschlossenen Lidern in einer horizontalen Linie liegen, bei geöffneten Lidern steht der innere, mit der Tränengrube rund auslaufende etwas tiefer als der äußere, scharfe Augenwinkel. Stärkeres Höhertreten des äußeren Augenwinkels ist eine Eigentümlichkeit der Mongolen und darum bei Mitgliedern der weißen Rasse als ein Fehler zu bezeichnen, und zwar ohne Unterschied des Geschlechts. Es ist jedoch hierbei hervorzuheben, daß der Schiefstand des Mongolenauges nur zum Teil ein wirklicher ist, und daß in vielen Fällen ein scheinbarer Tiefstand erzeugt wird durch die sogenannte Mongolenfalte [2]). Unter Mongolenfalte versteht man den eigentümlichen Verlauf der auch bei Europäern regelmäßig vorhandenen oberen Augenfalte, welche horizontal zwischen Augenbrauen und oberem Lidrand sich hinzieht. Während diese Falte aber bei den Europäern oberhalb des inneren Augenrandes weich und gerade verläuft, legt sie sich beim Mongolenauge (Fig. 97) scharf über den inneren Lidrand hin, das Tränensäckchen ganz oder teilweise bedeckend, und verliert sich nach abwärts in der Nasenhaut.

Der gerade Verlauf der oberen Augenfalte ist in dem feingeschnittenen Gesicht einer Dame aus Valencia, deren Bild ich befreundeter Hand verdanke, besonders scharf ausgeprägt (Fig. 98).

Zuweilen findet sich diese Falte nur beim geschlossenen Auge, und verschwindet beim Oeffnen der Augen unter der stark sich herabwölbenden oberen Hälfte des Augenlids. Eine derartige Bildung zeigt ein von Hugo Erfurth aufgenommenes Mädchen aus Dresden (Fig. 99).

---

[1]) Ich konnte mich vor einigen Jahren in Japan selbst davon überzeugen, daß diese Sitte mehr und mehr abnimmt. Es ist jedoch auch möglich, daß diese Sitte darauf zurückzuführen ist, daß ein hoher Stand der Augenbrauen für schön galt und daß deshalb die natürlichen Augenbrauen rasiert und künstliche höher oben auf die Stirn gemalt wurden. Wenn dem so ist, dann ist das Rasieren der Augenbrauen aus einem künstlichen Verschönerungsmittel entstanden.

[2]) Vgl. Abelsdorff, Ueber Augenbefunde bei Malaien, Mongolen und Negern. 27. Versammlung der ophthalmologischen Gesellschaft. Wiesbaden, Bergmann, 1899, p. 269.

Da hierdurch das Rassenmerkmal verdeckt wird, zugleich aber das Auge und die Augenhöhle kleiner erscheint, so darf diese Bildung als eine weniger vollkommene ·individuelle Abweichung bezeichnet werden.

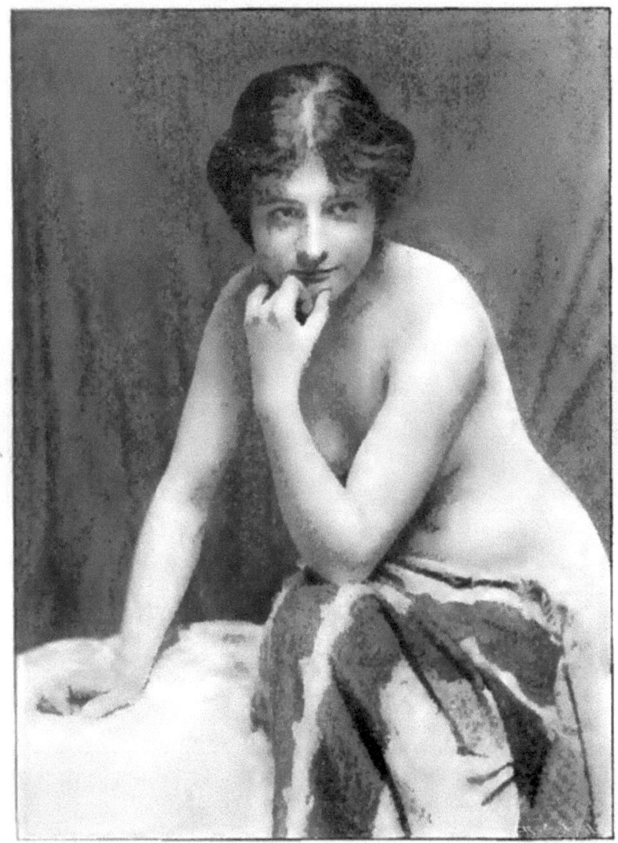

Fig. 99. Mädchen aus Dresden. Verdeckte obere Augenfalte.
(Phot. H. Erfurth.)

Die Stellung der Wimpern auf den Lidknorpeln muß gerade und regelmäßig sein, denn spärliche und unregelmäßige Einpflanzung deutet auf Krankheiten, hauptsächlich auf skrofulöse Augenentzündung. Auch dies ist beiden Geschlechtern gemeinsam.

Zwei weitere Anforderungen an die Bildung des Auges können

ebenfalls als Vorzüge beider Geschlechter gelten, jedoch sind sie anatomisch mehr im weiblichen Bau begründet.

Das ist zunächst die Größe der Lidspalte und dann die bereits erwähnte Bildung der Hautfalte, die sich bei geöffnetem Auge über das obere Augenlid legt. Je höher die Augenhöhle ist, desto weniger wird sich die Hautfalte über das Lid herabsenken, in desto weiterem Schwunge wird sie sich nach der Schläfe zu verlieren. Eine größere Lidspalte läßt das Auge und damit auch die Augenhöhle größer erscheinen. Da nun aber die große Augenhöhle ein sekundäres weibliches Geschlechtsmerkmal ist, so können eine weite Lidspalte und eine hoch über dem oberen Augenlid verlaufende Hautfalte als vorwiegend weibliche Schönheit verzeichnet werden.

Am schönsten ausgeprägt und sehr hoch verlaufend ist diese Falte in Fig. 98.

In Fig. 95 setzt sie sich sehr weit nach außen fort und verleiht dadurch dem Gesicht einen schwärmerischen Ausdruck.

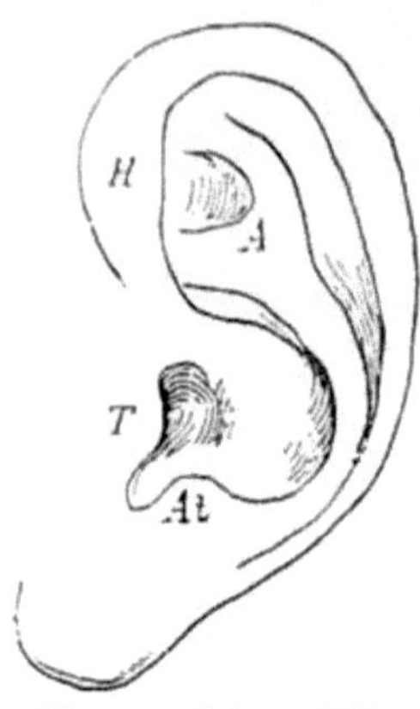

Fig. 100. Schöngebildetes Ohr nach Langer.

T Bock (Tragus), *At* Gegenbock (Antitragus), *H* Leiste (Helix), *A* Gegenleiste (Anthelix).

Das Ohr kommt im embryonalen Leben erst sehr spät zur Entwicklung und zeigt im späteren Leben außerordentlich starke individuelle Verschiedenheiten, welche von den meisten kaum beachtet werden. Die Bildhauer der Antike kannten sie indessen (Winkelmann) sehr genau, und in neuerer Zeit hat Bertillon das Charakteristische des Ohrs zur Feststellung der Person von Verbrechern benützt.

Bei guter und regelmäßiger Entwicklung hat die Ohrmuschel nach Langer folgende Gestaltung (Fig. 100).

Am äußeren Gehörgang stehen sich Bock (*T*) und Gegenbock (*At*) von ungefähr gleicher Größe gegenüber, ebenso am oberen Teil der Ohrmuschel Leiste (*H*) und Gegenleiste (*A*). Die Leiste umkreist den äußeren Rand des Ohres in langer Linie, die Gegenleiste erhebt sich in der Mitte höher und spaltet sich nach vorn, während sie sich nach hinten, flacher werdend, mit der Leiste ver-

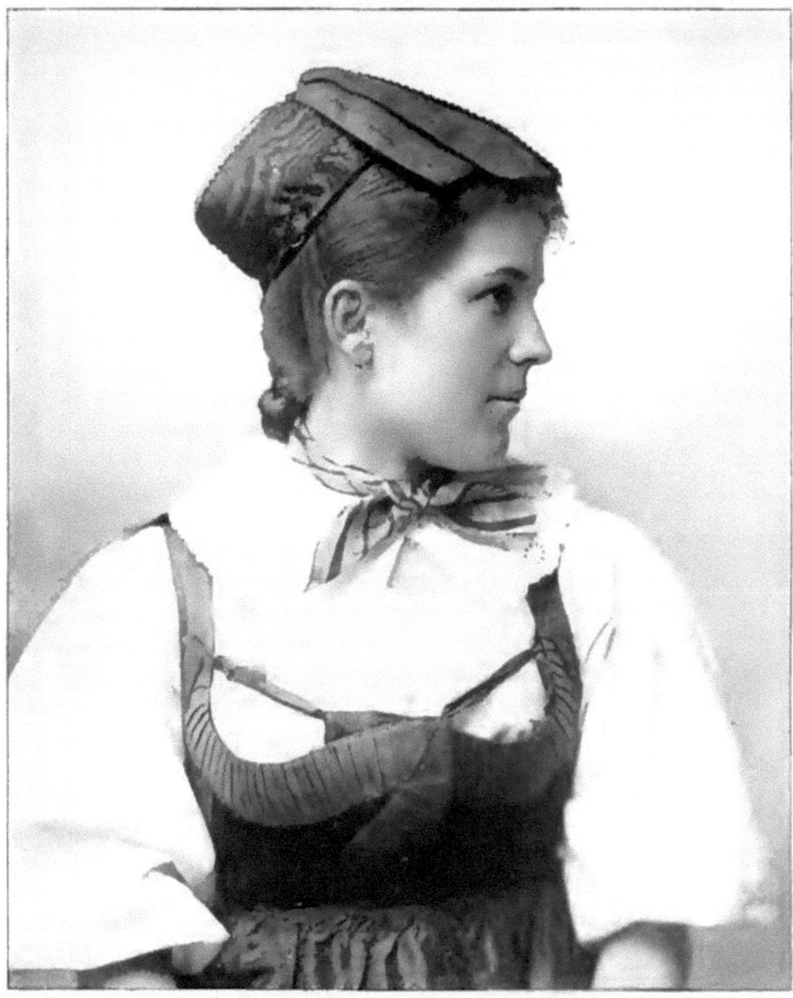

Fig. 101. Mädchen aus Schapbach. Schöngebautes Ohr. (Nordisches Profil.)

einigt und in den Gegenbock ausläuft. Das Ohrläppchen endigt frei.
Ein namentlich beim weiblichen Ohr störender Fehler ist zu starke
Entwicklung und Größe der Ohrmuschel.

Da die Stellung des äußeren Gehörgangs, der mit der Gehirnbasis
stets gleich hoch steht, fest bestimmt ist, so ist es namentlich zu starke
Entwicklung des oberen Teils der freien Ohrmuschel, die entstellt.

Bei gerader Stellung des Kopfes muß der äußere Gehörgang ungefähr in derselben Höhe liegen wie der obere Rand des Nasenflügels, und der obere Rand der Ohrmuschel nicht höher als der obere Rand der Augenhöhle.

Ein sehr schönes und regelmäßig gebautes Ohr findet sich bei einem Mädchen aus Schappach (Fig. 101).

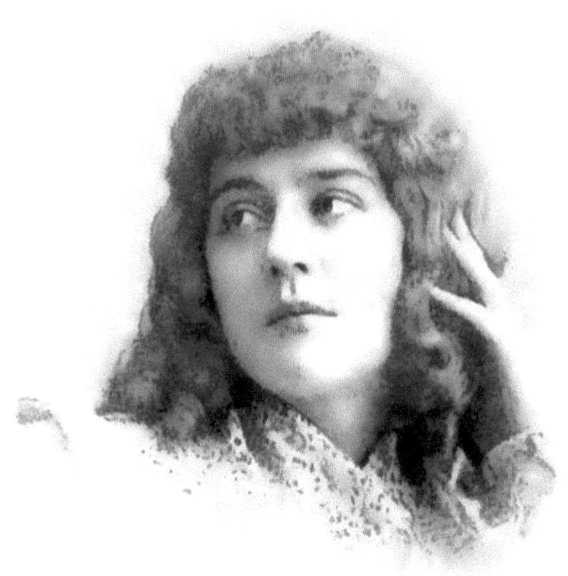

Fig. 102. Kopf einer jungen Pariserin mit feingeschnittenem Mund.
(Nach einer Photographie von Reutlinger, Paris.)

Von der Form des Mundes ist bereits gesagt, daß die gut entwickelte Oberlippe derart sein muß, daß die zwei äußeren Ränder nach innen in sanfter Linie leicht ansteigen, und der mittlere, dem Nasenlappen entstammende Teil sich scharf absetzt (Fig. 102). Demgemäß muß auch die freie Mitte der Oberlippe deutlich nach unten herabragen. Ferner muß, bei regelmäßiger Bildung, das Lippenrot genau bis an den gebogenen Rand der Lippe heranreichen und nach außen schmäler werden. Die Unterlippe legt sich in leichtem, in der Mitte breiter werdendem Bogen der Oberlippe an. Bei schön geschnittenem Munde muß die Oberlippe etwas weiter vorstehen als die Unterlippe. Während die übrigen Vorzüge beiden Geschlechtern

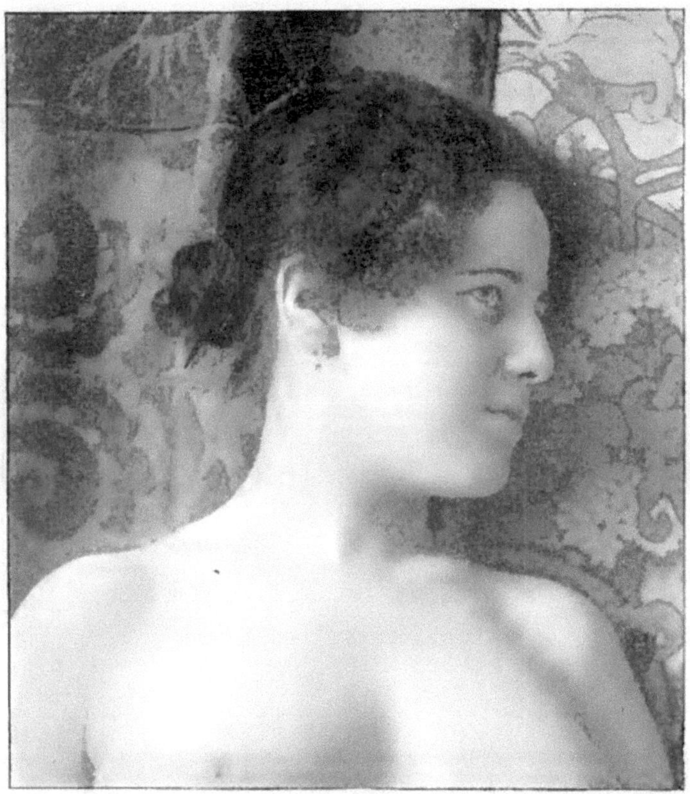

Fig. 103. Kopf einer jungen Oesterreicherin mit feingeschnittenem Mund im verlorenen Profil. (Fig. 94.)

gemeinsam sind, ist der letztgenannte wieder ein besonderer Vorzug des weiblichen Geschlechts, da er mit der geringeren Größe des Unterkiefers in ursächlichem Zusammenhang steht.

Namentlich in der Profilstellung wird dadurch der harmonische Eindruck des Gesichts beeinflußt; eine stärker entwickelte oder zu weit vorstehende Unterlippe kann in der Ansicht von vorn wenig auffallen, dagegen im Profil die Regelmäßigkeit der Züge völlig zerstören. Ein sehr gutes Verhältnis der Lippen findet sich bei Fig. 103 (welche in Fig. 94 in der Vorderansicht dargestellt wurde).

Die Breite der Mundspalte steht zur Lidspalte im Verhältnis von

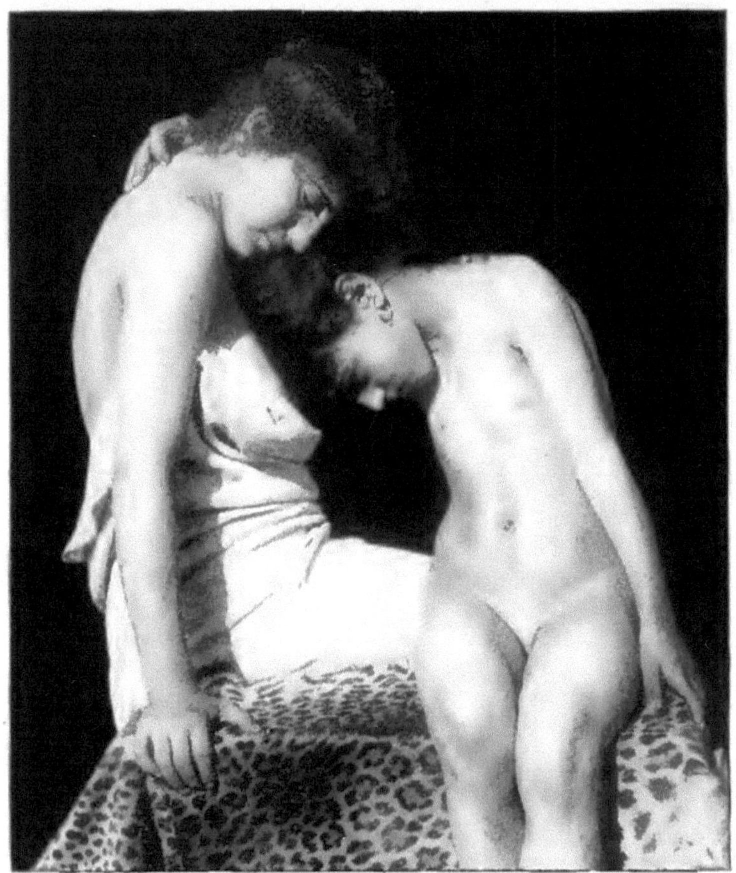

Fig. 104. Zwei Sabinerinnen mit griechischem Profil.
(Aufnahme von Plüschow.)

3 : 2, die Augen stehen um eine Augenbreite voneinander ab, so daß die äußeren Augenwinkel doppelt so weit voneinander entfernt sind als die Mundwinkel.

Die Form der Nase wird vorwiegend durch das knöcherne Gerüst zusammen mit dem Nasenknorpel bestimmt. Aus dem oben

Gesagten geht hervor, daß die Form der Nase gut ist, wenn sie schmal ist, was namentlich im schmalen und gestreckten Nasenrücken zum Ausdruck kommt. Ob dieser dann gerade verläuft oder gebogen, ist eine individuelle Abweichung innerhalb der normalen Grenzen.

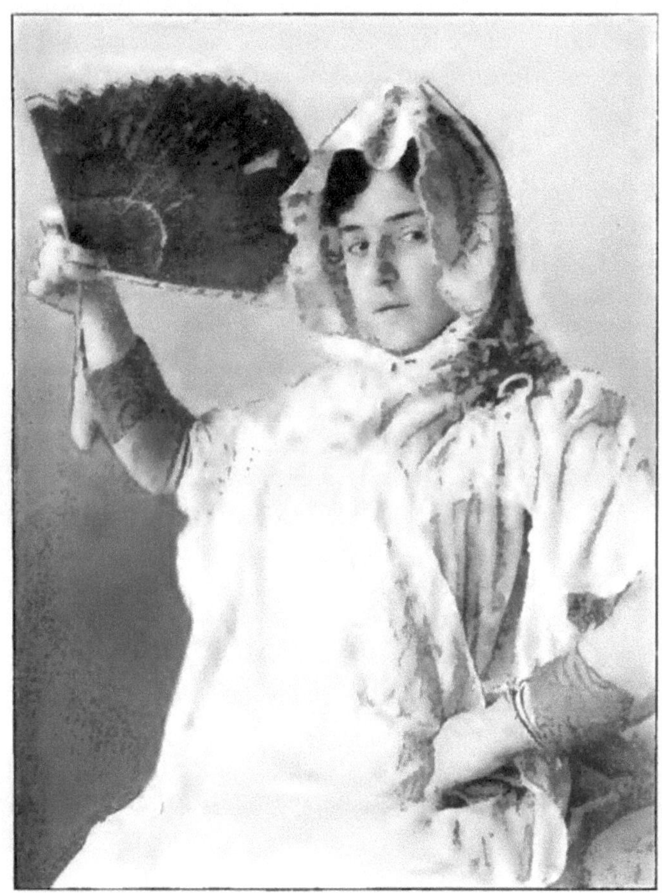

Fig. 105. Sevillana. (Römisches Profil.)

Innerhalb dieser Grenzen lassen sich drei Grundformen von schön gebauten Nasen unterscheiden, die griechische, die römische und die nordische Nase.

Für alle drei Bildungen ist die Grundbedingung der Schönheit, daß der Nasenrücken in der Ansicht von vorn schmal und gerade ist.

In seitlicher Ansicht erscheint die griechische Nase ebenfalls ganz gerade und setzt sich nach oben gleichmäßig ohne Knickung in den Umriß der Stirne fort, die römische Nase (Adlernase) hat einen mehr oder weniger konvexen Verlauf, und ist an der Nasenwurzel gegen die Stirn abgeknickt; die nordische Nase hat einen geraden Rücken, dabei aber eine mehr oder weniger stark ausgeprägte Abknickung nach der Stirn. In einzelnen Fällen kann sogar eine leichte Konkavität bestehen, ohne die Schönheit zu beeinträchtigen. Wenn aber auch das leise angedeutete Stumpfnäschen bei übrigens feiner Bildung für hübsch gilt, so ist ein Uebermaß derartiger Gestaltung, namentlich bei breiter Nase (Mopsnase), ein Fehler, weil er an die mongolische und die Negernase erinnert.

Beim Manne kann jede der drei Nasenformen auch bei sehr kräftiger Ausbildung schön sein, weil sie das individuelle, kraftvolle Gepräge des Gesichts erhöht; bei der Frau darf die Individualität nicht zu stark ausgeprägt sein, um die Harmonie der Gesichtszüge nicht zu zerstören. Deshalb ist besonders die römische Nase bei der Frau nur dann schön, wenn sie nicht zu groß und zu lang ist.

Zwischen diesen drei Formen gibt es zahlreiche Uebergänge, besonders zwischen griechischer und nordischer Nase, je nachdem der Winkel zwischen Stirn und Nasenrücken mehr oder weniger ausgeglichen ist.

Gute Beispiele für die griechische Nase sind die Figuren 104 und 106, für die römische die Figuren 98, 103 und 105, für die nordische die Figuren 95 und 101.

In noch viel höherem Maße als der Mund bedingt die Form der Nase die Schönheit des Profils, das denn auch, der Nase entsprechend, als griechisches, römisches oder nordisches bezeichnet wird.

Als schönste Gesichtsbildung gilt das sogenannte griechische Profil, bei dem die Stirne in gerader Linie in den Nasenrücken sich fortsetzt.

Brücke (l. c. p. 13) schreibt darüber: »Der antike Schnitt wird von vielen als ein Ideal angesehen, das man heutzutage nicht mehr findet, und das vielleicht überhaupt niemals zu finden war; aber dem aufmerksamen Beobachter wird es nicht entgehen, daß man in Italien

und selbst in Deutschland zuweilen Köpfe findet, welche sich diesem
Ideale in hohem Grade nähern. Nach den Mitteilungen eines aus-

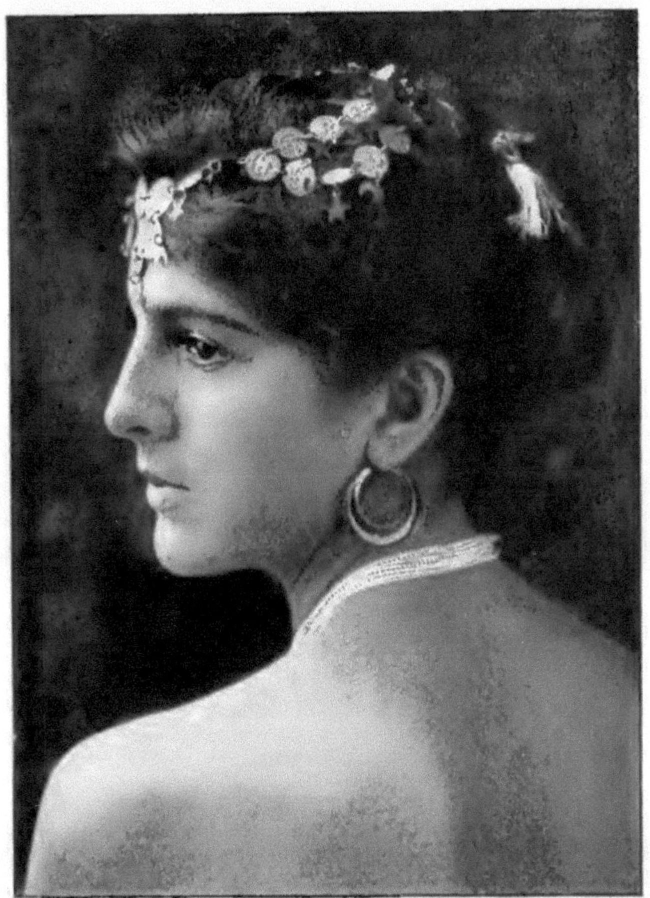

Fig. 106. Kopf mit klassischem Gesichtsschnitt. (Leicht nordisches Profil.)
(Aufnahme von A. Enke.)

gezeichneten Malers, der längere Zeit im Orient lebte, soll es in
Smyrna noch in seiner vollen Reinheit zu finden sein.«

Es ist in der Tat nicht schwer, ein reines oder doch wenigstens
dem griechischen sehr sich näherndes Profil zu finden.

Fig. 104 zeigt zwei Italienerinnen, die beide ein rein griechisches
Profil aufweisen.

Fig. 106 gibt das von Herrn A. Enke aufgenommene vortreffliche Bild einer Zigeunerin mit geradezu klassischem Gesichtsschnitt,
dessen Profil sich vom griechischen Kanon kaum merklich nach der
nordischen Richtung entfernt.

Wie Brücke hervorhebt, gaben die klassischen Bildhauer dem griechischen Profil bei der Darstellung ihrer Idealgestalten den Vorzug, weil
es in jeder Ansicht einen vorteilhaften Abschluß der Gesichtszüge bot.

Im Halbprofil vertritt den Typus des römischen Profils ein Mädchen aus Sevilla (Fig. 105), welches allerdings die Grenzen des Er-
laubten darstellt. Eine etwas längere oder gar eine dickere Nase würde
in diesem Gesicht die Harmonie der weiblichen Formen zerstören
und ihm ein männliches Gepräge und damit einen Fehler verleihen.

Ebenso wie der römischen kann auch der stumpf mit der Stirn-
linie abschneidenden Nase ihre ästhetische Berechtigung nicht abge-
sprochen werden.

In dem schönen Profil des Enkeschen Bildes (Fig. 106) ist diese
Form leicht angedeutet, stärker ausgeprägt findet sie sich in Fig. 95,
am ausgesprochensten bei der jungen Schapbacherin (Fig. 101).

Derartige Profile sind in Deutschland die weitaus häufigsten.

Alle diese Schwankungen innerhalb der festgestellten Grenzen
bilden zusammen die charakteristischen Merkmale der jeweiligen Individualität, die ja an keinem Teile des Körpers so sehr ausgeprägt
ist und zur Geltung kommt, wie gerade am Gesicht.

Hals.

Unter Hals versteht man die Verbindung zwischen Kopf und
Rumpf, und zwar meist nur die vordere Seite, während man deren
hinteren Abschnitt mit Nacken bezeichnet. Die Begriffe sind auch
hier etwas verwirrt; anatomisch am zweckmäßigsten erscheint es, die
ganze Verbindung als Hals zu bezeichnen, dessen hintere bis an das
Schulterblatt reichende Hälfte den Nacken, die vordere durch die
Schlüsselbeine begrenzte die Büste zu nennen.

Im täglichen Leben versteht man unter den beiden letzteren Begriffen meist sehr viel größere Bezirke, ja in der Satire über weibliche
Mode erstreckt sich die Büste selbst bis zum Nabel.

Die knöcherne Unterlage des Halses wird gebildet von dem Halsteil der Wirbelsäule, der bei allen Menschen bis auf einige Millimeter gleich lang ist. Er verläuft in einem leicht nach vorn konvexen Bogen.

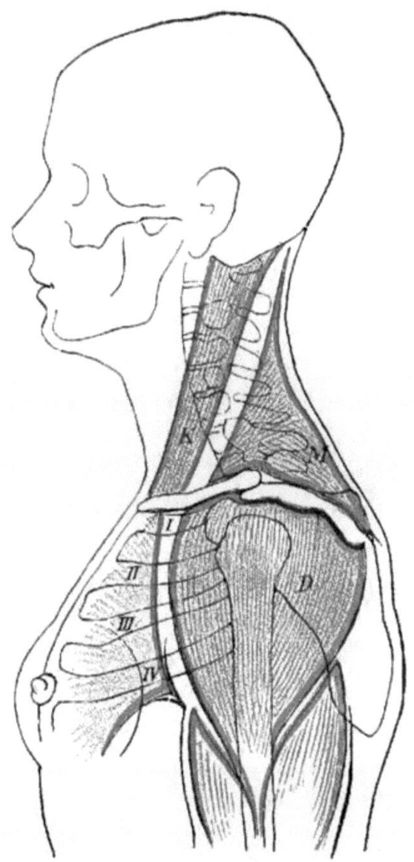

Fig. 107. Weiblicher Hals und Schulter im Profil.
I, II, III, IV, 1. bis 4. Rippe, K Kopfnicker (Sternocleidomastoideus), M Mönchskappen- oder Kapuzenmuskel (Trapezius), D Schultermuskel (Deltoideus).

Die obere Grenze bildet vorn der Unterkiefer, hinten der Schädelboden; die untere vorn das Schlüsselbein, und in der Kehlgrube das Brustbein, hinten der erste Brustwirbel mit der sich daran anschließenden ersten Rippe und das Schulterblatt. Wie man sich leicht bei Vergleichung von Fig. 36 und 38 überzeugen kann, liegen die hinteren Grenzen höher als die vorderen, so daß demnach der Hals im ganzen von oben und von unten durch zwei schräg nach vorn abwärts verlaufende Flächen begrenzt wird.

Es geht daraus ohne weiteres hervor, daß bei der stets gleichen Länge der Halswirbelsäule die scheinbare Länge des Halses ausschließlich abhängt von der Lage der oberen und unteren Begrenzung.

Er wird kürzer erscheinen, wenn der Unterkiefer sich nach unten vorschiebt, oder wenn die Schlüsselbeine und der Brustkorb vorn, die Schultern seitlich sich heben.

Fig. 107 verdeutlicht die Verhältnisse.

Bezüglich der oberen Grenze wissen wir bereits, daß der weibliche Unterkiefer klein und niedrig sein muß; dies weibliche Geschlechtsmerkmal hat demnach auf die Bildung des Halses einen maßgebenden Einfluß.

Die untere Grenze hängt in erster Linie ab von der Bildung des Brustkorbs.

Im Gegensatz zum Manne hat das Weib einen schmäleren und längeren Brustkorb, es wird sich demnach der Hals von der Brustwölbung weniger scharf absetzen. Wenn jedoch, wie bei dem Brustkorb der Schwindsüchtigen, die Rippen vorn nach abwärts verlaufen und weiter auseinander stehen, dann wird nicht nur die Brust verflacht, sondern es muß auch der obere Rand des Brustbeins herabsinken, und mit ihm die inneren Enden der Schlüsselbeine. Gleichzeitig sinken aber auch an dem abschüssigen Brustkorb die Schultern nach unten, so daß dadurch ein scheinbar langer, dünner Hals entsteht, der für Schwindsucht charakteristisch und darum nicht normal ist.

Man muß jedoch bedenken, daß das Schlüsselbein des Weibes dadurch ausgezeichnet ist, daß es zierlicher, gerader und weniger vorspringend ist als beim Manne, und daß es bei normal gebautem Brustkorb, demselben dicht anliegend, nach den Schultern zu sich etwas senkt. An den Schlüsselbeinen ist demnach die fehlerhafte Bildung, die den längeren Hals vortäuscht, daran erkennbar, daß bei dem schmalen abschüssigen Thorax ihre Krümmung eine stärkere wird, wodurch sie mehr hervortreten, und daß ihre inneren Enden an der Kehlgrube tiefer stehen.

Bei frühzeitiger Verknöcherung durch Rhachitis entsteht ein plumper, breiter, dabei aber häufig flacher, selbst eingedrückter Brustkorb, zugleich mit Verdickung und Verkrümmung der Schlüsselbeine.

Die verdickten und unregelmäßig gekrümmten Rippen bilden mit den stark vorspringenden Schlüsselbeinen eine viel dickere und plumpere Masse, die zwar in normaler Höhe steht, aber durch ihre Massenzunahme den Hals kürzer und dicker erscheinen läßt.

Zugleich aber treten aus demselben Grunde die Schulterknochen stärker hervor und mehr nach oben, wodurch die Kürze des Halses noch erhöht wird.

Die Gestaltung des Halses hängt also, was das Skelett anbelangt, lediglich ab von: der Kleinheit der Unterkiefer, dem geraden und schlanken Verlauf der Schlüsselbeine und der guten und gleichmäßigen Wölbung des Brustkorbes. Einen sogenannten langen Hals hat Fig. 108, einen sogenannten kurzen Hals Fig. 109.

Bei dem ersteren (Fig. 108) findet sich ein Fehler leicht angedeutet, auf den Brücke zuerst aufmerksam gemacht hat[1]). Der Hals erscheint hier unten breiter als oben.

Da nun eine stärkere Ausdehnung in dem unteren Abschnitt auf Anlage zur Kropfbildung und damit auf einen krankhaften Zustand deutet, so ist eine derartige Gestaltung ein Fehler.

Weitere Fehler sind: starke Entwicklung des Unterkiefers in die Länge und Breite, starke Krümmung, Verdickung und Vorspringen der Schlüsselbeine, zu schmaler und abschüssiger, oder zu breiter und plumper Brustkorb.

Von den Muskeln sind es namentlich der Kopfnicker und die Kapuzenmuskeln, welche die Form des Halses beeinflussen. Ihr Verlauf erhellt aus Fig. 107.

Die Kopfnicker laufen beiderseits von der Kehlgrube und dem inneren Schlüsselbeinrand nach oben hinter das Ohr. Der vordere Teil des Halses zwischen ihnen ist durch den Kehlkopf, die Luftröhre, die Speiseröhre und die kleineren, sie umgebenden Muskeln ausgefüllt. Die Kapuzenmuskeln gehen vom seitlichen Ende des Schlüsselbeins und vom oberen Rand des Schulterblatts fächerförmig

---

[1]) Schönheit und Fehler der menschlichen Gestalt.

nach der Wirbelsäule und dem Hinterkopf. Ihre Wölbung bildet
die Nackenlinie. Zwischen beiden Muskeln bleibt der mittlere Teil
des Schlüsselbeines frei, über dem bei ungenügender Entwicklung des

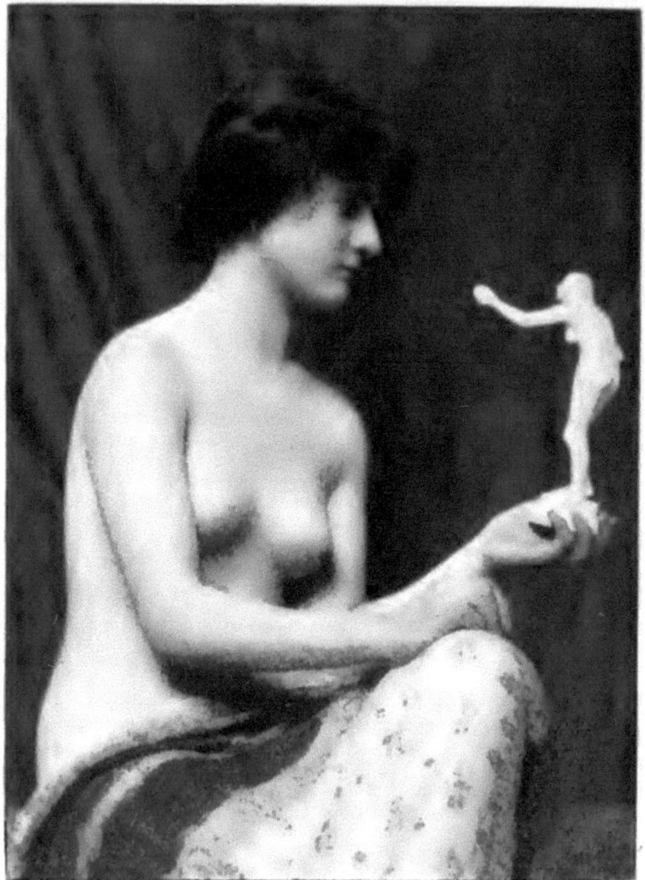

Fig. 108. Langer Hals. (Aufnahme von H. Erfurth.)

Fettpolsters die so sehr gefürchteten als Salzfässer bezeichneten Gruben
sich bilden.

Die übrigen Muskeln des Halses beeinflussen seine äußere Gestalt
nicht. Die beiden genannten Muskeln sind bei guter und gleichmäßiger
Entwicklung bei allen Bewegungen des Kopfes sichtbar, in der geraden
aufrechten Stellung des Kopfes nach vorn jedoch müssen sie sich in

der gleichmäßigen Rundung des Halses verlieren mit Ausnahme des
vorderen Ansatzes der Kopfnicker neben der Kehlgrube.

Diese letztere muß deutlich erkennbar sein (vgl. Fig. 109); ihr

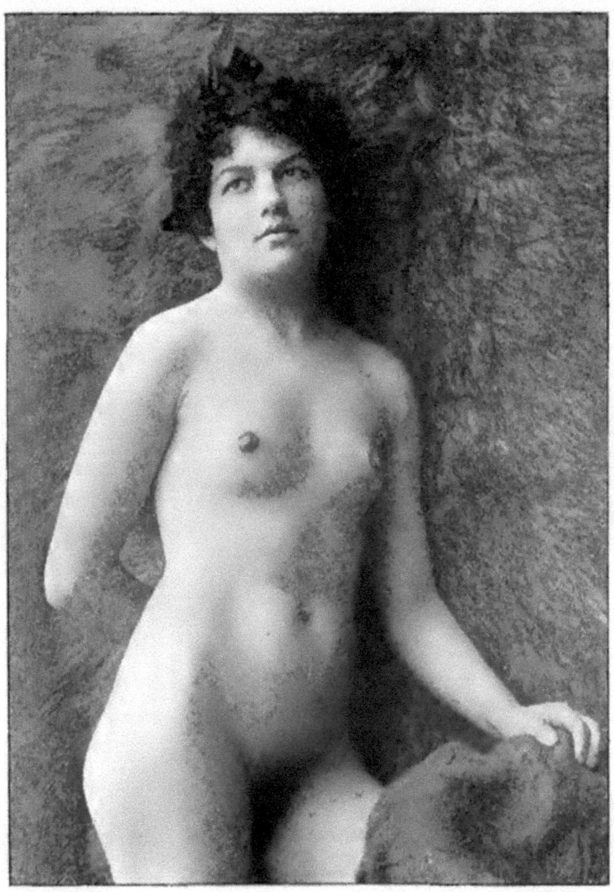

Fig. 109. Kurzer Hals. (Aufnahme von O. Schmidt.)

Fehlen deutet auf Schwellung der darunter liegenden Schilddrüse,
demnach auf Anlage zum Kropf, die krankhaft und unschön ist
(Fig. 108).

Die Haut des Halses ist vorne zart, im Nacken etwas dicker und
den übrigen Weichteilen fester anhaftend. Das unter ihr liegende
Fettpolster rundet die Form des Halses ab. An der vorderen Seite

zwischen den Kopfnickern umgibt es die tieferliegenden Organe, von denen der Kehlkopf das wichtigste ist. Da dieser beim Manne als Adamsapfel stark vorspringt, so muß eine flache gleichmäßige Wölbung dieser Stelle, als für das weibliche Geschlecht charakteristisch, als besonderer Vorzug gelten.

Beim Kopf ist hervorgehoben worden, daß das Fettpolster sich seitlich in den Wangenpartien stärker anhäuft. Bei schmalem Unterkiefer geht das Fettpolster gleichmäßig in das des Halses über, so daß wir das Verstreichen der Unterkieferwinkel und den weicheren Uebergang der Wangen zur vorderen Halsfläche als Vorzüge betrachten müssen, weil sie dem weiblichen Geschlecht angemessen sind.

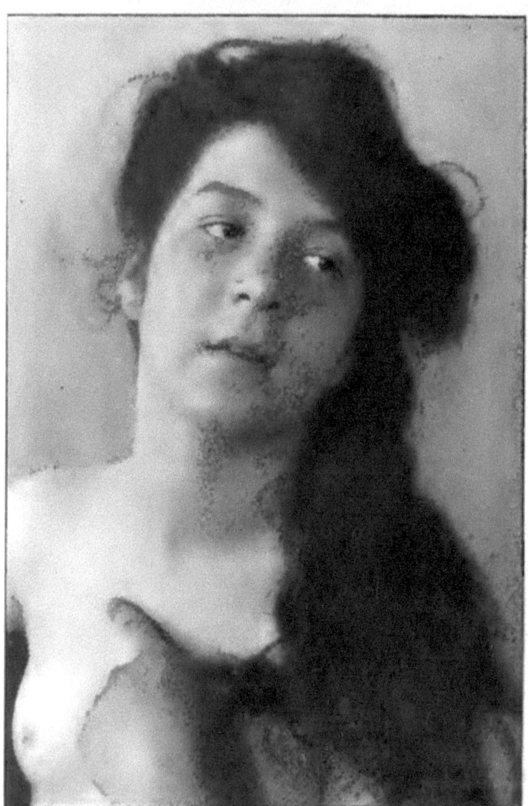

Fig. 110. 12jährige Amerikanerin. (Collier de Vénus.)
(Phot. Dr. Shufeldt, New York.)

Aus demselben Grunde muß im Profil die Umrißlinie vom Kinn zum Halse weich sein und einen möglichst stumpfen Winkel bilden, da das Gegenteil nur bei starker, männlicher Entwicklung des Unterkiefers möglich ist. — Ueber die gute Füllung der Schlüsselbeingrube ist bereits gesprochen.

Treffen alle diese Bedingungen ein, dann bildet der Hals von den Wangen herab vorne eine gleichmäßig gerundete, allmählich breiter

werdende Fläche, die ohne scharfe Abgrenzung über die Schlüsselbeine hin in die Brustwölbung übergeht.

Ueber dem Kehlkopf finden sich eine oder mehrere horizontal
verlaufende Furchen, das sogenannte Collier de Vénus; sie sind ein
Zeichen guter Spannung bei elastischer Haut und normalem Fettpolster und finden sich stets bei Kindern und jugendlichen, gutgenährten Individuen. Da sie nur bei zarten Formen vorkommen können, so sind sie ein besonderer Vorzug weiblicher Bildung.

Alle diese Vorzüge sind vereint an dem Hals einer jungen Amerikanerin, welche Dr. R. A. Shufeldt in New York photographiert hat (Fig. 110).

Das Collier de Vénus findet sich auch am Halse einer Ungarin (Fig. 93) und einer Oesterreicherin

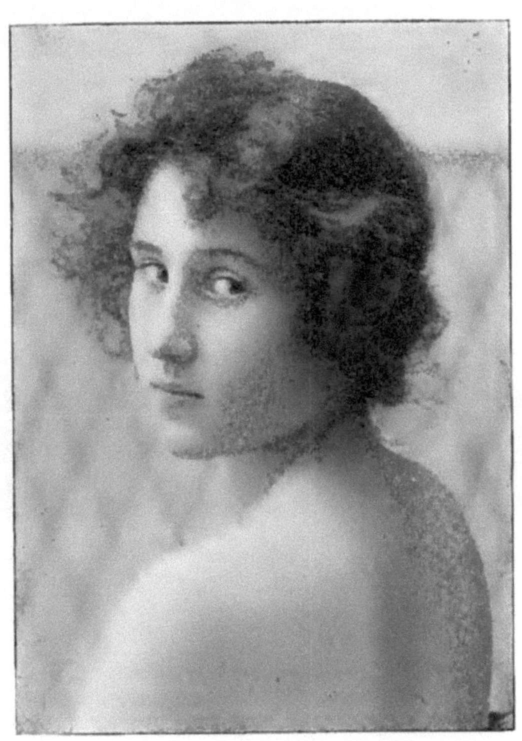

Fig. 111. Kopf einer 18jährigen Pariserin mit seitlicher,
durch Drehung bedingter Halsfurche.

(Fig. 94). Brücke nennt diese Querlinien nicht Furchen, sondern
Rillen, um zu betonen, daß sie nur äußerst zart angedeutet sind.
Nicht zu verwechseln sind sie mit den Knickungslinien, welche sich
bei Drehung des Halses zeigen (Fig. 111) und zwar nur an der
Seite, nach welcher der Hals gedreht wird. Noch weniger aber
haben sie mit höher über der Kehle liegenden Querfalten gemein,
welche sich unter dem Doppelkinn bei zu starker Fettentwicklung
im reiferen Alter bilden.

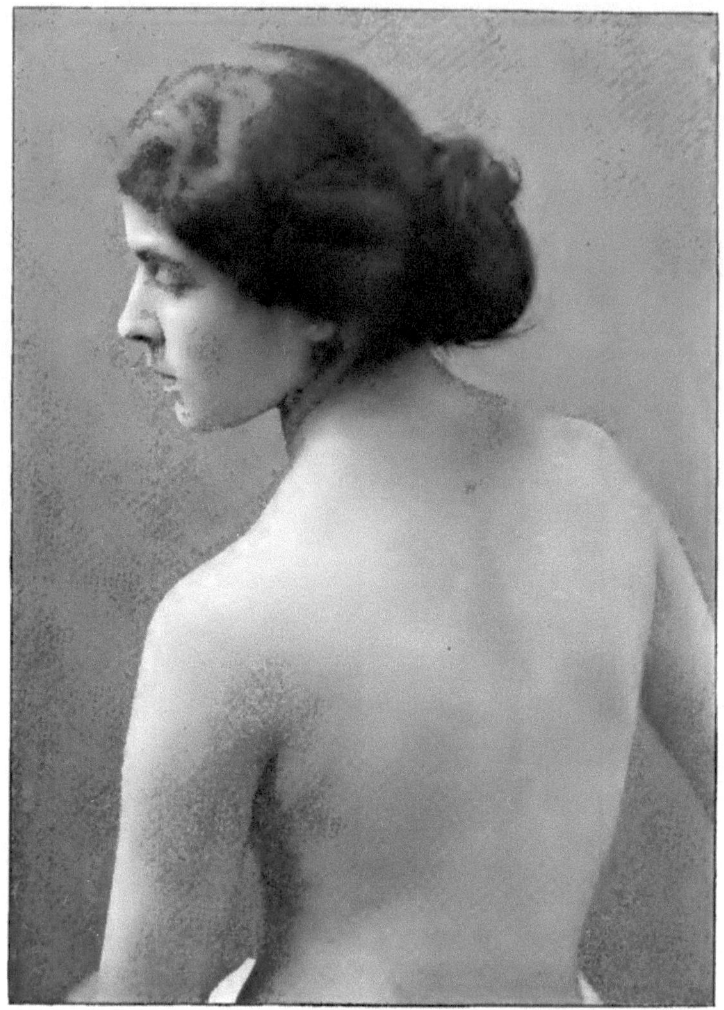

Fig. 112. Süddeutsche. Schöne Nackenlinien und Drehungsfalte am Hals.
(Aufnahme von A. Enke.)

Man hat den dünnen Hals als ein Zeichen der Jungfräulichkeit
angesehen und behauptet, daß selbst einmaliger Geschlechtsgenuß sich
sofort in einer Dickenzunahme des Halses verrate. Die Richtigkeit
dieser Annahme ist nicht erwiesen.

Daß der Umfang des Halses gleich dem der Wade sein müsse,
hat Brücke widerlegt, der durch Messungen nachgewiesen hat,

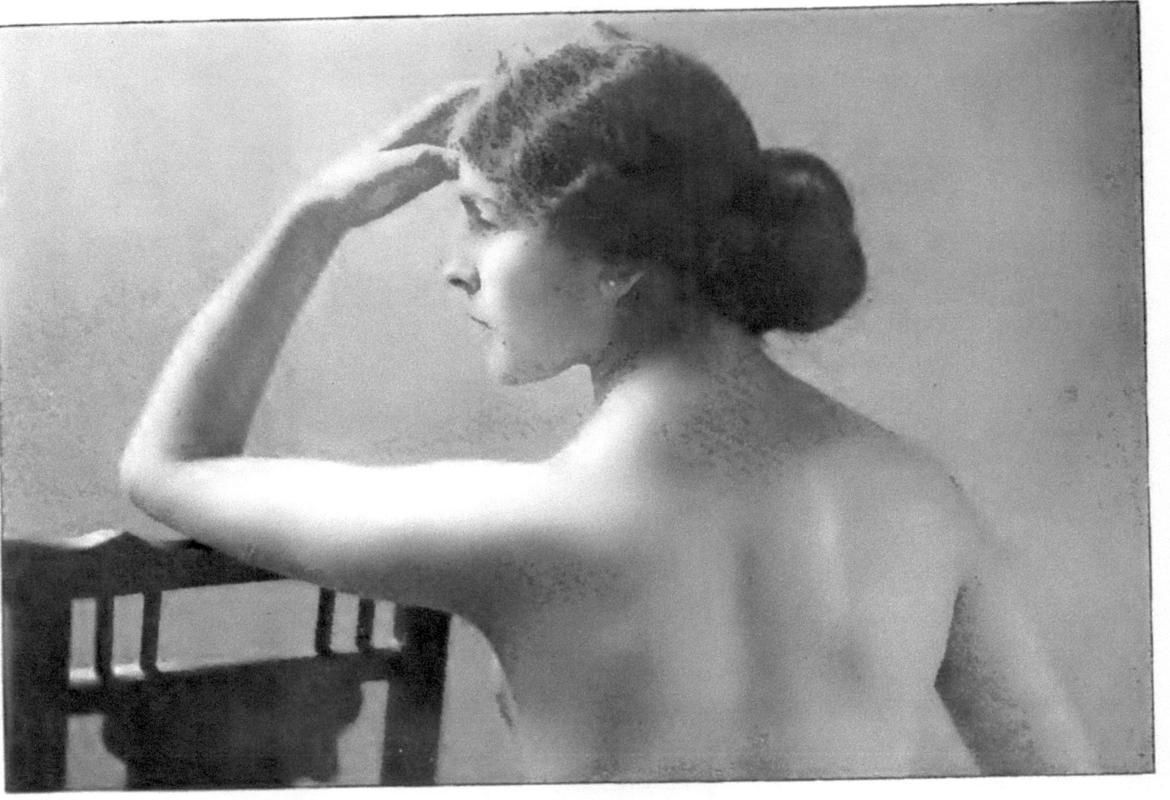

Fig. 113. Dieselbe mit gehobenem Arm. (Aufnahme von A. Enke.)

daß bei gleichmäßiger Entwicklung die Wade stets dicker ist als der Hals[1]).

Die zur Schulter herabreichende Halsnackenlinie wird durch die obere Wölbung des Kapuzenmuskels gebildet, der sich am Rücken und der hinteren Schultergegend gleichmäßig ausbreitet und den Nacken in weichen Linien mit Rücken und Schultern verstreichen läßt. Zu starke Ausbildung dieses Muskels bildet bei Ringkämpfern den sogenannten Stiernacken und ist bei Frauen darum häßlich. Bei gleichmäßiger Entwicklung des Muskels, der Haut, sowie auch der knöchernen Unterlage, muß der Nacken nach beiden Schulterblättern in gleichmäßiger Wölbung herabziehen und in der Mitte unter dem siebenten Halswirbel sich allmählich zur mittleren Rückenfurche verflachen.

Während vorn die Schlüsselbeine die feste untere Grenze des Halses, beziehungsweise der Büste bilden, geht hinten der Nacken allmählich in den Rücken über.

Brücke unterscheidet zwei Formen schöner Nackenbildung. Bei der einen steigt der Umriß des Halses gerade herunter und bildet mit der Schulter einen scharfen Winkel, bei der anderen ist dieser Uebergang ein gleichmäßig abfallender. Die erste Form findet sich ausgesprochener bei kurzem Hals und kräftiger Muskulatur, die zweite bei langem Hals und schwächeren Weichteilen.

Mir scheint, daß beide Formen etwas willkürlich geschieden sind, da beide an ein und demselben Nacken bei Bewegung der Schultern sich finden, und lediglich auf Anspannung verschiedener Muskeln beruhen.

Fig. 112 zeigt den Nacken einer jungen Süddeutschen; der Kapuzenmuskel (Cucullaris) ist besonders gut entwickelt, der Schultermuskel (Deltoideus) bedeutend schwächer. Die Nackenlinie, deren oberer Verlauf durch den Kapuzenmuskel bestimmt ist, geht an der rechten Seite, der ersten Form von Brücke entsprechend, gleichmäßig in die Schulter über. Da der Kopf nach links gedreht und die linke Schulter etwas angehoben ist, so zeigt sich an dieser Seite eine doppelt gebrochene Linie, welche der zweiten Form von Brücke entspricht.

---

[1] l. c. p. 16.

Wird der Arm gehoben und dadurch der Schultermuskel vorge-
wölbt, dann ist der Unterschied noch deutlicher (Fig. 113) und
würde bei stärker entwickeltem Schultermuskel noch mehr auffallen.

In ihrem Extrem entspricht die erste Brückesche Form der asthma-
tischen, die zweite der schwindsüchtigen Körpergestaltung. Ein
schöner Nacken muß deshalb von beiden Aeußersten gleichweit entfernt bleiben, und weder gedrungene noch zu stark abfallende Um-
rißlinien zeigen. Diesen Anforderungen entspricht der Nacken der
Süddeutschen (Fig. 112 und 113), während Fig. 108 sich dem einen,
Fig. 109 dem anderen Extrem nähert.

XII

Rumpf.

Man unterscheidet am Rumpf von vorn die Brust (im weiteren Sinne) und den Bauch, von hinten den Rücken. Seine Verbindungen mit Kopf und Gliedmaßen sind der Hals, die Schultern und die Hüften. So selbstverständlich diese Einteilung auch sein mag, so stößt man doch schon auf Schwierigkeiten bei dem bloßen Versuch, die einzelnen Teile scharf voneinander abzugrenzen. Noch schwieriger wird es, wenn man noch weitere Benennungen einzelner Körperteile hinzunimmt, wie Nacken, Lenden, Kreuz, Weichen, Leisten u. s. w. Jedem Arzt fällt es auf, daß die meisten nur einen ganz dunklen Begriff haben, wo diese Teile eigentlich liegen. Eine Frau z. B., die über Kreuzschmerzen klagt, bezeichnet fast immer die Lenden als die empfindliche Stelle; — sie weiß beim Ochsenfleisch den Ziemer vom Filet vortrefflich zu unterscheiden, dürfte aber kaum im stande sein, die Lage der entsprechenden Teile am eigenen Körper anzugeben. Jedoch sind selbst Männer vom Fach nicht im stande, alle einzelnen Teile des Rumpfes mit unfehlbarer Sicherheit voneinander zu trennen.

Dies hat seinen Grund darin, daß feste, unverwischbare Grenzen überhaupt nicht bestehen und die Uebergänge sich allmählich ineinander verlieren [1]).

Es empfiehlt sich deshalb, erst den Aufbau des Rumpfes als Ganzes und dann seine einzelnen Teile in ihrer mehr oder weniger scharfen Abgrenzung zu besprechen.

Der Rumpf als Ganzes.

Vom Kopf unterscheidet sich der Rumpf dadurch, daß bei ihm die weichen Teile bei der Bestimmung der äußeren Formen eine viel größere Rolle spielen.

[1]) Vgl. Merkel, Topographische Anatomie, II, p. 180 ff.

Das Skelett des Rumpfes wird gebildet durch die Wirbelsäule, den Brustkorb, den Schultergürtel und das Becken.

Das Verhältnis des Skeletts zur Körperoberfläche ist ersichtlich aus den Figuren 35—38, die zugleich die sekundären Geschlechtscharaktere deutlich machen.

Die Wirbelsäule muß bei symmetrischer Stellung völlig gerade verlaufen. Abweichungen davon deuten auf Rhachitis, ungleichmäßige Entwicklung, Tuberkulose und Lungenkrankheiten.

Von der senkrechten Richtung überzeugt man sich in zweifelhaften Fällen, indem man bei nach vorn gebeugtem Oberkörper auf der Rückseite die Dornfortsätze der Wirbel durch die Haut abtastet und mit schwarzer Farbe bezeichnet. Die so bezeichneten Punkte müssen in einer geraden Linie liegen. Noch einfacher ist es, den Dornfortsatz des siebenten Halswirbels, der im Nacken am stärksten vorspringt, aufzusuchen und von ihm aus ein Senklot herabhängen zu lassen, welches bei gutem Bau genau in der Spalte zwischen den Hinterbacken liegen muß. Die Länge der Wirbelsäule, welcher der Abstand vom unteren

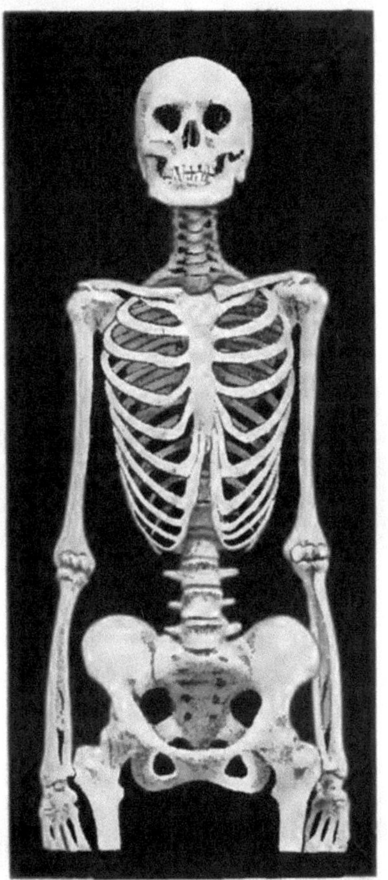

Fig. 114. Rumpfskelett eines 25jährigen Mädchens, durch Schnüren verunstaltet (nach Rüdinger).

Nasenrande bis zum oberen Rand der vorderen Beckenverbindung entspricht, ist ein konstantes Maß, das Fritsch, Carus und Schmidt als Modulus zur Bestimmung der Proportionen benutzt haben.

In der seitlichen Ansicht ist die Wirbelsäule der Frau im Lendenteil stärker eingebogen als beim Manne (vgl. Fig. 41).

Der Brustkorb besteht aus den Rippen, dem Brustbein und dem Brustteil der Wirbelsäule.

Bei guter Ausbildung muß er kräftig gebaut sein, so daß die Rippen am Rücken nur wenig nach abwärts, an der Seite fast horizontal und vorn leicht nach oben verlaufen. Von seiner Breite und Tiefe hängt im wesentlichen die Form der Brust ab.

Bei der Frau ist der Brustkorb im allgemeinen schmäler und länger als beim Manne, jedoch muß er stets so gebaut sein, daß der Winkel, den der untere Rippenrand bildet, wenig kleiner ist als ein rechter.

Größer ist er bei dem faßförmigen Thorax asthmatischer Personen, kleiner, oft sehr viel kleiner bei Personen mit schwindsüchtiger Gestaltung und bei Verunstaltung durch zu starkes Schnüren.

Oben wurden bereits die dadurch hervorgerufenen Entstellungen des Rumpfes im Bilde vorgeführt; hier sei die Entstellung des Skeletts durch ein weiteres Beispiel verdeutlicht (Fig. 114). Zwischen den freien Rippen beider Seiten ist nur ein schmaler Spalt mit sehr spitzem Winkel vorhanden. Ein vergleichender Blick auf Fig. 36 genügt, um den Unterschied zu erkennen.

Noch deutlicher zeigt sich der Unterschied zwischen normalem und durch Schnüren erzeugtem Brustkorb in dem auch heute noch mustergültigen schematischen Bilde, das Sömmering vor mehr als 100 Jahren entworfen hat (Fig. 115 und 116).

Der Schultergürtel ist mit dem Brustkorb nur in der Kehlgrube durch die Gelenke der beiden Schlüsselbeine verbunden. Diese sowie das Brustbein sind die einzigen Knochen, die in ihrer ganzen Länge dicht unter der Haut liegen.

Am unteren Ende ist die Wirbelsäule durch das Kreuzbein mit dem Becken verbunden. Das Kreuzbein ist bei der Frau breiter und kürzer als beim Manne.

Beim weiblichen Becken sind wichtige sekundäre Geschlechtscharaktere zu verzeichnen. Es ist geräumiger, der Schambogen ist stumpfer, die Beckenschaufeln flacher und breiter ausladend, als beim Manne. Dadurch überwiegt im Skelett die Beckengegend beim Weibe weitaus über den Brustkorb, während die größte Schulterbreite die größte Beckenbreite bei der Frau nur sehr wenig, beim Manne jedoch bedeutend übertrifft. Vom Becken liegen die Kämme der Darmschaufeln jederseits dicht unter der Haut.

Die tastbaren Knochen des Rumpfskeletts geben feststehende Punkte zur Bestimmung der Grenzen seiner einzelnen Gegenden.

Der Schlüsselbeinrand bildet die Grenze zwischen Hals und Brust,

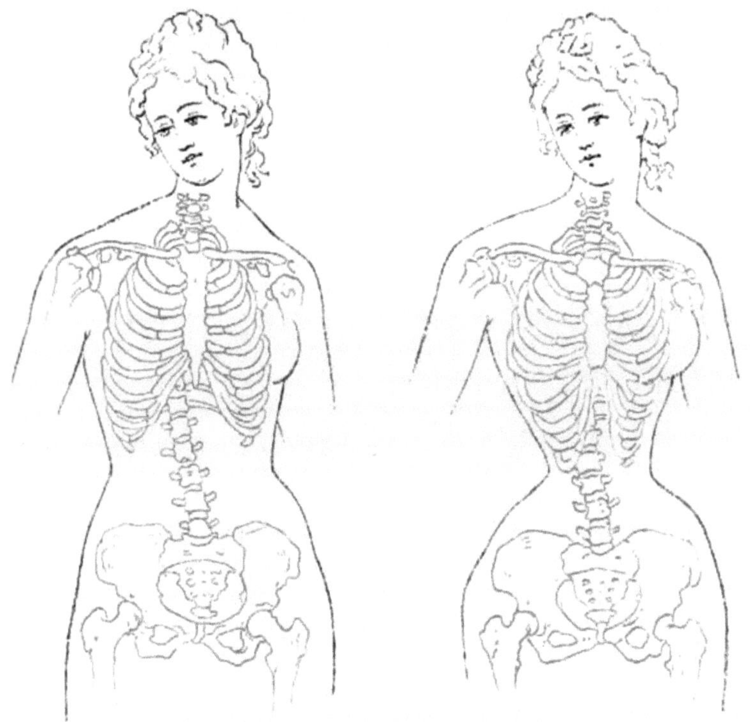

Fig. 115 u. 116. Veränderung des Rumpfskeletts durch Schnüren nach Sömmering.

der untere Rippenrand zwischen Brust und Bauch, der Kamm der Darmschaufeln zwischen Bauch und Hüften. Während sich am Skelett die Schulterknochen, die Lendenwirbelsäule und das Kreuz scharf umschreiben lassen, werden diese Grenzen durch die bedeckenden Weichteile am lebenden Körper wieder stark verwischt. Immerhin aber bietet die Kenntnis des Skeletts eine Reihe von Anhaltspunkten, die zum Verständnis und zur Beurteilung der äußeren Formen unerläßlich sind.

Außer dem Knochengerüst sind es zunächst die Muskeln und dann die Fettpolster der Haut, welche die Formen des Rumpfes bestimmen.

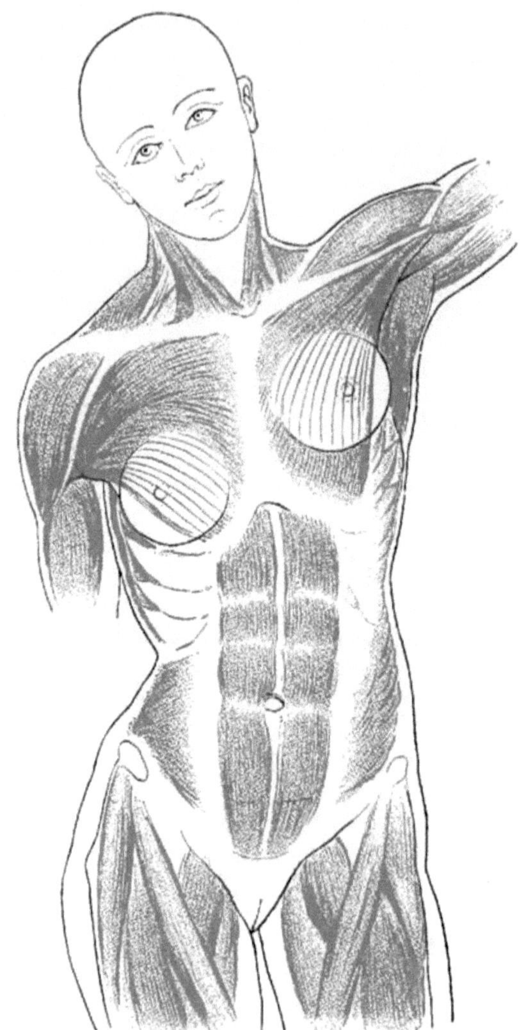

Fig. 117. Muskulatur des weiblichen Torso von vorn.

Fig. 117 zeigt die Rumpfmuskulatur des weiblichen Torso in der Ansicht von vorn.

Bei der allgemeinen Betrachtung fällt auf, daß sich die ober-

flächlichen Muskeln des Rumpfes in drei größere Gruppen teilen.
Zunächst diejenigen, die zusammen den vorderen und seitlichen Ab-

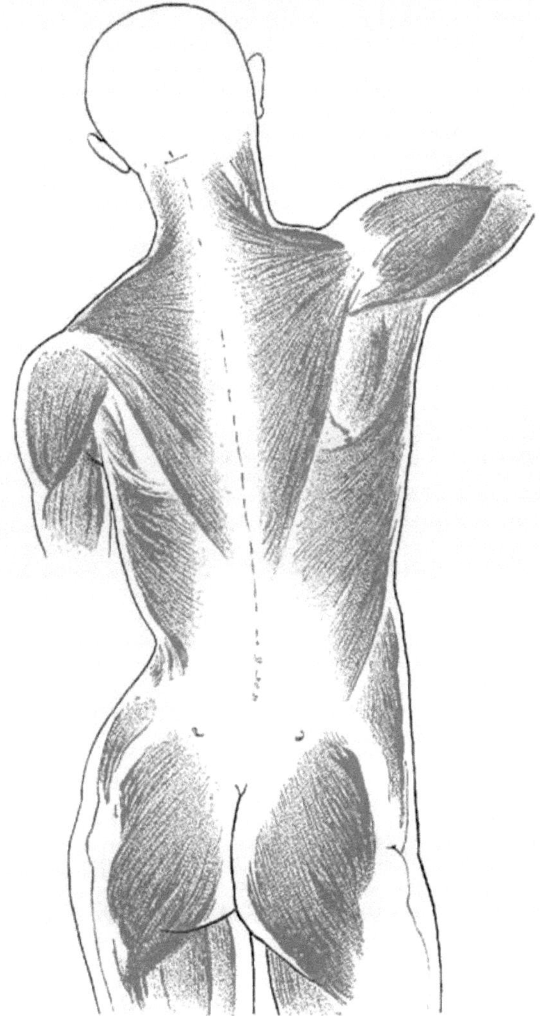

Fig. 118. Muskulatur des weiblichen Rückens.

schluß der Bauchhöhle bewerkstelligen, dann diejenigen, die von vorn
und hinten, von oben und unten nach der Schulter hinziehen, und
endlich die Muskeln der Hüften.

Von diesen drei Gruppen bildet die erste die Verbindung zwischen Brustkorb und Beckenwand.

Während die zweite alle scharfen Ecken und Kanten zwischen Schultern, Brust und Rücken verbindet und ausfüllt und die Umrisse des Rumpfes zu den oberen Gliedmaßen in weichen Linien hinüberleitet, sind die Hüftmuskeln seitlich und hinten durch die Kämme der Beckenschaufeln, vorn durch das Leistenband scharf von dem übrigen Rumpfe geschieden.

Die Muskeln sind bei beiden Geschlechtern gleich, jedoch schwächer bei der Frau. Schlechte Entwicklung der Muskeln kann den weiblichen ebensogut wie den männlichen Körper entstellen. Bei krankhaften Störungen der gleichmäßigen Entwicklung der Muskeln sind es, wie oben erwähnt, namentlich die Schultern und Hüften, die zuerst ergriffen werden. Bei guter Ernährung müssen auch bei der Frau trotz des Fettpolsters die Muskelbäuche deutlich erkennbar sein. Abgesehen davon, daß das Unterhautfett bei ihr im allgemeinen reichlicher ist als beim Manne, sind es namentlich die Nabelgegend, Hüften und die unteren Partien des Rückens, die eine kräftigere und charakteristische Verteilung des Fettes bei der Frau besitzen.

Bei der Betrachtung des Rumpfes als Ganzes hat man somit hauptsächlich zu achten auf gleichmäßige und symmetrische Entwicklung des Skeletts, soweit es dem Auge und der Messung zugänglich ist, Ueberwiegen der Bauch- und Beckengegend im Verhältnis zum Oberkörper nach den oben aufgestellten Gesetzen der Proportionslehre, und auf den Einfluß des Schnürens.

Als Muster eines gut entwickelten weiblichen Torso kann Tafel III gelten.

Die einzelnen Teile des Rumpfes.

Schultern.

Die Verbindung des Rumpfes mit den oberen Gliedmaßen ist die Schulter. Ihre Form hängt zunächst ab von der knöchernen Unterlage, von der bereits ausführlich gesprochen wurde.

Normale Verhältnisse verlangen demnach gute und gleichmäßige Wölbung des Brustkorbs, gerades, gestrecktes, der Brustkontur sich anschmiegendes Schlüsselbein, gut anliegendes, flaches Schulterblatt.

Die Muskeln, welche vom Schulterblatt zum Arm ziehen, werden alle bedeckt durch den großen Schultermuskel (Deltoideus, Fig. 107 *D*), der hauptsächlich, bei übrigens guten Verhältnissen, die Form der Schulter bedingt. Er entspringt vom seitlichen unteren Rand des Schlüsselbeins und vom Kamm des Schulterblatts, bildet demnach eine Fortsetzung des Kapuzenmuskels unterhalb dieser knöchernen Leiste. Er dient hauptsächlich zum Heben des Arms und zum Halten desselben in erhobener Stellung.

Von vorn schließt sich ihm unmittelbar der große Brustmuskel an, der sich neben ihm am Oberarmbein befestigt.

Von der guten Entwicklung des Schultermuskels hängt die gleichmäßige kräftige Abrundung der Schulter ab, die sich durch stärkere Absetzung gegen den übrigen Arm von einer anderen durch Fettanhäufung bedingten Schulterrundung unterscheidet. Diese letztere ist ein Zeichen reiferen Alters und darum ein Fehler, sobald sie die darunter liegenden Muskelbäuche verdeckt.

Die schöne Form der Schulter kann durch Muskelübung, Heben der Arme etc. hervorgehoben und durch sie auch erhalten werden. Brücke[1]) bemerkt, daß die Albanerinnen, die ihre Lasten mit erhobenen Armen auf dem Kopfe tragen, besonders schöne Schultern besitzen.

Von der guten Gestaltung dieser Muskeln, die ja auch bei normalen Verhältnissen eine analoge Ausbildung der übrigen Muskeln zur Folge haben muß, hängt eine Bildung an der weiblichen Schulter ab, die sich bald mehr, bald weniger deutlich auch in der Ruhe findet; dies sind ein oder zwei flache Grübchen an der Stelle, wo die Haut dem Kamm des Schulterblattes an der Grenze zwischen Kapuzenmuskel und Schultermuskel fester anhaftet.

Wird der Arm gehoben und dadurch der Schultermuskel verkürzt und verdickt, so vertiefen sich diese Grübchen zu einer halbmondförmigen Furche, die sich um die hintere und obere Ansatzstelle des Muskels bildet.

Diese Erscheinung ist somit als ein Zeichen guter Muskelbildung und demnach als Vorzug anzusehen.

---

[1]) l. c.

Der Stand der Schultern ist sehr wechselnd. Bei jedem Atemzuge werden die Schultern mit dem Brustkorb gehoben und gesenkt. Jede Bewegung des Armes verändert den Umriß und den Stand der Schulter (vgl. Fig. 117, 118).

Man muß demnach zur Vergleichung stets einen symmetrischen Stand mit herabhängenden Armen einnehmen lassen, die Bewegungen können, namentlich bei seitlicher Beleuchtung, wertvolle Aufschlüsse über die Entwicklung der Muskeln verschaffen.

Die Achselhöhle ist nur bei erhobenem Arm sichtbar. Ihre Grenzen bilden vorn der untere Rand des großen Brustmuskels, hinten der äußere Rand des großen Rückenmuskels. In der Tiefe ist sie mit einem dicken Fettpolster versehen, das besonders zwischen Brustmuskel und Brustkorb kräftig entwickelt ist. Ihre normale Gestaltung wird abhängen von der guten Entwicklung der sie bildenden Muskeln und von guter Wölbung des Brustkorbes.

Die Haut ist, der großen Beweglichkeit des Armes entsprechend, in der Achselhöhle sehr locker an der Unterlage befestigt, während sie an der Schulter etwas fester mit den darunter liegenden Muskeln verbunden sein muß.

Von der Behaarung der Achselhöhle gilt das bereits von der übrigen Körperbehaarung Gesagte. Als Zeichen der Reife ist ein zarter Flaum normal und darum schön; starke Behaarung ist bei der Frau häßlich, weil sie ans Männliche und Tierische erinnert.

Brust.

Die Brust im weiteren Sinne ist derjenige Teil des Rumpfes, der von oben durch die Schlüsselbeine, von unten durch den unteren Rippenrand begrenzt wird. Beim Weibe erhält er sein besonderes Gepräge in den beiden durch die wachsenden Milchdrüsen verursachten Hervorwölbungen, die Brüste im engeren Sinne.

Aus ihrer Beschaffenheit kann man wichtige Rückschlüsse nicht nur auf die Brust, sondern auch auf den Körper im allgemeinen machen.

Die Grundlage der Brust bildet der Brustkorb; auf sein Verhältnis zu den übrigen Teilen des Skeletts ist bereits hingewiesen.

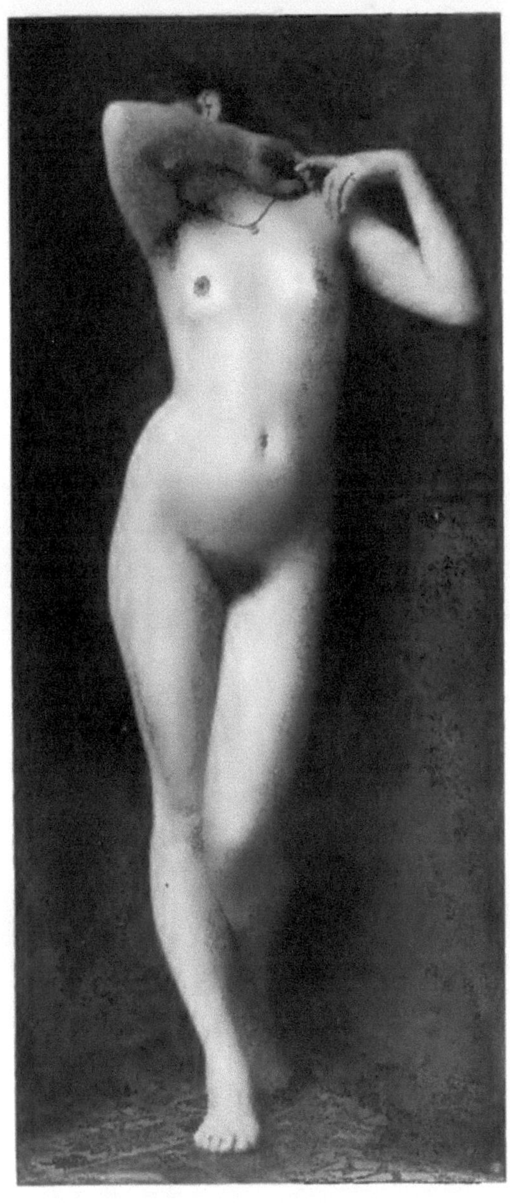

BÖHMISCHES MÄDCHEN.
(Photographie nach dem Leben.)

Es lassen sich an einen normal gebauten Brustkorb die folgenden Bedingungen stellen, deren Nichterfüllung anatomische **Fehler** sind.

1. Die Brustwirbelsäule muß, von vorn gesehen, völlig gerade in der Mittellinie des Körpers verlaufen; im Profil bildet sie einen leichten, nach hinten konvexen Bogen in ihrer oberen Hälfte.

2. Die Rippen verlaufen symmetrisch in einem **gleichmäßigen** Bogen, liegen hinten beinahe horizontal, senken sich etwas stärker in der Seite, liegen wieder horizontal in der Linie der Brustwarze und steigen von da unmerklich ohne Knickung gegen das Brustbein an.

3. Das Brustbein liegt etwas tiefer als die vordersten Punkte der Rippen, schließt sich aber deren Wölbung überall gleichmäßig an. Der Winkel zwischen Handgriff und Körper, in der Höhe der 2. Rippe (Angulus Ludovici), darf nicht scharf hervortreten.

4. Die gemeinschaftliche Wölbung des Brustkorbes ist in seinen höheren Partien (bis zur 4. Rippe) nach oben gerichtet, in den mittleren (bis zur 8. Rippe) nach vorn, und erst in den untersten Partien (bis zur 12. Rippe) etwas nach abwärts. Die Wölbung muß eine ganz gleichmäßige sein, im Profil sowie in der Ansicht von vorn.

5. Der untere Rippenrand bildet in der Herzgrube einen Winkel von beinahe 90 °.

Als gemeinschaftliche Folge dieser Eigenschaften kommt hinzu, daß sich die Schlüsselbeine und die Schulterblätter in guter Wölbung dem Brustkorb glatt anlegen.

Die häufigsten Ursachen, die fehlerhafte Bildung veranlassen, sind die Rhachitis, die Anlage zur Schwindsucht und das Schnüren.

Rhachitis veranlaßt Verkrümmungen der Wirbelsäule und dadurch unsymmetrische Entwicklung, ungleichmäßige Wölbung der Rippen, die bei ihrer Weichheit durch Zug und Druck verunstaltet werden, Knickung des Brustbeins zwischen Griff und Körper (Hühnerbrust), Auftreibung der Rippenenden, wodurch eine Verdickung und starke Knickung des Brustkorbs innerhalb der Brustwarzenlinien entsteht. Durch die stärkere Knickung der Rippen wird der Brustkorb im ganzen flacher und breiter, namentlich in seiner oberen Wölbung, seine unteren Partien fallen stärker ab.

Die Anlage zur Schwindsucht ist gekennzeichnet durch
einen langen und schmalen Brustkorb. Mit dem gesunden verglichen
zeigt der schwindsüchtige Brustkorb demnach weiter voneinander
abstehende Rippen, die in ihrem ganzen Verlauf stärker nach unten
ziehen, wodurch wiederum eine geringere Wölbung der oberen
Partien und eine zu geringe Ausdehnung in die Breite veranlaßt
wird. Dies hat zur Folge, daß die Schlüsselbeine stärker gekrümmt
sind, weiter vorspringen und ebenso wie die Schulterblätter hervortreten. Unter den Schlüsselbeinen bilden sich dann tiefere Gruben.
Der untere Rippenrand bildet einen sehr viel spitzeren Winkel.

Durch das Schnüren wird der Brustkorb in seinen unteren
Partien stark verengt, die Wölbung wird geringer und namentlich
sehr verschärft in den mittleren Partien, so daß von der 4. Rippe
ab die Wölbung statt nach vorn, mehr nach abwärts steht. Der
untere Rippenrand ist ein spitzer Winkel.

Alle diese drei Ursachen, am stärksten allerdings die letzte, haben
die Verunstaltung veranlaßt, die Figur 114 deutlich zeigt.

Lungenkrankheiten, namentlich Brustfellentzündungen in jugendlichem Alter können durch Verwachsungen einen Teil des Brustkorbs sehr wesentlich in seiner Entwicklung beeinflussen. Es finden
sich dann an der früher erkrankten Stelle Einziehungen oder Auf-
treibungen, die die Symmetrie stören.

Die meisten dieser Fehler im Bau des Brustkorbs lassen sich beim
lebenden Weibe aus dem ungleichmäßigen Heben und Senken des
Brustkorbs beim Atmen erkennen. Nur an den Stellen, wo wenig
Weichteile zwischen Skelett und Haut liegen, treten die Fehler
ohne weiteres zu Tage. Außer den schon erwähnten Fehlern im
Schlüsselbein lassen sich demnach schlechte Bildungen des Brustbeins und der oberen Rippen leicht nachweisen.

Besonders häufig findet sich die auf Rhachitis beruhende Abknickung des Brustbeins in der Höhe der 2. Rippe, welche bei
stärkerer Ausprägung die sogenannte Hühnerbrust hervorruft. Auf
Figur 119 ist sie sehr deutlich ausgeprägt.

Von größeren Weichteilen sind es namentlich die großen
Brustmuskeln (Pectoralis major), welche die Form der Brust beeinflussen (Fig. 117). Ihre Bündel entspringen an der ganzen Vorder-

fläche der Brust vom unteren Rippenrand, dem Brustbeinrand und der unteren Fläche des Schlüsselbeins und vereinigen sich zu einem kräftigen Muskelbauch, dessen Sehne sich am Knochen des Oberarms ansetzt. Der untere Rand dieses Muskels bildet die vordere

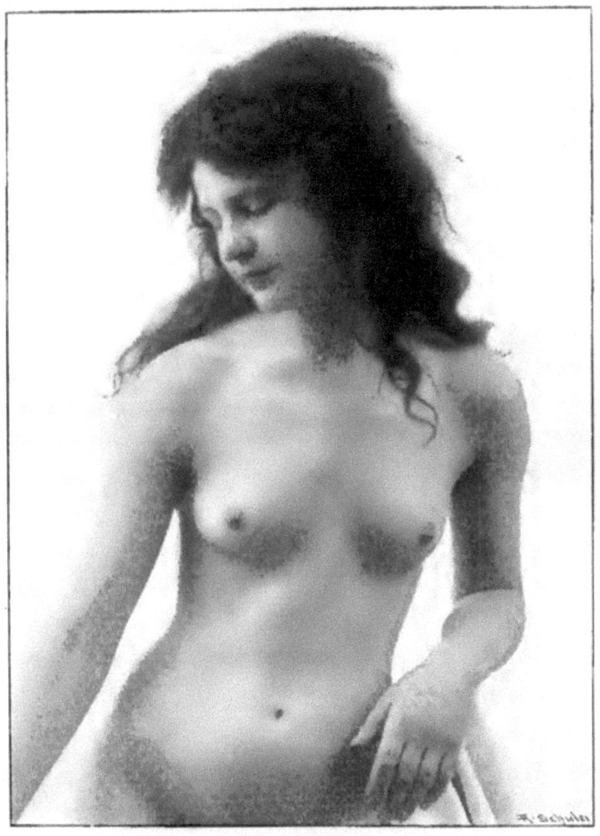

Fig. 119. Knickung des Brustkorbs bei einem 15jährigen Mädchen (Hühnerbrust).

Begrenzung der Achselhöhle, die demnach beim Senken des Armes sich vertieft, beim Heben verstreicht. Je kräftiger er ist, desto stärker wird diese Grenzlinie hervortreten, und desto gleichmäßiger wird die obere Wölbung der Brust in die Schulter übergehen.

Ist der Muskel schlecht entwickelt, dann treten die Schultern vor,

und es entsteht eine tiefe Einsenkung zwischen Schulter und Brust
unterhalb des Schlüsselbeins bis in die Achsel (vgl. Fig. 65).

Auf den großen Brustmuskeln, den äußeren Rand nur wenig
überragend, liegen die Brüste (vgl. Fig. 117) in der Höhe der
3.—6. Rippe.

Aus diesem Verhältnis geht hervor, daß der Brustkorb sowie der
Brustmuskel einen sehr wesentlichen Einfluß auf die Form der Brust
im engeren Sinn haben müssen.

Die Haut ist in der Gegend der Brustwarzen besonders zart
und dünn; in der Mitte nach dem Brustbein zu wird sie etwas dicker
und heftet sich der knöchernen Unterlage, der sie hier unmittelbar
aufliegt, fest an. Nach den Achseln zu wird sie ebenfalls dicker,

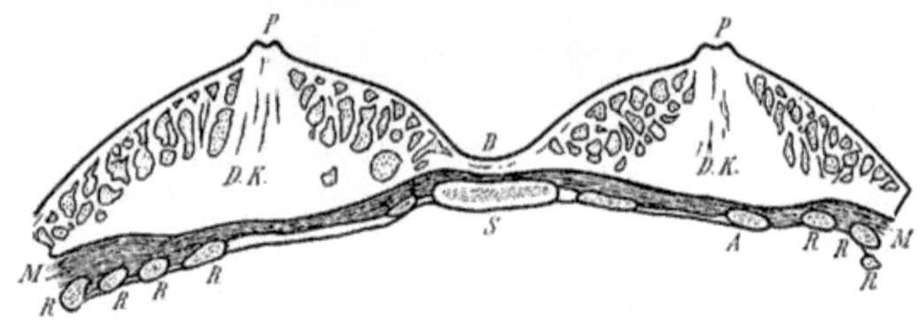

Fig. 120. Durchschnitt durch den Brustkorb in der Höhe der Brustwarzen
bei einem 20jährigen Mädchen (nach Rüdinger).

liegt dem Brustmuskel am unteren Rande wieder etwas fester an,
zugleich aber entwickelt sich hier eine mächtigere Fettlage, die die
Achselhöhle auspolstert, sich zwischen Brustmuskel und Brustkorb
hineinschiebt und sich am unteren Rande des Muskels nach vorn zu
allmählich verliert.

Zwischen Haut und Muskel liegt über der 4. Rippe, unter der
Brustwarze, beim Kinde die Anlage der Milchdrüse, die beim
Knaben nicht zur Entwicklung kommt, beim Mädchen aber etwa vom
zehnten Jahre an zu wachsen beginnt und schließlich den Raum von
der 3. bis zur 6. Rippe einnimmt.

Die Milchdrüse bildet anfänglich einen flachen scheibenförmigen
Körper, dessen Ausführungsgänge nach den Brustwarzen ziehen.
Diese sind mit ihrer Achse nach außen gerichtet. Später entstehen
zwei halbkugelige Erhabenheiten, die zunächst dem großen Brustmuskel in ihrem ganzen Umfang aufliegen. Je größer die Drüsen

werden, desto mehr spannen sie die Haut in ihrer Umgebung und schieben sich zwischen diese und die darunter liegenden Teile hinein. Da nun aber die Haut bei guter Entwicklung am Brustbein fest anhaftet, so wird die losere Haut aus der Achselgegend stärker herangezogen, während über dem Brustbein zwischen den wachsenden Brüsten eine leichte Vertiefung, der Busen, bestehen bleibt. Zugleich drehen sich dann die Achsen der Brustwarzen etwas mehr nach vorn.

Rüdinger[1]) hat an der gefrorenen Leiche eines 20jährigen Mädchens einen Durchschnitt in der Höhe der Brustwarzen gemacht, welcher diese Verhältnisse gut veranschaulicht (Fig. 120).

An dem bei der Behandlung etwas verschobenen Präparat wird die Grundlage durch den Brustkorb gebildet, von dem in der Mitte das Brustbein (S), seitlich je vier Rippenpaare (RR) durchgeschnitten sind. Darüber legen sich die Muskeln (MM), deren größte Masse vom großen Brustmuskel geliefert wird.

Ueber dem Brustbein ist die Haut am Busen (B) der Unterlage

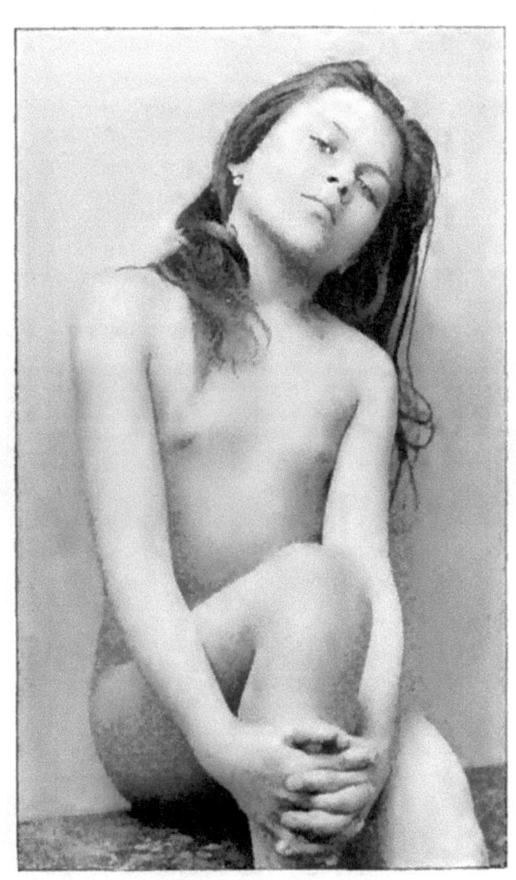

Fig. 121. Brustknospe.
12jähriges Mädchen aus München.

_____
[1]) Topographische Anatomie.

fest angeheftet, seitlich erheben sich die Brüste, deren Drüsenkörper (*DK*) von der Grundfläche zur Brustwarze (*P*) hinzieht und überall mit der Haut durch elastisches Bindegewebe verbunden ist.

Die Maschen dieses elastischen Netzes sind mit größeren und kleineren Fettklümpchen prall angefüllt, welche die Abrundung der Brüste vollenden. Auf der Zeichnung ist das Fettpolster durch einen punktierten Ton angedeutet.

Die Entwicklung der weiblichen Milchdrüse[1]) aus dem kindlichen, neutralen Zustand fällt in der Regel zwischen das 10. und 14. Lebensjahr und setzt zunächst mit einer gleichmäßigen stärkeren Hervorwölbung des Warzenhofes ein, in welche die Brustwarze mit einbezogen wird und verstreicht. In diesem Stadium bilden die werdenden Brüste

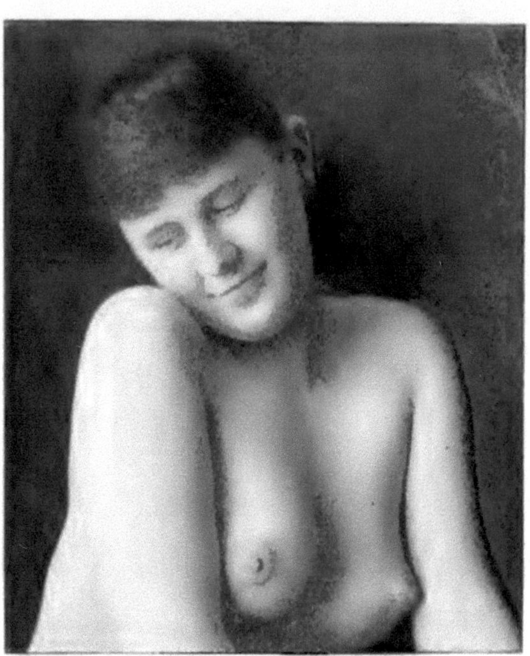

Fig. 122. Knospenbrust.
20jähriges Mädchen aus Böhmen.

kleine kugelige, rosige, selten schon braun pigmentierte Erhabenheiten, die Brustknospen. Dieser Zustand findet sich bei einem 12jährigen Mädchen aus München (Fig. 121).

Sehr bald aber wächst der Drüsenkörper weiter, es sammelt sich zwischen ihm und dem elastischen Bindegewebe, das ihn an die Haut heftet, eine größere Menge von Fett an, und die Brustknospe wird von einer größeren kugeligen Wölbung emporgehoben, die mit ihr zusammen die Knospenbrust (Mamma areolata) bildet (Fig. 122).

[1]) Vgl. Stratz, Der Körper des Kindes. F. Enke, 1904, 2. Auflage.

Die Knospenbrust stellt bei vielen niederen Rassen und bei den Negerinnen den Endzustand der Entwicklung dar, sie findet sich aber auch sehr häufig unter den Mitgliedern der gelben und weißen Rasse. Das in Fig. 122 abgebildete Mädchen aus Böhmen liefert einen Beleg hierfür.

Bei weiterer Ausbildung der Brüste wird der Warzenhof in die

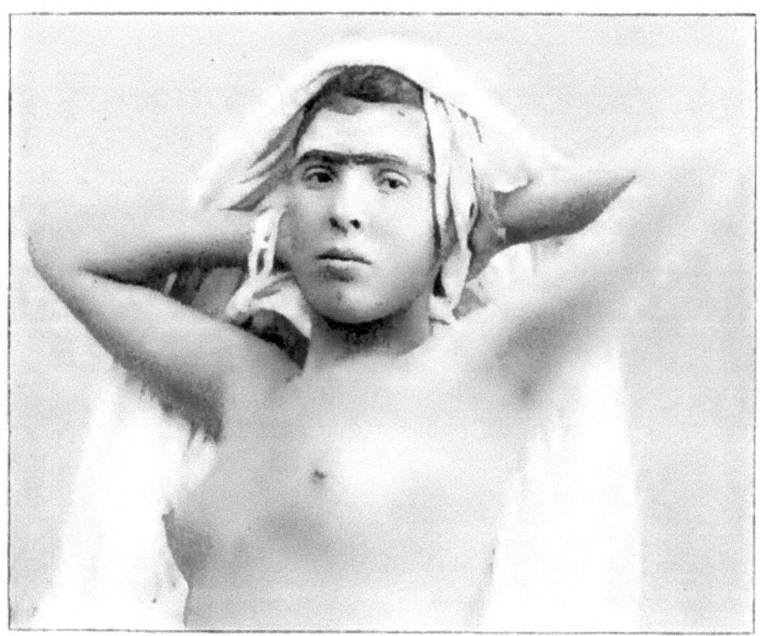

Fig. 123. Reife Brust. 20jährige Maurin.

stärkere Wölbung der Haut wieder mit einbezogen, und die Warze sitzt der gemeinschaftlichen, halbkugeligen Erhabenheit knopfförmig auf; es hat sich die reife Brust (Mamma papillata) gebildet, welche der gelben und weißen Rasse eigentümlich ist. In sehr schöner Form besitzt sie eine junge Maurin (Fig. 123).

Da die Knospenbrust, welche bei stärkerer Entwicklung zur Euterbrust sich auswächst, das Kennzeichen niederer Rassen ist, so muß die reife Brust (Zitzenbrust) als die vollendetere und darum schönere Bildung angesehen werden.

Schöne Bildung der Brüste ist das beste Kennzeichen für schöne Bildung des Körpers überhaupt, sie ist aber auch nicht denkbar, ohne die bereits erwähnten guten Eigenschaften ihrer näheren Umgebung.

Die gute Wölbung des Brustkorbes läßt sich am besten in der Ansicht von oben erkennen. In Fig. 124 sieht man, daß die breite Wölbung des Brustkorbs gleichmäßig in die ihr aufliegende stärkere Wölbung der Brüste übergeht und am lebenden Modell die Verhält-

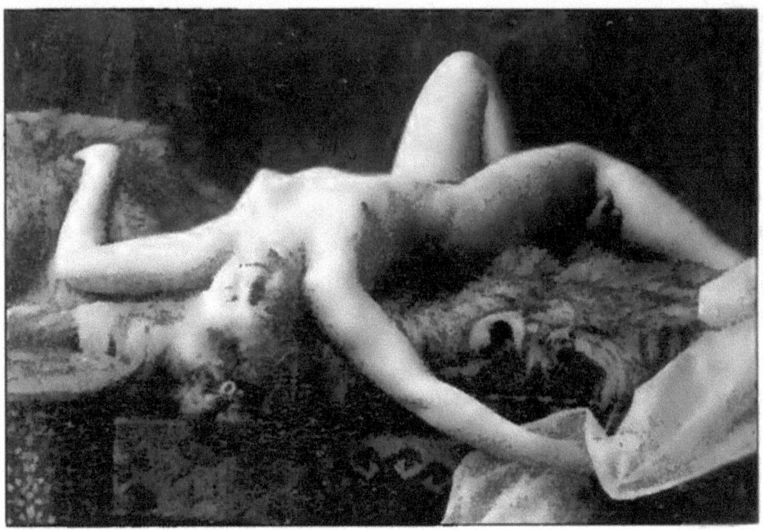

Fig. 124. Lage der Brüste zum Brustkorb. 16jährige Norddeutsche.

nisse veranschaulicht, welche Rüdinger in seinem anatomischen Präparat (Fig. 120) zur Darstellung gebracht hat.

Der Einfluß des großen Brustmuskels auf die Form der Brust ist an dem sehnigen, kräftig und doch zierlich gebildeten Körper einer 14jährigen Münchnerin (Fig. 125) zu sehen, und in Fig. 117 als Muskelpräparat dargestellt.

Beim lebenden Modell erkennt man deutlich die von der rechten Schulter her fächerförmig sich ausbreitenden Grenzen des großen Brustmuskels, dem die Brustdrüse noch völlig aufliegt.

Die Absetzung der Brüste gegen die Achsel zeigt eine 13jährige

Italienerin (Fig. 126) in guter Ausprägung, namentlich an der linken
Seite bei leicht gehobenem Arm. Hier hat die Drüse den unteren
Rand des großen Brustmuskels zum Teil überschritten. Nach oben
ist ihre Grenze scharf
gegen die vordere
Achselfalte abgesetzt, in
welcher die Bündel der
Brustmuskeln zur Schul-
ter ziehen. Die von Baelz
erwähnteFettablagerung
in diesem Wulst, welche
derOberbrust entspricht,
ist hier in leichter Weise
angedeutet.

Da eine stark aus-
gebildete Oberbrust
einem niederen Zustand
entspricht, so muß eine
nur mäßige Fettanhäu-
fung in der vorderen
Achselgrenze als die
bessere Bildung ange-
sehen werden.

Die Stellung der
Brüste wird in hohem
Grade durch ihre Um-
gebung beeinflußt. Beim
Atmen heben und sen-
ken sich die Brüste mit
dem Brustkorb und
treten beim Ausatmen
weiter auseinander.

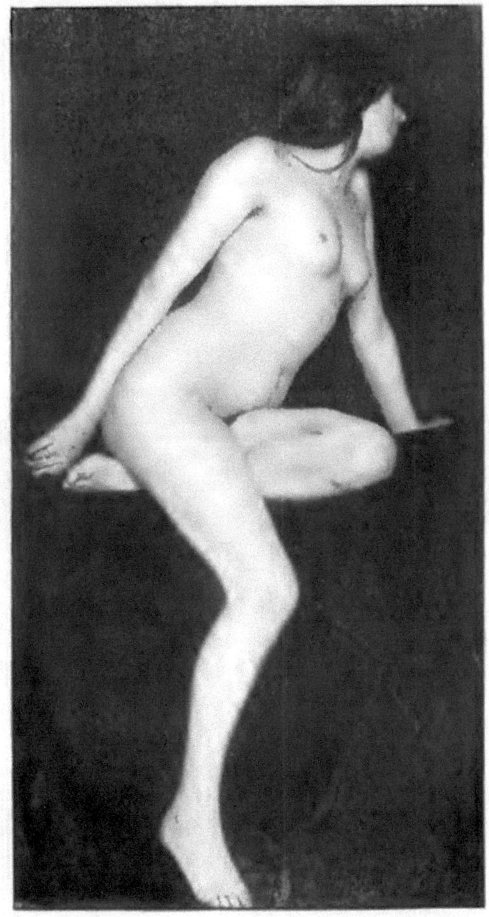

Fig. 125. Lage der Brüste zum großen Brustmuskel.
14jährige Süddeutsche.

Wenn der Arm erhoben wird, so zieht er, bei guter Anheftung der
Brust an ihrer Unterlage, auch diese mit in die Höhe. Durch das
Emporheben des Brustmuskels wird die Brust mit diesem flacher
und breiter.

Fig. 127 zeigt diesen Unterschied in gleicher Weise am lebenden
Modell, wie ihn Fig. 117 am Muskelpräparat vorführt.

Da man mit dem Tiefstehen der Brüste den Begriff des Hängens

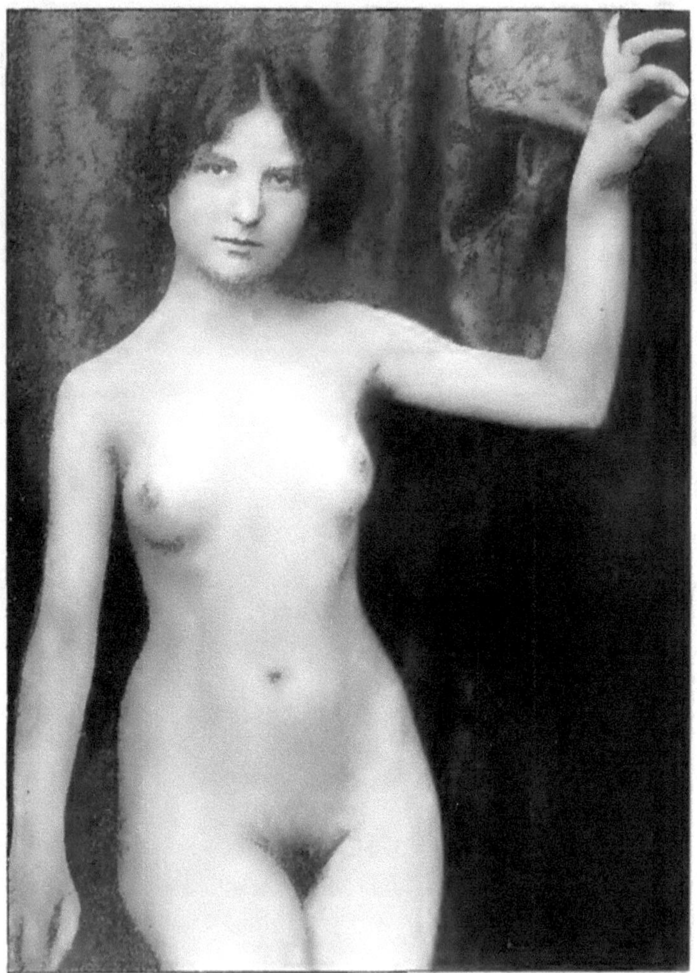

Fig. 126.   Absetzung der Brüste gegen die Achsel.   13jährige Italienerin.

verbindet, so hält man einen hohen Ansatz für schön. Als Beispiele
mögen die Figuren 128 und 129 dienen, zwei Mädchen von 16 Jahren,
von denen die erstere allerdings für ihr Alter weiter entwickelt ist.

Bei ihr sind die jugendlichen Brüste auffallend hoch angesetzt, bei der zweiten stehen sie trotz ihres geringen Umfangs auffallend tief. Die Schönheit des hohen Brustansatzes ist naturwissenschaftlich

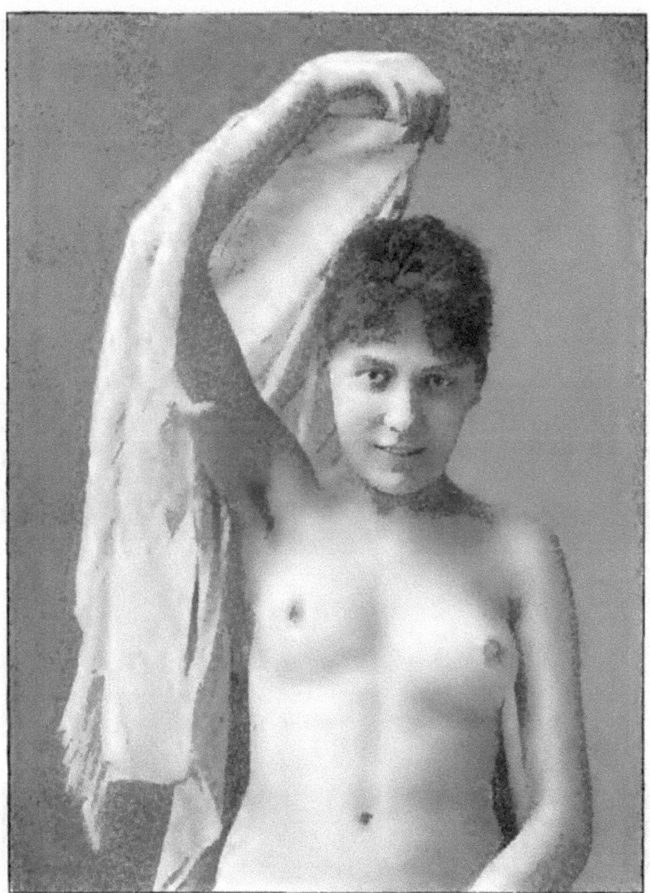

Fig. 127. Verschiebung der Brüste bei Bewegung der Arme.

begründet, da bei gut gewölbtem Brustkorb die Rippen enger aneinander stehen und horizontaler verlaufen, wodurch der obere Teil des Brustkorbs dem Ansatz der Brüste eine breitere Fläche bietet. Diese wird durch einen kräftig entwickelten Brustmuskel noch erweitert und abgerundet. So wird gegenseitig hoher Brustansatz und

gute Entwicklung des Brustkorbs und Brustmuskels bedingt. Am
schwindsüchtigen Brustkorb stehen die Brüste an und für sich tiefer,
da die Rippen alle, und demnach auch die der Warze entsprechende

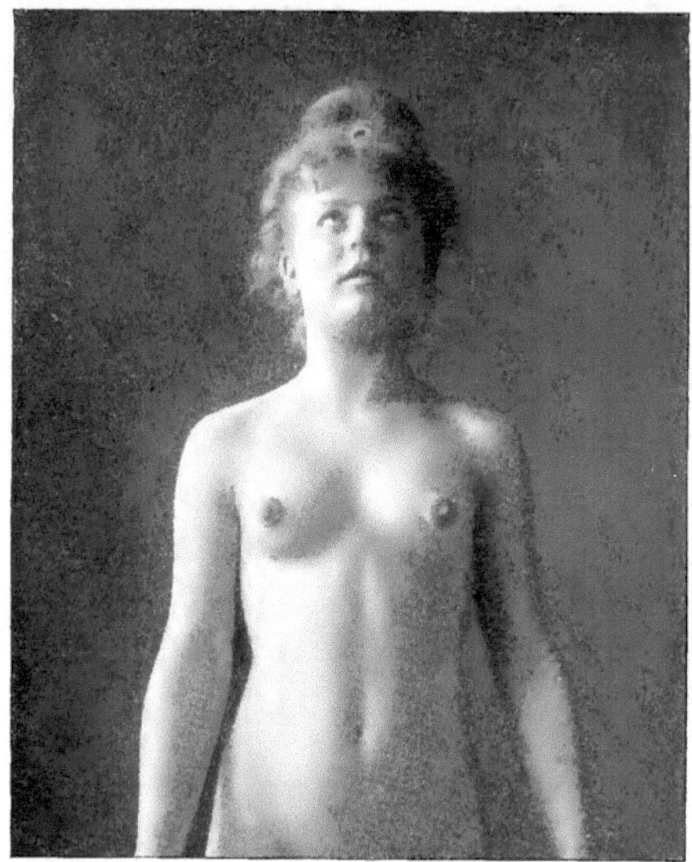

Fig. 128.　Norddeutsche von 16 Jahren mit hochangesetzter Brust.

vierte, schräg nach abwärts verlaufen und weiter auseinander stehen.
Außerdem aber folgen die Brüste dem Gesetze der Schwere umso
eher, als der Brustkorb mehr abschüssig und die Gewebe schlaff
sind. Aus demselben Grunde bildet sich unter ihnen eine Hautfalte
(vgl. Venus von Botticelli, Fig. 12). Mit der wachsenden Drüse vergrößert sich stets auch das Fettpolster, welches in das elastische

Gewebe zwischen dieser und der Haut eindringt, die Gestalt der Drüse mehr abrundet und die Uebergänge in den umliegenden Teilen weicher macht.

Je fester das elastische Unterhautbindegewebe gefügt ist, desto schwieriger wird daselbst Fett abgelagert, und darum ist eine vor-

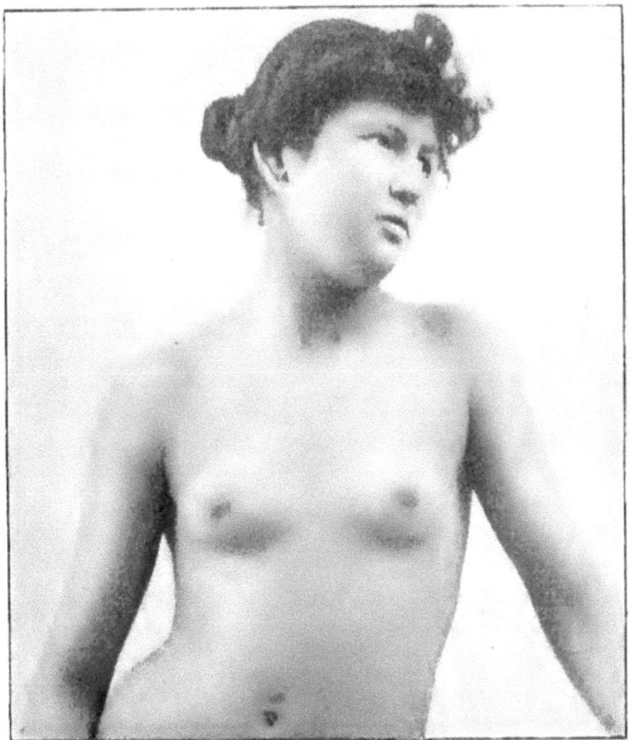

Fig. 129. Münchnerin von 16 Jahren mit tiefangesetzter Brust.

wiegend aus Drüsensubstanz bestehende Brust meist gepaart mit praller, elastischer Haut; aus dem gleichen Grunde aber ist sie mit der Haut sowohl als mit dem darunter liegenden Brustmuskel viel fester und inniger verbunden.

Durch die Elastizität der Haut und die feste Anheftung wird zugleich die wachsende Brust am Herabsinken verhindert, und bildet eine scheibenförmige bis halbkugelige Hervorragung, die bei gleich-

mäßiger Spannung der Haut sich überall in weichen Linien aus der
Umgebung erhebt.

Neigung zu Fettansatz aber geht meist gepaart mit geringerer
Bindegewebsausbildung und geringerer Elastizität der Haut. Dem-

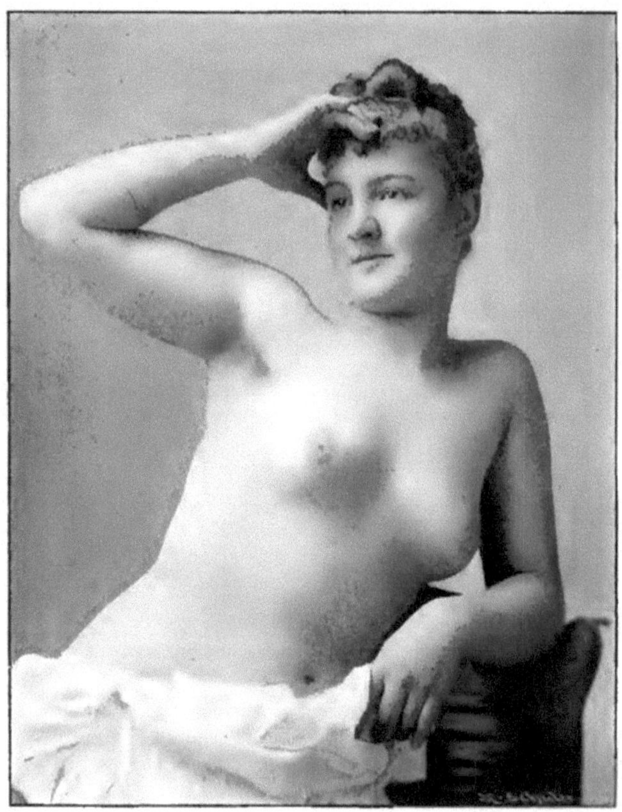

Fig. 130.   Gut gebaute Brüste.

nach werden vorwiegend aus Fett bestehende Brüste schlaffer sein,
sich senken und tiefer stehen, und eher an ihrem unteren Rande die
Haut in einer Falte abheben, als bei ersterwähnter Beschaffenheit.

Der naturwissenschaftliche Wert der Brust hängt ab von der Entwicklung des Drüsenkörpers, der ästhetische Wert von einer gleichmäßigen Abrundung durch Fett. Demnach muß bei einer schönen
Brust Drüse und Fettpolster sich gegenseitig in einem bestimmten

Verhältnis ergänzen. Ein Uebermaß von Fett oder Drüsengewebe ist ein Fehler.

Von diesem Standpunkt aus kann man verlangen, daß die Brust hart und prall, nicht zu groß, scheibenförmig bis halb-

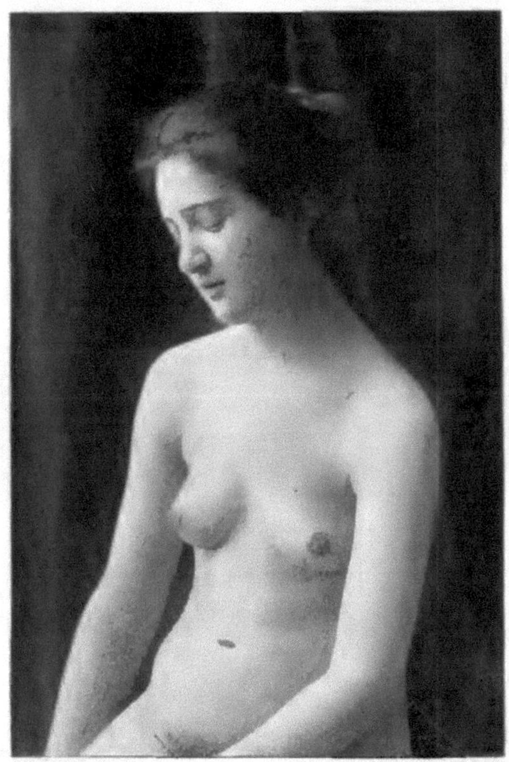

Fig. 131. Schlecht gebaute Brüste.

kugelförmig sei, daß sie ihrer Unterlage sowie der Haut gut anhafte, daß sie zwischen der 3. und 6. Rippe, die Warze nicht tiefer als die 4. Rippe, stehe und daß sich unter der Brust keine Hautfalte bilde. Außerdem muß die Warze gut und gleichmäßig entwickelt sein und etwas über den Warzenhof emporragen.

Der Messung zugänglich ist der jeweilige Abstand der

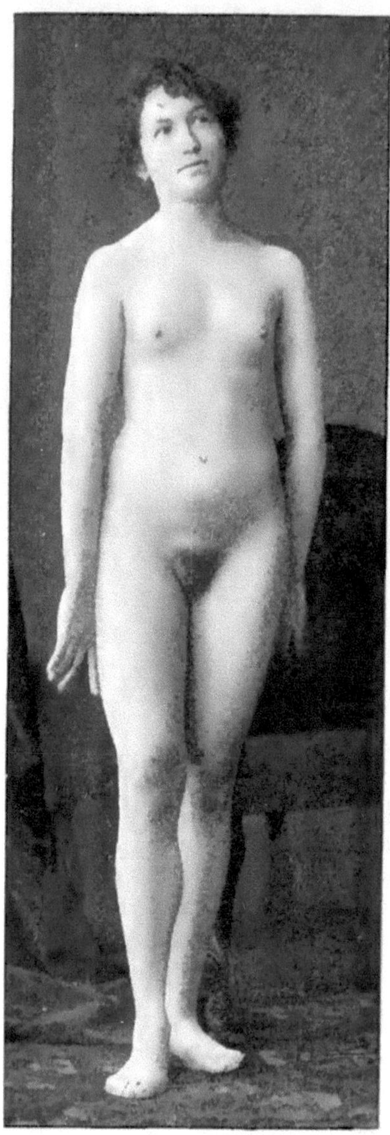

Fig. 132. Zu kleine Brüste.

Brustwarzen. Dieser darf bei gut entwickelten Brüsten nicht kleiner sein als 20 cm.

Den gleichen Standpunkt hat aber auch die Kunst, vor allem die griechische, stets eingenommen, und so deckt sich auch hier wieder das Normale mit dem Schönen.

Als Beispiel für eine gut gebaute Brust kann Fig. 130 angesehen werden.

Der Brustkorb ist gleichmäßig gewölbt, die Schlüsselbeine springen nicht vor, unter ihnen wölbt sich die Brust gleichmäßig mit breiter oberer Fläche, ohne daß die Rippen sichtbar sind. Die kräftige Entwicklung des Brustmuskels ist außer der gleichmäßigen Wölbung an der guten Ausprägung der vorderen im Arm sich verlierenden Achsellinie erkennbar. Die Brüste sind halbkugelig, hoch angesetzt, liegen dem Brustmuskel zum größten Teil auf, bilden keine Hautfalte. Daß sie mit der Unterlage verwachsen sind, ist ersichtlich aus der rechten Brust, die mit dem rechten gehobenen Brustmuskel zusammen emporsteigt. Der untere Rippenrand bildet in der Herzgrube einen rechten Winkel.

Das nämliche Verhältnis zeigt Tafel III bei kleineren Brüsten.

Eine trotz ihrer geringen Größe schlechtgebaute Brust stellt Fig. 131 vor. Der Brustkorb ist flach, die Knickung des Brustbeins in der Höhe der 2. Rippe deutlich zu sehen. Der durch den großen Brustmuskel bedingte vordere Achselwulst ist schlecht ausgeprägt, die Brüste hängen und bilden an ihrer unteren Grenze eine Falte.

Noch stärkere, durch Schwindsucht und Schnürung hervorgerufene Entstellungen zeigen die Figuren 68 und 77.

Wenn man trotz aller dieser Fehler solchen Gestalten einen gewissen jugendlichen Liebreiz nicht absprechen kann, so erinnere ich nur wieder an die Venus des Sandro Botticelli, die den gleichen Typus repräsentiert. Auch das Krankhafte kann seinen Reiz haben, aber schön ist es nicht.

Nächst dem elastischen Gewebe der Haut und des Drüsenkörpers wird die schöne Form der Brüste durch die Ausfüllung mit Fett bedingt. Diese steht nicht immer im Verhältnis zu der Fettverteilung am übrigen Körper. Es gibt schlanke Frauen mit fetten und dicke Frauen mit schwachen Brüsten. Das Fettpolster der Brüste selbst kann zu wenig oder zu viel entwickelt sein.

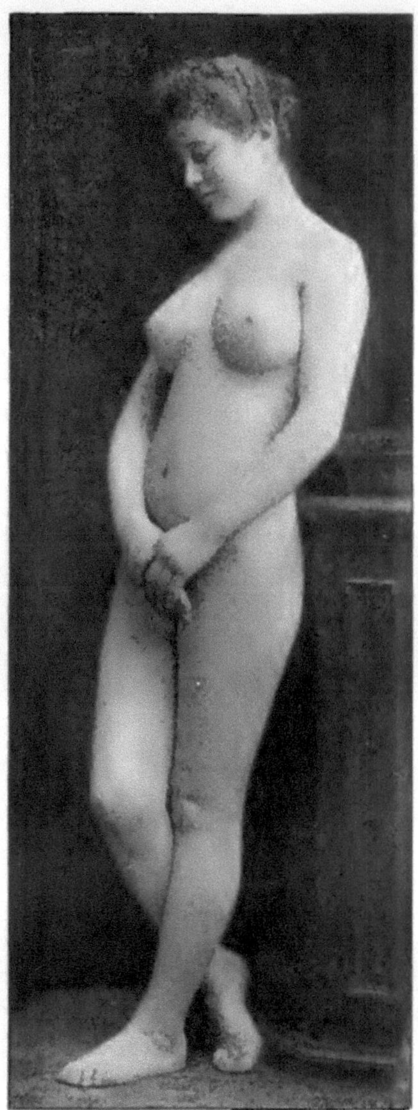

Fig. 133. Zu große Brüste.

Fig. 132 zeigt ein keineswegs mageres Mädchen von 20 Jahren, bei dem die Brüste sehr klein und fettarm sind, Fig. 133 eine gleichaltrige Wienerin mit besonders großen fetten Brüsten. Beide Gestalten sind fehlerhaft, die erste, weil sie den weiblichen Geschlechtscharakter nur unvollständig besitzt, die zweite, weil das Uebermaß seiner Ausbildung an dieser einen Stelle die Symmetrie des Körpers zerstört.

Außerdem aber geht die Neigung zu Fettansatz meist gepaart mit einer geringeren Elastizität der Haut und ist darum ein Zeichen weniger guter Körperbildung.

Die Verringerung der Hautspannung ist das wichtigste Moment, welches auch die ursprünglich schöne Form der Brüste vorübergehend oder auch dauernd entstellen kann.

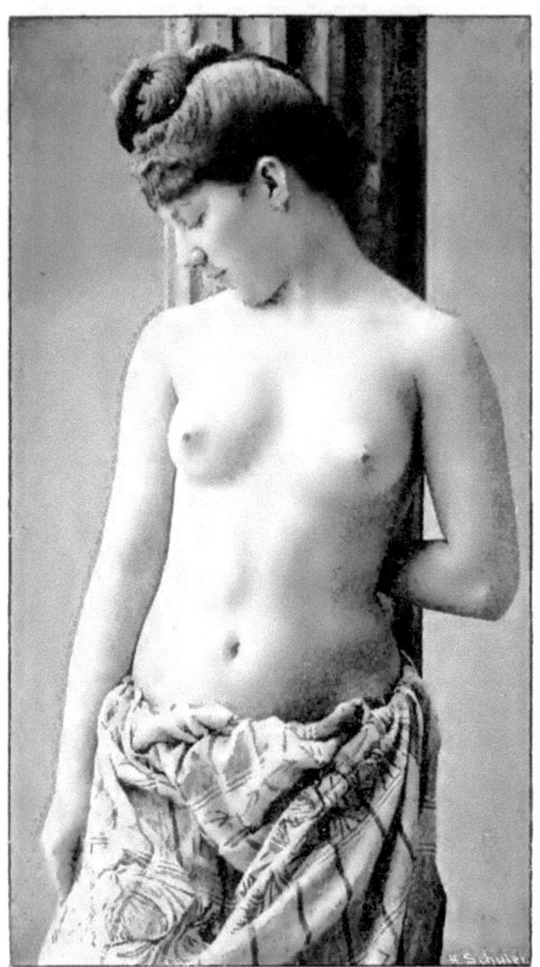

Fig. 134. Vollentwickelte Brüste einer Beauté du diable.

Verringerung der Elastizität tritt ein, wenn auf stärkere Anspannung Erschlaffung erfolgt, oder wenn die Grenze der Dehnbarkeit überschritten ist. Der erste Fall findet sich bei starker Abmagerung und nach Schwangerschaft, der letzte bei Neigung zum Fettansatz.

Starke Abmagerung als Folge akuter Krankheiten oder anstrengender Lebensweise kann leicht durch Ruhe und gute Kost wieder ausgeglichen werden, auch die durch Schwangerschaft verursachte zeitweise Füllung der Brüste kann verschwinden, ohne eine bleibende Entstellung zu hinterlassen, und zwar geschieht dies bei richtiger Behandlung viel häufiger, als im allgemeinen angenommen wird. Eine meiner Patientinnen, die sechsmal geboren hatte, zeigte weder an den Brüsten noch sonst an irgend einem Teil ihres Körpers die geringsten Spuren der überstandenen Schwangerschaften.

Neigung zu Fettansatz hingegen verdirbt die Form der Brüste meist dauernd, und zwar umso eher, wenn sie mit unzweckmäßiger Ernährung gepaart geht.

Es ist dies ein Fehler, der die Brüste von weitaus den meisten Künstlermodellen in sehr kurzer Zeit unbrauchbar macht. Diese meist der ärmeren Klasse angehörigen Mädchen wachsen bei mangelnder Fleischkost in spärlichen Körperverhältnissen heran, wobei dann zur Zeit der Reife durch stärkere Fettablagerung eine gewisse Fülle der Formen entsteht, die bei mangelnder Elastizität der Haut nur von äußerst kurzer Dauer ist.

Fig. 134 zeigt eine derartige vergängliche Schönheit. Die Gestalt zeigt gedrungene, aber gefällige Formen; deren Rundung ist jedoch nicht durch kräftige Muskeln bedingt, sondern durch den Fettansatz der jugendlichen Reife. Die Brüste sind rund, gut gefüllt und prall; jedoch fehlt die gute Ausprägung der vorderen Achselgrenze, der Beweis des Vorhandenseins eines kräftigen Brustmuskel.

Die schräge Linie, die vom Brustbein nach außen unten verläuft und die rechte Brust vom Busen scheidet, beweist, daß die Brust durch ihre Schwere die Haut bereits herabgezogen hat. Bei der geringsten Vermehrung des Gewichts wird die untere Begrenzung der Brüste zur Falte, und dasselbe tritt ein, wenn die jugendliche Fülle durch anstrengende Lebensweise oder nach Schwangerschaft verschwindet. Die höchste Blüte ist erreicht, vielleicht schon überschritten, so oder so muß sie vergehen: Beauté du diable.

Sehr hübsch und sehr wahr ist die Anekdote, die, wie ich glaube, von Cabanel erzählt wird. Er hatte ein sehr schönes Mädchen für schweres Geld als Modell angenommen unter der Bedingung, daß sie ein streng regelmäßiges Leben führe. Eines Tags fand er sie verändert und schickte sie weg. Tags vorher war das Mädchen zum ersten Male von der vorgeschriebenen Lebensweise abgewichen.

Fig. 134 kann zugleich als Vorbild dienen für die oben aufgestellte Behauptung, daß die Beschaffenheit der Brüste eines der besten Kriterien ist zur Bestimmung der höchsten Blüte einer Frau.

Im allgemeinen kann man sagen, daß jede Verminderung einer einmal erreichten Fülle den Körper nachteilig beeinflußt, und daß die Brüste derjenige Körperteil sind, an dem auch die geringste Abmagerung am ersten und deutlichsten sichtbar wird.

V o r der höchsten Blüte tritt eine stetige Zunahme in der Rundung der Formen ein. N a c h ihr tritt Abmagerung ein oder eine mit Ueberspannung der Haut gepaarte Ueberfülle.

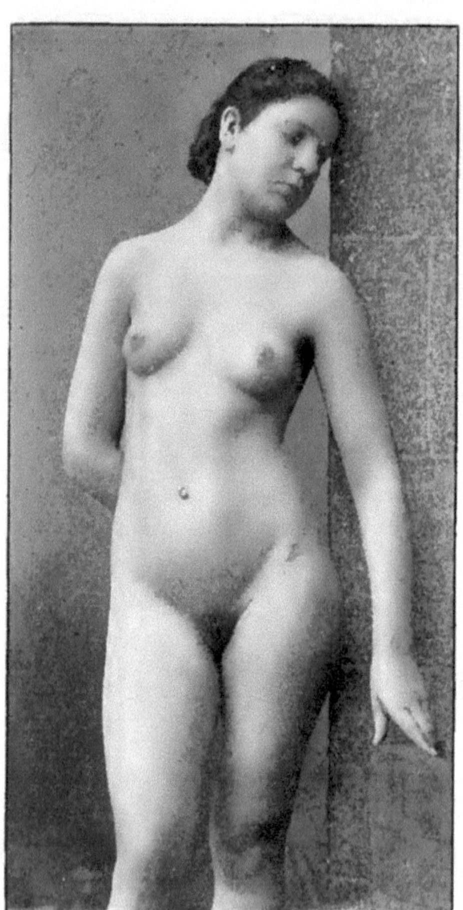

Fig. 135. Hängebrust bei kleiner Drüse.

Während der höchsten Blüte muß demnach die Form der Brüste derart sein, daß die geringste Vermehrung oder Verminderung ihres Umfangs die Form beinträchtigt.

Beide Fälle sind dadurch gekennzeichnet, daß der obere Teil der Brüste sich abflacht, während der untere Teil sich stärker rundet, wobei zugleich die Achse der Brustwarze mehr nach oben gerichtet wird.

Am dauerhaftesten sind kleine, flache, hochangesetzte Brüste mit schön gewölbtem Brustkorb und kräftig entwickeltem Muskel.

Das Lebensalter hat wenig mit der Schönheit der Brust zu tun; ich habe ein Mädchen von 15 Jahren mit hängenden Brüsten gesehen, und eine Dame von 60, die, dank dem kalten Wasser und körperlichen Uebungen, trotz mehrfacher Geburten die vollendet schöne Form ihrer Brüste bewahrt hatte. Bei richtiger Pflege und als Vorbedingung elastischer Haut können auch Geburten und Wochenbetten spurlos an der weiblichen Brust vorübergehen. Nach meinen Erfahrungen erhalten sich die Brüste viel länger und besser, wenn sie gesäugt haben. Nur häufige und rasch einander folgende Geburten und ein zu lange fortgesetztes Säugungsgeschäft sind im stande, eine ursprünglich schöne Brust unwiderruflich zu verderben.

Das erste Zeichen, daß die Brüste ihre höchste Blüte überschritten haben, ist eine leichte Abflachung der oberen und eine stärkere Vorwölbung der unteren Hälfte. Bald darauf bildet sich am unteren Rand eine Falte zwischen Brust und Brustkorb, und damit ist die erste Stufe der Hängebrust erreicht. Ob eine Brust groß oder klein, vorwiegend aus Drüsengewebe oder aus Fett besteht, ist von untergeordneter Bedeutung.

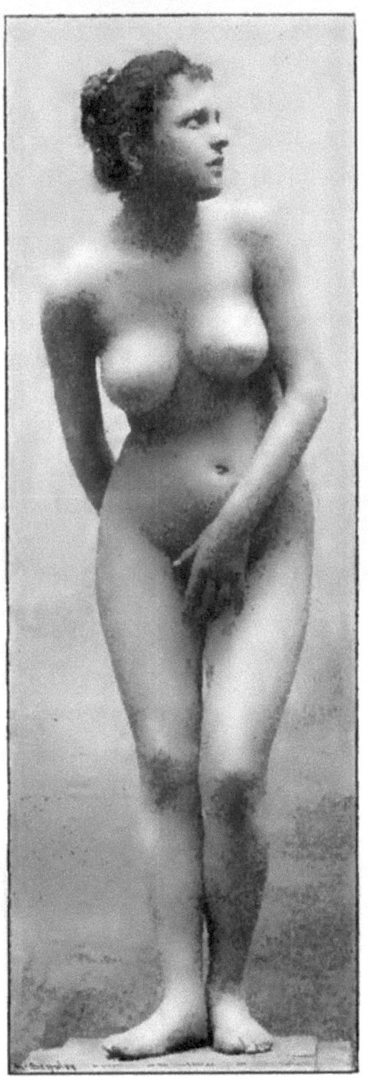

Fig. 136. Hängebrust bei großer Drüse.

Wohl wird eine schwere Brust eher als eine leichte, eine gewölbte eher als eine flache zur Hängebrust neigen, die wichtigste Ursache aber zum Zustandekommen dieser fehlerhaften Form ist der Schwund des elastischen Gewebes in der Haut und der Drüse selbst.

Die Figuren 135 und 136 stellen zwei Mädchen dar, die beide noch nicht geboren haben und einen im übrigen gut entwickelten Körper in ungefähr gleichem Ernährungszustand besitzen. Beide haben Hängebrüste. Bei der ersten sind die Brüste klein und bestehen vorwiegend aus Drüsensubstanz; bei der zweiten sind sie sehr groß und fettreich. In beiden Fällen läßt sich außer der mangelnden Elastizität ein sehr flacher und abschüssiger Brustkasten als eigentliche Ursache dieses Fehlers nachweisen. Die erstere ist eine weiter entwickelte Stufe der Beauté du diable, welche in Fig. 134 dargestellt wurde.

Bauch.

Der Bauch wird von oben durch den unteren Rippenrand, von unten durch die Kämme der Darmbeinschaufeln und die Leistenbänder begrenzt. Seine Form hängt im wesentlichen ab von seiner muskulösen Bedeckung und von der Form der oberen und unteren knöchernen Grenze.

Die für den unteren Rippenrand bereits genannten Bedingungen gelten auch für die Plastik des Bauches. Der Brustkorb muß eine gleichmäßig gewölbte untere Grenze haben, die am Brustbein in einem nahezu rechten Winkel zusammenstößt, um den Bauchmuskeln eine breite Anheftungsfläche zu bieten.

Das Becken liegt größtenteils im Innern des Körpers verborgen; dicht unter die Haut treten nur die Darmbeinkämme und die Vereinigung der Schambeine.

Bei normal gebautem Becken des Weibes muß der größte Abstand der Darmbeinkämme (Cristae) mindestens 28 cm betragen, während ihre vordersten Enden, die Dornen (Spinae), mindestens 26 cm voneinander abstehen müssen. Noch wichtiger als die Maße selbst ist der jeweilige Unterschied, der durchschnittlich 3 cm, nie weniger als 2 cm betragen soll.

Ein drittes Breitenmaß ist der Abstand der Hüften an den

Oberschenkelknorren (Trochanteren), dieser muß mindestens 31 betragen, also 2—3 cm mehr als der Kammabstand (Fig. 137).

Der Unterschied in diesen drei Maßen läßt Rückschlüsse zu auf die Gestaltung des Beckenkanals und ist deshalb von großer Wichtigkeit für den Geburtshelfer.

Je größer die Maße und je größer ihr Unterschied unter einander, desto besser gewölbt ist das Becken und desto geräumiger seine Höhle.

Die normalen, durch zahlreiche Messungen festgestellten Durch-

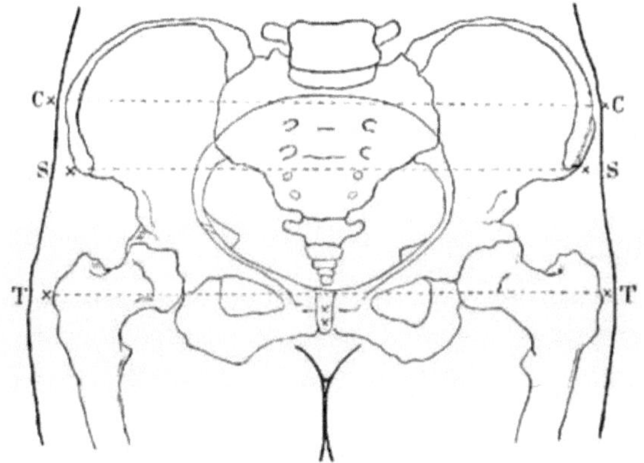

Fig. 137. Weibliches Becken.
CC Kammbreite (Cristae), SS Dornbreite (Spinae), TT Hüftenbreite (Trochanteren), × × Schambeinvereinigung.

schnittsmaße sind: Dornbreite 26, Kammbreite 29, Hüftbreite 31,5 (Differenz 3 und 2,5 cm).

Das breite Becken ist ein naturwissenschaftlicher Beweis für die Tüchtigkeit der Besitzerin zur Fortpflanzung, also das wichtigste sekundäre Geschlechtsmerkmal. Zugleich aber wird es vom künstlerischen Standpunkt als Schönheit angesehen. Also auch hier wieder ein sprechender Beweis, daß das Normale und das Schöne oft unbewußt denselben Gesetzen gehorchen müssen. Je geringer die Wölbung der Beckenschaufeln ist, desto mehr müssen die Dornen nach außen treten, bis sie schließlich ebenso weit abstehen als die Kämme in ihrer größten Entfernung, ja es kann sogar vorkommen, daß die Dornen den mittleren Abstand der Kämme in der Breite überschreiten. Die Erfahrung hat gelehrt, daß dann auch die Beckenhöhle stark verengert wird, und daß derartige Fehler in der Entwicklung des Beckens in weitaus den meisten Fällen auf Rhachitis beruhen.

Hand in Hand mit der geringeren Wölbung der Beckenschaufeln geht aber eine geringere Wölbung der von ihr entspringenden muskulösen Bauchwand; diese hat bei dem geringeren Umfang der knöchernen Basis eine größere Last zu tragen und wenn sie ihrer Aufgabe nicht gewachsen ist, sinkt sie nach unten. Es entsteht ein Hängebauch.

Die Vereinigung der Schambeine liegt hinter dem Schamberg, so daß ihre obere Grenze etwa mit der Grenze der Schamhaare nach oben zusammenfällt. Bei aufrechter Stellung liegt ihr vorderster Punkt ungefähr in derselben senkrechten Fläche wie die Dornen. Von hier zieht gegen die Dornen zu von beiden Seiten das Leistenband, das, mit den Knochen fest verbunden, die untere Grenze des Bauches bestimmt.

Die vordere Bauchwand besteht ausschließlich aus Muskeln und Haut.

Von den Muskeln sind die wichtigsten die geraden Bauchmuskeln (Fig. 117), die von der Mitte des unteren Rippenrandes zu den Schambeinen herabsteigen. Wenn sie gut entwickelt sind, müssen sich rechts und links von ihnen zwei Furchen erkennen lassen, deren Fehlen ein Zeichen ungenügender Entwicklung ist.

Die übrigen Bauchmuskeln liegen seitlich über den Kämmen und bilden die Weichen, die nach hinten in die Lenden übergehen; auch sie müssen gut ausgeprägt sein, da sie die gute Spannung des Bauches in die Quere bedingen.

Fig. 117 zeigt die Lage der Muskeln, welche bei guter Entwicklung ebenso viele Hervorwölbungen auf der Bauchfläche, zwei mittlere längere und zwei kürzere seitliche, zum Gesetze machen. Einigermaßen wird diese Gestaltung beeinflußt durch die Verteilung des Fettpolsters, das bei der Frau sich in der Gegend um den Nabel und auf dem Schamberg stärker anhäuft. Diese Fettverteilung ist ein sekundäres weibliches Geschlechtsmerkmal und muß unter normalen Verhältnissen deutlich ausgeprägt sein.

Da durch die von oben und seitlich einsetzenden Muskelmassen der Unterleib abgeflacht und zurückgedrängt werden muß, soweit er

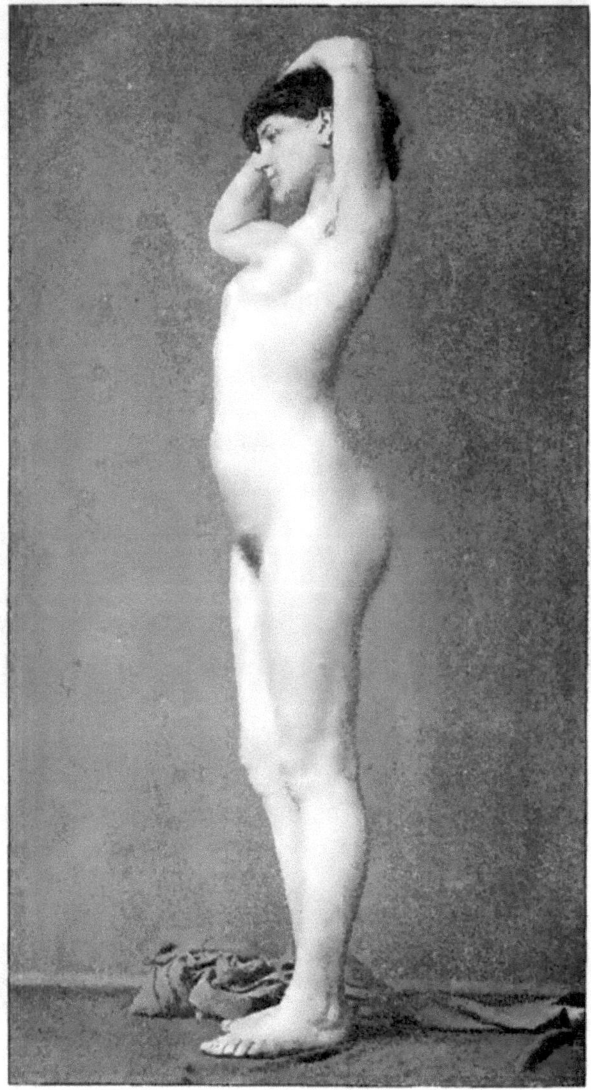

Fig. 138. Wellenlinie des Rumpfes im Profil.
(Aufnahme von Heid, Wien.)

unterhalb der Muskeln liegt (also nicht die Nabelgegend), so läßt sich am gut gebauten Bauche das folgende erkennen:

Der Bauch ist flach gewölbt; in der Mittellinie sowie beiderseits etwa handbreit davon ziehen zwei Furchen herab, die sich allmählich in der am stärksten und weich sich vorwölbenden Nabelgegend verlieren, unterhalb derselben aber wieder etwas deutlicher werden. Der Nabel liegt in einer (durch die Fettanhäufung bedingten) tieferen Grube. Außerhalb der seitlichen Furchen wölben sich die Weichen stärker hervor. Der Uebergang aller dieser Furchen und Wölbungen muß weich sein.

Zwischen Nabelgegend und Schamberg bildet der Umriß im Profil eine leichte Wellenlinie, aus der sich der Schamberg stärker hervorhebt (Fig. 138).

Jedes Abweichen von diesen Vorschriften ist ein Fehler, verursacht durch schlechte Ernährung, fehlerhafte Knochenbegrenzung nach Rhachitis etc., unrichtige Fettverteilung, nicht genügende Entwicklung der weiblichen Geschlechtscharaktere und endlich durch das Schnüren.

Außer den Fehlern treten aber auch deren Folgezustände mehr und mehr hervor.

Bei schlechter Ernährung, das heißt ungenügender Fleischkost, ist die Masse der nötigen Nahrung größer, die Därme werden stärker ausgedehnt, so daß die Spannung des Bauches zunimmt, ohne daß die Muskeln kräftiger werden: die Bauchwand wird dünner, wölbt sich stark vor und ist wenig modelliert, es entsteht der Spitzbauch.

Bei zu starkem und gleichmäßig über den ganzen Bauch verteiltem Fettpolster entsteht der gleichmäßig runde, durch keine Furche in seiner Gestaltlosigkeit getrübte Froschbauch. Ein gut ausgebildetes Exemplar dieser Gattung zeigt Figur 64.

Bei schmalem Brustkorb ist der Verlauf der Bauchwand nach dem Becken zu verbreitet, namentlich aber die Wirkung der geraden Bauchmuskeln bei geringerer Breite beeinträchtigt. Bei ungenügender Wölbung des Beckens, wie sie namentlich häufig bei Rhachitis auftritt, ist durch das Nachaußentreten der Dornen ein ähnliches Verhältnis geschaffen, das noch ärger wird, wenn zugleich auch ein enger Brustkorb besteht. Die ganze Last der Baucheingeweide ruht dann auf dem unteren Teil der an und für sich in ungünstigen Verhältnissen verkehrenden Muskelwand, die sich mehr und mehr nach unten vorwölbt; es entsteht ein Hängebauch.

Ein sehr wichtiges Hilfsmittel zur Erzeugung dieser Difformitäten ist der Mißbrauch der Korsetts.

Schnürt man die Mitte ein, dann verengert sich zunächst die untere Rundung des Brustkorbs, so daß alle Muskeln an kurzer Haftfläche liegen. Die geraden Bauchmuskeln, von deren Entwicklung hauptsächlich die schöne Form des Unterleibes abhängt, können sich nicht zusammenziehen, da die Druckfurchen mitten über sie hinlaufen; ihre oberen Partien sind zur Untätigkeit verurteilt, während die unteren die ganze Last der herabgepreßten Eingeweide zu tragen haben. Seitlich werden die Weichen eingeschnürt, auch hier schwinden die Muskeln und das Fett sinkt nach unten.

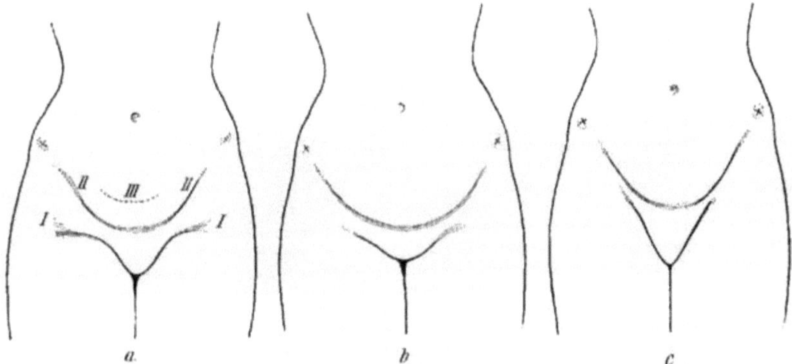

Fig. 139. Schema der Grenzlinien zwischen Rumpf und Schenkeln.

Eine einzige Geburt genügt, um alle diese ihrer Widerstandsfähigkeit beraubten Elemente zeitlebens in einen schlaffen, herabhängenden Sack zu verwandeln, nachdem sie der betroffenen Patientin selbst viel mehr Leiden verursacht hat, als je im Fluche nach dem Sündenfall dem Weibe zugemutet worden war.

Schwangerschaften unter normalen Verhältnissen hinterlassen nur dann bleibende Spuren, wenn sie sehr zahlreich und rasch hintereinander auftreten. Bei geschnürtem Leibe dagegen ist die Stufenleiter: Wespentaille, Spitzbauch, schwere Geburt, Hängebauch, zweite schwere Geburt, faltiger Hängebauch.

Noch rascher verliert sich die Schönheit des Bauches, wenn während der Schwangerschaft stark geschnürt wird, dagegen wird sie durch kräftiges Einbinden nach der Geburt erhalten.

Die Schwangerschaftsnarben bilden sich bei genügender Elastizität der Bauchdecken ganz oder doch größtenteils zurück.

An den Leisten geht der Bauch in weichen Linien in die

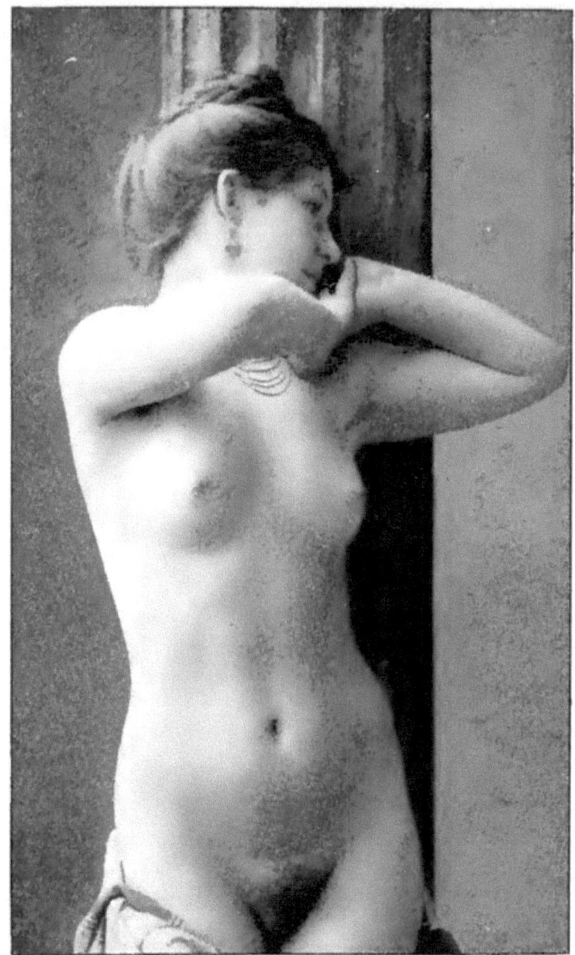

Fig. 140. Weiblicher Rumpf mit Vorwiegen der Leistenlinie.

Schenkel über, in der Mitte setzt er sich fort in den Schamberg. Die leichte quere Einsenkung darüber ist zugleich die obere Grenze der Schambehaarung. Höher hinauf wachsende Haare sind dem Manne eigentümlich und darum bei der Frau ein Fehler.

Es ist bereits früher darauf hingewiesen, daß der Laie, durch
Traditionen der bildenden Kunst veranlaßt, sich geneigt fühlt, die
Behaarung des Schambergs für unschön zu halten. Der Arzt, an

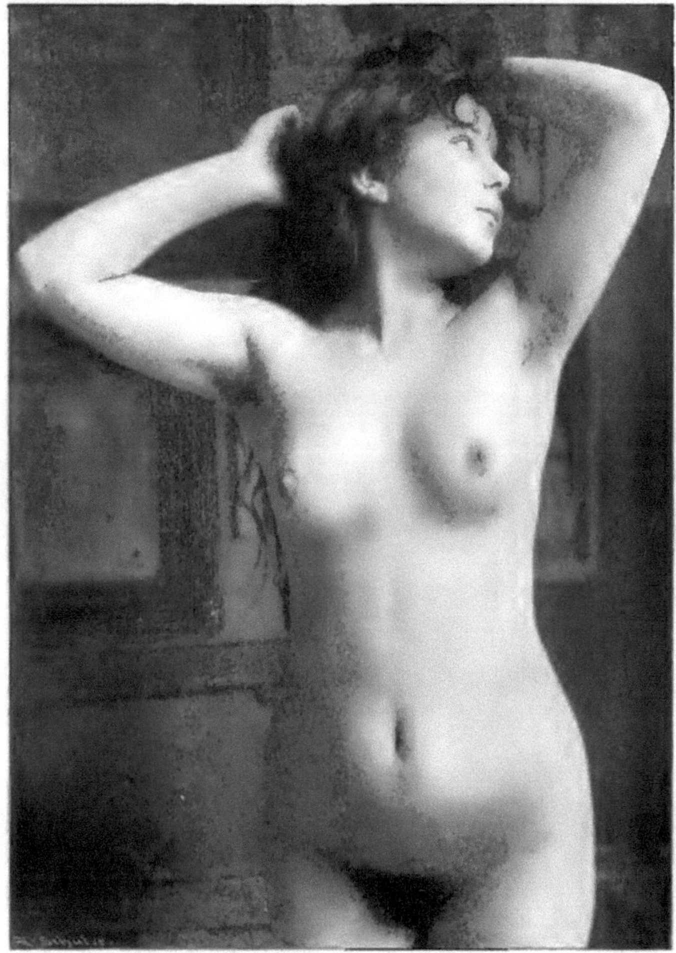

Fig. 141. Weiblicher Rumpf mit Vorwiegen der Beckenlinie.

den Anblick gewöhnt, findet sie natürlich und darum nicht häßlich
bei mäßiger Entwicklung. Starke Entwicklung ist ein Fehler, weil
sie ans Tierische und Männliche erinnert, und dadurch den weiblichen Geschlechtscharakter verletzt.

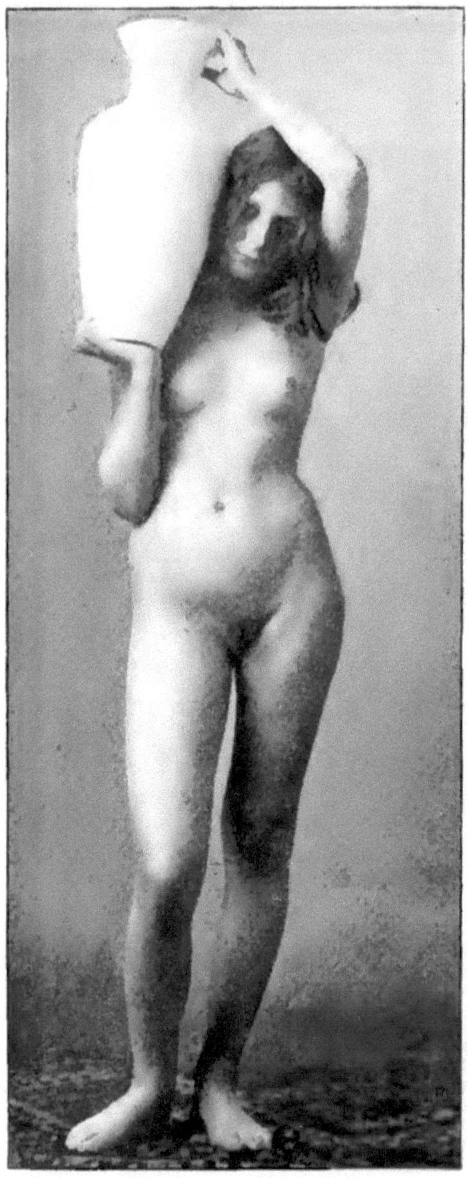

Fig. 142. 14jähriges Münchener Modell mit guter
Ausprägung der Becken- und Leistenlinie.

In ausführlicher Weise
hat Brücke[1]) die Grenz-
linien zwischen Bauch und
Schenkeln beim Weibe
besprochen.

Brücke unterscheidet
zunächst zwei Grenzlinien,
die Inguinal- oder Lei-
stenlinie (139aI), welche
den Schamberg von den
Schenkeln trennt, und die
höherliegende Becken-
linie (139 a II), welche
zwischen den vorderen
Dornen sich hinzieht und
den Schamberg vom Un-
terleib abgrenzt.

Eine dritte, etwas höher
liegende Linie (139 a III)
erwähnt Brücke nur bei-
läufig, während Richer[2])
sie ausführlich beschreibt
und pli sémicirculaire
de l'abdomen nennt.
Diese Bauchlinie hält
Richer für ein Kennzei-
chen des weiblichen Ge-
schlechts; sie ist die untere Grenze des um den
Nabel stärker entwickel-
ten Fettpolsters und darf
bei guter Bildung nur eine
leichte Rille bilden. Durch
starkes Schnüren entsteht

[1]) Brücke, Schönheit und Fehler der menschlichen Gestalt, p. 111 ff.
[2]) Anatomie artistique, p. 188.

an ihrer Stelle eine scharfe Furche.

Je nachdem die Leistenlinie oder die Beckenlinie das Gesamtbild beherrscht, können nach Brücke zwei »scheinbar extreme Formen der Grenzlinien« entstehen.

Bei der ersten Form verlaufen die Leistenlinien flach und treffen sich in stumpfem Winkel.

Die Beckenlinien sind weniger scharf ausgeprägt und bilden gewissermaßen eine seitliche Verlängerung der Leistenlinien (Fig. 139 b).

Bei der zweiten Form treffen sich die Leistenlinien in spitzem Winkel, verlaufen steiler nach oben und setzen sich scheinbar direkt in die Beckenlinien fort

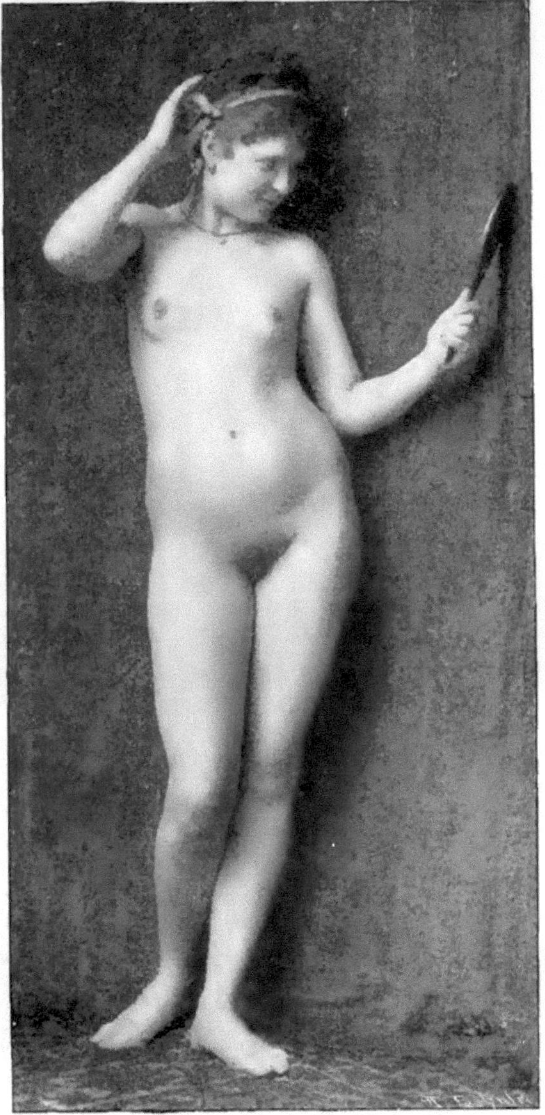

Fig. 143. Weiblicher Körper mit schönen Grenzlinien zwischen Rumpf und Schenkel (Oesterreicherin).

bis nach oben zu den vorderen oberen Dornen (Fig. 139 c). Brücke gibt zu, daß es zwischen diesen beiden extremen Formen zahlreiche Uebergänge gibt, ja daß sogar an ein und derselben Gestalt durch

Streckung und Beugung der Schenkel gegen den Rumpf bald diese,
bald jene Form hervorgerufen werde.

Eine junge Belgierin (Fig. 141) zeigt den ersten Typus, bei dem

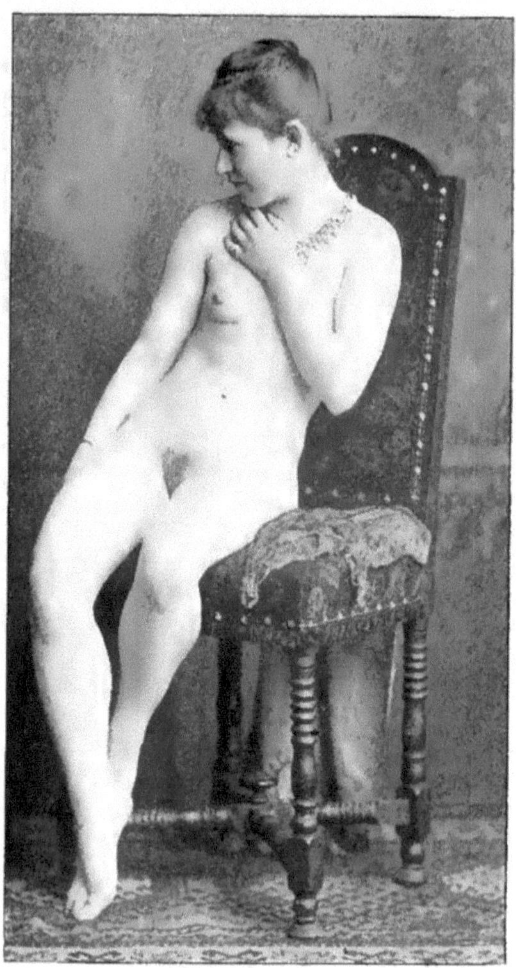

Fig. 144.   Unterrippengrübchen bei einer 15jährigen Wienerin.

die Grenzlinien zwischen Schamberg und Oberschenkel fast horizontal
nach außen ziehen, in sehr guter Ausprägung.

Fig. 140, eine junge Münchnerin, entspricht dem zweiten Typus,
bei dem die Grenzlinien steil nach oben zu den Dornen verlaufen.

Die erstere bildet eine stumpfe halbmondförmige, die zweite eine spitze, dreieckige Begrenzung des Schambergs. Die erste Form ist bedingt durch geringere Beckenneigung, hohe Darmbeinschaufeln und näher gestellte Dornen, die zweite durch stärkere Beckenneigung, breite Darmbeinschaufeln und weit gestellte Dornen.

Da nun eine stärkere Beckenneigung ebenso wie ein breites Becken für das weibliche Geschlecht charakteristisch sind, so kann man ohne weiteres der zweiten Form den Vorzug geben.

Da in diesem Falle, bei stärkerer Beckenneigung, die Schamspalte ebenfalls mehr nach unten und hinten tritt, so ergibt sich daraus die weitere Folge, daß die Gestaltung des Bauches umso normaler und darum schöner ist, je weniger in der aufrechten Stellung von vorn die Schamspalte sichtbar ist.

Bei gleichmäßiger Bildung muß aber, wie auch Brücke sagt, die Beckenlinie ebensogut wie die Leistenlinie erkenntlich sein.

Fig. 142 zeigt ein 14jähriges Mädchen aus München, bei dem beide Linien besonders gut gezeichnet sind, und zwar findet sich hier am linken, stützenden Bein der Brückesche Beckenlinientypus, am rechten Spielbein der Brückesche Leistenlinientypus. Außerdem läßt sich die dritte Richersche Bauchlinie über den beiden anderen erkennen.

Eine sehr schöne Beckenbegrenzung mit stumpfem, halbmondförmig abgeteiltem Schamberg und glücklicher Verbindung von Leisten- und Beckenlinie zeigt der auch im übrigen völlig fehlerfreie Rumpf einer Oesterreicherin (Fig. 143).

Bei guter weiblicher Ausbildung muß demnach die Leistenlinie stumpf sein, die Beckenlinie darf, wie auch Langer [1]) hervorhebt, nur an den Seiten deutlich sein und muß in der Mittellinie zu einer seichten Furche verflachen. Erst bei übermäßiger Fettbildung tritt sie schärfer hervor.

Der Nabel kann groß oder klein, flach oder eingezogen sein, hoch oder tief stehen. Da ein großer Nabel die Folge eines mangelhaften Verschlusses des Nabelrings ist, so muß ein kleiner Nabel schön sein, weil er die Folge besserer Entwicklung ist. Und da beim

---

[1]) Anatomie der äußeren Formen, p. 209.

Weibe eine stärkere Fettanhäufung um den Nabel, die ihn zugleich vertieft, zu den sekundären Geschlechtscharakteren gehört, so verdient bei ihr ein eingezogener Nabel den Vorzug. Beim Kind steht der Nabel am tiefsten und rückt mit zunehmender Ausbildung des Körpers bei beiden Geschlechtern mehr und mehr nach oben; Hochstand des Nabels ist demnach ein Zeichen besserer Entwicklung. Für den Nabel der Frau ist als Fehler zu bezeichnen, wenn er groß, flach und tiefstehend, als Vorzug, wenn er klein, eingezogen und hoch angesetzt ist.

Eine besondere Bildung der Bauchoberfläche hat Ernst Gaupp im Anschluß an eine Bemerkung von Puchstein gemacht[1]). Es ist dies eine grübchenförmige Einziehung der Hautoberfläche rechts und links seitlich oberhalb des Nabels, unterhalb des Rippenrandes, welche durch die Muskelbildung bedingt ist und besonders bei Anspannung und seitlicher Beugung des Rumpfes stärker hervortritt. Gaupp nennt sie das Unterrippengrübchen. Da es durch gute Bildung der Muskulatur und elastische Spannung der Haut bedingt ist, so kann man es als einen Vorzug in der Bildung des Unterleibs ansehen. Fig. 143 zeigt ein Grübchen an der linken Seite; besonders schön ist es an der rechten Seite des jugendlichen Körpers Fig. 144 ausgeprägt.

Von den Schamteilen sieht man bei richtiger Beckenneigung nicht mehr als das vordere Drittel in der aufrechten Stellung von vorn. Bei guter Entwicklung bilden die Schamlippen zwei pralle, von vorn nach hinten ziehende Wülste, welche, auch bei mäßiger Spreizung der Beine, an der Schamspalte einander anliegen und die darunter liegenden Teile bedecken. Bei starker Spreizung erscheinen die Nymphen als zartrot gefärbte, hahnenkammartige Gebilde in der Tiefe.

Ein Fehler ist das Klaffen der Schamspalte und das Hervorragen der Nymphen über die Schamlippen. Das letztere kommt auch in Europa häufig vor. Die Nymphen erhalten dann eine braune Farbe. Unter den Hottentottinnen ist dieser Fehler sehr häufig und stark ausgeprägt; er wird als »Hottentottenschürze« beschrieben.

---

[1]) Ernst Gaupp, Plastisch-anatomische Betrachtungen. Bericht der Naturforschenden Gesellschaft zu Freiburg. XII, p. 175—231, 1902.

Rücken.

Der Rücken bildet die gemeinschaftliche Kehrseite von Brust und Bauch. Seine schöne Gestaltung hängt in erster Linie vom normalen Bau der knöchernen Unterlage ab, und dafür gelten dieselben Vorschriften wie oben.

Die Wirbelsäule muß, von hinten betrachtet, ganz gerade verlaufen. Durch Rhachitis, durch unzweckmäßige Lebensweise, hauptsächlich Ueberanstrengung in jugendlichem Alter mit oder ohne Rhachitis, durch tuberkulöse Wirbelkrankheiten können Verkrümmungen entstehen, die als ebenso viele Fehler zu betrachten sind.

Im Profil muß die Wirbelsäule im oberen Brustteil etwas nach hinten, im Lendenteil sich nach vorn vorwölben, wodurch eine leichte Rundung in der Schultergegend und eine Höhlung im Kreuz entsteht; diese letztere muß beim Weibe besonders deutlich ausgeprägt sein, weil sie, zusammen mit der stärkeren Beckenneigung, ein sekundäres Geschlechtsmerkmal bildet.

Eine zu starke Rundung des oberen Rückenteils, der runde Rücken, ist ein Fehler. Dieser kann nicht entstehen, ohne daß auch der Brustkorb stark nach hinten tritt. Deshalb wird auch die Brust flach und die Schultern sinken nach vorn. Es ist bekannt [1]), daß eine derartige Bildung in einzelnen Geschlechtern erblich ist und sich namentlich bei Juden häufig findet.

Fig. 145 zeigt den typischen runden Rücken.

Hoffa nimmt an, daß eine derartige laxe Haltung hauptsächlich auf Willensschwäche beruht. Ein vergleichender Blick auf Fig. 65 jedoch lehrt uns, daß mangelhafte Muskelentwicklung denselben Einfluß ausüben muß. Im ersteren Fall müßte demnach durch Muskelspannung der Fehler ausgeglichen werden können, im zweiten nicht.

Eine zu starke Höhlung im Lendenteil, der hohle Rücken, ist ebenfalls ein Fehler, der wiederum ein starkes Vorspringen des Bauches nach vorn und des Gesäßes nach hinten veranlassen muß. Er findet sich physiologisch in der späteren Zeit der Schwangerschaft, bei der das Uebergewicht des stark gedehnten Bauches durch Ueber-

---

[1]) Vgl. Hoffa, Orthopädische Chirurgie, p. 221.

sinken des Oberkörpers nach hinten ausgeglichen wird; dann aber auch bei jeder zu starken Neigung des Beckens, wie sie namentlich bei Hüftgelenksentzündung vorkommt.

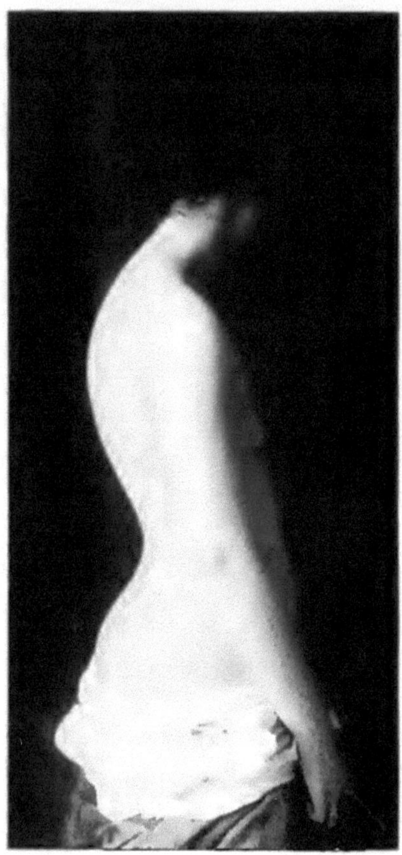

Fig. 145. Runder Rücken.

Ein hohler Rücken geht gepaart mit zu schwacher Entwicklung der Rückenmuskulatur.

Fig. 146 zeigt einen typischen hohlen Rücken.

Auf der Mittellinie des Rückens sind die Dornfortsätze der Wirbelbogen deutlich durch die Haut fühlbar, zum Teil auch sichtbar; am stärksten springt oben im Nacken der 7. Halswirbel ins Auge.

Seitliche Verkrümmungen der Wirbelsäule haben stets auch fehlerhafte Bildung des Brustkorbes zur Folge.

Der Brustkorb muß auch hinten symmetrisch gebaut und gut

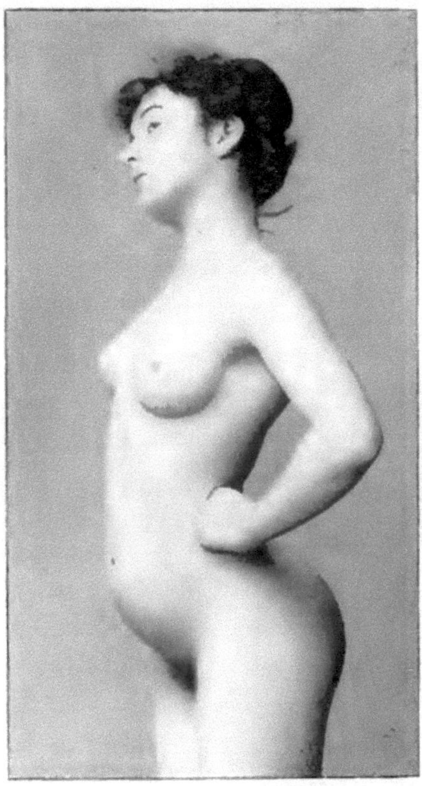

Fig. 146.   Hohler Rücken.

gewölbt sein. Ist er, bei flacher Brust, zu stark gewölbt, dann treten
die Schulterblätter zu stark heraus, und die Schultern sinken nach
vorn. Ist er, wie bei der Anlage zur Schwindsucht, zu lang und zu
schmal, dann sinken die Schultern herab und heben den unteren
Winkel der Schulterblätter heraus. Ist er ungleichmäßig entwickelt,
dann steht das eine Schulterblatt höher als das andere, und der eine
Winkel steht weiter entfernt oder schiefer gegen die Mittellinie als
der andere.

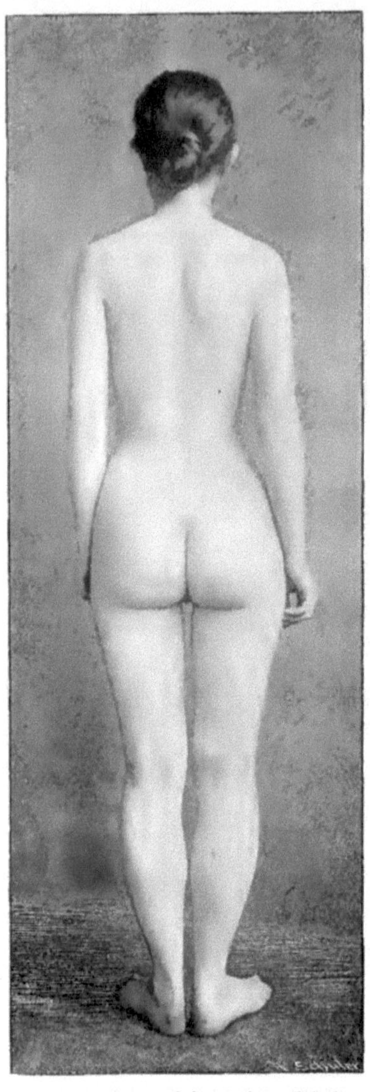

Fig. 147. Tiefstand der rechten Schulter
bei beginnender Rückgratsverkrümmung
bei einem 23jährigen Mädchen von
holländisch-englischer Abkunft.

Geringere Fehler der Wirbelsäule
sowohl wie des Brustkorbes lassen
sich demnach am besten nach dem
Stand der Schulterblätter beurteilen.

So zeigt Fig. 147 einen tieferen
Stand des rechten Schulterblattes mit
stärkerem Hervortreten seines unteren Randes als erstes Zeichen
einer beginnenden Rückgratsverkrümmung nach links mit stärkerer
Wölbung der rechten Hälfte des
Brustkorbes.

Daß ein zu schmales Becken die
Gestalt des Rückens verderben muß,
geht schon daraus hervor, daß für
ihn dasselbe Verhältnis zwischen
Schulterbreite, Taillenbreite und
Hüftbreite bestehen muß, wie an
der Vorderseite des Rumpfes, und
daß die Verringerung der Hüftbreite
den weiblichen Geschlechtscharakter
verschwinden läßt.

Von besonderer Wichtigkeit
jedoch ist das Kreuzbein, das beim
Weibe sehr viel breiter ist als beim
Manne, und das zur Gestaltung des
Rückens umso mehr beiträgt, als
es dicht unter der Haut liegt; rechts
und links von ihm liegen die hinteren Dornen der von vorn kommenden Darmbeinkämme, deren
Abstand zugleich die obere Breite
des Kreuzbeines angibt und mindestens 10 cm betragen muß. Je gleichmäßiger die Wölbung der
Darmbeinkämme ist, desto besser wird die Wölbung des Rückens in
den Lenden; und diese muß der unteren hinteren Rippenwölbung

entsprechen, um eine gleichmäßige Spannung der daran befestigten
Muskeln zu ermöglichen.

Während die tieferliegenden Rückenmuskeln beinahe alle mit der
Wirbelsäule parallel verlaufen und die Skelettteile verbinden, ab-
runden und ihre Uebergänge verstreichen lassen, sind die höher-
liegenden Rückenmuskeln, also gerade diejenigen, die der Oberfläche
das Relief geben, alle nach der Schulter gerichtet (Fig. 118).

Um das feine Relief der Rückenmuskeln zu verstehen, ist deren
genaue Kenntnis nötig; für unsere Zwecke genügt es, darauf aufmerksam zu machen, daß die meisten Muskeln zum Schulterblatt
und von diesem zur Schulter ziehen, daß sich aber der große Kapuzenmuskel und der breite Rückenmuskel jederseits darüber hin-
legen, so daß sich an ihnen außer ihren eigenen Bewegungen auch
die der darunter liegenden Schulterblattmuskeln gewissermaßen verschleiert in wechselvollem Spiele ausprägen.

Da die Muskeln von der Mitte nach rechts und links verlaufen,
so wird sich zwischen den Muskelbäuchen bei guter Entwicklung eine
Rinne bilden, die umso tiefer wird, je stärker die Schultern nach
hinten gezogen werden. Im Kreuz läuft diese Rinne flach aus, weil
hier das knöcherne Gerüst der Haut sich anlegt.

Eine gute Bildung der Rückenmuskeln und der mittleren Furche
zeigt eine 20jährige blonde Amerikanerin, welche von schwedischen
Eltern stammt. Das Bild ist von Dr. Shufeldt in New York nach
dem Leben aufgenommen worden [1]).

Das gute Relief der Rückenmuskeln wird durch zu starkes
Schnüren zwar weniger und später entstellt als am Bauch und an
der Brust, es hat aber doch einen langsam sich steigernden nachteiligen
Einfluß, namentlich auf die Entwicklung und Ausbildung der langen
Rückenmuskeln.

Dafür sprechen die Klagen über Rückenschmerzen von Frauen,
die an das Korsett gewöhnt sind und es zeitweise ablegen. Aeußer-
lich sichtbar ist der Einfluß des Korsetts an den schwächer entwickelten Weichen und an der Verflachung der mittleren Rückenfurche; später wird der ganze Rücken flacher, das Muskelrelief

---

[1]) Photo from life by Dr. Shufeldt. From the Photographic Times-Bulletin
New York City, June 1904.

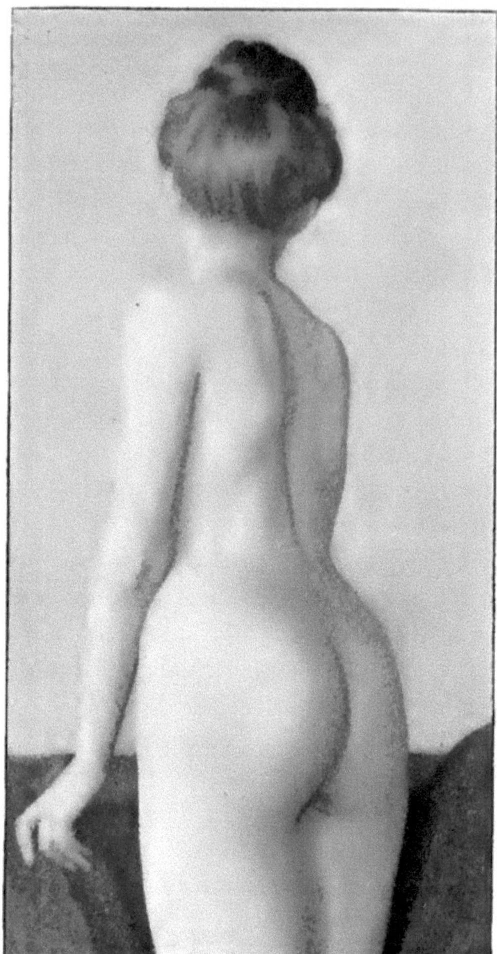

Fig. 148. Rücken einer Amerikanerin (schwedischer Herkunft)
mit schönem Muskelrelief. (Phot. Dr. Shufeldt)

verliert sich ganz, die Schulterblätter stehen ab, und das Kreuz
wird hohl.

Den ersten Einfluß auf die Modellierung der Rückenmuskeln bei
noch gut erhaltener Wölbung zeigt der flache Rücken einer jungen
Pariserin (Fig. 149). Die mittlere Rückenfurche ist nur schwach
angedeutet, das Fehlen der Muskelreliefs in der Schultergegend tritt
besonders im Vergleich mit Fig. 148 zu Tage.

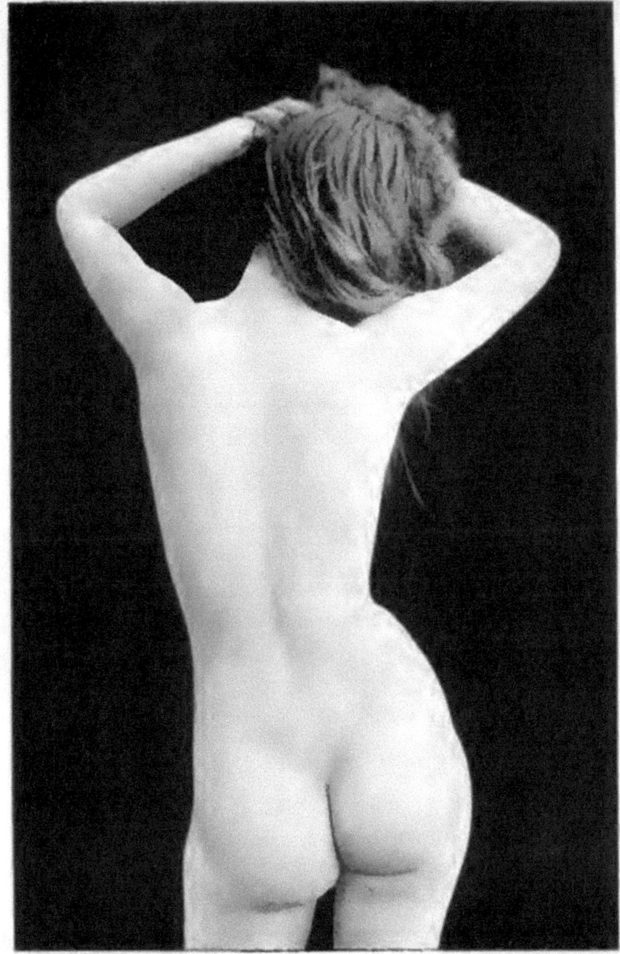

Fig. 149. Rücken einer Pariserin, durch Schnüren verflacht.

In seiner unteren Hälfte hängt die Schönheit des Rückens wesentlich von der Gestaltung des knöchernen Beckens, ganz besonders
aber von der des Kreuzbeins ab.

Bei schönem Bau des Skeletts verflacht sich die mittlere Rückenfurche in der Höhe des Kreuzes. Hier legt sich die Haut dem Kreuzbein vom Dornfortsatz des 5. Lendenwirbels ab fester an bis hinunter
an seinen unteren Rand, wo der Spalt der Hinterbacken beginnt.

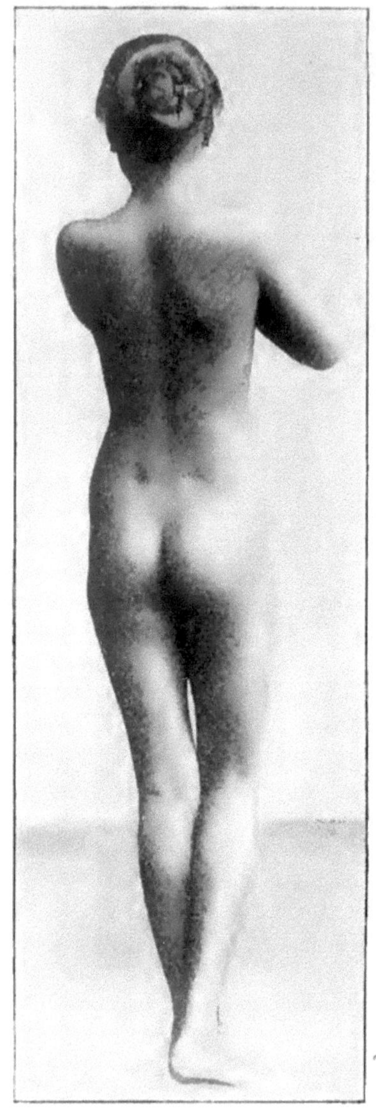

Fig. 150. Schön modellierter Rücken eines
javanischen Mädchens.   Kreuzgrübchen.

Seitlich, wo das Kreuzbein an
die Darmbeinschaufeln stößt, entstehen beim Weibe zwei seichte
Vertiefungen, an denen die Haut
sich fester anlegt, die Kreuzgrübchen.

Der von diesen vier Punkten,
unterstem Lendendorn, oberstem
Punkt der Gesäßspalte und den
Kreuzgrübchen eingeschlossene
vierseitige Raum heißt die Michaelissche Raute[1]). Je schöner
die Rautenform ausgeprägt ist, desto
wahrscheinlicher ist auch das Bek-
ken schön gebildet und für den
Zweck des Gebärens gut gestaltet.

Auch beim Manne kommen zuweilen Kreuzgrübchen vor, jedoch
nur bei 18--25 %, während sie
sich bei gut gebauten Frauen regelmäßig finden. Außerdem beträgt
ihr Abstand beim Manne 7—8,
bei der Frau 10—12 cm; beim

---

[1]) Vgl. Stratz, Die Raute von Mi-
chaelis. Zeitschrift für Geburtshilfe, 33.
Waldeyer, Das Becken, 1899. Mül-
lerheim, Die äußere Untersuchung der
Gebärenden, 1900. Bumm, Lehrbuch
der Geburtshilfe, 1901. Stratz, Der
Wert der Lendengegend für anthropo-
logische und obstetrische Messungen.
Archiv Anthropolog. 1900. Béna, Die
Bedeutung der Michaelisschen Raute in
der Geburtshilfe. Fehlingsche Klinik,
Straßburg, 1903. Béna fand, daß bei einer

größeren Reihe von untersuchten Patientinnen in 96% die schöne Bildung der
Raute mit geburtshilflich gutem Becken zusammentraf. Bei platten Becken
stand der obere Grenzpunkt stets tiefer; bei Trichterbecken erlaubte die Gestalt der Raute keinen Rückschluß.

Mann bildet die Kreuzbeinfigur meist ein Dreieck mit unterer Spitze, bei der Frau behält es stets mehr oder weniger die Gestalt einer Raute.

In sehr schöner Ausprägung findet sich diese Raute an dem Rücken eines 18jährigen javanischen Mädchens namens Muakidja (Fig. 150), deren schlanker Körper niemals durch drückende Kleider verunstaltet wurde.

Ich war in der Lage, mich zu überzeugen, daß in diesem Falle auch der Bau des Beckens ein vom ärztlichen Standpunkt völlig normaler war.

Durch fehlerhafte Bildung des Beckens, namentlich aber durch rhachitische Einflüsse büßt auch die Michaelissche Raute ihre regelmäßige Form ein.

Fig. 151 zeigt den Rücken eines Mädchens mit plattem Becken. Auch hier sind die Kreuzgrübchen schön ausgeprägt, der obere Grenzpunkt der Raute aber ist tief heruntergetreten, so daß die Gesamtfigur mehr einem Dreieck mit unterer Spitze ähnelt, eine Gestaltung also, die beim Manne, seines schmaleren Kreuzbeins und der höher tretenden Darmbeinschaufeln wegen, die Regel ist.

Als wichtigstes Zeichen eines schöngebauten Rückens

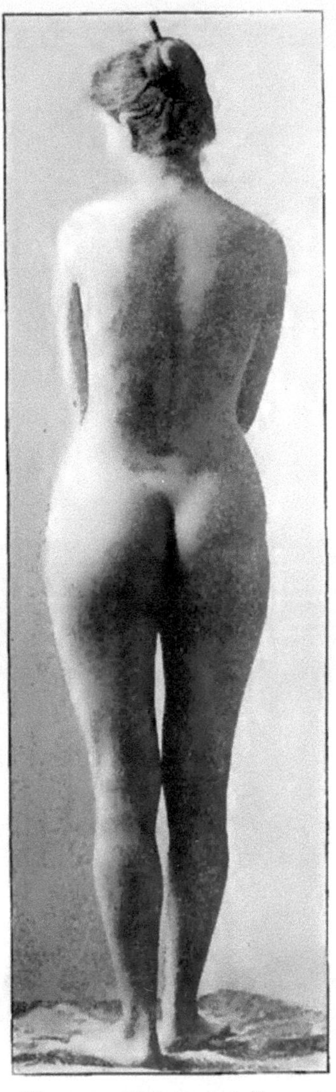

Fig. 151. Rücken einer Frau mit plattem Becken.

ergeben sich demnach: gute Ausprägung der Taille mit breiteren Hüften und noch breiteren Schultern, gute Modellierung der Rückenmuskulatur, mittlere Rückenfurche, leicht gehöhltes Kreuz, deutlich ausgeprägte Kreuz-

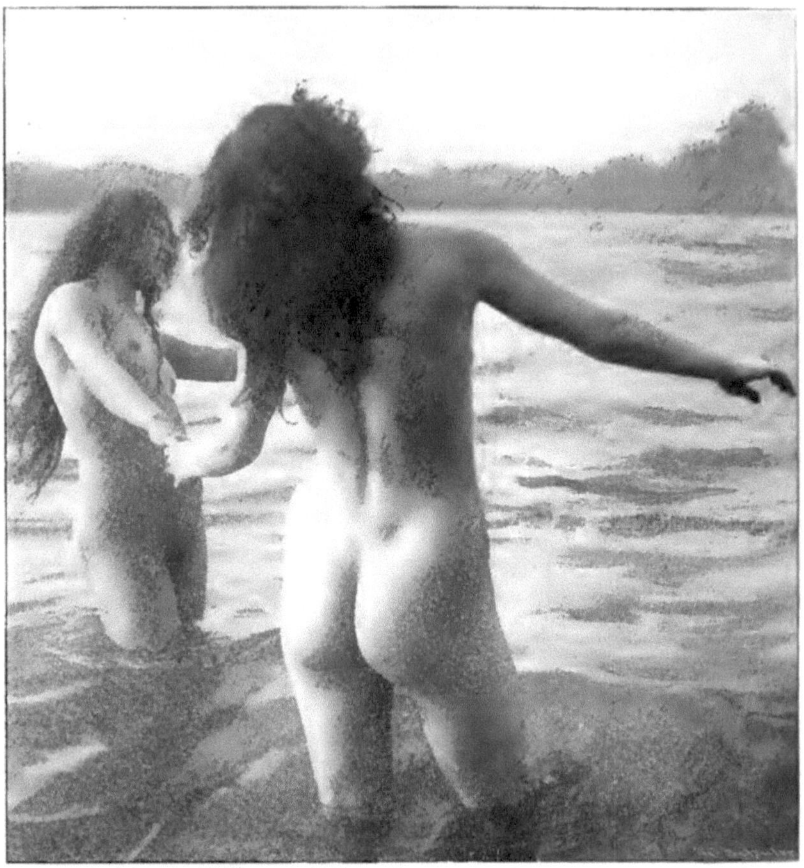

Fig. 152. Kreuzgrübchen und mittlere Rückenfurche von schöner Form
bei einer Münchnerin. (Phot. Estinger.)

grübchen von mindestens 10 cm Abstand. Allen diesen
Bedingungen entspricht der schöne Rücken einer 20jährigen Münchnerin (Fig. 152), welche von Estinger als Freilichtstudie, im Wasser
stehend, aufgenommen wurde.

Hüften und Gesäß.

Die knöcherne Grundlage für die Hüfte und das Gesäß bilden
die Beckenschaufeln, die in der Mitte durch das keilförmig sich einschiebende Kreuzbein voneinander geschieden sind.

Für das weibliche Ge-
schlecht charakteristisch ist
eine breite, niedrige, weit
ausgebuchtete Beckenschaufel, ein in seinem oberen
Teil breites und zugleich
kürzeres Kreuzbein und eine
stärkere Beckenneigung,
durch die ein hohleres Kreuz
bedingt wird.

Diesen Ansprüchen muß
bei guter Bildung die knöcherne Unterlage genügen,
außerdem muß das Becken
symmetrisch sein und keine
Zeichen von Rhachitis er-
kennen lassen.

Nach außen bis unter
die Haut tritt nur der obere
Rand der Beckenschaufel, der
Kamm, der am vorderen Dorn
am deutlichsten fühlbar, in
gleichmäßigem, an der Seite
höher stehendem Bogen nach
hinten verlaufen muß; sein
hinteres Ende ist erkennbar
an den Grübchen über den
hinteren Dornen.

Zur Beurteilung der rich-
tigen Verhältnisse dienen die
oben bereits erwähnten Breitenmaße.

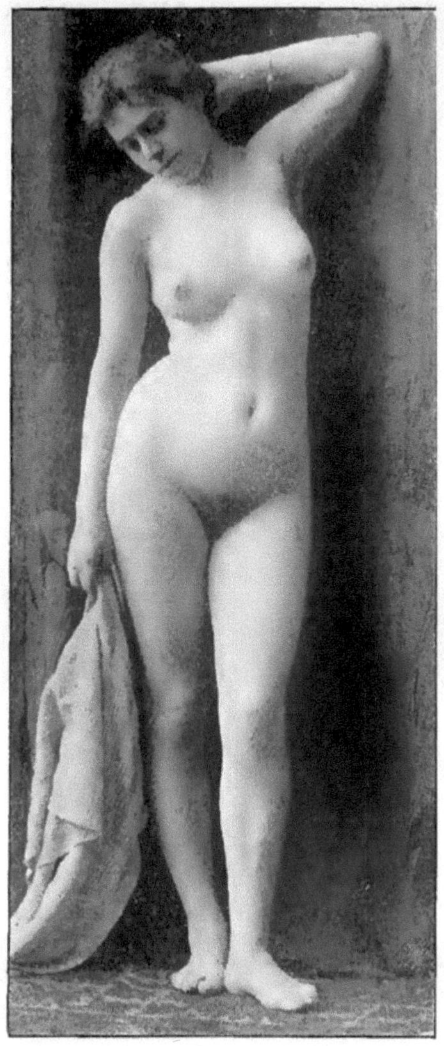

Fig. 153. Hautfalten über der (rechten) Hüfte bei
geneigter Haltung des Beckens.

Die vorderen Muskeln der Hüfte treten in der Tiefe vom Becken
an den Oberschenkelknochen, so daß sie mit den Schenkelmuskeln
eine Masse bilden, die durch das Leistenband vom Bauche scharf
geschieden ist. Bei Beugung des Oberschenkels tritt diese Grenze

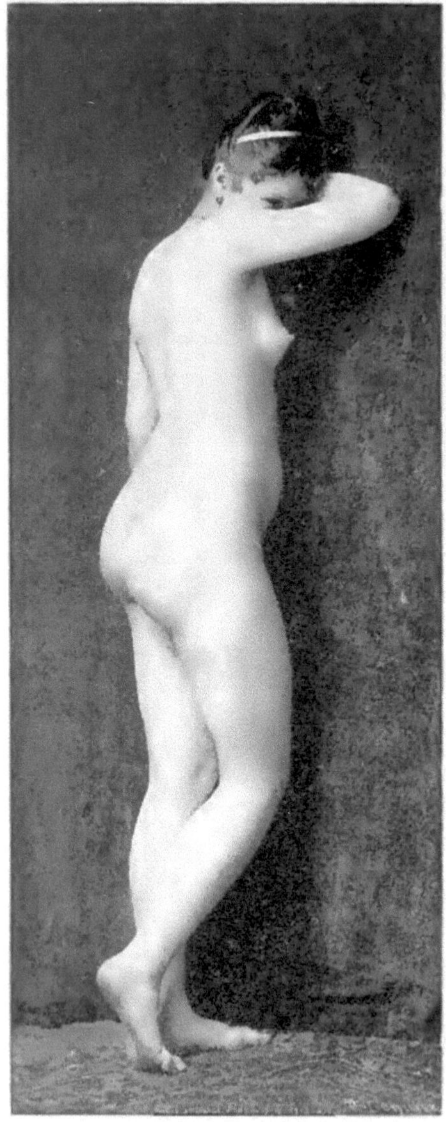

Fig. 154. Verlorenes Profil von Fig. 143
mit schönen Hüften.

noch schärfer hervor. Der hintere Teil der Hüfte dagegen erhält seine Form hauptsächlich durch die großen Gesäßmuskeln, die in kräftiger Fleischmasse vom hinteren Teil des Kammes und vom äußeren Rand des Kreuzbeins nach der hinteren und äußeren Fläche des Oberschenkelknochens hinziehen. Durch den oberen Ansatz dieser Muskeln wird zugleich die untere Begrenzung des Kreuzdreiecks stärker ausgedrückt, die sich von den Kreuzgrübchen bis zum oberen Ende der Spalte erstreckt und dort in rechtem Winkel mit der gegenüberliegenden zusammentrifft.

Innerhalb dieses Dreiecks haftet die Haut der Unterlage fester an, so daß sich daselbst nur ein mäßiges Fettpolster entwickeln kann.

Der Abrundung der weiblichen Formen entsprechend, ist die Entwicklung des Fettpolsters gerade in dieser Gegend von großer Bedeutung.

Schon von vorn ist dadurch die der Frau eigentümliche Bildung der Hüfte deutlich gekennzeichnet. Der Umriß des Oberschenkels setzt sich in weicher Linie hoch über den Nabel hinauf fort, so daß bei mäßiger Fettlage und

etwas weniger elastischer
Haut sich in der Taille
ein bis zwei quere Haut-
falten bilden, sobald von
oben her der untere Brustkorbrand einen Druck
ausübt, wie es in der ge-
neigten Beckenstellung
(Fig. 153) der Fall ist.

Im Gegensatz zum
Manne zieht sich beim
Weibe das mächtigere
Fettlager seitlich über die
breiteren und flacheren
Kämme ununterbrochen
nach der Lendengegend
hinauf (vgl. Fig. 42), wodurch die Hüften noch
breiter und höher erscheinen und den weiblichen
Geschlechtscharakter
noch mehr hervorheben.

Bei guter Bildung muß
demnach in der seitlichen
Ansicht die Hüfte bis an
die Taille eine gleich-
mäßig gerundete Fläche,
um den Oberschenkel-
knorren dagegen, wo die
Haut der Unterlage wie-
der fester anhaftet, eine
flache halbrunde Grube
bilden. Diese Gestaltung

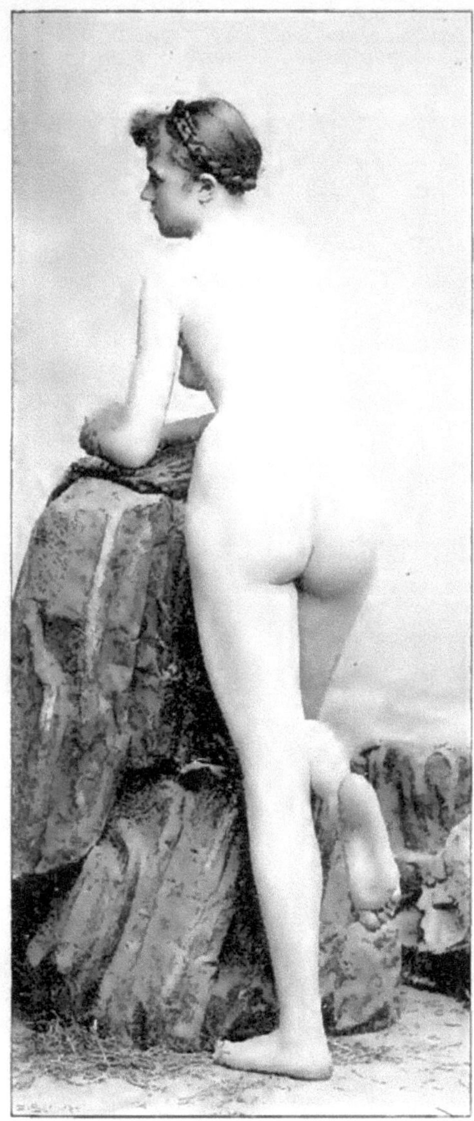

Fig. 155. Abrundung der Hüfte bei einer mageren
Wienerin.

tritt in Fig. 154 besonders schön und gleichmäßig zu Tage. Fig. 143,
welche das nämliche Mädchen in der Ansicht von vorn darstellt,
liefert den Beweis, daß die schöne Bildung der Hüften mit schöner

Bildung des Rumpfes überhaupt zusammenfällt, weil alle diese Teile von den gleichen Grundbedingungen abhängen.

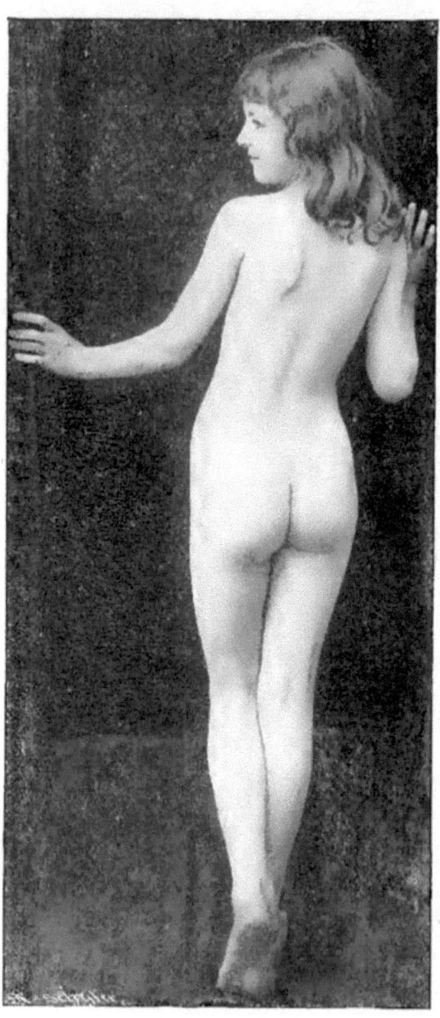

Fig. 156. 12jähriges Mädchen mit weiblichen Formen in der Entwicklung.

Auch bei mageren Körpern findet sich stets eine stärkere Abrundung der Hüfte (Fig. 155).

Unterhalb des Gesäßmuskels ist die Haut mit sehr kräftigem Bindegewebe an das Sitzbein befestigt, so daß diese Befestigungen beiderseits im Halbkreis in der Spalte nach oben zusammenlaufen und gewissermaßen zwei Hauttaschen formen, in die die Gesäßmuskeln eingelagert sind. Die Muskeln füllen jedoch nicht den ganzen Raum aus, der im übrigen durch ein sehr pralles und reichliches Fettpolster austapeziert ist. Dieses wölbt zusammen mit den Muskeln die Hinterbacken in kräftiger Rundung hervor. Der Form des Beckens entsprechend sind diese bei der normal gebauten Frau breiter, niedriger und stärker abgerundet als beim Manne, und treten, der größeren Beckenneigung wegen, stärker hervor.

Außer dem guten Bau des Beckens tragen demnach kräftige Muskulatur, pralles Fettpolster und elastische Haut zur schönen Gestaltung des Gesäßes bei.

Je elastischer die Haut ist, desto kräftiger wird sich die Falte unter den Hinterbacken spannen, und desto praller werden sich diese darüber vorwölben; da außerdem bei elastischer Haut deren Befestigung im Umkreis des Oberschenkelknorrens eine stärkere ist, so wird das Fettpolster sich mehr nach der Mitte zu ausdehnen und dadurch einen stärkeren Verschluß der mittleren Gesäßspalte mit gleichzeitiger Vertiefung zur Folge haben.

Die unteren Querfalten ändern sich mit der Stellung; je stärker das Bein nach außen gehoben, oder das Becken an der einen Seite gesenkt wird, desto schräger nach unten wird die Falte verlaufen und zugleich nach außen sich mehr und mehr abflachen (vgl. Fig. 152). Noch mehr ist dies der Fall bei Beugung des Oberschenkels nach vorn. An dem jugendlichen Körper eines 12jährigen Mädchens (Fig. 156) erscheint rechts die Hautfalte gut ausgeprägt, während sie an dem nach vorn gebeugten linken Bein undeutlicher wird und tiefer tritt. Bei starker Beugung verstreicht die Falte völlig.

Nach außen verliert sich die Falte allmählich in der Oberfläche des Schenkels.

Unter dieser Falte findet sich häufig eine zweite, etwas seichtere.

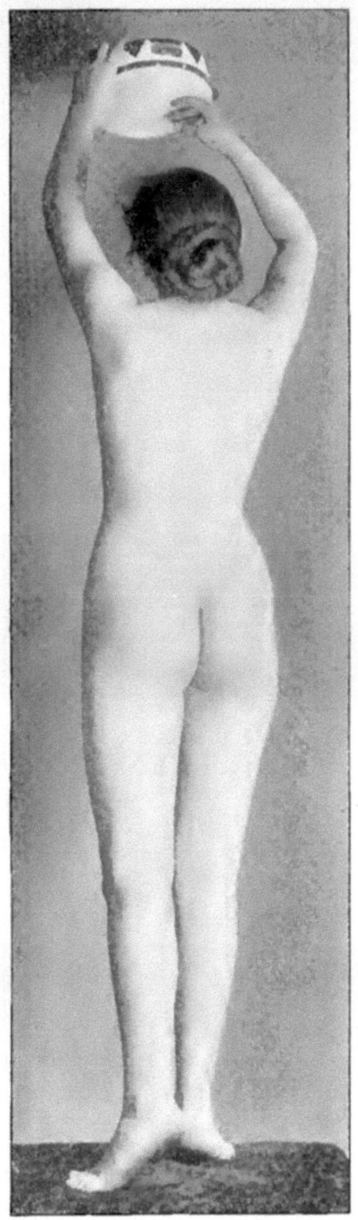

Fig. 157. Rückansicht eines schlanken Mädchens von 18 Jahren.
(Phot. G. Fritsch.)

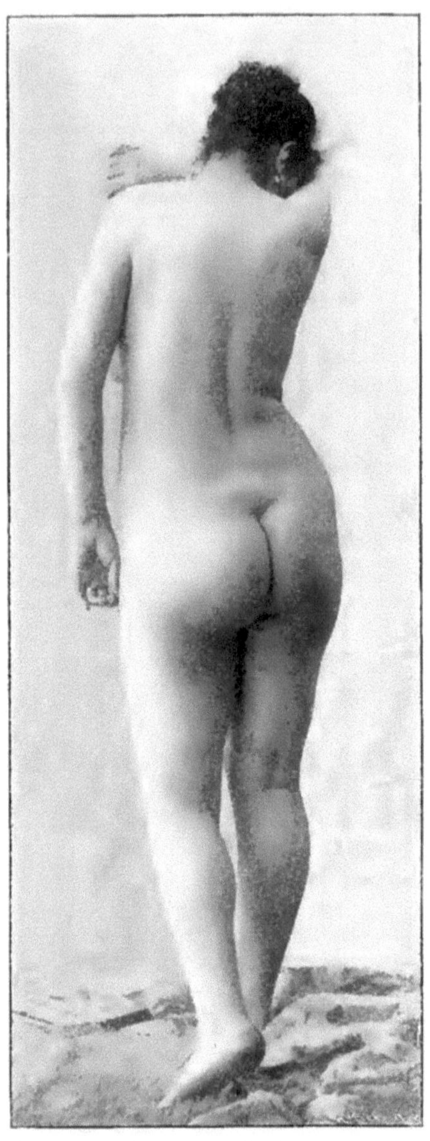

Fig. 158. Uebermäßige Fettanhäufung am
Gesäß (Steatopygie).

Sie ist ein Vorzug, da sie sich nur bei Frauen findet, und auch bei diesen nur bei elastischer Haut mit prallem Fettpolster.

Von hinten läßt sich diese Falte bei geeigneter Beleuchtung (Fig. 149) leicht erkennen, im Profil gibt sie dem Umriß das charakteristisch Weibliche, indem sie den Uebergang von der Hinterbacke zum Schenkel in einem weicheren, doppelt gebrochenen Winkel vermittelt (Fig. 154), während dieser beim Manne trotz des geringeren Umfangs des Gesäßes viel schärfer akzentuiert ist.

Eine sehr schöne Bildung des Gesäßes, sowie des Rükkens überhaupt zeigt die Hinteransicht eines jungen Mädchens von 18 Jahren, das G. Fritsch aufgenommen hat. Trotz mäßiger Fettentwicklung kommen hier bei der jugendlich-elastischen Haut die weichen, weiblichen Rundungen gut zum Ausdruck. Auch die Grübchen im Kreuz und die quadratische Form der Lendenraute sind gut ausgeprägt (Fig. 157).

Jedes Abweichen von den angegebenen Formen muß als Fehler bezeichnet werden. Zu starkes Klaffen, zu geringe Wölbung der

Hinterbacken bei ungenügender Fettentwicklung, zu kräftiges Hervortreten und Verschwommensein der Formen bei zu starker Fettablagerung, stark nach unten verlaufende Falten bei zu schmalem Becken mit hohlem Kreuz, alles dies sind Fehler, die sich von selbst aus dem oben Gesagten ergeben.

Hierbei muß noch hervorgehoben werden, daß zu starke Fettentwicklung meist mit Verringerung der Elastizität der Haut gepaart ist, so daß die gewucherten Massen schlaff herabhängen. Sehr häufig findet sich eine solche lokale Fettanhäufung bei zu starkem Schnüren, wodurch das Fett aus der Lendengegend herabgedrängt wird.

Richer[1]) hat darauf aufmerksam gemacht, daß eine abnorme Fettanhäufung an Hüften und Gesäß sich bei europäischen Frauen in größerem oder geringerem Maße ziemlich häufig findet. Mir scheint, wie gesagt, das Schnüren als ursächliches Moment von großer Wichtigkeit. Vielleicht handelt es sich aber auch um ein gewissen Menschengruppen anhaftendes Rassenmerkmal, das die weiße Rasse mit den Buschmännern

[1]) Anatomie artistique, p. 86.

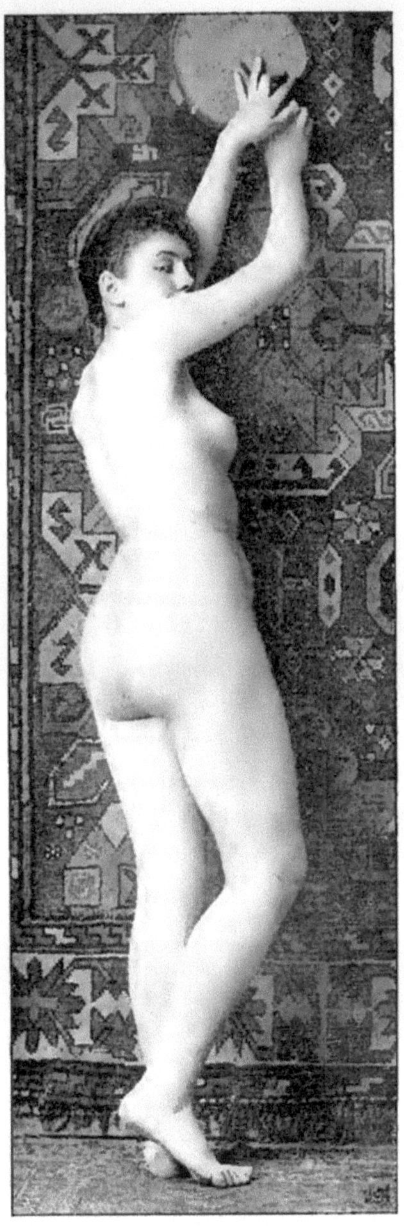

Fig. 159.   Erste Zeichen des Verwelkens.

und Hottentotten gemein hat. Fig. 158 zeigt eine derartige außergewöhnlich starke Anhäufung von Fett in der Gesäßgegend (Steatopygie), welche im Gegensatz zu dem schlanken jugendlichen Rücken von Fig. 157 besonders auffällt.

Tritt nach stärkerer Fülle wieder Abmagerung ein, dann zeigt sich dies am Gesäß daran, daß sich an dem inneren Winkel mit dem Schwinden des Fettpolsters die Haut zunächst in leichte quere Falten legt.

In leichtem Maße zeigt dies Fig. 159 an der linken Seite. An derselben Figur ist die beginnende Abmagerung sichtbar am stärkeren Hervortreten der Schulterblätter, sowie aus der stärkeren Wölbung des unteren Teils und dem Herabsinken der Brüste.

Diese Zeichen zeigen, wie die ersten fallenden Blätter, das Herannahen des Herbstes an.

Bei den kurzlebigen Künstlermodellen, denen dies Mädchen auch angehört, finden sie sich sehr bald.

Bei noch stärkerer Abmagerung zeichnen sich schließlich unter der Haut nur noch die vermagerten Bündel der Gesäßmuskel ab, während neben der klaffenden Spalte das letzte Fett in zwei schlaffen Hautsäckchen herabhängt.

In vortrefflicher Weise hat Richer in seiner Figur »La paralysie agitante« neben allen anderen auch dieses Kennzeichen des Greisenalters zum Ausdruck gebracht.

XIII

Obere Gliedmaßen.

Ueber die Verhältnisse der oberen Gliedmaßen zum übrigen Körper wissen wir bereits, daß bei richtiger Länge das Handgelenk des herabhängenden Arms ungefähr in der Höhe der Schamteile zu stehen kommt, während der Ellenbogen etwa die Höhe der Taille erreicht.

Ferner ist der Abstand des Schultergelenks vom Ellenbogengelenk gleich groß wie von der gegenüberliegenden Brustwarze, vom Ellenbogengelenk bis zum Handgelenk gleich dem Abstand der Brustwarze vom Nabel.

Die Länge der Hand entspricht dem Abstand vom Nabel bis zum Hüftgelenk und beträgt außerdem ein Neuntel der Körperlänge (nach Langer).

Ein genauestes Eingehen auf alle Einzelheiten, wie dies Richer, Langer und Brücke getan haben, erfordert eine sehr ausgebreitete anatomische Kenntnis, der wir für unsere Zwecke eine ebenso genaue Kenntnis der Krankheitserscheinungen beifügen müßten. Ich will diese beim Leser nicht voraussetzen und ihn auch nicht durch die Fülle der Einzelheiten zu sehr ermüden und beschränke mich darum auf die wichtigsten, häufigsten und am leichtest erkennbaren Fehler.

Ebenso wie bei den übrigen Körperteilen hängt auch bei den Gliedmaßen, den oberen sowie auch den unteren, die Form in erster Linie von der Bildung des Skeletts ab.

Am Oberarm besteht, wie am Oberschenkel, das Skelett aus einem, am Unterarm und am Unterschenkel aus je zwei Röhrenknochen.

An allen diesen Röhrenknochen macht sich als häufigste Entstellung der Einfluß der Rhachitis in stets gleicher Weise geltend.

Das Wesen der Rhachitis besteht, wie gesagt, in einer abnormen Weichheit der Knochen, auf die dann eine abnorme Ablagerung von harter Knochenmasse folgt.

An den Röhrenknochen haben wir ein schlankeres, längeres Mittelstück (die Diaphyse) und zwei kürzere, dickere Gelenkenden (die Epiphysen) zu unterscheiden. Der Einfluß der Rhachitis äußert sich nun bei den Röhrenknochen in der Weise, daß das Mittelstück nur wenig kürzer und dicker, jedoch mehr oder weniger stark verkrümmt wird, an den Gelenkenden jedoch tritt eine viel stärkere Dickenzunahme ein, die mehr oder weniger auch die Krümmung der Gelenkflächen und damit den Stand der Gliedmaßenteile zueinander beeinflußt.

Am Arm können wir die Verdickung des Oberarmbeinkopfes an der Schulter wegen der darüber liegenden Muskeln nicht wahrnehmen, eine Verkrümmung des Mittelstückes schon eher, ganz deutlich aber die Verdickung des unteren Endes am Ellenbogen, die namentlich an der inneren Seite, entsprechend der größeren Knochenmasse, stark auffällt.

Die Folge dieser stärkeren Auftreibung des inneren an und für sich schon dickeren Gelenkendes ist, daß die Gelenkfläche des Ellenbogens noch stärker als normal in einer nach außen ansteigenden Linie verläuft. Demnach muß auch der Unterarm sich schief ansetzen, so daß er bei Streckung des ganzen Armes schief nach außen verläuft.

Wir haben also als Fehler, verursacht durch Rhachitis des Oberarmknochens, zu verzeichnen: Verdickung des Ellenbogengelenks, namentlich in der Breite und am inneren Rand. Schiefer Ansatz des Vorderarms (vgl. Fig. 64, rechter Arm).

Wenn wir die Hand auf die gegenüberliegende Schulter legen, dann fühlen wir am Unterarm eine gerade knöcherne Leiste, die vom Ellenbogen zur Kleinfingerseite der Hand verläuft, den äußeren Rand der Elle (Ulna). An diesem Knochen äußert sich die Rhachitis gleichfalls durch Verdickung der Gelenkenden.

Das obere Ende läuft in einen rundlichen Knopf (Olekranon) aus, der sich bei gestrecktem Arm in den Oberarmknochen hineinsenkt. Bei guter Bildung entsteht dann in der daselbst fester anhaftenden Haut ein Grübchen, bei Verdickung des Olekranon aber durch Verschiebung der Haut eine oder mehrere Falten.

Das untere Ende ist das Ellenbeinköpfchen (Capitulum) am Kleinfingerrande des Handgelenks, dessen kugelige Verdickung als eines der charakteristischen Zeichen von Rhachitis bereits oben erwähnt wurde.

Der zweite Knochen des Unterarms, die Speiche (Radius), ist in seinem oberen Verlauf durch die Muskeln bedeckt, am Handgelenk aber legt sich sein breites unteres Ende neben das Ellenköpfchen und gibt bei rhachitischer Verdikkung dem Handgelenk eine plumpe, breite Form.

Als durch Rhachitis veranlaßte Fehler des Unterarms können wir demnach nennen: Verdikkung des Handgelenks mit kugelförmigem Hervortreten des Ellenköpfchens. Verdikkung des oberen Ellenköpfchens mit Faltenbildung an der Hinterseite des Ellenbogens bei Streckung und spitzem Hervortreten desselben bei Beugung.

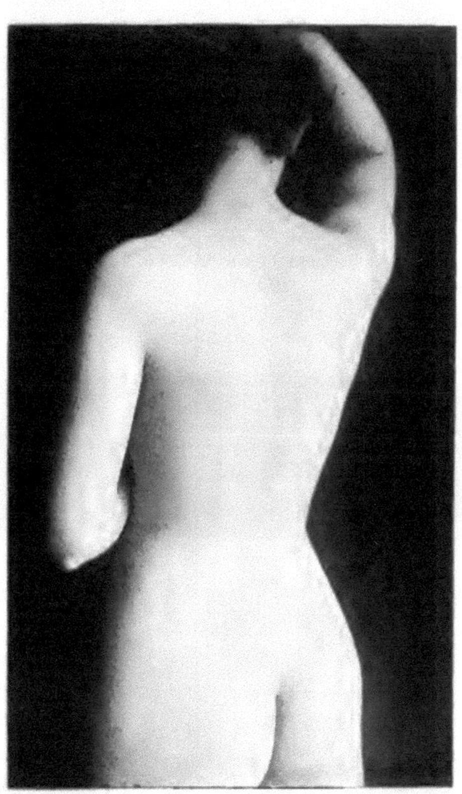

Fig. 160. Spitzer Ellenbogen.
(Aufnahme von Dr. G. Klein.)

Der spitze Ellenbogen (Fig. 160, linker Arm) kann aber außer durch Rhachitis auch durch anderweitige Vergrößerung des Olekranon, z. B. durch starke Muskelarbeit in früher Jugend, entstehen, doch ist in solchen Fällen nicht mit Sicherheit zu bestimmen, inwieweit dann die Weichheit der Knochen durch die Jugend, inwieweit durch die Rhachitis bedingt ist. Die einfachste Erklärung ist wohl die, auch von Vierordt gegebene, daß eben leichtere Formen von Rhachitis viel häufiger vorkommen, als man im allgemeinen anzunehmen geneigt ist.

Um die richtige Lage der Armknochen zueinander zu bestimmen, läßt man den Arm gestreckt herabhängen und die Hand so drehen,

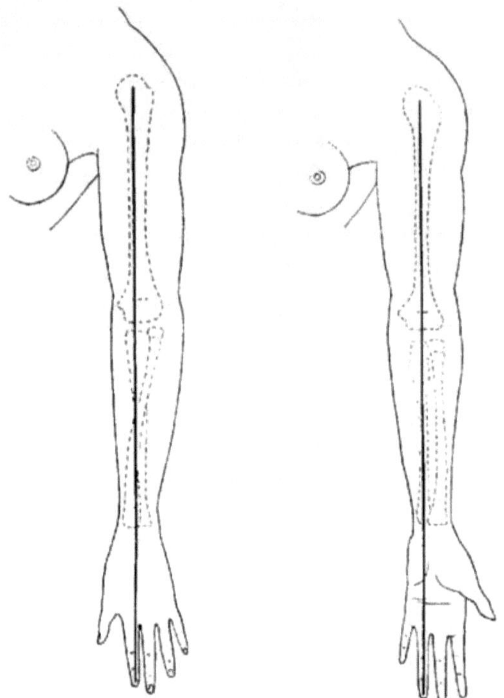

Fig. 161. Armachse in Pronation und Supination.

daß die Hohlhand nach vorn sieht (Supination). Dann muß nach Merkel eine gerade Linie, die die Mitte des Schulter- und des Ellenbogengelenks verbindet, mit ihrer Verlängerung zwischen dem vierten und fünften Finger durchgehen (Supination, Fig. 161).

Brücke, Richer u. a. nehmen, namentlich für den Mann, an, daß die Verlängerung dieser Linie das Handgelenk überhaupt nicht trifft, so daß nach ihnen der schiefe Ansatz des Vorderarms als normal gilt. Es scheint in der Tat, daß beim Manne in der Regel, wohl

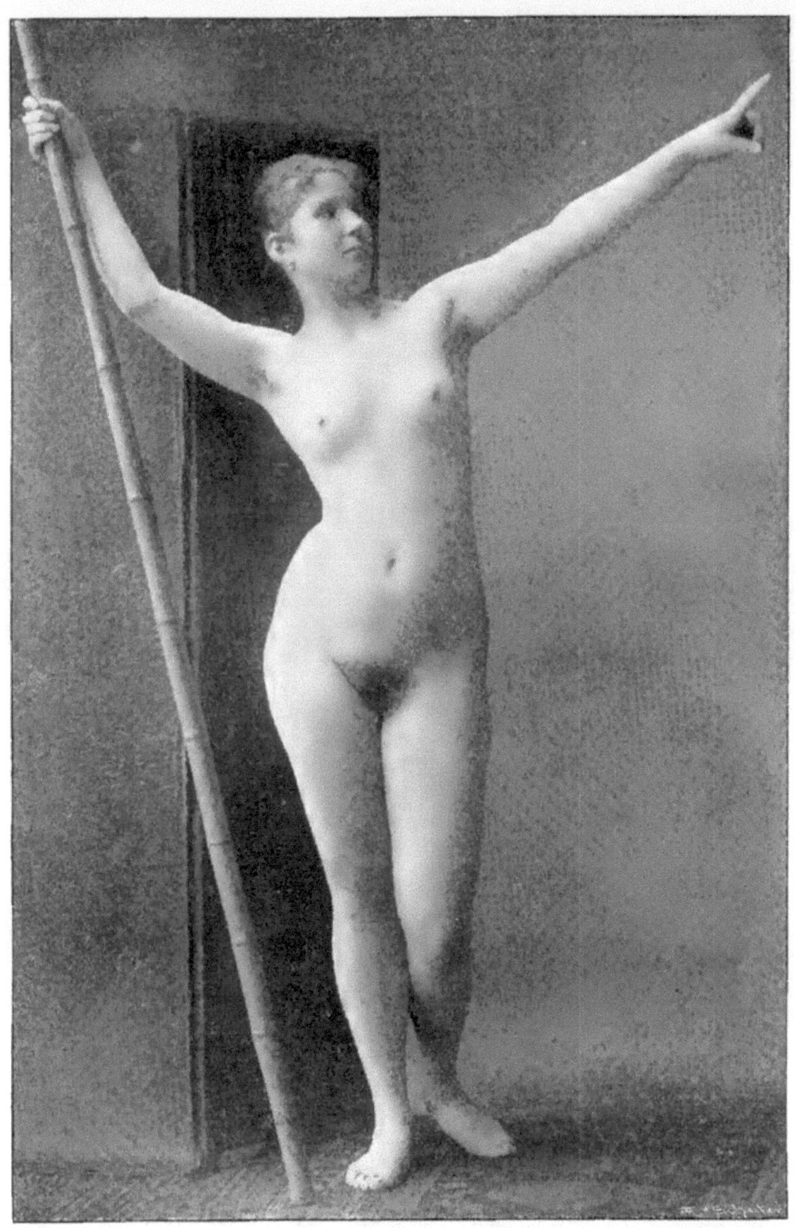

Fig. 162. Völlig gerade Armachse.

infolge der stärkeren Muskelwirkung, der Vorderarm stärker im
Winkel absteht als beim Weibe. Ich habe mich jedoch davon überzeugen können, daß die von Merkel als normal angenommene Kon-
figuration bei gutgebauten Frauen häufig genug vorkommt.

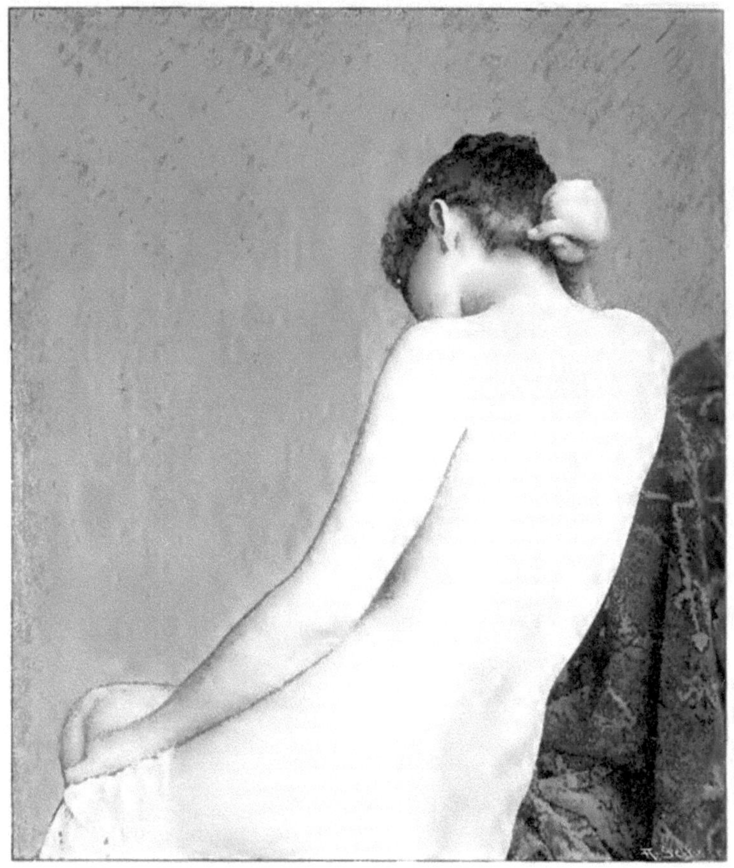

Fig. 163.　Schön gerundeter Arm (Münchnerin).

　　Wird in der gleichen Lage die Hand mit dem Rücken nach vorn
gebracht (Pronation), dann haben sich Elle und Speiche umeinander
herumgewälzt, jedoch so, daß der untere Rand der Speiche stärker
nach innen tritt als die Elle nach außen. In dieser Lage läuft die
Verlängerung der oben genannten Linie im Zeigefinger aus (Fig. 161,
Pronation).

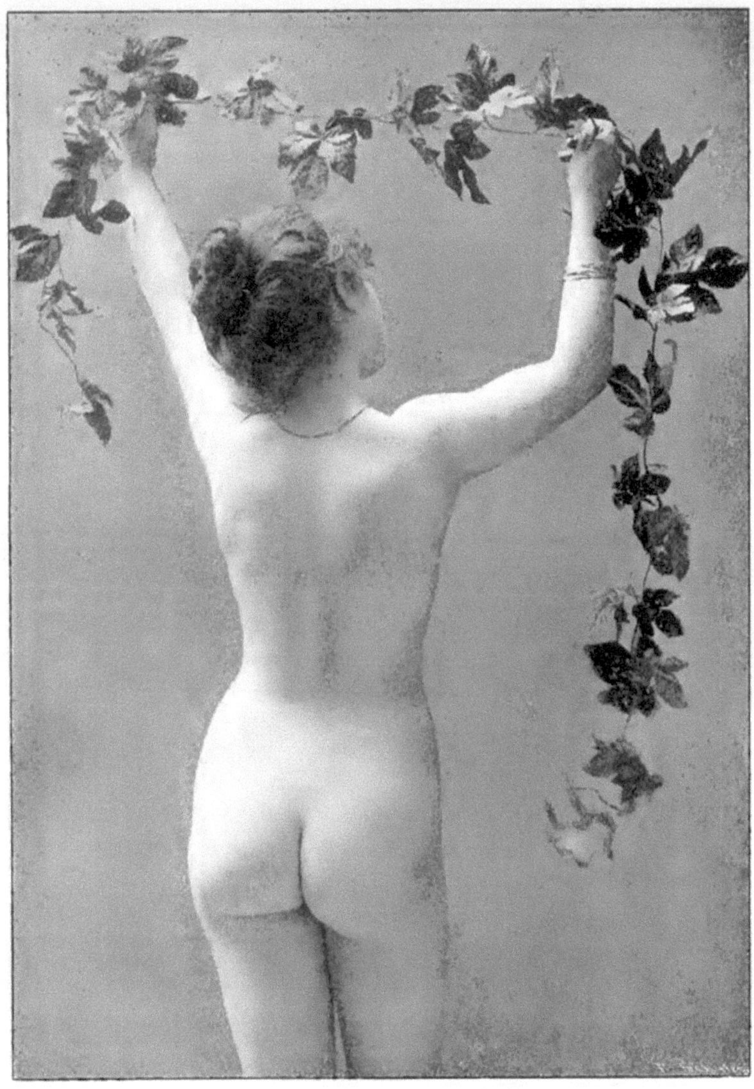

Fig. 164. Schön gebauter Arm und Schulter (Schwäbin).
(Aufnahme von A. Enke.)

Ein Beispiel der völlig gerade verlaufenden Armachse zeigt Fig. 162 am gestreckten linken Arm. Die gute Bildung des Armes steht im Einklang mit dem auch sonst völlig fehlerlosen Bau dieses Körpers, namentlich aber mit dem gleichfalls völlig geraden Verlauf der Beinachse.

Zu geringe Entwicklung des Olekranon ermöglicht in der Streckung
ein zu starkes Ausweichen der Unterarme nach hinten, eine Ueberstreckung, die auch als ein häufig vorkommender Fehler angesehen

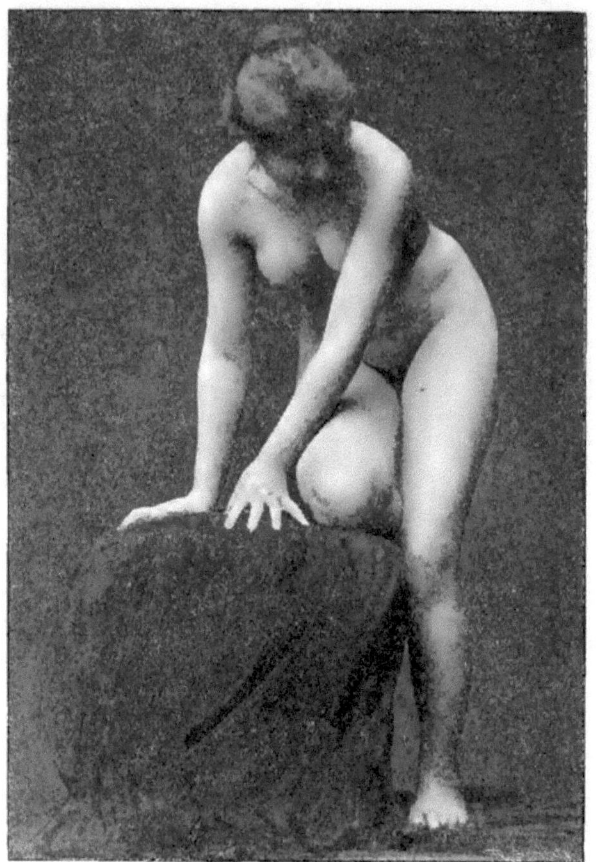

Fig. 165.   Kräftige weiblich geformte Arme und Hände
eines Wiener Mädchens.

werden muß (Brücke).   Diese Armbildung findet sich bei Hindu-
frauen und Javaninnen außerordentlich häufig und ist auch in den
plastischen Darstellungen buddhistischer Kunst sehr oft zur Wiedergabe gelangt.

Nächst den Knochen sind es die Muskeln, die die Form des
Armes bestimmen.   Am Oberarm ist es wesentlich der große Schulter-

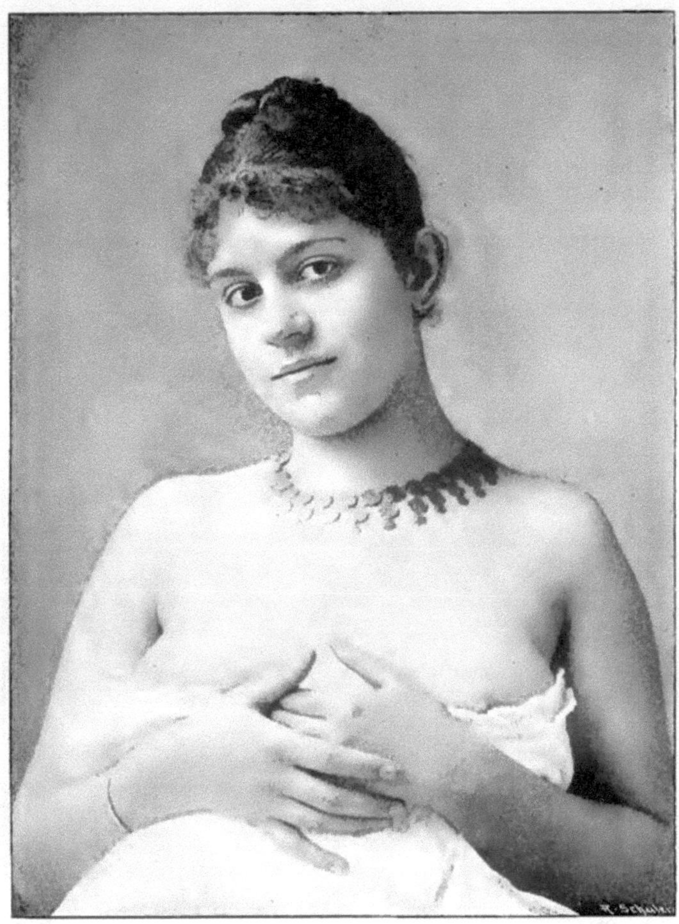

Fig. 166. Wiener Mädchen (Tafel I, 3 Jahre später). Vollendete Bildung der Hände.
(Aufnahme von O. Schmidt, Wien.)

muskel, der sich seitlich zwischen die vorn verlaufenden Beuger und die hinten verlaufenden Strecker einschiebt.

Die Muskeln des Unterarms bilden zusammen einen gleichmäßigen Fleischkegel, der dicht unterhalb des Ellenbogens am dicksten, nach dem Handgelenk zu in dünneren Sehnen schmal ausläuft.

Bei guter Entwicklung der Muskeln müssen demnach eine gleichmäßige seitliche Schulterwölbung, eine vordere und eine hintere

Oberarmwölbung, sowie eine zylindrische, nach unten schmäler werdende Wölbung des Unterarms erkennbar sein.

Während zu kräftige Wölbung der Muskeln, oder gar das Hervortreten einzelner Muskelbündel an männlichen Bau erinnert und
darum beim Weibe ein Fehler ist, so ist andererseits schwächliche
Armmuskelbildung, die sich ja leider recht häufig findet, als Zeichen
ungleichmäßiger Körperausbildung zu rügen.

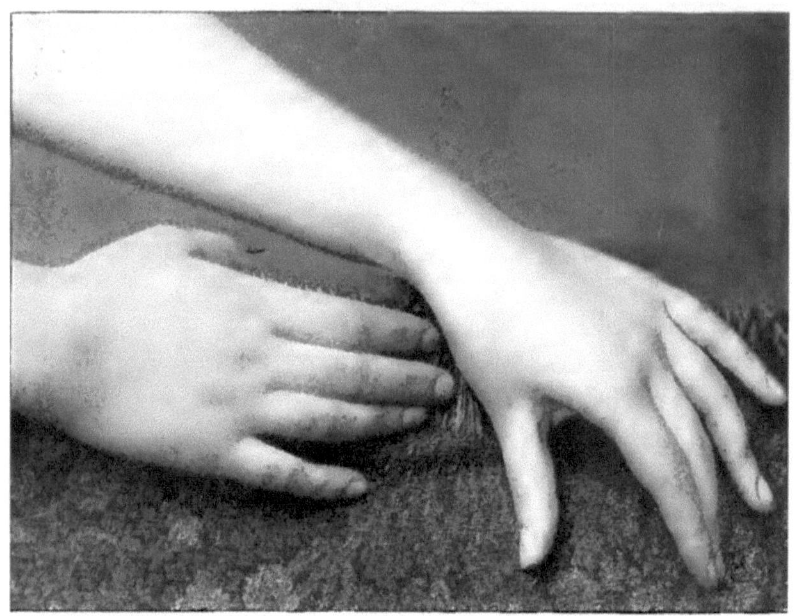

Fig. 167.   Weibliche Hände mit spitz auslaufenden Fingern.

Die Haut ist, namentlich am Oberarm, bei der Frau zarter als
beim Mann; das Fettpolster ist reichlicher, wodurch der Arm eine
runde Form erhält.

Da jedoch stärkere Anhäufung von Fett, namentlich am Oberarm
und der Schulter, ein Zeichen reiferen Alters ist, so ist ein runder
Frauenarm nur dann schön, wenn sich unter der Haut die
Wölbungen der Muskeln erraten lassen.

Am Ellenbogen und etwas darunter haftet die Haut der knöchernen Unterlage etwas fester an und dadurch entsteht am Unter-

arm eine kleine Abflachung, im Ellenbogen ein bei Streckung sich vertiefendes Grübchen. Eine gute Form zeigt der linke Arm von Fig. 163.

Fig. 164 kann als Vorbild eines schön gebauten Arms dienen mit kräftig entwickelten und doch weichen, echt weiblichen Formen.

Eine kleine Hand gilt für schön. Vom anatomischen Standpunkt kann man jedoch nur verlangen, daß sie ein Neuntel der Körperlänge betrage. Sie wird demnach bei der Frau im Verhältnis zur

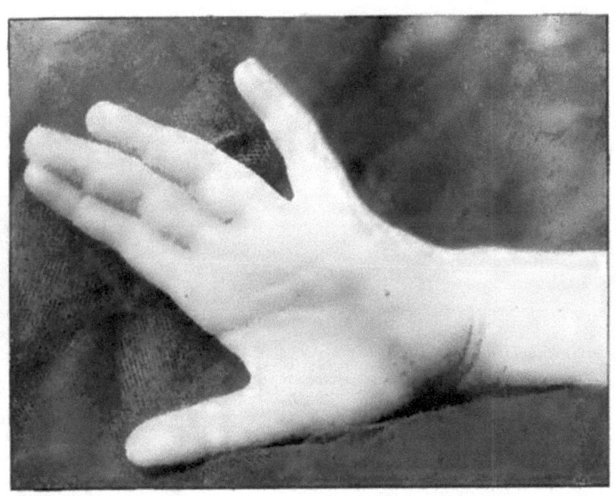

Fig. 168. Weibliche Hand mit stumpf auslaufenden Fingern.

Körperlänge und zum Bau des Skeletts stets kleiner und zierlicher sein als beim Manne.

Fehler sind: breite, plumpe Handfläche, dicke, kurze und krumme Finger, starkes Vortreten der Fingerknöchel und Gelenke. Alle diese Fehler lassen sich auf rhachitische Entstellungen zurückführen, und ich bin geneigt, sie in weitaus den meisten Fällen auch als solche aufzufassen.

Je breiter die Endglieder sind, desto breiter, kürzer und flacher müssen auch die Nägel sein.

Die Muskeln treten an der Hand wenig hervor, dagegen ist die weichere Fülle durch Fettansatz ein mit Recht geschätztes weibliches

Geschlechtsmerkmal, das bei genügender Elastizität der Haut die Bildung der Grübchen über den Gelenken veranlaßt.

Als Vorzüge können demnach gelten: schmale, weich gerundete Hand mit Grübchen auf den Gelenkflächen, gerade, schmaler werdende Finger, gebogene Nägel, deren Länge die Breite übertrifft.

Kräftige, dabei doch weiblich abgerundete Arme zeigt ein Wiener Mädchen (Fig. 165). An der linken Hand sind die Grübchen über den Fingergelenken sehr schön ausgeprägt; der Ansatz der Arme an die Schulter ist namentlich rechts als mustergültig zu erkennen.

Verschiedene Gelehrte haben sich darüber gestritten, ob und wie oft der Zeigefinger der Menschen länger sei als der Ringfinger, Da nämlich beim Affen der zweite Finger stets kürzer ist als der vierte, so kann die größere Länge des zweiten Fingers als ein Zeichen höherer Entwicklung aufgefaßt werden.

Casanova, Mantegazza u. a. tun sich zu gute mit ihren diesbezüglichen Entdeckungen und halten die größere Länge des zweiten Fingers für eine seltene, schöne Erscheinung. In seiner Physiologie des Weibes, die mir in deutscher Uebersetzung vom Jahre 1894 vorliegt, hat Mantegazza denselben Standpunkt eingenommen. Es scheint ihm demnach unbekannt zu sein, daß Braune[1]) bereits im Jahre 1874 durch zahlreiche Messungen nachgewiesen hat, daß die scheinbare Verkürzung des zweiten Fingers meist auf seiner schiefen Stellung zu den Mittelhandknochen beruht, und daß bei durchschnittlich 70 % der von ihm gemessenen Menschen der zweite Finger in der Tat der längere war.

Eine Hand, die alle genannten Vorzüge in sich vereinigt, zeigt Fig. 166 bei einer jungen Wienerin. Auch sie hat den längeren Zeigefinger, der sich beim weiblichen Geschlecht häufiger findet als beim männlichen.

Den hier aufgestellten Bedingungen für die schöne Bildung der Hand können verschiedene Formen genügen, so daß auch der Individualität der Hand ebenso wie der des Gesichtes ein großer Spielraum gelassen ist.

---

[1]) Festgabe für Karl Ludwig. Verlag von Vogel. Leipzig 1874.

Als Beispiele zeigen die Figuren 167 und 168 sehr schön gebaute Hände, die sich jedoch voneinander dadurch unterscheiden,
daß bei der einen (Fig. 167) die Finger sehr spitz auslaufen, bei
Fig. 168 nur wenig nach der Spitze hin sich verjüngen.

Durch den größeren oder geringeren Grad der Verjüngung, durch
schmälere oder abgerundete, längere oder kürzere Finger sind zahlreiche Abwechslungen möglich, die alle innerhalb der Grenzen
schöner Bildung fallen können.

XIV.

Untere Gliedmaßen.

Bei der Beurteilung der Beinlänge im Verhältnis zum Rumpf wird häufig ein Fehler gemacht, indem nicht die ganze Länge der Beine berücksichtigt wird.

In der Mitte senkt sich, wie oben beschrieben, der Rumpf tiefer, während die Beine schräg nach außen gegen die Hüften zu abschneiden.

Rechnet man nach Richer die Körperlänge gleich $7\frac{1}{2}$ Kopflängen, dann ist die Länge des Rumpfes mit dem Kopf, in der Mitte gemessen, bis zum Schamspalt gleich vier Kopflängen, die Länge des Beines, bis zum Hüftgelenk gemessen, ebenfalls gleich vier Kopflängen. Die Beine überragen deshalb die halbe Körperlänge um ein Viertel Kopflänge und stehen um ebensoviel höher als die Körpermitte.

Dies ist beim Manne genau ebenso wie beim Weibe. Der Unterschied zwischen beiden besteht jedoch in Verhältnissen, die durch die Form des Beckens gegeben sind. Beim Manne ist es schmal und hoch, so daß der mittlere, zwischen die Beine sich einschiebende Rumpfteil in spitzerem Winkel tiefer nach unten tritt, wodurch die Körpermitte scheinbar am Rumpfe ebenfalls tiefer rückt. Bei der Frau dagegen ist das Becken breit und flach, der mittlere, zwischen die Beine sich einschiebende Rumpfteil tritt in stumpfem Winkel weniger tief und die Körpermitte steht demnach scheinbar höher als beim Manne.

Dadurch, daß sich der Umriß des Beines in den der Hüften fortsetzt, welche wegen der steilen und hohen Darmschaufeln beim Manne schmäler und länger erscheinen, wird der Eindruck des längeren Beines beim Manne noch erhöht.

Die Länge des Beines läßt sich nach Richer bestimmen auf vier

Kopflängen, nach Fritsch ist die Länge des Oberschenkels gleich dem Abstand des Hüftgelenks von der Brustwarze der anderen Seite, die Länge des Unterschenkels gleich dem Abstand des Hüftgelenks von der Brustwarze derselben Seite.

Die Länge des Oberschenkels ist ungefähr gleich der Länge des Unterschenkels zusammen mit der Höhe des Fußes.

Man hat früher angenommen, daß beim Weibe der Schenkelhals mehr horizontal zum Schenkelkopf verläuft als beim Manne. Langer[1] hat nachgewiesen, daß dies unrichtig ist, und daß der mehr oder weniger horizontale Verlauf des Schenkelhalses nichts mit dem Geschlecht zu tun hat. Höchst wahrscheinlich ist der horizontale Schenkelhals und die dadurch verursachte Verkürzung des Oberschenkels in den meisten Fällen, beim Manne sowie beim Weibe, auf den Druck der Körperlast bei rhachitischer Anlage zurückzuführen.

Von den Beinen gilt bezüglich des Knochengerüstes im allgemeinen dasselbe, was von den Armen gesagt ist.

Wir haben als durch Rhachitis entstandene Fehler zu bezeichnen: Verdickung des unteren Gelenkendes des Oberschenkelknochens (Femur), namentlich an seiner inneren Seite, demgemäß Verdickung des Kniegelenks und schiefer Ansatz des Unterschenkels an den Oberschenkel. Verdickung der Unterschenkelknochen am Knie und an den Knöcheln, demnach plumpes, verdicktes Sprunggelenk und schiefer Ansatz des Fußes im Sprunggelenk bei tieferem Stand des massigeren inneren Knöchels. Dazu kommt beim Beine aber noch der Druck der Körperlast und dadurch stärkere Verkrümmung der mittleren Stücke der Röhrenknochen. Die gemeinschaftliche Folge aller dieser krankhaften Veränderungen ist die Verkürzung der Gesamtlänge des Beines[2].

---

[1] l. c. p. 229.

[2] Sehr lehrreich ist eine Beobachtung von E. Dubois (Archiv für Anthropologie XXV, Heft 4). Er fand, daß das Hirngewicht stets in einem genauen Verhältnis zur Sitzlänge, nicht dagegen zur Gesamtlänge des menschlichen Körpers steht. Der Schluß liegt nahe, daß das Mißverhältnis im letzteren Falle nicht durch entwicklungsgeschichtliche Störungen, sondern durch krankhafte, meist durch Rhachitis veranlaßte Verkürzungen der unteren Extremitäten bedingt wird, und daß diese demnach außerordentlich häufig vorkommen.

Je nachdem verschiedene Momente, wie Beschäftigung, Beruf, stärkere oder schwächere Belastung zusammengewirkt haben, erhalten wir die verschiedenen Formen der krankhaften Beine, die X-Beine, die O-Beine, die Säbelbeine etc., beim Fuße aber den mehr oder weniger ausgeprägten Plattfuß.

Gröbere Fehler derart sind leicht zu erkennen. Hier handelt es sich hauptsächlich darum, auch geringere Grade dieser Abweichungen beurteilen zu können.

Vom geraden Verlauf der unteren Gliedmaßen kann man sich dadurch überzeugen, daß in der in Fig. 79 angewiesenen Stellung die Beine sich an vier Punkten, am oberen Drittel der Oberschenkel, am Knie, an der Wade und am inneren Knöchel berühren müssen. Bei Frauen können bei guter Füllung die Oberschenkel auch in ihrer ganzen Länge einander anliegen, ohne daß dies ein Fehler ist.

Ein weiteres durch Mikulicz angegebenes Mittel ist, sich durch Messung davon zu überzeugen, daß die zweite Zehe, die Mitte des Sprunggelenks, die Mitte des Knies und die Mitte des Hüftgelenks in einer geraden Linie liegen (Fig. 169).

Da die Lage des Hüftgelenks selbst an der Lebenden oft schwer zu bestimmen ist, kann man statt dessen die Mitte des Leistenbandes setzen.

Rückt aus besagter Linie die Kniescheibe nach innen, dann besteht ein X-Bein, ein bei Weibern sehr häufig vorkommender Fehler. Ein X-Bein in leichtem Grade wird ebenso wie der schiefe Ansatz des Unterarms von Einzelnen für die normale Gestaltung angesehen, weil es so außerordentlich häufig vorkommt.

Mit dem X-Bein darf man nicht eine durch Beugung verursachte Einwärtsdrehung des Knies verwechseln, wie sie Fig. 1 zeigt. Am gestreckten rechten Bein dieser Figur kann man erkennen, daß es völlig gerade ist.

Unwillkürlich sieht man jedoch   ·n X-Beine mit milderen Augen an, da sie an die   welche die Schamhaftigkeit des Weibes so schön zun   .ngt.

Aus dem gleichen Grunde findet man die   · des Knies nach außen, das O-Bein, gerade beim Weibe   häßlicher.

Scheinbar der Geraden von Mikulicz entsprechend ist eine Verbindung des X-Beins mit dem Säbelbein, wie es Fig. 64 zeigt. Die Abweichung des Knies nach innen wird durch den im Bogen erst

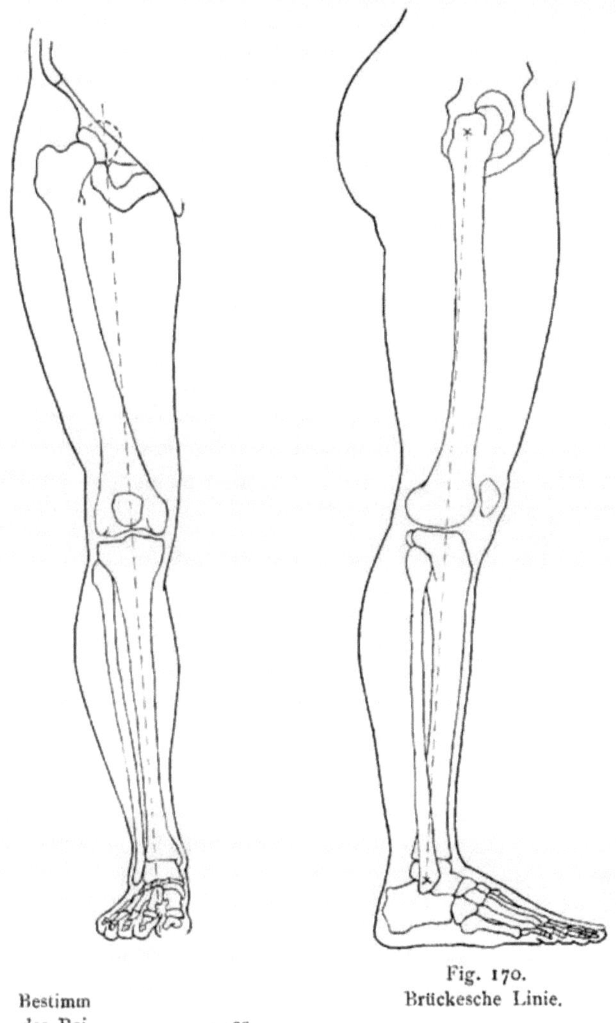

Bestimm
des Bei . . .cz.

Fig. 170.
Brückesche Linie.

nach außen und dann nach innen abweichenden Unterschenkel ausgeglichen, so daß Fußgelenk, Knie und Hüftgelenk ungefähr in einer Geraden liegen.

Wenn die vordere Ansicht des Beines gut ist, muß es die hintere ebenfalls sein.

In der seitlichen Ansicht hingegen kann durch rhachitische Verkrümmung sowohl als durch Fehler in den Kniebändern (Brücke) eine Abweichung entstehen, die man nach Brücke an einer Linie kontrollieren kann, die vom Oberschenkelknorren zum äußeren Knöchel gezogen wird (Fig. 170). Diese Linie muß das Knie in der Mitte seiner Breite treffen, wenn das Bein gut gestreckt ist. Trifft sie es weiter nach vorn, dann besteht Ueberstreckung oder Abweichung des Unterschenkels nach hinten bei zu langem Kniebande, trifft sie es zu weit nach hinten, dann ist das Knie zu stark nach vorn durchgebogen.

Da einerseits die Muskeln beim Manne stärker entwickelt sind als beim Weibe, andererseits aber ein absolut dickerer Schenkel schon beim heranwachsenden Mädchen ein wichtiges sekundäres Geschlechtsmerkmal bildet, so muß die Dicke des weiblichen Schenkels hauptsächlich auf ein stärkeres Fettpolster zurückgeführt werden, und demgemäß müssen die Formen der Muskeln viel weniger stark hervortreten als beim Manne. Darum ist ein flacher Oberschenkel, der, entsprechend der vorn und hinten am kräftigsten entwickelten Muskulatur, das Bein von vorn schmäler, von der Seite breiter erscheinen läßt, dem Manne eigentümlich, der Frau dagegen ein runder Oberschenkel, der in jeder Ansicht die gleiche runde Form zeigt.

Namentlich bei leichter Beugung kommt die mächtige Rundung des weiblichen Oberschenkels gut zur Geltung.

Bei einer 25jährigen Amerikanerin, welche Dr. Shufeldt aufnahm (Fig. 171), findet sich dieser breite runde Oberschenkel sogar bei einem verhältnismäßig sehr schlanken und zierlichen Oberkörper.

Die Muskulatur spielt beim Weibe nur insofern eine Rolle, als der Oberschenkel, dem Fleisch entsprechend, im oberen Drittel, also unterhalb der Schenkelknorren, am stärksten gewölbt sein muß.

Als Fehler ist anzusehen, wenn das Fett darüber so stark angehäuft ist, daß der Umriß des Oberschenkels von der Hüfte in gerader oder gar eingefallener Linie nach dem Knie zu abläuft.

Auch am weiblichen Knie werden die Konturen durch stärkere Fettanhäufung weicher, jedoch muß das Knie dünn sein, weil es sonst an rhachitische Bildung erinnert.

Das gleiche wie vom Oberschenkel gilt von der Wade des Weibes; während an der Wade des Mannes die Muskeln hervortreten, sind sie beim Weibe durch stärkeres Fettpolster zu einer gleichmäßigen

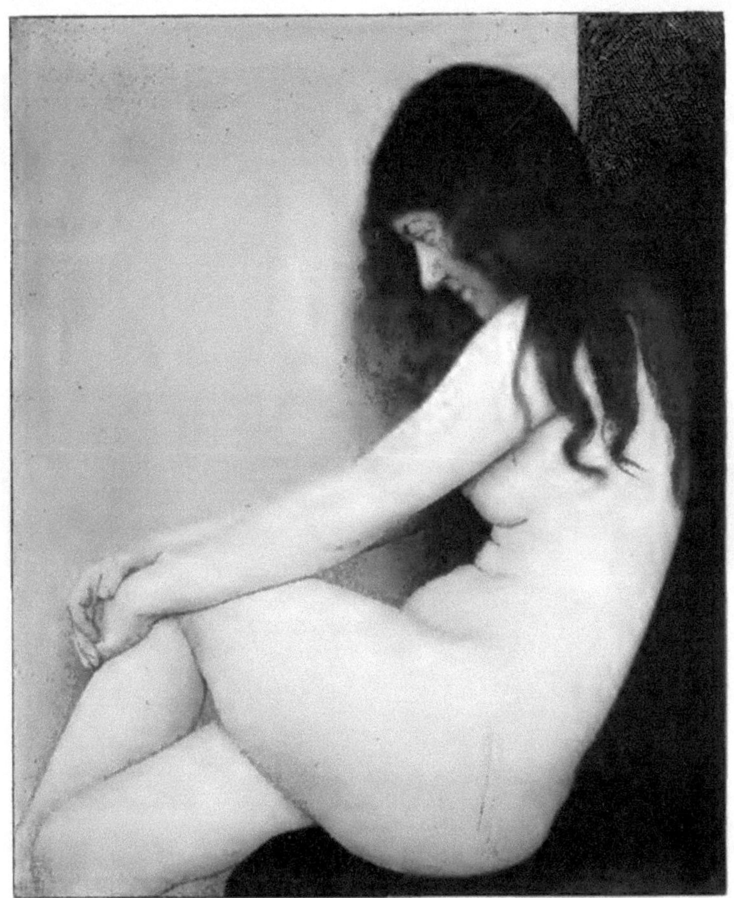

Fig. 171.   Breite des Oberschenkels bei einer Amerikanerin.
(Photographie nach dem Leben von Dr. R. A. W. Shufeldt.)

Rundung vereinigt, die im oberen Drittel jedoch, den in der Tiefe liegenden Muskelbäuchen entsprechend, den stärksten Umfang hat (Fig. 172).

Durch unzweckmäßige Strumpfbänder wird ihre Form, wie bereits erwähnt, verdorben.

Ein schlanker Knöchel ist ein großer Vorzug, weil er einerseits, auf zarterem Knochenbau beruhend, ein sekundäres weibliches Geschlechtsmerkmal bildet, andererseits eines der wichtigsten Merkmale ist, um frühere Rhachitis auszuschließen.

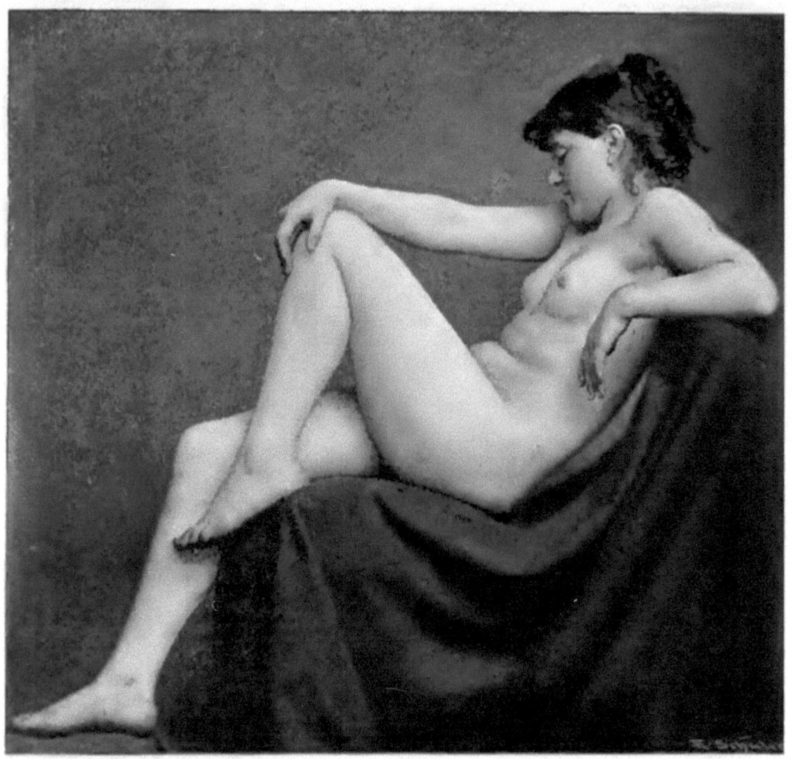

Fig. 172.   Schön geformte Waden und Füße. (Aufnahme von Heid, Wien.)

Enges Handgelenk und enge Knöchel sind, wie beim Pferde die engen Fesseln, das hervorragendste Zeichen einer guten Rasse.

Der Fuß ist nächst der Taille derjenige Körperteil, der die stärkste Verunstaltung durch fehlerhafte Bekleidung zu erdulden hat.

Was seine Größe betrifft, so gilt von ihm, was bereits von der Hand gesagt ist. Sie muß im Verhältnis zur Körpergröße stehen, und zwar nach Quetelet sechs- bis höchstens siebenmal in ihr enthalten sein. Die Länge des Fußes ist demnach größer als die des

Kopfes; nach einer alten Regel ist die Länge des Fußes gleich dem Umfang der geballten Faust.

Von allen Fehlern des Fußes ist der häufigste der Plattfuß, der meist auf Rhachitis beruht.

Während bei gut gebautem Fuße seine innere Wölbung derart sein soll, daß ein Vögelchen, wenn auch nur ein ganz kleines, darunter sitzen kann, sinkt beim Plattfuß das Gewölbe ein und die Sohle liegt in größerer Fläche dem Boden an. Von dem Vorhandensein eines geringeren Grades von Plattfuß kann man sich über-

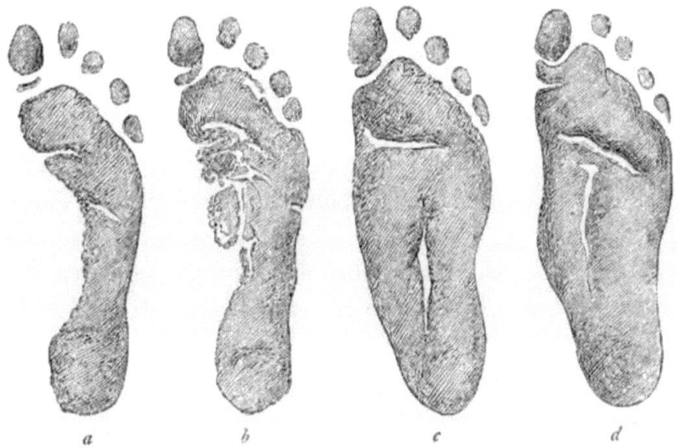

Fig. 173. Abdrücke von normalen (a) und von Plattfüßen (b c d) nach Volkmann.

zeugen, wenn man den mit Wasser befeuchteten Fuß auf dem Boden abdrückt (Fig. 173).

Der guten Wölbung entspricht ein hoher Rist.

Wir haben demnach als Vorzüge des Fußes die gute Wölbung und den hohen Rist zu fordern.

Eine richtige Wölbung und entsprechenden Rist zeigen die Füße von Fig. 172; sie können als Muster eines schön gebauten, wenn auch nicht allzu zarten, weiblichen Fußes gelten.

Da beim Fuß ebenso wie bei der Hand das Skelett viel weniger von Weichteilen bedeckt wird als an anderen Körperteilen, so übt seine Bildung einen hervorragenden Einfluß auf die äußere Form.

Ein Fehler ist ein kräftiges, großes, ans Männliche erinnerndes

und ebenso ein plumpes, dickes, durch Rhachitis verunstaltetes Fuß-
skelett, und aus beiden Gründen ist ein zierlicher, schmaler Fuß mit
langen, schmalen Zehen eine Zierde des Weibes.

Von den Zehen ist bei guter Entwicklung die zweite am längsten.
Braune [1]) hat nachgewiesen, daß schon beim Embryo die zweite Zehe
am längsten ist, und daß dies bei mehr als 70 % von Erwachsenen,
die er maß, ebenso war.

Die scheinbar größere Länge der großen Zehe rührt davon her,
daß im Stiefel die große Zehe gerade bleibt, während die anderen
Zehen eine Krallenstellung einnehmen, die sie kürzer erscheinen läßt.

Abgesehen von dieser Krallenstellung bewirkt der dauernde Druck
zu enger Stiefel eine Drehung der großen Zehe nach einwärts mit
starkem Hervortreten ihres verdickten Mittelfußgelenkes.

Weniger ein Fehler als vielmehr ein meist unerhört verklingender
Notschrei der Natur nach besserer Bekleidung sind die Hühneraugen.
Bei ihrer geringen Ausdehnung können sie die Form des Fußes nur
wenig entstellen.

Wie es scheint, will sich jedoch die Natur der leidenden Menschheit erbarmen: Pfitzner [2]) hat durch eine größere Reihe von Untersuchungen festgestellt, daß bei einer großen Anzahl von Menschen
die kleine Zehe, der Lieblingsplatz der Hühneraugen, anstatt aus drei
nur aus zwei Knochen besteht, woraus er schließt, daß die kleine
Zehe des Menschen in einem Rückbildungsprozeß begriffen ist und
im Laufe der Jahrhunderte mehr und mehr verschwinden wird.

Auch hier scheinen wieder die Frauen den Männern in der Entwicklung voraus zu sein, denn Pfitzner fand unter je hundert Frauen
41, unter je hundert Männern bloß 31, deren kleine Zehe nur zwei
Knochen besaß.

Derselbe Autor stellte fest, daß auch die große Zehe bei Weibern
im Verhältnis viel kleiner ist als bei Männern.

Wir können demnach als Merkmal guter weiblicher Bildung für
die Zehen festsetzen: lange zweite Zehe, kurze erste und sehr kurze
fünfte Zehe.

Wir haben hiermit die wichtigsten Punkte zur Beurteilung der

[1]) Festgabe von Karl Ludwig.
[2]) Zitiert bei Havelock Ellis, Mann und Weib.

unteren weiblichen Gliedmaßen hervorgehoben; zu erwähnen bleibt nur noch, daß man ihre richtige Gestaltung, sowie mögliche Fehler auch am Gang, namentlich in der Ansicht von hinten, leicht erkennen kann.

In ergötzlicher, jedoch ernst gemeinter Weise beschreibt Walker im 21. Kapitel seiner »Beauty of woman« die »External indications; or Art of determining the precise figure, the degree of beauty, the mind, the habits and the age of woman, notwithstanding the aids and disguisses of dress«.

Jedem, der sich dafür interessiert, kann ich diese naive Lektüre nur empfehlen.

Schönheit der Farbe.

Wir haben uns bisher nur mit der Form des weiblichen Körpers beschäftigt. Neben dieser kommt aber noch ein anderer wichtiger Faktor weiblicher Schönheit in Betracht, nämlich die Farbe. Es fragt sich, inwieweit wir auch hier Gesetze zur Beurteilung der Schönheit aufstellen können.

Ein schlechter Teint! wie viel Kummer und Sorgen, Tränen und schlaflose Nächte hat er schon manchem jungen Mädchen, mancher alternden Frau verursacht; ein schlechter Teint! wie viele haben dagegen die verschiedenartigsten und oft nicht ungefährlichen Mittel ersonnen und erfunden, und sich bereichert mit dem Tribute der zahlreichen leichtgläubigen Opfer.

Im Urteile der Menge spielt der Teint die größte Rolle. Ebenso wie ein hübsches Gesicht blind macht für Fehler des übrigen Körpers, ebenso wird bei schönen Farben ein Mangel in der Form leicht übersehen und verziehen. Ein Mädchen mit feurigen Augen und einer Haut wie Milch und Blut kann einen wulstigen Mund mit breiten Lippen, eine stumpfe Nase und kleine Schweinsäuglein haben und gefällt doch, während eine andere mit klassischen Formen und gefleckter Haut unbarmherzig verurteilt wird.

Das allgemeine Urteil erklärt sich aus der bereits Eingangs erwähnten Beobachtung, daß die Augen der meisten Menschen im Erfassen der Form nur wenig geübt sind, während die Farbe sich von selbst dem Beschauer überall aufdrängt; daher sind auch Vergleichungen des menschlichen Körpers mit anderen Dingen in der Natur mit Bezug auf die Farbe viel häufiger zu finden als mit Bezug auf die Form.

Das Auge z. B. vergleicht man seiner Form nach mit der Mandel, mit dem Myrtenblatt, wohl auch mit dem Edelstein in der Spange,

seiner Farbe nach wird es mit Augen von Tieren, dem Reh, der
Gazelle, der Katze, dem Hund, der Taube, in weniger schmeichel-
hafter Weise mit dem des Kalbes, des Schweines oder des Schell-
fisches verglichen, außerdem mit Blumen, wie Vergißmeinnicht, Lotos-
blume, mit Sternen, mit Kohlen, mit der Nacht, mit Sammet und
noch gar viel anderen Dingen.

Dieser Sprachgebrauch gibt das allgemeine Fühlen und Denken
wieder.

Lassen sich nun auch für die Farbe des weiblichen Körpers gewisse Regeln zur objektiven Beurteilung aufstellen? Wir müssen
zunächst hervorheben, daß wir in unseren Hilfsmitteln zur wissenschaftlichen Feststellung der Farbe viel beschränkter sind als bei der
Form. Dort hatten wir außer dem Auge den Tastsinn, die Messung,
die genaue Wiedergabe der Form durch die Photographie zur Verfügung, hier fehlt dies alles mit Ausnahme des Auges, und es sind
demnach ausschließlich die optischen Gesetze, die neben der Empirie
zur Geltung gebracht werden können.

Es liegt nicht auf unserem Wege, hier in systematischer Reihen-
folge die Gesetze zu besprechen, nach denen sich die bunte Außenwelt im menschlichen Auge widerspiegelt; auch die Gesetze der
Lichtbrechung, der Kontrast- oder Komplementärfarben, die sich
gegenseitig zu Weiß ergänzen, müssen wir als bekannt voraussetzen.

Wer sich dafür interessiert, dem sei, abgesehen von den be-
kannten Fachbüchern, die hübsche allgemein verständliche kurze
Darstellung empfohlen, die Severin Schröder seinem Buch »Die
Farbenharmonie in der Damentoilette« [1]) vorausschickt.

Hier müssen wir uns darauf beschränken, in großen Zügen die
verschiedenen Einflüsse zu besprechen, welche auf die Farbe des
weiblichen Körpers einwirken.

Die Farbe des Körpers wird bestimmt durch diejenigen Teile,
welche seine Oberfläche ausmachen, also zunächst die Haut, die
Haare und die Nägel, dann durch Teile, welche regelmäßig oder
doch zeitweise sichtbar sind, die Schleimhautränder des Mundes, der

---

[1]) Severin Schröder, Die Farbenharmonie in der Damentoilette. Wien 1897,
Berté & Czeiger.

Augen und der Geschlechtsteile einerseits, die Augäpfel, die Zähne und die Zunge andererseits.

Wie wichtig auch die mehr verborgenen Teile im Urteil der Außenwelt sind, erhellt aus der Beobachtung, daß auch das schönste Mädchengesicht entstellt wird, wenn sich beim Lächeln ein zerrüttetes Gebiß enthüllt. Wie viele junge Mädchen lächeln nicht einzig und allein aus dem Grunde, um ihre hübschen Zähne zu zeigen!

Am wichtigsten ist die Beschaffenheit der Haut.

Die Haut hat einen matt sammetartigen Glanz von weicher Glätte. Dichter vergleichen sie mit Elfenbein, Alabaster und Marmor; die Künstler aber wissen, wie schwierig es ist, dem Marmor und dem Elfenbein das Aussehen der Haut zu geben.

Die Oberfläche ist nicht gleichmäßig glatt, sondern von zahlreichen kleinsten Spalten durchsetzt, so daß sie gewissermaßen ein zusammengewachsenes allerfeinstes Netzwerk bildet und eine kleinkörnige Oberfläche erhält. Je kleiner das Korn, desto zarter ist der matte Glanz der Haut. Bei schlechter Ernährung, bei Krankheiten wird die Haut welk und trübe, bei zu starker Talgabsonderung erhält sie einen fettigen, spiegelnden Glanz.

Die Farbe der Haut zu beschreiben ist ebenso schwierig als sie darzustellen. Sie wird mit Rosen und Lilien, Milch und Blut, Wachs und Schnee, selbst mit neugeborenen Schafen verglichen, der Maler benutzt außer Weiß, Vermillon, Kobalt und gelbem Ocker alle Farben seiner Palette, um die Nüancen der Menschenhaut wiederzugeben. Die obersten Schichten der Haut sind matt durchsichtig, so daß alle darunter liegenden Teile je nach der Dicke der Haut ihr mehr oder weniger ihre Farbe mitteilen und so die verschiedenen Nüancen der Haut begründen. Die dunkelroten Venen erscheinen bläulich, der brünette Ton ist eine Folge der stärkeren Pigmentanhäufung in der Lederhaut, die bräunlich durchschimmert. Je zarter die Haut ist, desto lebhafter wird das Kolorit sein.

Die nicht bedeckten Teile der Haut erhalten durch die Einwirkung der Kälte und des Lichtes eine stärkere Färbung. Deshalb rötet sich das Gesicht, wenn man viel im Freien sich bewegt, und erscheint bleich bei Menschen, die ihr Leben in geschlossenen Räumen zubringen.

Daß die Wangen stets ein höheres Rot zeigen als das übrige Gesicht, erklärt sich daraus, daß dort die arterielle Blutversorgung am reichlichsten und die Haut am zartesten ist. Die Röte der Wangen bleibt auch bei allgemeiner Blässe noch lange erhalten.

Bei guter Ernährung ist die Haut im allgemeinen weißlich mit einem rosigen Schimmer; gelbliche oder bläuliche Verfärbung deutet auf Krankheiten, aber auch auf eiweißarme, schlechte Ernährung.

Die weibliche Haut ist zarter, dünner, von kleinerem Korn und heller als die männliche. Mit Rücksicht darauf kann also auch die dunklere Haut einer Brünetten als schön gelten, wenn sie zart und von feinem Korn ist, den ersten Preis aber verdient jedenfalls die weiße Haut der Blondinen, weil sie sich am meisten vom männlichen Geschlechtscharakter entfernt und dem sekundären weiblichen Geschlechtsmerkmal den stärksten Ausdruck verleiht.

Fehler der Haut sind außer den bereits erwähnten Muttermälern in erster Linie die Folgen der Hautkrankheiten, unter denen die Pocken früher die größten Verwüstungen angerichtet haben.

Ein von Pocken zerfressenes Gesicht gehört heutzutage, Dank sei dem allgemeinen Impfzwang, in Europa zu den größten Seltenheiten, immerhin gibt es aber noch Hautkrankheiten genug, die durch Hinterlassung häßlicher Narben das Korn der Haut zerstören, die glatte Oberfläche unterbrechen und dadurch die Schönheit mehr oder weniger beeinträchtigen. Außer den Hautkrankheiten sind es namentlich unzweckmäßig gearbeitete, drückende Kleider, die zunächst rote Striemen, bei regelmäßigem Gebrauche wunde Stellen und danach braune, verfärbte Narben hinterlassen, die sich am Rumpfe stark geschnürter Frauen häufig genug finden lassen.

Bei mangelhafter Pflege der Haut verstopfen sich die Talgdrüsen, es entstehen die sogenannten Mitesser im Gesicht und am Hals, an anderen bedeckten Stellen des Körpers bekommt die Haut das charakteristische grobe Korn der Gänsehaut, die Farbe wird schmutziggelb bis braun. Alle diese durch Krankheiten, schlechte Kleidung, mangelhafte Pflege und unzweckmäßige Ernährung verursachten Entstellungen der Hautoberfläche und des Teints sind von Paschkis [1]) ausführlich

---

[1]) Paschkis, Kosmetik. Wien 1893. 2. Auflage. Hölder.

zusammengestellt in einem sehr lesenswerten Buche, in dem auch die bekanntesten Mittel zur Beseitigung angegeben sind.

Als wichtigste Fehler des Teints können wir nach dem Gesagten bezeichnen: dunkle Farbe, grobes Korn, rauhe Oberfläche, starke Talgabscheidung, Muttermäler, Narben und Druckfurchen, unregelmäßige Pigmentierung; als Vorzüge: helle Farbe, zartes Korn, glatte Oberfläche, Fehlen von Narben, gleichmäßige Pigmentierung.

Nächst der Haut kommen die Haare.

Es ist bereits erwähnt, daß jede zu starke Körperbehaarung bei der Frau, die an das Männliche und Tierische erinnert, ein Fehler ist, und daß im Gegensatz zu dem zarten Flaum, den der Körper und das Gesicht bedeckt, eine starke Entwicklung und große Länge des Haupthaares eine der schönsten Zierden des weiblichen Geschlechtes ist.

Da starke Pigmentanhäufung ein gemeinschaftliches Merkmal niedrig stehender Rassen ist, so kann man im allgemeinen blondes Haupthaar als einen Vorzug betrachten, und namentlich bei der Frau, bei der durch den schwächeren Gegensatz von Blond und Weiß die Harmonie der zarteren Bildung erhöht wird.

Bei den Augenbrauen und Augenwimpern jedoch verdient die dunklere Färbung den Vorzug, weil durch sie die Weite der Augenhöhlen noch deutlicher hervorgehoben wird.

Außer dem Haar des Kopfes und der Augen findet sich bei der erwachsenen Frau das Haar der Achselhöhlen und des Schamberges. Dieses Körperhaar entspricht, wie Bartels durch verschiedene Beobachtungen nachgewiesen hat, nicht immer der Farbe des Kopfhaares, es ist manchmal heller und manchmal dunkler.

Wir haben bereits darauf aufmerksam gemacht, daß die weibliche Körperbehaarung auf Grund ins Leben übertragener falsch verstandener Kunstbegriffe im allgemeinen häßlich gefunden wird; daß im Gegensatz dazu in der Natur das Fehlen der Körperbehaarung ebenso wie eine zu starke Behaarung häßlich wirkt, und daß die weibliche Bildung durch eine mäßige Behaarung am Schamberg und noch geringere in den Achseln charakterisiert ist.

Was die Farbe betrifft, so wird aus den oben erwähnten Gründen im allgemeinen eine hellere Farbe den Vorzug verdienen, da sie sich mit der Weichheit der weiblichen Formen besser vereinigen läßt. Dies ist bei den Achselhaaren auch der Fall, bei den Schamhaaren dagegen wird durch eine dunklere Behaarung die Breite des Beckens und die Stumpfheit der Grenzlinie zwischen Schamberg und Schenkeln stärker hervorgehoben und dadurch der sekundäre weibliche Geschlechtscharakter erhöht.

Demnach würde dem Ideal am nächsten kommen: helles Haupt- und Achselhaar, dunkle Scham- und Augenhaare.

Ich habe nur eine Frau gesehen, die bei übrigens vollendeten Körperformen auch diese Vorzüge besaß. Bei einem sehr gleichmäßigen matten Teint aschblondes, sehr langes, glattes Haupthaar und sehr spärliche, ebenfalls aschblonde, gekrauste Achselhaare; trotz blauer Augen waren aber die Wimpern und Augenbrauen schwarz und die nicht übermäßig entwickelten Schamhaare ebenfalls.

Blondinen mit schwarzen Augenbrauen und braunen Schamhaaren habe ich häufiger gesehen.

Die Farbe der Augen hängt ausschließlich von der Verteilung des Pigments ab; wenn es ausschließlich hinter der Regenbogenhaut sitzt, erscheint sie blau, dringt es in sie ein, so erscheint sie braun bis schwarz.

Demnach können wir die Farbe der Augen nur als einen Ausdruck der Individualität betrachten.

Je besser die Ernährung des Körpers, je regelmäßiger der Blutumlauf ist, je zarter die Haut, desto lebhafter rosenrot werden die sichtbaren Teile der Schleimhäute, am Augenrand und Tränensäckchen, sowie an den Lippen sein. Dieselben Gründe bedingen die zarte rosige Farbe der Brustwarzen. Rote Lippen gelten als schön und sind zugleich ein Beweis von Gesundheit. Ueber die Farbe am Eingang der Scheide wurde bereits oben gesprochen.

Wie Zahnärzte bezeugen können, ist es ein Irrtum, daß alle gesunden Zähne rein weiß sind. Das Email kann mehr oder weniger gelblich oder auch bläulich erscheinen, ohne daß dadurch der angenehme Eindruck des gesunden Gebisses geschädigt ist. Die Hauptsache ist, daß alle Zähne dieselbe Farbe und einen gleichmäßigen Glanz haben. Ein milchweißer Zahn in ein bläuliches Gebiß eingesetzt, verdirbt dessen Schönheit.

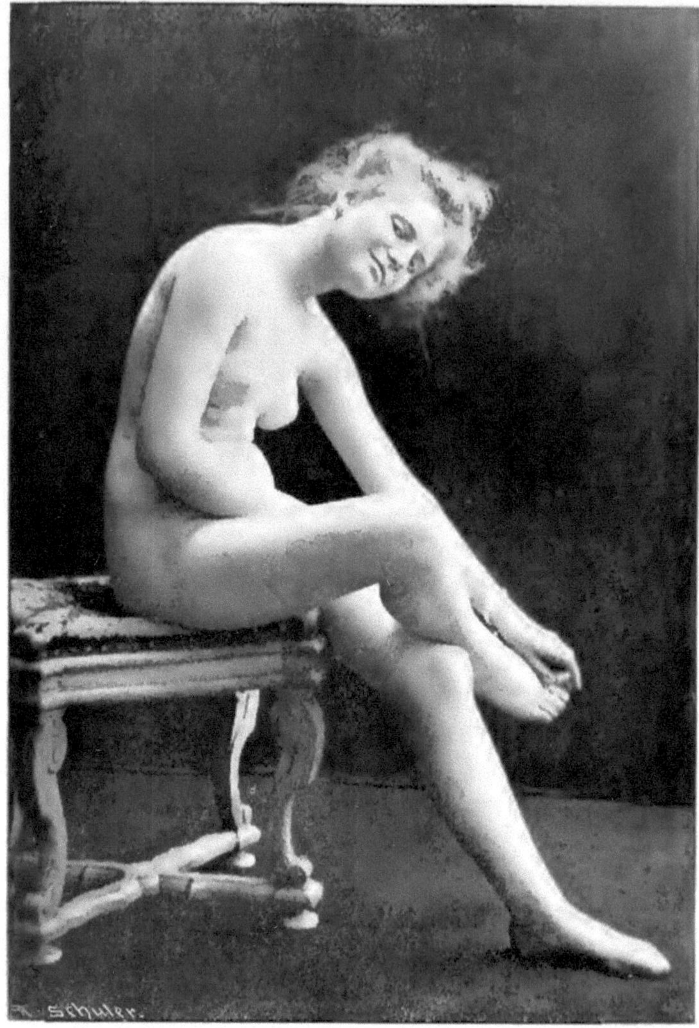

Fig. 174. Blondine.

Der Reiz der hellen Farben, Weiß, Rosig, Heilblau und Blond, dem zarteren Körper des Weibes eigen, wirkt an und für sich schon so mächtig, daß er vielen gleichbedeutend mit Schönheit ist.

In der Tat lassen sich nicht nur gewöhnliche Menschen, sondern sogar Künstler durch die wunderbaren Farbentöne der Blondine, be-

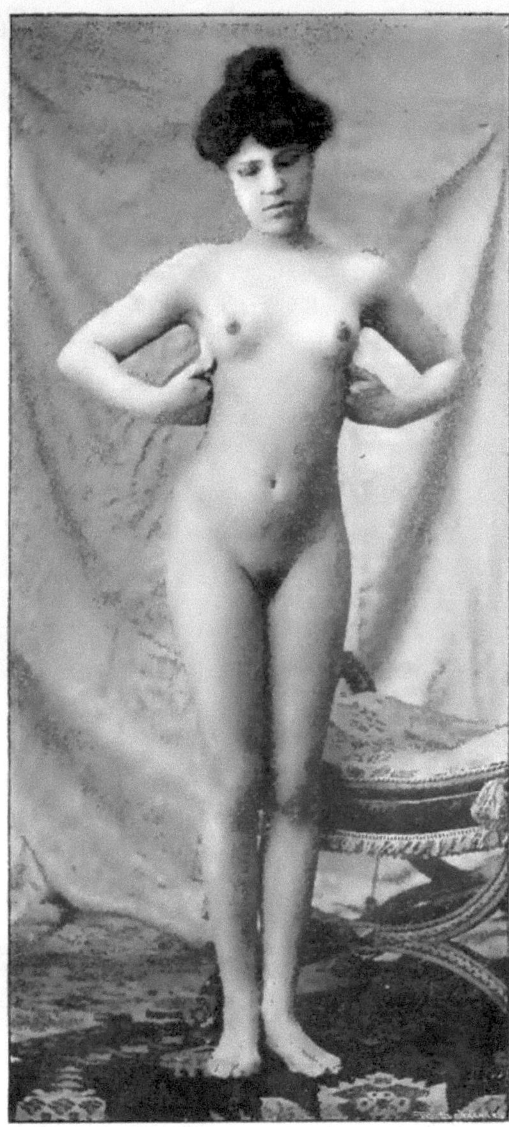

Fig. 175. Brünette.

sonders wenn sie von der Blüte der Jugendlichkeit erhöht werden, so sehr verblenden, daß sie darüber alles andere vergessen.

Wenn sich aber schöne Farben mit schönen Formen verbinden,

dann bilden sie ein Ganzes, das allen berechtigten Anforderungen an Schönheit im höchsten Maße entspricht.

Fig. 174 zeigt den vollendeten Typus einer Blondine, deren schöngebauter Körper auch im schwarzen Bild den eigentümlichen Reiz seiner zarten Farben bewahrt hat, und die blonde Schönheit in würdigster Weise vertritt.

Einen schroffen Gegensatz zu diesem Bilde bietet Fig. 175, der Typus der Brünette, mit schwarzem Haar, dunklen Augen, braunen Brustwarzen und leicht bräunlich gefärbter Haut.

Auch dieser Körper ist durch den Kontrast der Lichtwerte schon im schwarzen Bilde in seinen Farbentönen gekennzeichnet.

Niemand kann leugnen, daß auch er schön ist, trotzdem er die zarten Farben der Blondinen nicht besitzt.

Der Wert der mattweißen Haut, der rosigen Lippen und Wangen wird durch die kräftige Farbe der dunklen Haare und Augen zu stärkerer Geltung gebracht und wirkt gerade durch den Gegensatz in erhöhtem Maße.

Aus dem Gesagten geht hervor, daß die Schönheit der Farbe bei der Frau zunächst bedingt ist durch das zarte Kolorit der weißen Haut und die hellen dazu gestimmten blonden und blauen Farben der Haare und Augen, die rosigen der Lippen, die weißlichen der Zähne. Neben der zusammenstimmenden Wirkung der Farben haben wir aber auch eine andere, die Kontrastwirkung, die darin besteht, daß durch einen kräftigen, tiefen Farbenton die Zartheit der umgebenden Farbentöne erhöht wird. Die Kontrastwirkung ist stärker als die Zusammentönung der Farben.

Aus diesem Grunde wird eine zarte Haut umso blendender weiß erscheinen, je stärker sie zu den sie hebenden Teilen, Haaren und Augen, in Gegensatz gebracht wird, am blendendsten demnach bei schwarzem Haar und schwarzen Augen.

Eine brünette Haut ist mit den dunklen Augen und Haaren zusammengestimmt und wirkt durch Abtönung ebenso harmonisch wie die weiße Haut mit blondem Haar und hellen Augen. Bei Zusammenstellung der weißen Haut mit schwarzem Haar werden aber durch den Kontrast die Vorzüge beider Teile noch lebhafter sprechen.

Durch Kontrast und Abtönung läßt sich somit eine ganze Reihe von Farbenzusammenstellungen bilden, die den Eindruck von Schönheit machen.

Wir haben:

Haut: 1. weiß, 2. rosig, 3. gelblich, 4. brünett.

Haupthaar: 1. hellblond, 2. goldblond, 3. rotblond, 4. aschblond, 5. rot, 6. hellbraun, 7. dunkelbraun, 8. schwarz.

Augenhaare: 1. blond, 2. braun, 3. rot, 4. schwarz.

Augen: 1. blau, 2. grau, 3. braun, 4. schwarz.

Schamhaare: 1. blond, 2. rot, 3. braun, 4. schwarz.

Haut 1 läßt sich mit sämtlichen Nüancen von Haupthaar, Augenhaar, Augen und Schamhaaren vereinigen. Haut 2 wird mit Haupthaar 1 und 2 und Augenhaar 1 eine zu lebhafte Farbe abgeben. Haut 3 ist bei Haupthaar 1—5, Augenhaar 1 und Augen 1 ein Fehler, bei den übrigen Unterabteilungen nicht.

Zu Haut 4 endlich darf nur Haupthaar 7 und 8, Augenhaar 4, Augen 3 und 4, von den Schamhaaren aber 2, 3 und 4 hinzukommen.

Da nun alle diese Farben hauptsächlich durch das dem Blut entstammende Pigment hervorgebracht werden, so ist meistens die gemeinschaftliche hellere oder dunklere Nüancierung sämtlicher Farben durch die größere oder geringere gleichmäßige Pigmentablagerung bedingt.

Aus demselben Grunde werden Ausnahmen, wie z. B. schwach pigmentierte weiße Haut bei stark pigmentierten schwarzen Haaren als seltenere Schönheiten in der Farbenzusammenstellung besonders geschätzt.

Es ist bekannt, daß bei einigen Völkern derartige Ausnahmen sich häufiger finden als bei anderen.

So findet sich z. B. bei Polinnen häufig eine zarte weiße Haut bei schwarzem Haar, schwarzem Augenhaar und blauen Augen, ohne daß man dafür eine Erklärung geben kann. In Seeland, wo sich derselbe Typus von Frauenschönheit ebenfalls häufig findet, nimmt man an, daß diese Farbenzusammenstellung eine Folge der Vermischung mit spanischem Blut ist, die früher dort stattgefunden hat.

Es gibt viele von der Natur besonders bevorzugte Frauen, die stets dieselben schönen Farben zur Schau tragen, andere, die ihre

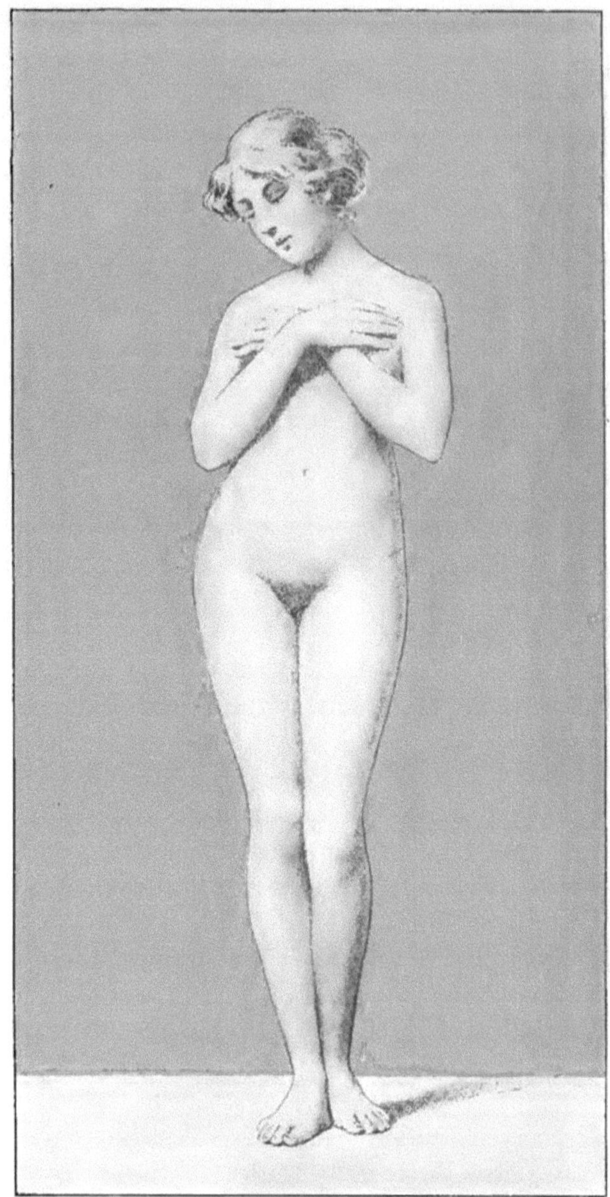

Fig. 176. Frauenkörper auf orange Hintergrund.

guten und schlechten Tage haben. Die letzteren sind häufig zart-
besaitete Naturen, bei denen sich jede auch noch so geringe Störung

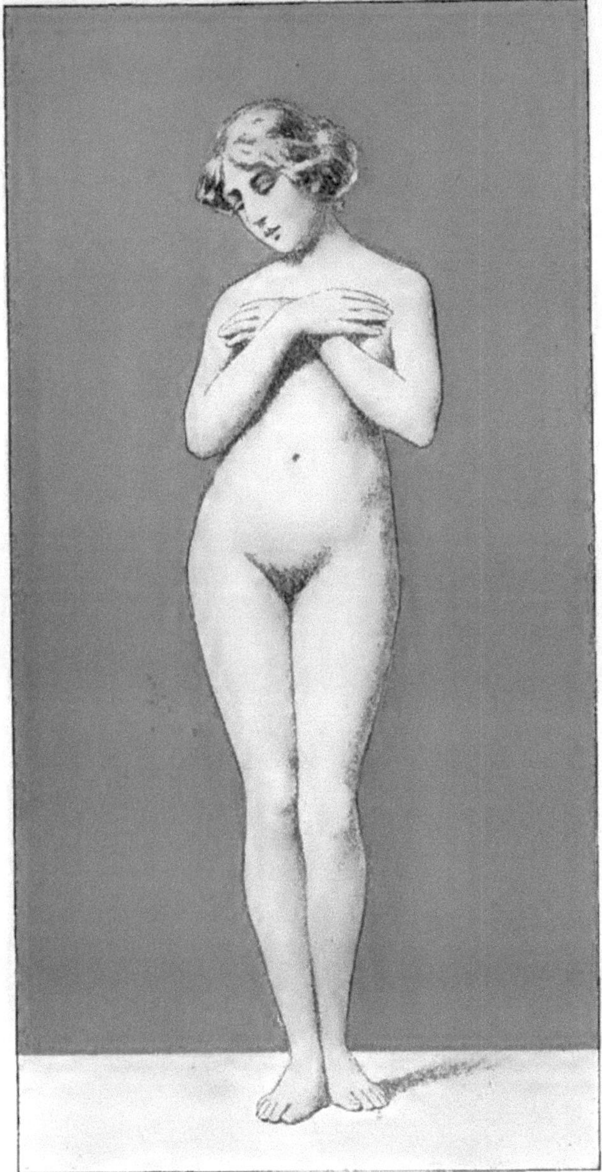

Fig. 177. Frauenkörper auf violettem Hintergrund.

des Nerven- und Seelenlebens oder des Blutumlaufes in der Veränderung des Teints erkennen läßt.

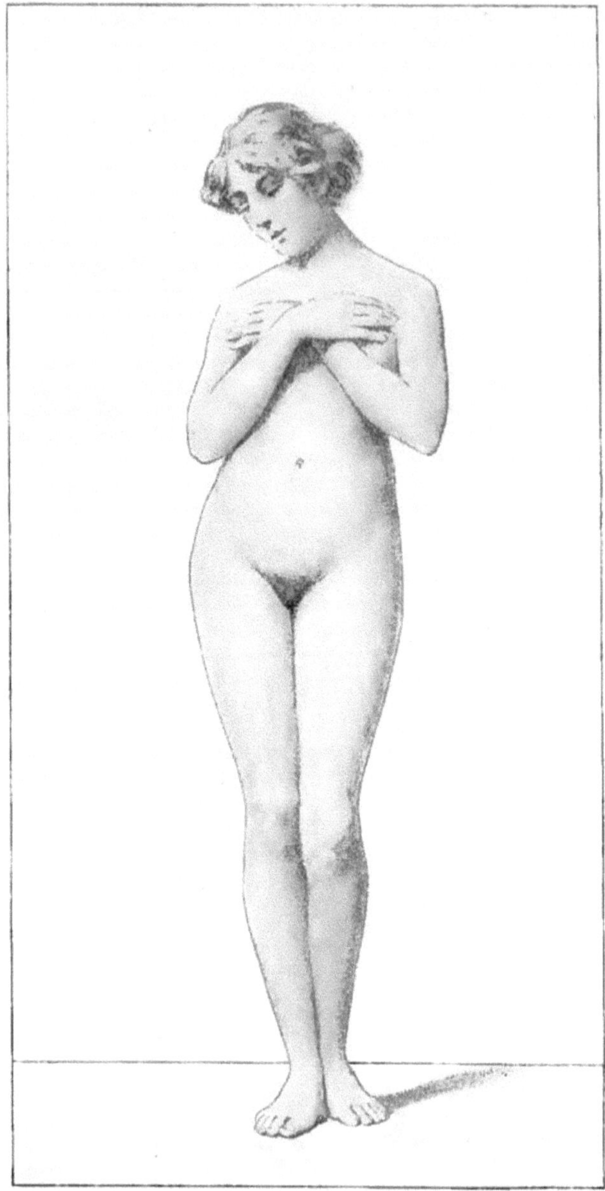

Fig. 178. Frauenkörper auf weißem Hintergrund.

Abgesehen von diesen, von der Konstitution abhängigen Ursachen gibt es aber noch eine Reihe von äußeren Erscheinungen,

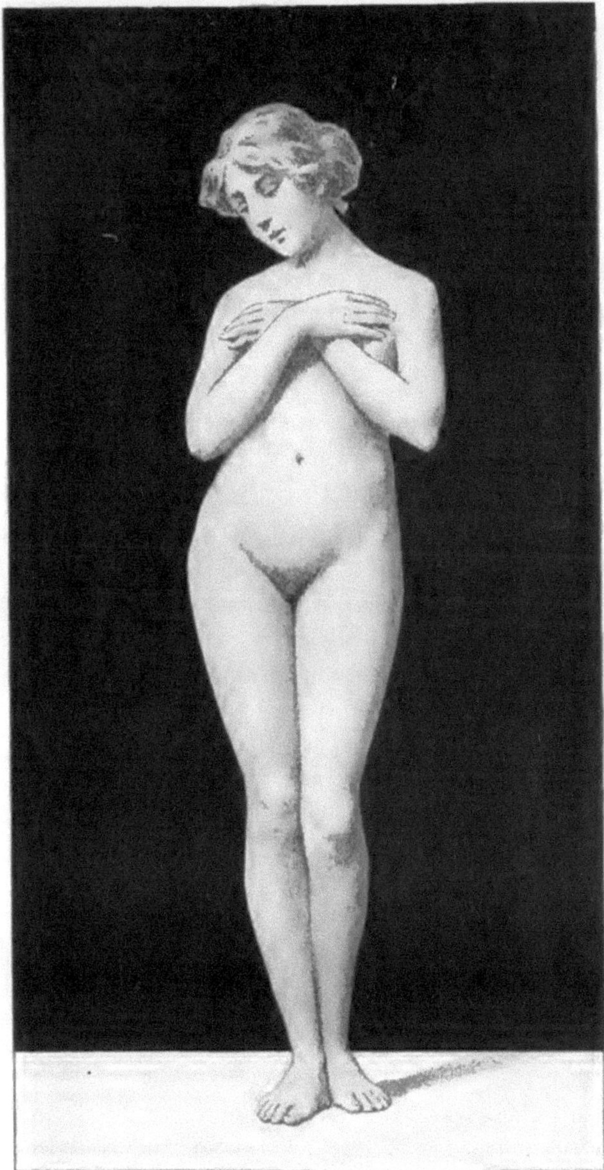

Fig. 179. Frauenkörper auf schwarzem Hintergrund.

die die Farbe des weiblichen Körpers beeinflussen können und die
eine eingehendere Besprechung erfordern.

In Fig. 176 und 177 hebt sich ein gleichmäßig abgetönter Frauenkörper mit den Grundfarben Kobalt, Vermillon und gelbem Ocker
von orangegelbem und von violettem Hintergrunde ab. Der Schatten
ist neutral.

Bei Vergleichung dieser Bilder erscheint der neutrale Schatten
dem Auge auf der ersten Figur bläulich, auf der zweiten gelb-
grünlich.

Der nackte Körper wiederum scheint auf dem ersten Bilde blaß
und rosig, auf dem zweiten mehr gelblich.

Diese optische Erscheinung oder optische Täuschung, wenn man
will, beruht auf dem Gesetze, daß unser Auge einer neutralen oder
schwächer gefärbten Fläche die Komplementärfarbe der stärker gefärbten Umgebung verleiht. Im ersten Falle läßt das kräftige Orange
den neutralen Schatten blaugrün erscheinen, im zweiten bringt das
Violett seine gelbgrünliche Komplementärfarbe zur Geltung. Am
nackten Körper ist die Farbe im ersten Bilde durch das Hervortreten der blauen Töne blasser geworden, erscheint aber durch die
Beimischung von Rot mehr rosig; im zweiten Bilde wird er gelblich, weil durch die gelblichgrüne Komplementärfarbe seine gelb-
lichen Elemente erhöht werden.

Durch die Farbe der Umgebung wird demnach das Kolorit
der Haut stark beeinflußt.

Die Nutzanwendung zeigt Tafel IV. Oben ist der nackte Körper
einer jungen Frau auf grünlichem Hintergrunde dargestellt, das Kolorit
der Haut erhält dadurch einen rosigen Schimmer. Darunter ist dieselbe Figur einem rötlichen Hintergrunde gegenübergestellt, durch
den sie einen grünlichen Schimmer erhält. Im ersten Falle hat sie
ihren »beau jour«, im zweiten nicht.

Der Einfluß ist natürlich umso größer, je kräftiger die Farbe der
Umgebung gehalten ist und je mehr sie leuchtet. Jedoch nicht nur
auf die Farbe, sondern auch auf die Form übt die Umgebung ihre
optische Wirkung; helle Farben machen breit, dunkle schmal. Das
ist am deutlichsten bei dem schärfsten Gegensatz, Schwarz und Weiß.
Dieselbe Figur erscheint auf weißem Hintergrunde voller und breiter,
auf schwarzem Hintergrunde schmaler und schlanker (Fig. 178 und 179).

Es läßt sich demnach durch die Wahl der richtigen Farbe und

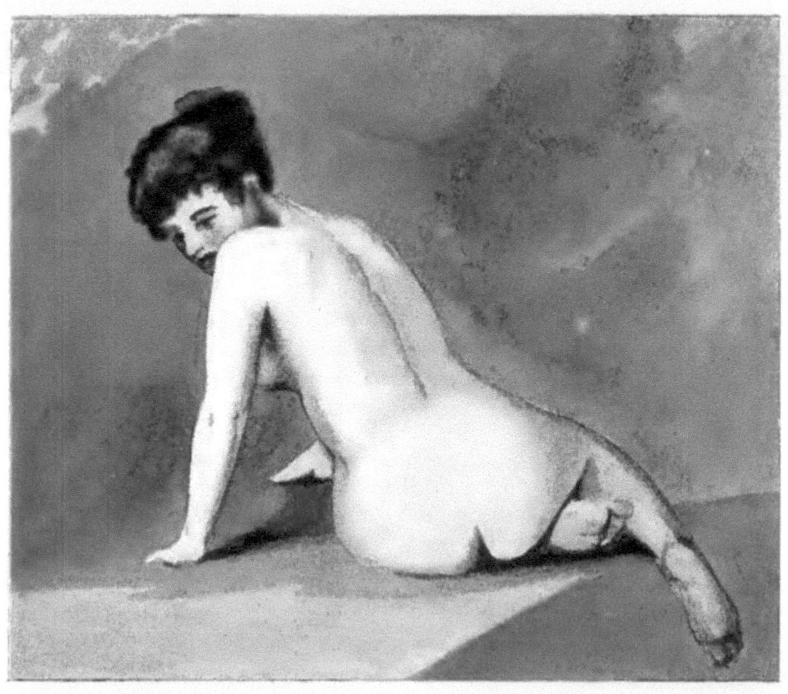

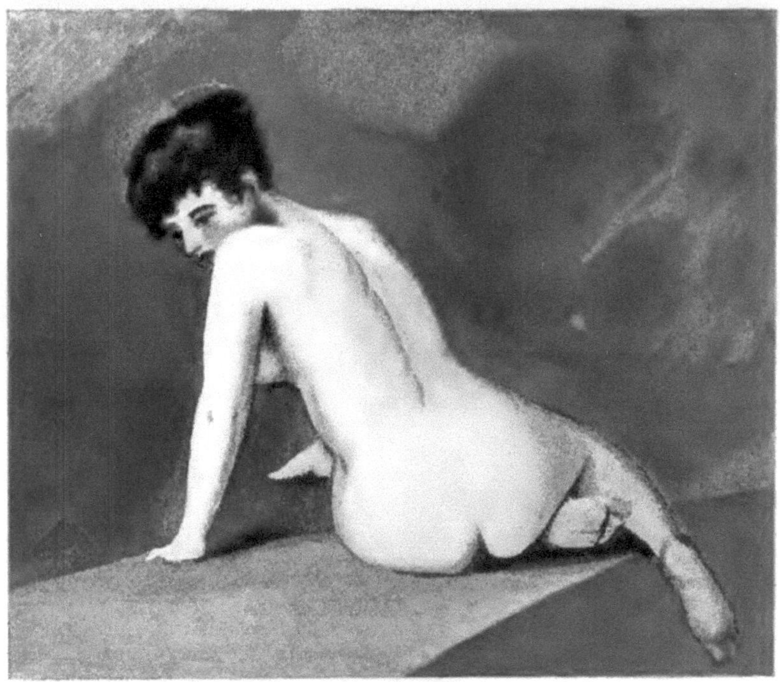

NACKTE FRAU AUF GRÜNLICHEM UND RÖTLICHEM HINTERGRUND.

der stärkeren oder schwächeren Beleuchtung der Umgebung in jedem gegebenen Falle der Farbenreiz des damit kontrastierenden Frauenleibes um ein Bedeutendes erhöhen, eine Wissenschaft, die den meisten Frauen von Natur eigen ist und die namentlich in der Wahl der nächstliegenden Umgebung, der Bekleidung des Körpers, eine hervorragende Rolle spielt.

Außer der Umgebung ist schließlich noch die Lichtquelle selbst von Einfluß auf die Farbe des Körpers. Es genügt, darauf hinzuweisen, daß Sonnenglanz und Mondschein, Gaslicht, Petroleum- und elektrisches Licht die Farben in der verschiedenartigsten Weise beeinflussen, und den schönheitsbedürftigen Leserinnen kann ich anvertrauen, daß von allen künstlichen Lichtquellen immer noch die Wachskerze die günstigste Beleuchtung weiblicher Schönheit liefert.

XVI.

Schönheit der Bewegung.

Die Schönheit der Bewegung ist die Anmut. Das feinsinnige Volk der alten Hellenen hatte nur eine einzige Göttin der Schönheit, Aphrodite, dagegen drei Göttinnen der Anmut, die Chariten oder Grazien. Wollten sie damit ausdrücken, daß die unendlich wechselnden Reize der bewegten weiblichen Schönheit sich nicht in einem Körper vereinigen lassen? Ja, sind selbst drei Körper im stande, auch nur die Hauptzüge weiblicher Anmut zu versinnbildlichen? Man denke nur an die verschiedenen Lieblinge der bildenden Kunst, die in stets neuer, tausendfältiger Gestalt der Phantasie ihrer Schöpfer entspringen: die hoheitsvolle, verklärte Maria, die trauernde, in hilfloser Nacktheit ausgestreckte Magdalena, das züchtige, verschämte Gretchen, die kindliche Psyche, die in Schönheit strahlende, lockende Aphrodite, die sehnsüchtig blickende Danae, die wildanmutige Bacchantin und tausend andere.

Man vergegenwärtige sich die unendliche Mannigfaltigkeit, in der die weibliche Anmut uns im täglichen Leben entgegentritt: der tolle Uebermut des spielenden Backfisches mit seinen halb eckigen, halb reizenden Bewegungen, all die lieblichen Mädchengestalten, die eine, wie sie mit leicht zur Seite geneigtem Köpfchen, mit halbgeöffneten Lippen und sinnenden Märchenaugen den Worten des Erzählers lauscht, eine andere, die mit zierlich ausgespreizten Fingern und lachendem Munde von den Speisen nascht und von den Getränken nippt, eine dritte, die mit strahlenden Augen und wogender Brust im Tanze dahinschwebt, dann das liebende Weib, das mit halb verschämter, halb leidenschaftlicher Erregung sich hingibt, und endlich die junge Mutter, die in liebender Sorgfalt das Kind betrachtet.

Jede ist anders, jede hat ihre eigenen, unnachahmlichen Reize, jede einzelne ist eine unerschöpfliche Quelle stets neuer Beobachtungen, über jede einzelne ließe sich ein dickes Buch der körperlichen Anmut schreiben.

Wenn es aber nicht zwei Frauen gibt, die genau in derselben Weise die widerspenstigen Löckchen aus der Stirne streichen, nicht zwei, die genau ebenso die Hand zum Gruße ausstreken, nicht zwei, die mit der gleichen Bewegung die Röcke beim Gehen zusammenfassen, dann ist damit auch festgestellt, daß alle diese verschiedenen Bewegungen nichts anderes sind als ebensoviele Aeußerungen weiblicher Individualität, und daß sie sich demnach jeder objektiven allgemeinen Beurteilung entziehen.

Was sich dagegen nicht der objektiven Beurteilung entzieht, das sind die Veränderungen der Körperoberfläche, die diese durch gewisse Gruppen gleichmäßiger Bewegungen erleidet, das sind die Gesetze, die sich aus der Uebereinstimmung stets wiederkehrender Beobachtungen ableiten lassen.

Wie bei der Beurteilung der Körperform, so hat man auch beim Studium des bewegten Körpers außer dem Auge noch das Tastgefühl, die Messung und die Photographie zur Verfügung, und für das Studium der Bewegung ist in neuester Zeit namentlich die Momentphotographie eine wichtige Quelle neuer Erfahrungen geworden.

Wie beim Studium des normalen menschlichen Körpers die Anatomie sich mit der Erforschung der Formen, die darauf sich aufbauende Physiologie mit den Lebensäußerungen, den Funktionen beschäftigt, so können wir auch hier der Schönheitsanatomie eine Schönheitsphysiologie, eine Lehre von der bewegten Schönheit, gegenüberstellen. Aber wie dort, so greifen auch hier Anatomie und Physiologie untrennbar ineinander.

Die Veränderungen, die der menschliche Körper durch Bewegungen erleidet, sind mannigfaltigster Art: Verschiedene Stellungen und Lagen einzelner Glieder zum übrigen Körper, dann verschiedene Stellungen und Lagen des Körpers als Ganzes, und schließlich die Fortbewegung des Körpers beim Gehen, Laufen, Springen, Tanzen, Fallen u. s. w. können seine Formen beeinflussen.

Zur physiologischen Erklärung dieser Zustände kommen außer den anatomischen Grundlagen eine Reihe von Naturgesetzen über Hebelwirkung, Schwerkraft, schiefe Ebene, Bewegungsmechanismus

u. s. w. in Betracht. Eine vortreffliche und sehr ausführliche Darstellung der einschlägigen Verhältnisse findet sich in zwei klassischen Büchern, in der: »Physiologie artistique« von P. Richer[1]) und in »Die Gestalt des Menschen« von G. Fritsch[2]).

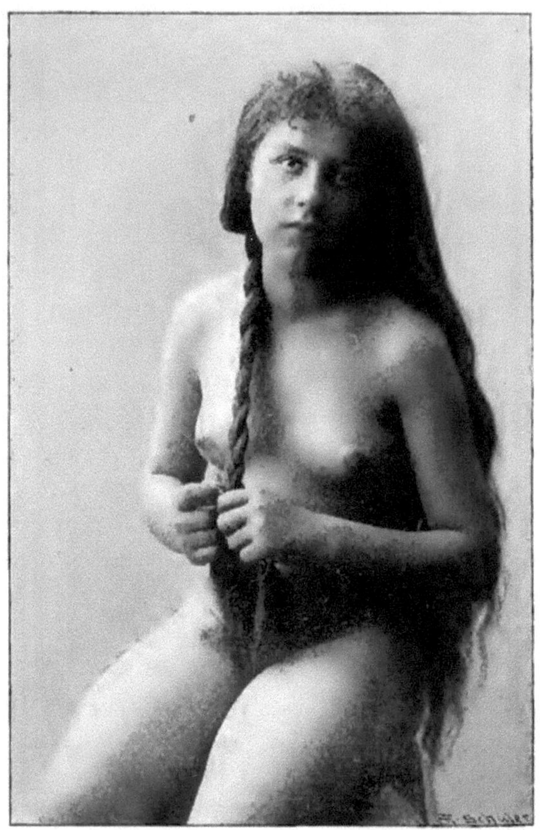

Fig. 180.　Torso eines Mädchens von 14 Jahren mit gesenkten Armen.

Brücke[3]) schreibt: »Schön nenne ich diejenige Gestalt, welche sich in allen Stellungen und in allen Ansichten, soweit sie in der idealen Kunst überhaupt zur Anwendung kommen, vorteilhaft verwenden läßt.«

---

[1]) Octave Doin.　Paris 1895.
[2]) Paul Neff.　Stuttgart 1899.
[3]) Schönheit und Fehler der menschlichen Gestalt.　2. Auflage, p. 3.

Das ist viel verlangt, hauptsächlich wenn man bedenkt, in welch gewagten Stellungen manche modernen Meister, wie z. B. Klinger in seiner Nymphe mit dem Faun, ihre Modelle verwerten.

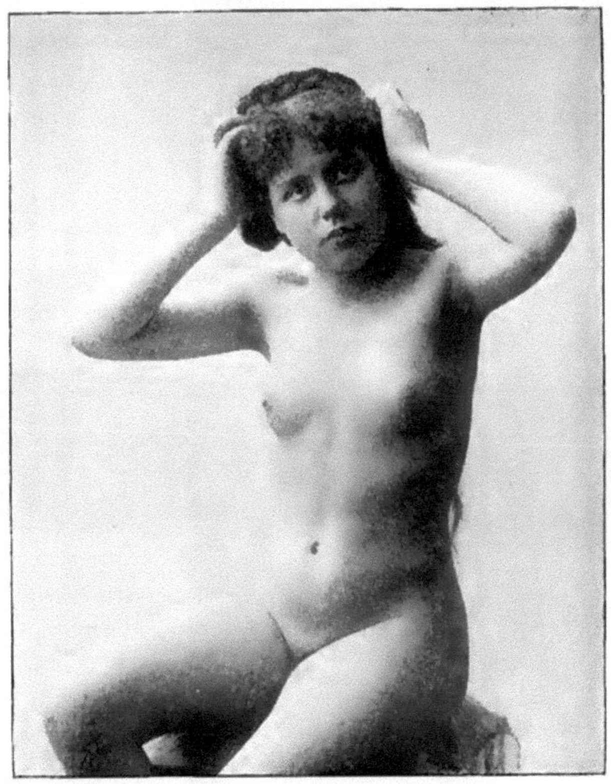

Fig. 181. Torso desselben Mädchens mit gehobenen Armen.

Von diesem Grundsatz ausgehend, leitet jedoch Brücke gewisse Vorschriften ab, welche dem Künstler ermöglichen sollen, auch ein weniger schönes Modell in einer für den besonderen Fall geeigneten Stellung benutzen zu können.

Hier handelt es sich zunächst nicht um die Verwertung des weiblichen Körpers in der Kunst, sondern um diesen an und für sich, und es gilt somit zu untersuchen, welche Bedingungen zusammentreffen müssen, um einen schönen Körper auch in jeder Ansicht und

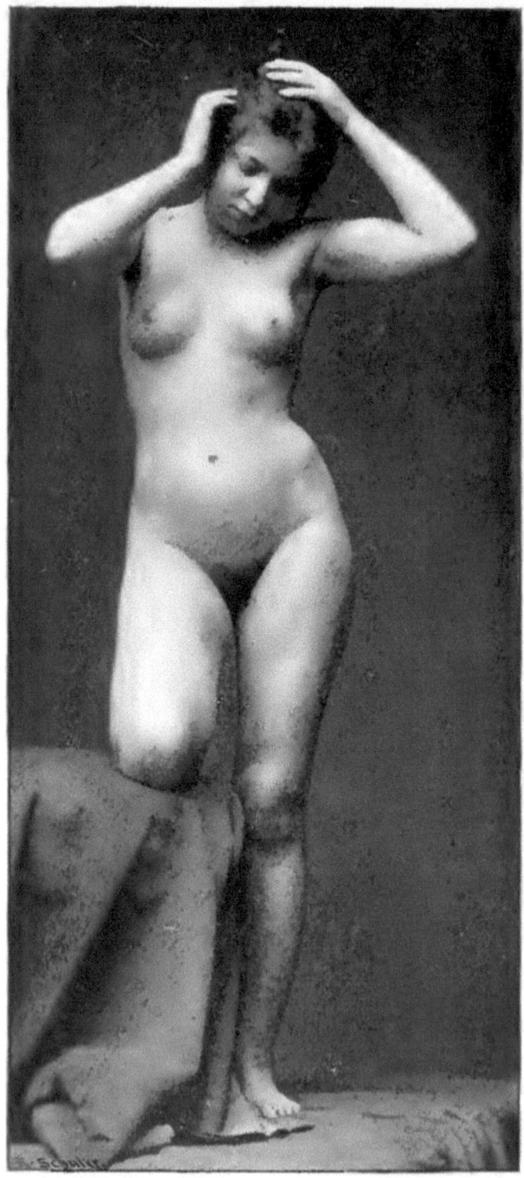

Fig. 182. Leichte Beugung des rechten, Streckung des linken Beins.

Stellung schön erscheinen zu lassen, welche Bewegungen im stande sind, die Schönheit des Körpers zu erhöhen oder zu beeinträchtigen.

Zu diesem Zwecke ist eine erschöpfende Darstellung aller nur denkbaren Stellungen und Ansichten nicht nötig; es genügt, einige der wichtigsten darunter herauszugreifen und an ihnen die Wirkung der Naturgesetze zu erforschen; dann ergeben sich die weiteren Schlußfolgerungen für alles übrige von selbst.

Zunächst läßt sich feststellen, daß der aus Knochen, Gelenken und Muskeln bestehende Bewegungsapparat bei Mann und Frau im Prinzipe derselbe ist. Die Gelenke sind die Drehpunkte, die Knochen die daran sich ansetzenden Hebelarme, die Muskeln, welche die Knochen miteinander verbinden, bilden die eigentlich bewegende Kraft, indem sie durch ihre Arbeit die Hebelarme um die Gelenke drehen und einander nähern (Beugung), oder voneinander entfernen (Streckung). Der sich zusammenziehende Muskel wird kürzer und dicker. Die dadurch entstehenden Formveränderungen an der Körperoberfläche lassen sich nur bei genauer Kenntnis sämtlicher Knochen, Gelenke und Muskeln verstehen. So schwillt bei Beugung des Armes im Ellbogengelenk die Vorderfläche durch Verkürzung und Verdickung des zweiköpfigen Oberarmmuskels, bei Streckung die Rückfläche des Oberarmes durch denselben Vorgang im dreiköpfigen Armmuskel. Ich verweise für weitere Einzelheiten auf die oben zitierten Werke von Richer und Fritsch.

Ganz allgemein läßt sich somit als Grundbedingung aufstellen, daß die Knochen möglichst gerade, die Gelenke möglichst geschmeidig und die Muskeln möglichst kräftig sind.

Der Unterschied der Geschlechter besteht darin, daß bei der Frau der Umriß des gespannten Muskels trotz kräftigster Entwicklung nie so

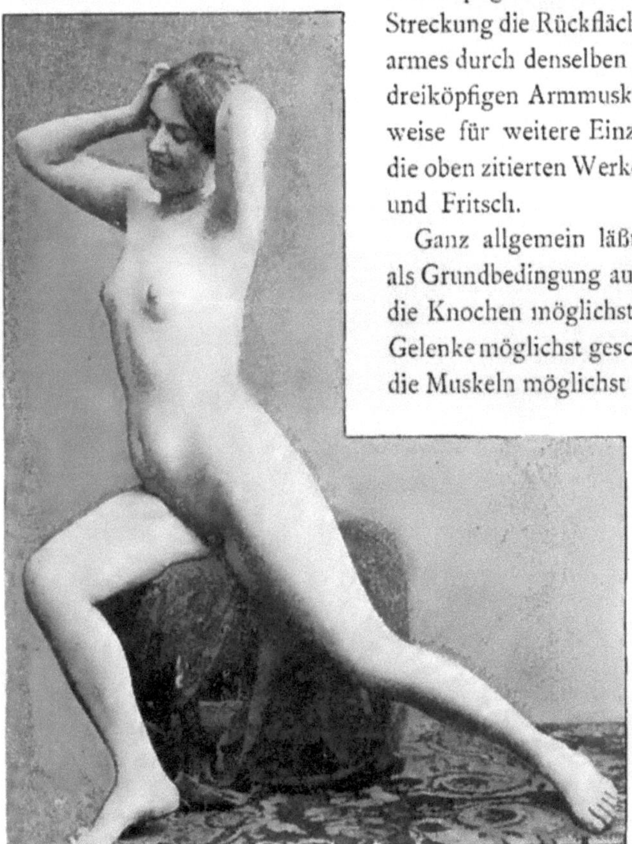

Fig. 183. Starke Beugung des rechten, starke Streckung des linken Beins.

deutlich sichtbar ist wie beim Manne, weil bei ihr infolge des stärkeren Unterhautfettes die Oberfläche stets eine gefällige, gleichmäßige Ab-

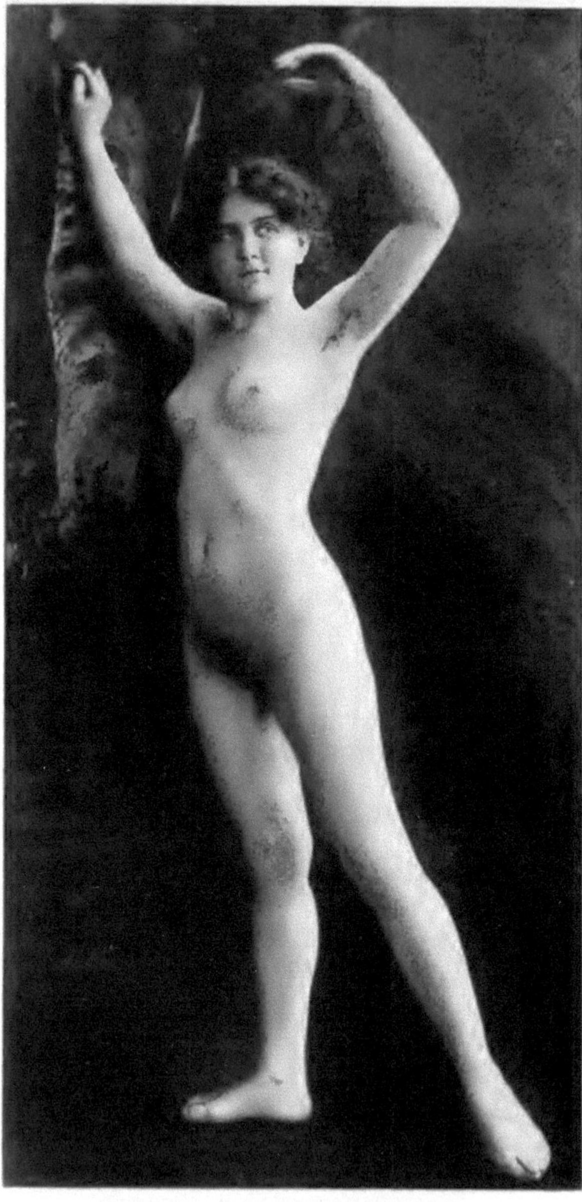

rundung behält.
— Daß durch
die Bewegung
eines Teiles
aber auch die
Form des üb-
rigen Körpers
mehr oder we-
niger verändert
wird, ist jedem,
der die Wir-
kung und Lage
der Muskeln
kennt, ohne
weiteres deut-
lich. Das He-
ben und Sen-
ken der Arme
beeinflußt in
hohem Maße
die Gestaltung
der Brust, der
Schultern und
des Nackens,
das Strecken,
Beugen und
Spreizen der
Beine verän-
dert wiederum
die untere
Rumpfhälfte,
besonders die
Leistenlinie
und das Gesäß.

Fig. 184.   Spreizung des linken Beins.

Die Figuren 180 und 181 stellen dasselbe Mädchen mit hängenden (180) und gehobenen (181) Armen dar.

Im ersten Falle ist die Senkung der Arme mit einem leichten Vornübersinken des Rumpfes verbunden, die Schultern fallen in gleichmäßiger Rundung ab, die Brüste sind trotz ihrer jugendlichen Prallheit gesunken, unter der linken Brust hat sich eine leichte Hautfalte gebildet.

Mit dem Heben der Arme (Fig. 181) ist zugleich eine leichte Hebung des Oberkörpers erfolgt, die Schultern sind durch Anspannung des Deltamuskels rund, hoch und voll geworden, von beiden Schultern sieht man die halbgespannten, hochgehobenen großen Brustmuskeln nach dem Brustkorb fächerförmig herunterziehen, die ihnen aufsitzenden Brüste sind nach oben gezogen und gehen an ihrer unteren Seite in weicher Linie ohne Falte in den Rumpf über. Der Hals erscheint infolge der gehobenen Schultern kürzer.

Durch die e i n e Bewegung der Arme ist

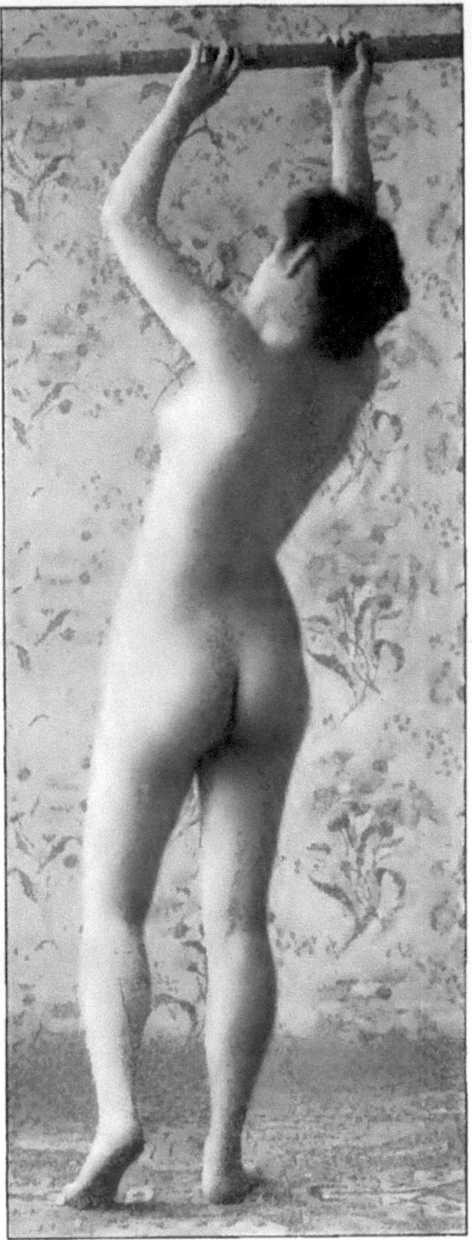

Fig. 185. Leichte Beugung und Spreizung des linken Beins. Rückansicht.

demnach die Gestaltung von Armen, Hals und Brust völlig verändert.

Aus diesem Beispiel folgt zunächst, daß die Form der Brüste bei erhobenen Armen schöner ist und besser zur Geltung kommt; in diesem Falle, weil die natürliche Spannung der jugendlich elastischen Haut durch die Spannung der gedehnten Muskeln erhöht ist. Des weiteren aber folgt daraus, daß auch in Fällen, wo die Elastizität der Haut geringer ist, durch Heben der Arme die schöne Form der Brust verbessert werden kann.

Ganz allgemein ausgedrückt lautet der gefundene Satz: Durch die Tätigkeit entsprechender Muskeln kann die elastische Spannung der darüberliegenden Haut erhöht, die fehlende ersetzt werden.

Ebenso wie das Heben und Senken der Arme wirkt das Vorschieben und Zurückziehen, Heben und Senken der Schultern. Bei vorgeschobenen Schultern erscheint der Brustkorb flach und eingefallen, die daran befestigten Weichteile schlaff und hängend, der Rücken gekrümmt.

Bei zurückgezogenen Schultern spannen und wölben sich der Brustkorb und seine Teile, zugleich aber wölben sich auch die Schultern durch Muskelanspannung und lassen die mittlere Rückenfurche stärker hervortreten.

Da außerdem die stark abfallende Schulter das Zeichen der Schwindsucht ist, so muß die zurückgezogene und gehobene runde Schulter und die dadurch bewirkte Spannung der Brusthaut den Vorzug verdienen.

Durch das Beugen und Strecken der Beine wird in gleicher Weise die Gestaltung des unteren Rumpfabschnitts beeinflußt.

Schon bei leichter Beugung des Oberschenkels vertieft sich die der Leistenlinie entsprechende Knickung, und verläuft schräger und weiter nach außen. Zugleich erscheint der Oberschenkel wegen der Muskelschwellung breiter (Fig. 182, rechtes Bein).

Mit stärkerer Beugung tritt die Grenzlinie zwischen Schenkel und Unterleib immer schärfer hervor und die Wölbung der hier sich treffenden Körperflächen wird stärker (Fig. 183, rechtes Bein).

Je stärker das Bein gestreckt wird, desto mehr verstreicht diese

Grenze und desto stärker spannt sich die Haut an der entsprechenden Körperhälfte.

In Fig. 183 kommt dieser Unterschied sehr scharf zum Ausdruck. Zwischen dem rechten, gebeugten Oberschenkel und dem darüber stark sich vorwölbenden Unterleib ist eine tief eingeschnittene Grenzlinie sichtbar, am linken gestreckten Oberschenkel geht die Bauchhaut gleichmäßig gespannt in ihn über und zeigt an dieser Seite ein flacheres Relief.

Die Spreizung des Beines wirkt in gleicher Weise wie die Streckung (Fig. 184, linkes Bein). Die Spannung der Haut wird durch Auswärtsrollen des Beines, wie dies Fig. 184 in leichtem Grade zeigt, noch erhöht.

In der Rückansicht wird die Gesäßfalte flacher und läuft schräger nach unten, und zugleich flacht sich das Gesäß an der Seite ab, an

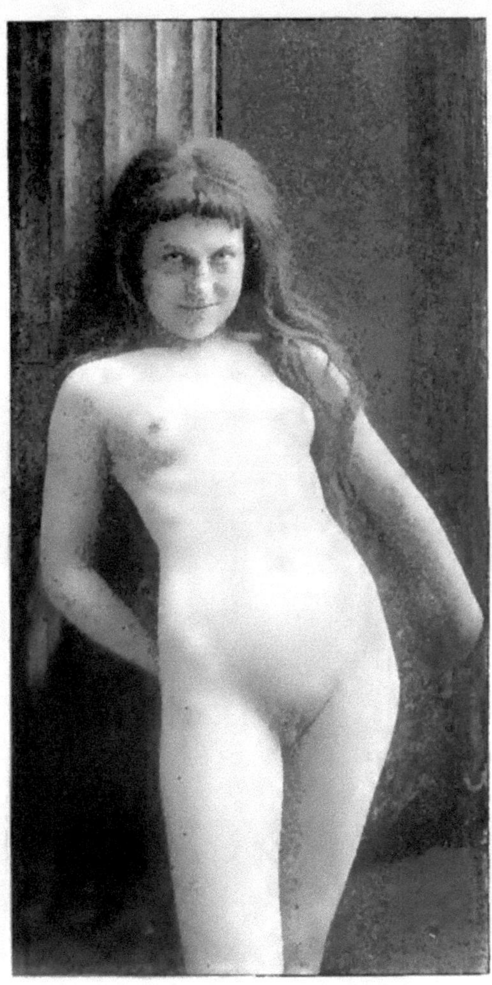

Fig. 186.   14jähriges Mädchen mit vorgeschobenem Becken.

welcher das Bein gebeugt bezw. gehoben oder gespreizt wird. Fig. 185 zeigt an dem rechten gestreckten Bein die Gesäßfalte scharf ausgeprägt, bei dem linken leicht gehobenen und etwas gespreizten

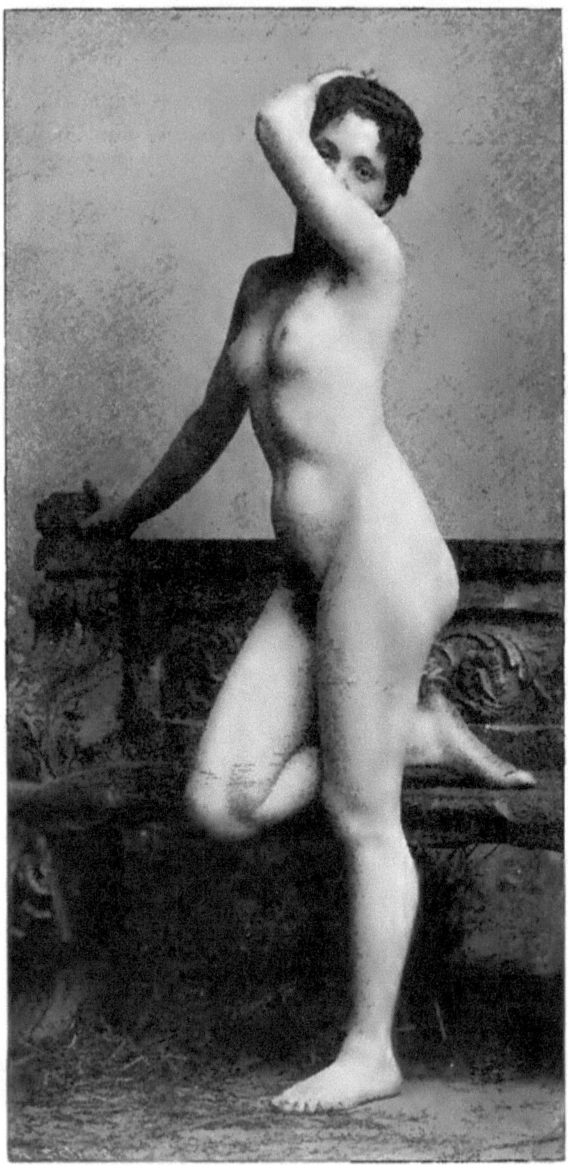

Fig. 187.   14jähriges Mädchen mit gehobenem Zwerchfell
und eingezogenem Bauch.

Bein ist die Falte fast verstrichen und die Rundung des Gesäßes
geht gleichmäßiger in die des Oberschenkels über.

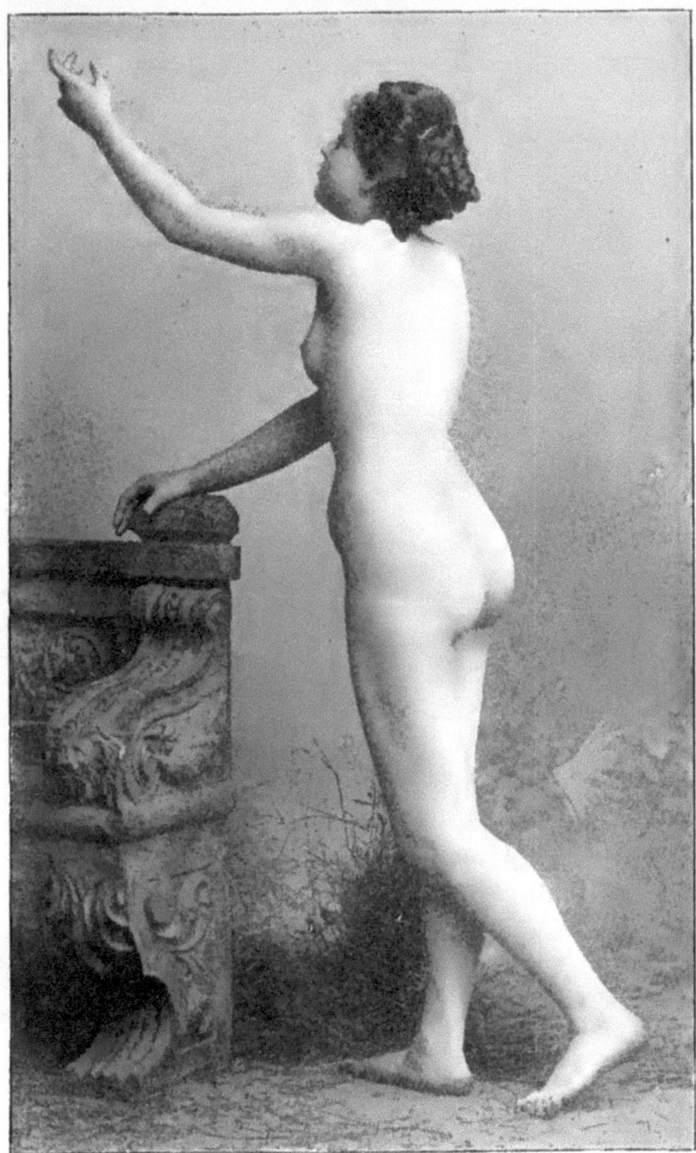

Fig. 188. 14jähriges Mädchen mit gestrecktem Rücken und eingezogenem
Bauch im Profil.

Bei stärkerer Beugung bildet das Gesäß mit dem Oberschenkel
zusammen eine gleichmäßig gewölbte Masse, während vorn in der

Leistenlinie der Oberschenkel scharf vom Bauch abgesetzt ist. Die Streckung der Beine beeinflußt demnach die Gestalt des Rumpfes in gleicher Weise wie das Zurückziehen der Schultern und das Heben der Arme. An der vorderen Rumpffläche wird die Haut stärker gespannt, an der hinteren Fläche wird das Relief stärker ausgeprägt und abgerundet. Deshalb heben gestreckte Beine die Schönheit eines gutgebauten Körpers am vorteilhaftesten hervor, und sind im stande, geringere Mängel in der Elastizität der Haut zu verbergen.

Jedoch ist der Einfluß der Beine auf die Gestaltung des Rumpfes ein viel geringerer als der der Arme, weil sie weniger innig mit ihm verbunden sind und ihre schärfer abgeschlossenen Muskelgruppen haben.

Abgesehen von dem mittelbaren Einfluß der bewegten Gliedmaßen ist die Oberfläche des Rumpfes verschiedenen Gestaltsveränderungen unterworfen, die teils auf einfacher Verschiebung des Schwerpunkts, teils auf der Wirkung der Rumpfmuskeln beruhen.

Zunächst wird die Lunge bei jedem Einatmen ausgedehnt, beim Ausatmen fällt sie zusammen. Dementsprechend dehnt sich der elastische Brustkorb und wird breiter und kürzer bei gefüllter, schmäler und länger bei entleerter Lunge.

Die Atembewegungen abgerechnet, bildet der elastische Brustkorb mit der Brustwirbelsäule ein Ganzes, das durch die sehr bewegliche Lendenwirbelsäule mit dem als Grundlage dienenden unbeweglichen Becken verbunden ist.

Bei Bewegungen des Rumpfes handelt es sich demnach im wesentlichen um Heben und Senken, Zurseitebeugen und Drehen des Brustkorbs als Ganzes auf der beweglichen Wirbelsäule, und um seine Verschiebung gegen das unbewegliche Becken.

Bei jeder Bewegung des Körpers ist der Rumpf bestrebt, die Gleichgewichtslage wiederherzustellen, wobei er größtenteils dem Gesetz der Schwere folgt und die Muskeln nur wenig in Anspruch nimmt. Das Ausstrecken der Arme genügt, um das schwankende Gleichgewicht des Rumpfes wiederherzustellen.

Durch einfaches Hintenübersinkenlassen des Oberkörpers, wobei allerdings die Muskeln auch mitwirken, um das Gleichgewicht zu erhalten, kann die Vorderfläche des Rumpfes in gleicher Weise wie durch die Streckung der Gliedmaßen gespannt werden.

Fig. 186 zeigt eine derartige Stellung bei einem Mädchen von 14 Jahren.

Durch das Vorschieben des Beckens, das Hintenübersinken des Oberkörpers wird bei ihr der weibliche Geschlechtscharakter erhöht, da das Becken dadurch viel breiter und ausgebildeter erscheint. Die Brüste sind nach oben und seitlich gehoben. Die Spannung der Haut über dem Bauch und der Brust ist erhöht.

Eine weitere Veränderung der vorderen Rumpffläche im Sinne erhöhter Spannung tritt ein, wenn bei hochgehobenem Zwerchfell die Bauchmuskeln gespannt werden. Dadurch wird ein Teil der Baucheingeweide nach oben unter den Brustkorb verlagert, der Bauch erscheint namentlich in seiner oberen Hälfte flach und eingezogen.

Fig. 187 verdeutlicht diese Gestaltung an dem schlanken Körper eines anderen 14jährigen Mädchens.

Im Profil (Fig. 188) tritt die Wirkung der Muskeln besonders gut hervor. Durch die Einziehung der Magengegend ist der Umriß des Unterleibs schärfer gegen den Brustumfang abgesetzt, die Wellenlinie des Rumpfprofils ist bewegter und ausgesprochener. Wo die Muskelwirkung erschlafft ist, wie bei abgemagerten oder verschnürten Personen,

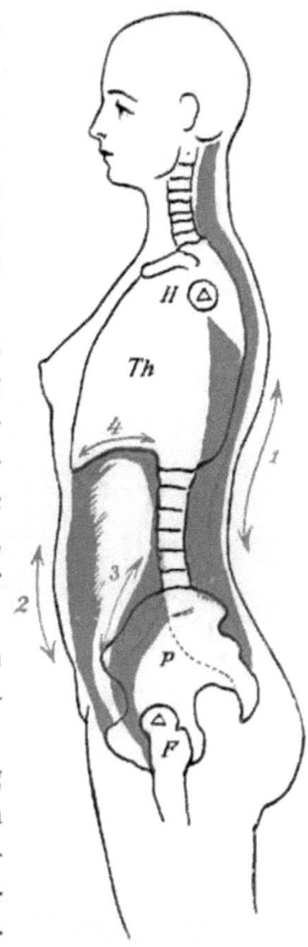

Fig. 189. Schema der wichtigsten Muskelgruppen des Rumpfes.

hängt unterhalb des Magens der Unterleib als schlaffer Sack herab.

Die Streckung und Beugung des Rumpfes wird außer der Gleichgewichtsverschiebung durch bestimmte Muskelgruppen bewerkstelligt. Die wichtigsten Strecker bilden zusammen die Gruppe der langen Rückenmuskeln. die wichtigsten Beuger setzen sich aus der

Gruppe der Bauchmuskeln und aus der Psoasgruppe zusammen. Letztere steigt in der Tiefe des Beckens vom vorderen unteren Teil der Wirbelsäule zum Oberschenkel in kräftigen Bündeln herab, welche beim Tiere zusammen das Filet bilden. Je nach der Lage des Schwer-

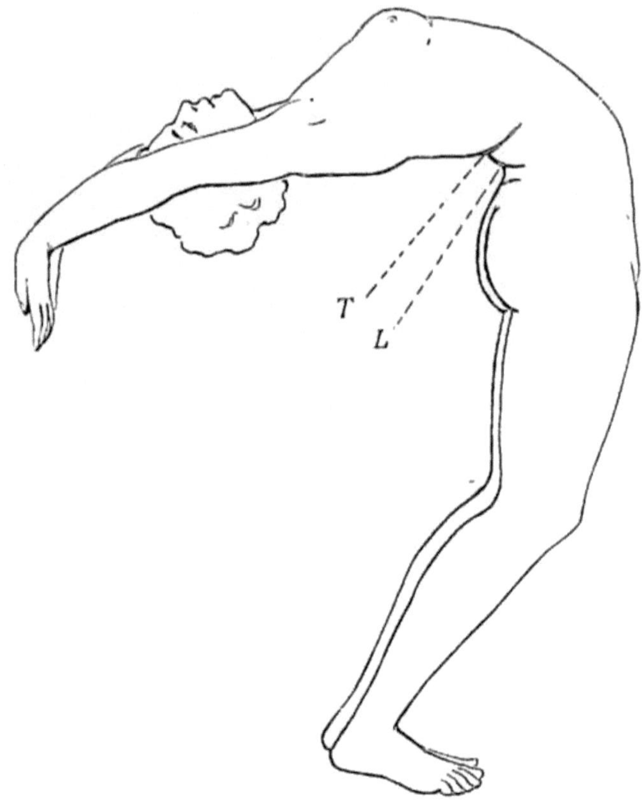

Fig. 190. Knickungsfurchen bei Streckung.

punkts kann sie den Rumpf zum Beine oder das Bein zum Rumpfe heranziehen. Bei fixiertem Bein trägt sie demnach zur Beugung des Rumpfes bei. Diese beiden Beugergruppen werden durch die Wirkung der zwischen ihnen ausgespannten Zwerchfellmuskeln unterstützt und zueinander in Beziehung gebracht.

Fig. 189 zeigt grob schematisch das Verhältnis dieser vier Gruppen zum Rumpfskelett.

H und *F* entsprechen den Punkten, wo Arme und Beine im Schulter- und Hüftgelenk in den Rumpf einlenken. *Th* ist der als Ganzes dargestellte Brustkorb, welcher auf der hohen, in verschiedenen Scharnieren beweglichen Lendenwirbelsäule über dem Becken (*P*)

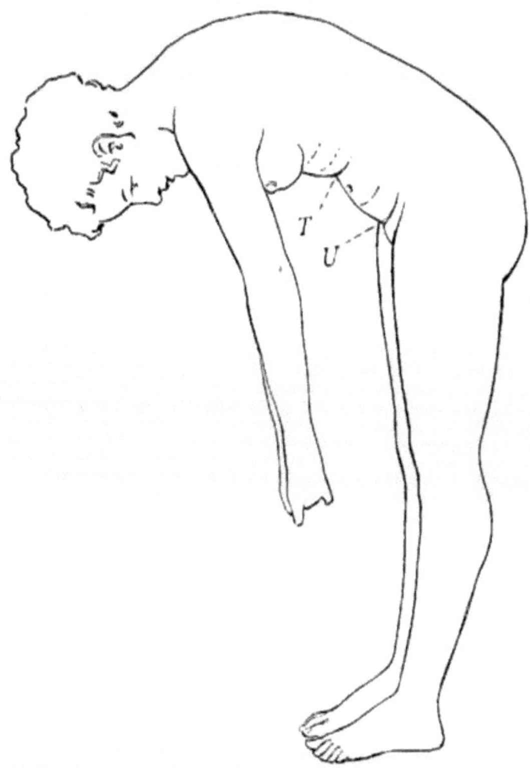

Fig. 191. - Knickungsfurchen bei Beugung.

balanciert. Hinten verbindet die Streckergruppe (1) *P* und *Th*, und gibt mächtige Bündel auch zur Schulter hin ab.

Vorn setzen sich die Bauchmuskeln (2) am Brustkorb an und verbinden ihn mit dem Schambein.

Denkt man sich das Becken feststehend, so wird eine wechselnde Wirkung der beiden Gruppen den unteren Brustkorbrand vorn im Sinne der Rumpfachse dem Becken nähern und von ihm entfernen.

Werden beide Gruppen zugleich gespannt, so erhalten sie den Brustkorb über der Lendenwirbelsäule im Gleichgewicht. Hierbei wird die schwächere Gruppe (2) durch die Psoasgruppe (3) den Rückenmuskeln gegenüber verstärkt.

Nun folgt aber der Rumpf bei Bewegungen in erster Linie dem Gesetz der Schwere.

Die Beugung des Rumpfes wird deshalb nicht nur durch Anspannung der Beugemuskeln bewirkt, sondern hauptsächlich durch Vornübersenken der Rumpflast.

Die Zusammenziehung der Beuger findet sich nur im Anfang der Bewegung; des weiteren folgt der Körper dem Gesetz der Schwere, und die Bewegung wird durch allmähliches Erschlaffen der Strecker ausgeglichen und fortgesetzt.

Umgekehrt wirken bei der Streckung die Gruppen der Beuger als Hemmschuh.

Bei Streckung des Rumpfes im Sinne seiner Achse spannt sich die Haut der vorderen Rumpffläche, während sie sich auf dem Rücken zusammenschiebt.

Bei stärkerer Streckung bilden sich zwischen diesen Hautwülsten zwei Knickungsfurchen, die Taillenknickung und die Lendenknickung (Fig. 190, T und L), zu denen sich bei fettreicher und wenig elastischer Haut eine zweite, akzessorische Lendenknickung unterhalb hinzugesellt.

Der Rücken wird hohler im Kreuz, die Bauchfläche stark gewölbt und gedehnt.

Bei Beugung des Rumpfes wird die Haut am Rücken gespannt, das hohle Kreuz gleicht sich aus, der Rücken wölbt sich nach hinten vor und läßt bei mageren Personen in der Mittellinie die Rückgratsdornen erkennen.

An der Bauchseite bildet sich erst zwischen Brustkorb und Nabel eine Knickungsfurche, die vordere Taillenknickung aus, der sich bei stärkerer Beugung eine der Brückeschen Beckenlinie entsprechende Unterleibsknickung (Fig. 191, T und U) hinzugesellt. Bei stärkerer Fettbildung oder weniger elastischer Haut kommt eine Falte unter den Brüsten und je eine akzessorische etwas höher liegende Taillen- und Unterleibsknickung hinzu. Die akzessorische Unterleibsknickung ent-

spricht der Richerschen Bauchlinie.

In den Figuren 190 und
191 sind die Stellen der akzessorischen Knickungen durch
feinere Linien angedeutet.

Streckung des Rumpfes.

Die Figuren 192, 193 und
194 zeigen den Einfluß der
Streckung des Rumpfes am
lebenden Modell.

Bei einem 18jährigen Mäd-
chen aus Böhmen mit sehr
regelmäßig gebildetem Körper
(Fig. 192) ist die leichte Strek-
kung des Rumpfes durch Hin-
tenüberziehen des Brustkorbs
und Spannung der Rücken-
muskeln bedingt. Eine Vergleichung mit Fig. 138 genügt,
um zu beurteilen, wie dadurch
allein schon die Umrißlinie des
Rumpfes verändert wird: das
Kreuz wird hohler und setzt
sich in stärkerem Winkel vom
Brustkorb ab, der Bauch wird
gespannt, der untere Rand des
Brustkorbs steht vorn höher,
die Brüste sind gehoben und
setzen sich an ihrer unteren
Fläche weniger scharf ab. An
der rechten Seite ist die Wirkung der Streckung erhöht durch
das Heben des Arms. Dadurch

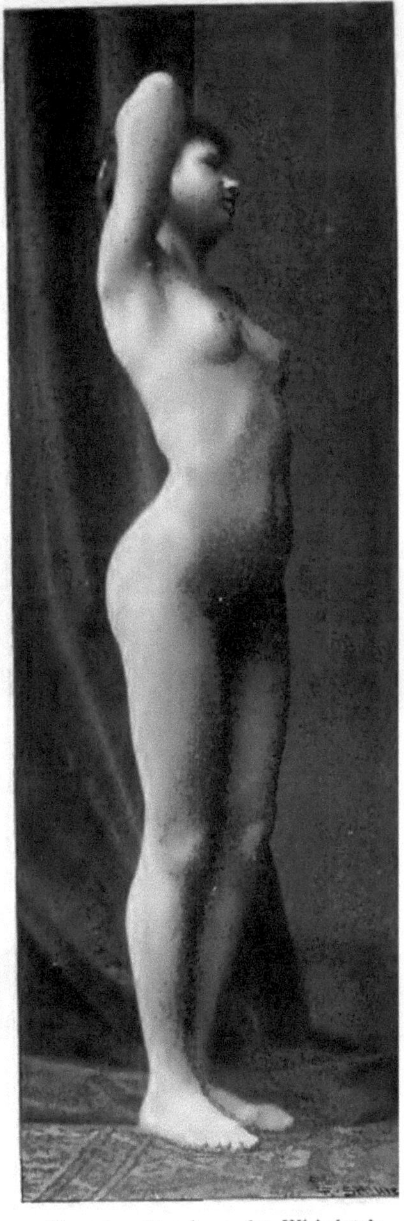

Fig. 192. Streckung der Wirbelsäule.
Böhmin von 18 Jahren.
(Aufnahme von O. Schmidt.)

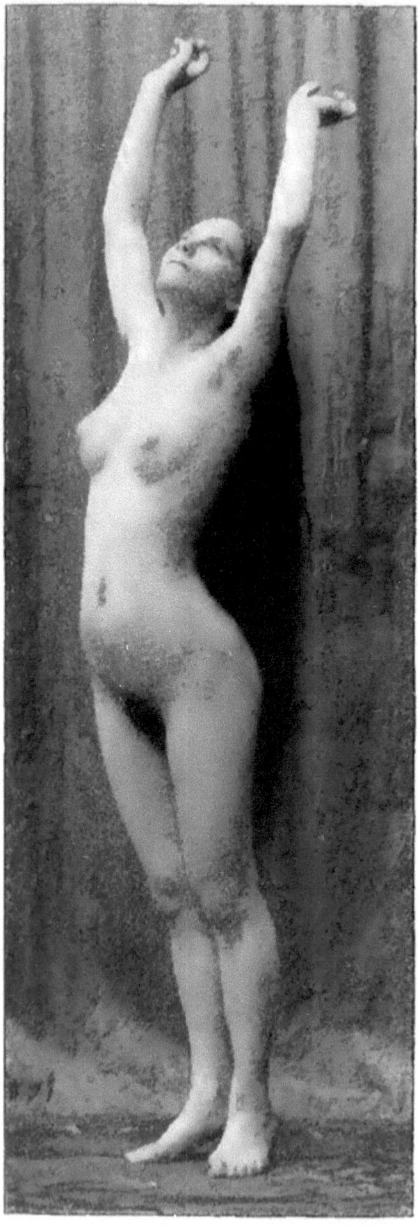

Fig. 193. Streckung bei Fußspitzenstand.
(Phot. von Dühren, Berlin.)

wird die rechte Brust abgeflacht und noch stärker gehoben.

In Fig. 193 ist ein nicht
ganz fehlerfreies Modell, mit
schlaffen Brüsten und leicht
rhachitischer Verkürzung der
Beine, zur Darstellung gebracht. Die Streckung ist hier
verstärkt durch weiteres Hintenübersinken des Brustkorbs,
durch Hochheben und Strek-
ken der Arme und völlige
Streckung der Beine im Fußspitzenstand. Hier erscheint
das Kreuz noch hohler, der
Unterleib noch flacher und
der Fehler in der Bildung der
Brüste durch die starke Spannung einigermaßen ausge-
glichen; nur die stärkere Wölbung der unteren Hälfte läßt
trotz der vorteilhaften Stellung
erkennen, daß das Modell eine
hängende Brust hat.

Das höchste Maß der Strek-
kung ist bei einem 23jährigen
Mädchen mit ziemlich guten
Körperformen (Fig. 194, Vorderansicht Fig. 80) erreicht.
In dieser Stellung sind selbst-
verständilch die Rückenmuskeln ganz außer Wirkung ge-
treten. Der Oberkörper folgt
der eigenen Schwere und wird
vorn nur durch die starke

Spannung der Bauchmuskeln festgehalten und durch Vorschieben des
Beckens ins Gleichgewicht zu dem Stützpunkt an der Fußsohle gebracht. Durch Streckung der Arme ist die Gleichgewichtslage und

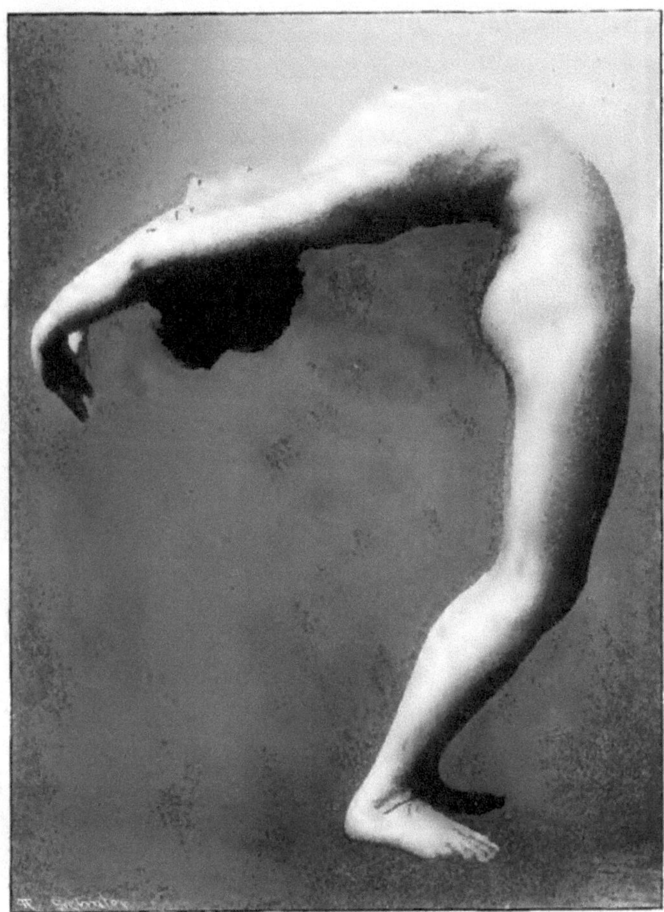

Fig. 194. 23jähriges Mädchen in äußerster Streckung des Rumpfes.

die Spannung der vorderen Rumpffläche erhöht. Die Brüste sind
völlig abgeflacht und stark nach oben gezogen. Im Kreuz sind die
Taillen- und Lendenknickungen erkenntlich.

Der Einfluß der Streckung des Rumpfes auf die Körperschönheit
läßt sich dahin zusammenfassen: Streckung des Rumpfes erhöht

die Schönheit der Körperformen, die Haut wird gespannt, der Unterleib flach, der Brustkorb stärker gewölbt, die Brüste sind praller und stehen höher, das Kreuz wird hohler. Geringere Fehler des Körpers können durch die Streckung ausgeglichen werden. Bei stärkerer Streckung bilden sich normalerweise auf dem Rücken zwei quer verlaufende Falten. Der günstige Einfluß ist umso größer, je kräftiger die Muskulatur und je elastischer die Haut ist.

Beugung des Rumpfes.

Wenn man den gerade auf dem Rücken ausgestreckten Körper erheben will, so sind es hauptsächlich zwei Muskelgruppen, die durch gemeinschaftliche Wirkung die liegende in eine sitzende Stellung verwandeln. Das sind die Muskeln der vorderen Bauchwand, welche den Brustkorb an das Becken heranziehen, und die Psoasgruppe, welche den Rumpf zum Bein heranzieht.

In aufrechter Stellung dagegen tritt die Wirkung dieser Muskelgruppen in den Hintergrund, da der Rumpf bei der Beugung in der Hauptsache dem Gesetz der Schwere folgt. Sein Vornübersinken wird reguliert durch allmähliches Erschlaffen der langen Rückenmuskeln und entsprechenden Zug der Psoasgruppe; die Hauptarbeit aber verrichtet sein eigenes, nach vorn ziehendes Gewicht.

Die verschiedenen Stufen der Beugung des Rumpfes zeigen die Figuren 195—198 an lebenden Modellen.

Die erste Veränderung, die der Rumpf bei Beugung nach vorn erleidet, ist, daß das Profil der Lendenkrümmung sich mehr und mehr abflacht und das hohle Kreuz zunächst in eine gerade Linie, schließlich in einen nach hinten sich vorwölbenden Bogen übergeht.

Fig. 195 zeigt das erste Stadium bei einem gutgebauten Mädchen von 20 Jahren.

Wird der Rumpf stärker gebeugt, so bildet sich bei gewölbtem Rücken eine Knickung an der vorderen Bauchfläche, etwas oberhalb des Nabels und unterhalb des vorderen unteren Rippenrandes.

Die »Taillenknickung« findet sich in der Beugung naturgemäß auch an Körpern jugendlicher, magerer Menschen mit elastischer

Haut, und ist auch in der klassischen Kunst, so unter anderen an
der kauernden Aphrodite im Vatikan, wiedergegeben worden.

Dieses zweite Stadium der Beugung, die Wölbung des Rückens
nebst der Taillenknickung, findet sich bei Fig. 196 am normalen
Körper einer 18jährigen Wienerin.

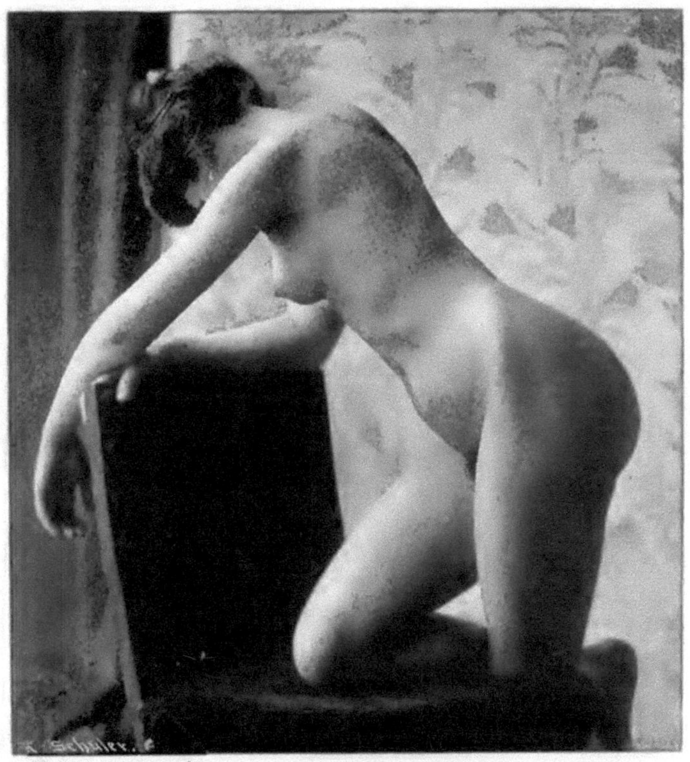

Fig. 195. Beugung des Rumpfes, erstes Stadium. Oesterreicherin von 20 Jahren.
(Aufnahme von O. Schmidt-Wien.)

Im dritten Stadium tritt an der vorderen Bauchwand die
»Unterleibsknickung« auf, die, zwischen Unterleib und Schamberg verlaufend, sich nach den Leisten hin verliert. Auch diese ist
normal und findet sich regelmäßig. In diesem Stadium tritt der
Bauch zwischen beiden Knickungen stärker hervor, und zwar am
kräftigsten mit der fettreichen, stärker ausgepolsterten Nabelgegend.

Diese Stufe der Beugung zeigt sich an dem übrigens gut gebauten,

aber etwas schlaffen Körper einer 20jährigen Münchenerin (Fig. 197),
welche von Estinger als Freilichtstudie aufgenommen wurde.

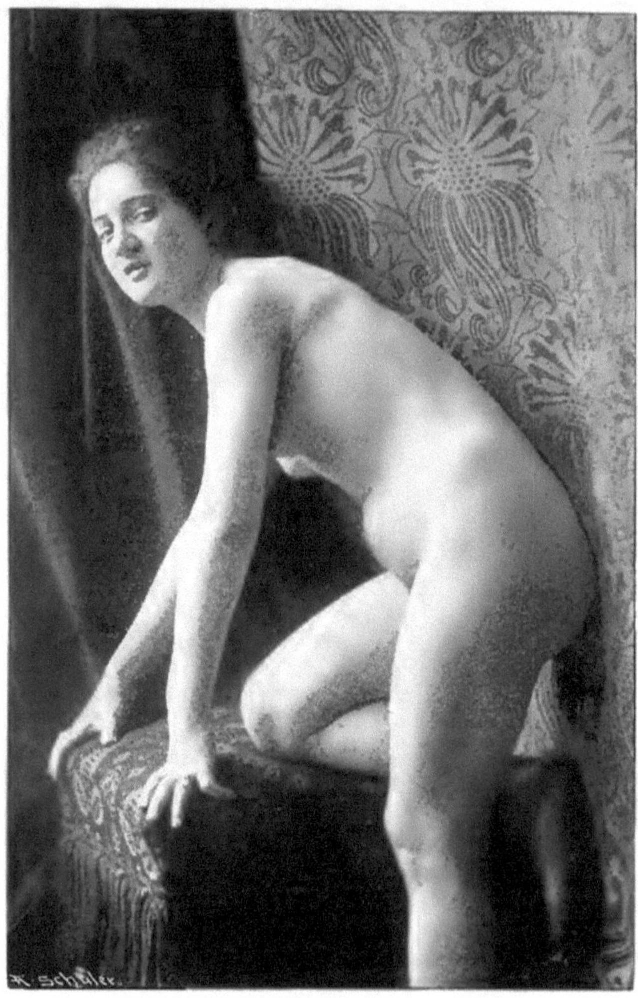

Fig. 196.　Beugung des Rumpfes, zweites Stadium.

In der halben Profilstellung ist die stärkere Krümmung des Rückens
ersichtlich, vorn zeigt der zierliche Körper die beiden normalen
Knickungen gut ausgeprägt, daneben aber auch Andeutungen weiterer
Faltenbildungen.

Das höchste Stadium der Beugung bietet der geschmeidige Körper
einer jungen Italienerin (Fig. 198). Die Beugung ist so stark, daß

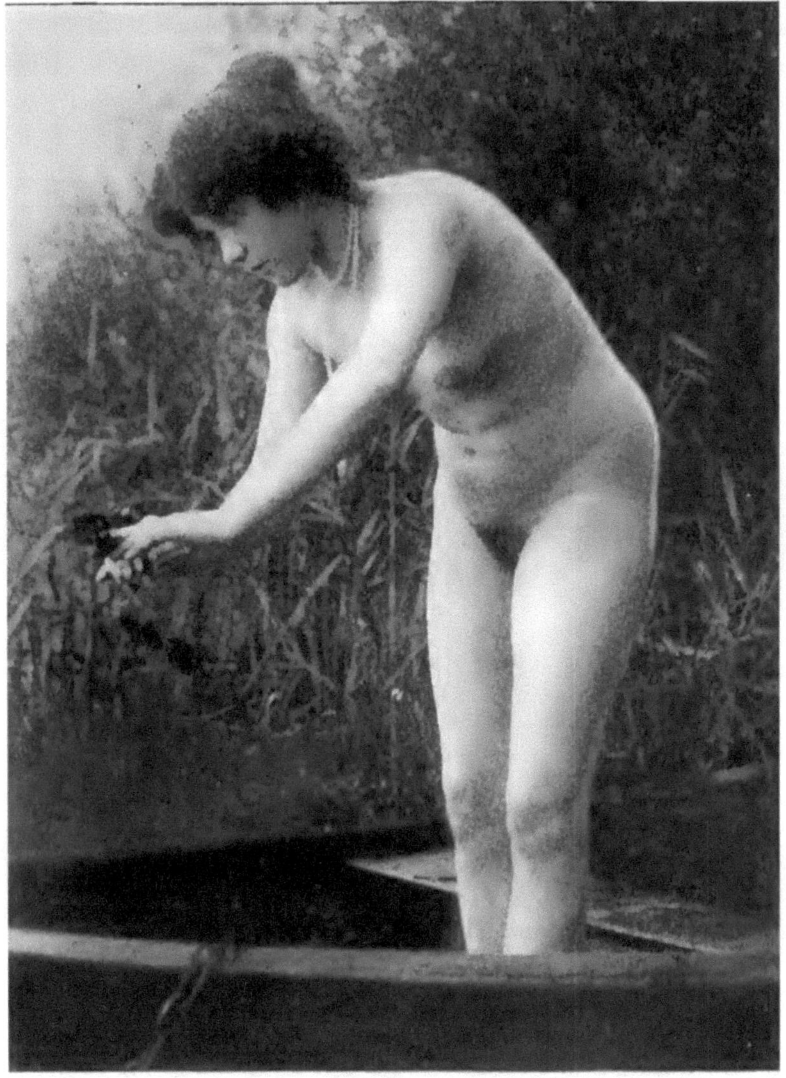

Fig. 197.   Beugung des Rumpfes, drittes Stadium.

die Brüste auf den Oberschenkeln ruhen und das Kinn auf den
Knieen.

Abgesehen davon, daß die Leistenfalte zwischen Rumpf und empor-
gezogenem Bein vertieft und verlängert ist, lassen sich trotz der
stärksten Beugung nur die zwei normalen Knickungen, die Taillenknickung und die Unterleibsknickung, erkennen.

Die gute Form des gebeugten Körpers beruht demnach in erster
Linie auf der elastischen Spannung der Haut, auf der guten Entwicklung der Muskulatur und der Festigkeit der Verbindung zwischen

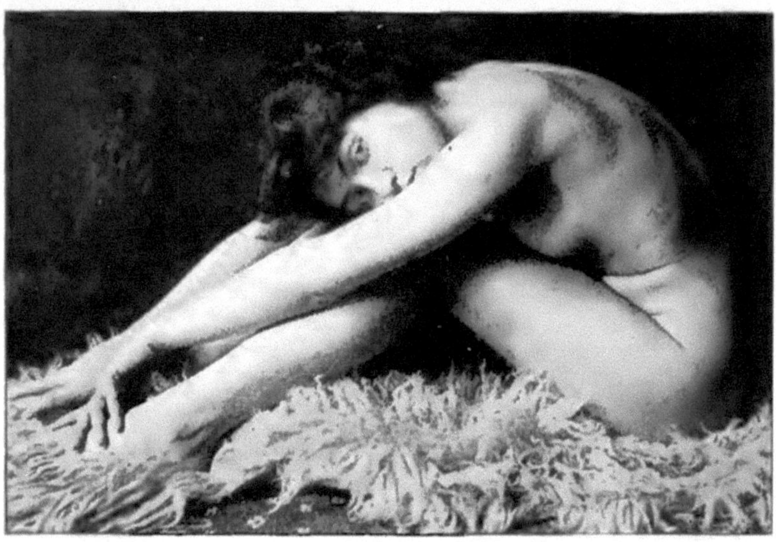

Fig. 198. Höchstes Stadium der Beugung des Rumpfes. Italienerin von 20 Jahren.
(Aufnahme von Plüschow.)

Haut und Unterlage. Jedoch stellt die gebeugte Haltung durch die
dadurch verursachte größere Spannung viel höhere Ansprüche an
die erwähnten guten Eigenschaften der Konstitution. Ein etwas zu
starker Fettansatz, ein geringer Nachlaß in der elastischen Spannung
von Haut und Muskeln genügt, die Formen in der Beugung zu verderben, und gar manche Frau, die bei gestrecktem Körper leidlich
gut aussieht, wird in der Beugung gezwungen sein, zahlreiche Fehler
zu enthüllen. In erster Linie werden es hier wieder die Verwüstungen sein, die der Mißbrauch des Korsetts, das zu starke Schnüren
angerichtet hat.

Bei stärkerem Fettansatz ohne entsprechende Entwicklung der

Muskulatur tritt über der ersten Taillenknickung eine zweite auf, außerdem wird die untere Begrenzung der volleren Brüste zur Querfalte ausgezogen.

Zu der ersten Knickung am Unterleib tritt die zweite hinzu, die

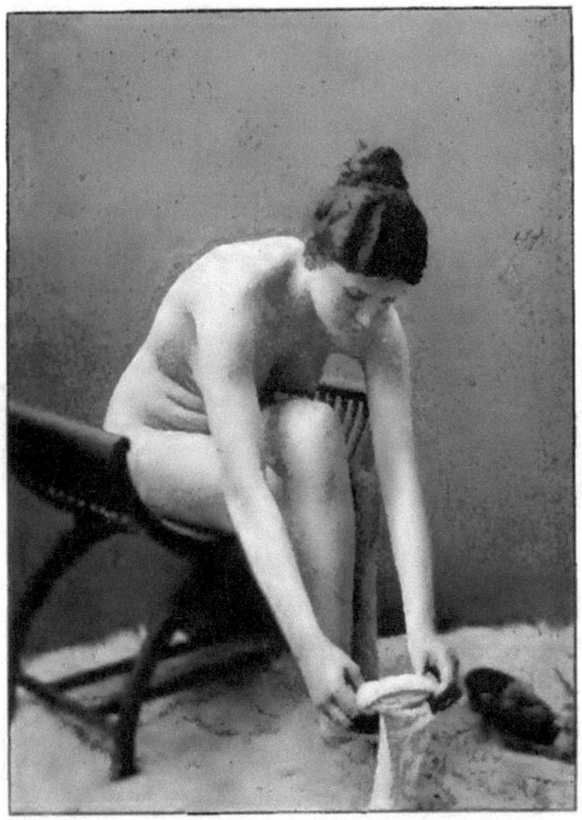

Fig. 199. Starke Beugung des Rumpfes bei schlafferer Haut.
(Aufnahme von A. Enke.)

dann etwas näher beim Nabel verläuft. Diese akzessorischen Knikkungen finden sich auch bei schlanken Körpern in starker Beugung, wenn die elastische Spannung der Haut vermindert ist.

In Fig. 199 ist eine junge Süddeutsche in stark gebeugter Haltung dargestellt. Der Körper zeigt Spuren einer geringen Abmagerung. Dadurch ist die Haut weniger elastisch geworden und läßt in der gewählten Stellung eine zweite, sehr ausgesprochene Taillen-knickung erkennen. Daß es sich im übrigen um einen sehr gut ge-bauten Körper handelt, beweist der gerade Verlauf der Armachsen, die feinen Gelenke und die gute Form der Schulter.

Bei sehr fettleibigen Personen quellen zwischen all diesen Knik-kungen, die zu tiefen Falten geworden sind, die Fettwülste hervor, und schließlich kann durch den stark sich vorwölbenden, über die Leisten herabhängenden Bauch und die darauf ruhenden Hängebrüste jede Beugung unmöglich gemacht werden.

Die Beugung beeinflußt demnach die Körperschön-heit unter allen Umständen in ungünstiger Weise. Selbst ein tadellos gebauter Körper kommt in der Streckung besser zur Geltung; alle Fehler, verursacht durch zu starkes Fett-polster, mangelnde Elastizität der Haut und schlaffe Mus-kulatur, werden durch die Beugung erhöht und deutlicher gemacht.

Es kann deshalb als ein Zeichen hoher körperlicher Vollkommen-heit angesehen werden, wenn ein Körper trotz der Beugung noch gute Formen zeigt. Als ein solches Zeichen kann gelten, wenn trotz stärkerer Beugung nur die zwei normalen Knickungsfurchen an der Vorderfläche des Rumpfes auftreten.

Seitliche Bewegung und Drehung des Rumpfes.

Außer der Streckung und Beugung des ganzen Rumpfes im Sinne der Rumpfachse sind eine ganze Reihe von seitlichen Bewegungen möglich, die dadurch entstehen, daß die eine Hälfte des Körpers in Streckung, die andere in Beugung versetzt wird, oder aber das Maß der Streckung und Beugung an der einen Seite geringer ist als an der andern. Ferner kann eine Drehung des Brustkorbs um die Rumpfachse bewerkstelligt werden. Eine noch größere Abwechslung erhalten diese Bewegungen durch Verschiebung der Beckenebene, auf welche bereits oben (Fig. 153) hingewiesen wurde.

Ganz allgemein wird durch diese verschiedenartigen Bewegungen das Relief des Rumpfes in der Weise beeinflußt, daß dessen Spannung an den gestreckten Teilen erhöht, an den gebeugten verringert wird.

Die Drehung wirkt in querer Richtung, so daß eine Dehnung und Verschiebung der gedrehten Teile senkrecht zur jeweiligen Lage der Rumpfachse zu stande kommt.

Von den Knickungsfalten wird allein die Unterleibsknickung durch

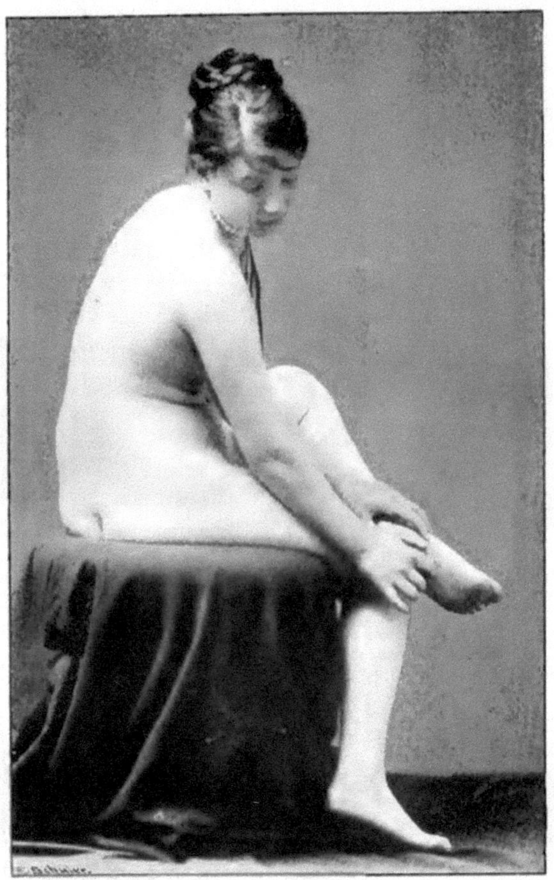

Fig. 200. Seitliche Knickungsfurchen bei Beugung und Drehung.

die vorderen Dornen der Beckenschaufeln seitlich in ihrer Ausdehnung begrenzt. Sämtliche übrigen Falten können bei seitlicher Beugung und Drehung verschoben werden und ineinander übergehen.

Die schon durch die leichte Senkung des Brustkorbes am Becken bei geringerer Elastizität der Haut seitlich auftretenden Hautfalten

(Fig. 153) sind nichts anderes als die durch die Stellung hervorgerufene Fortsetzung der hinteren Taillen- und Lendenknickung.

Durch seitliche Beugung nebst Rumpfdrehung bedingt, finden sie sich in Fig. 200 an einem völlig normal gebauten Körper.

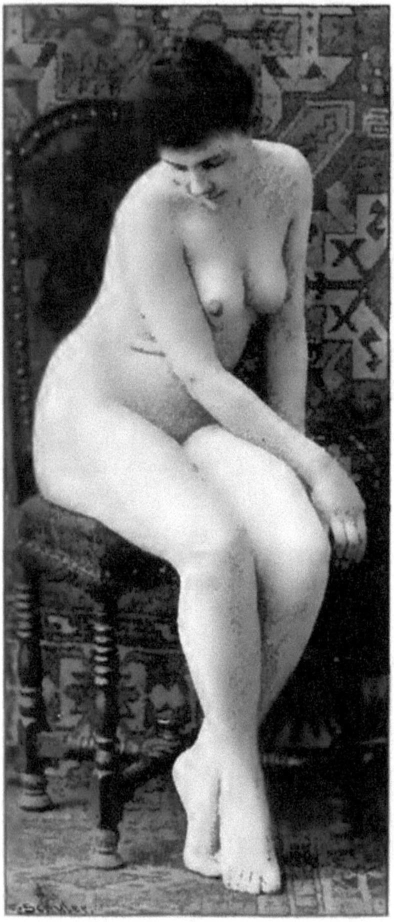

Bei stärkerer Drehung nach der entgegengesetzten Seite ändert sich der Verlauf dieser beiden Furchen in der Weise, daß sie schräger nach aufwärts verlaufen und mehr der Vorderfläche des Körpers anliegen; hierbei verliert sich die hintere Taillenknickung mehr und mehr in der vorderen (Fig. 201).

Bei schlaffer Haut und stärkerem Fettpolster treten neben den normalen auch die fehlerhaften akzessorischen Knickungen auf. Ein Beispiel hierfür bietet Fig. 202.

Der Rumpf ist auf der rechten Seite gestreckt, auf der linken gebeugt, zugleich ist der Brustkorb nach der gebeugten Seite hin gedreht; dadurch entstehen Verhältnisse, die an der linken Seite die Knickungen doppelt kräftig erscheinen lassen. Man sieht denn auch außer der übermäßig ausgebildeten Taillen- und Unterleibsknickung,

Fig. 201. Dieselben Furchen bei stärkerer Drehung nach der entgegengesetzten Seite.

die vorwiegend auf der linken Seite zum Ausdruck kommen, die akzessorische Taillenknickung, und zwischen beiden Taillenknickungen den vorderen Ausläufer der Lendenknickung.

Alle diese durch Streckung, Beugung und Drehung des Rumpfes

und der Gliedmaßen verursachten Veränderungen der Körperoberfläche bilden die Grundlage der mannigfaltigen plastischen Körpergestaltung in der Ruhe und in der Bewegung.

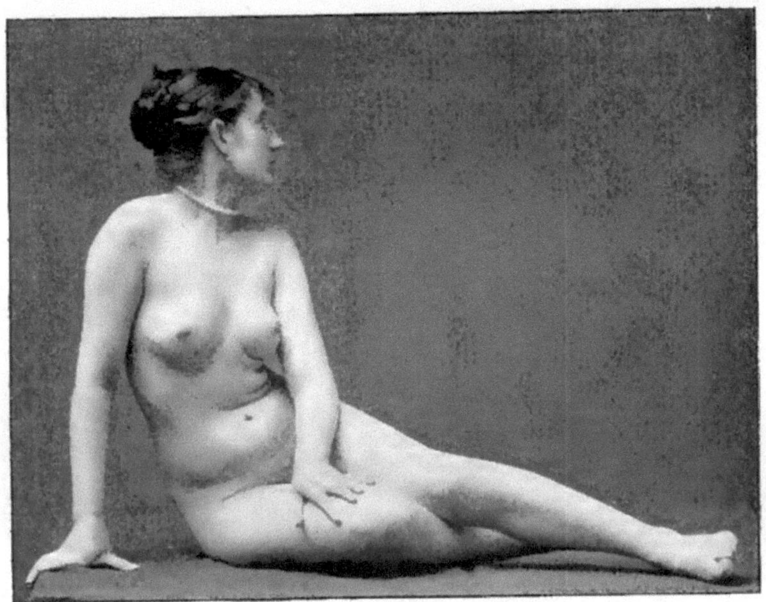

Fig. 202. Starke und fehlerhafte Knickungen bei Drehung und Beugung links.

Die Hauptstellungen am ruhenden Körper sind die aufrechte, die sitzende und die liegende Stellung, Stand, Sitz und Lage, und am bewegten Körper das Gehen und das Laufen.

Schlußfolgerungen für das Knieen, das Hocken, das Gehen auf schiefer Ebene, treppauf, treppab, Heben, Tragen, Schieben, Tanzen u. s. w. ergeben sich von selbst. Eine systematische Uebersicht findet sich bei Fritsch und Richer.

1. Stellungen des ruhenden Körpers.

Die aufrechte Stellung.

In aufrechter Stellung hat der Körper das unbewußte Bestreben eine Haltung einzunehmen, bei der mit möglichst geringer Muskelarbeit das Gleichgewicht bewahrt wird.

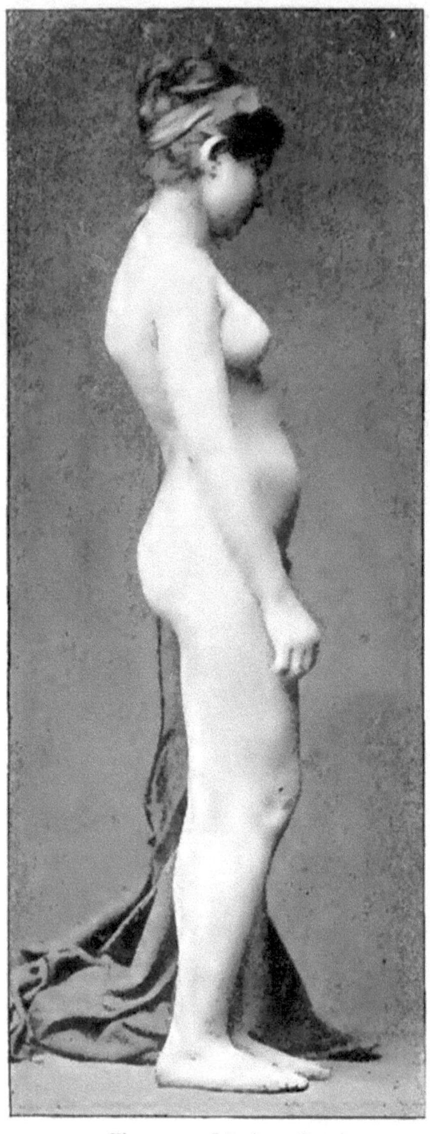

Fig. 203.　Lässiger Stand.

Dieses Ziel wird am besten erreicht durch Vorschieben der Beckenpartie, leichtes Vorbeugen des Kopfes und Nachhintenschieben der Schultern.

Die dadurch hervorgerufene »lässige Haltung« ist die natürliche Form der aufrechten Stellung.

Bei oberflächlicher Betrachtung macht auch ein gut gebauter Körper in dieser Stellung einen schlaffen und weniger günstigen Eindruck.

Fig. 203 zeigt die Seitenansicht eines 17jährigen, völlig normal gebauten Mädchens mit vollen Formen in lässiger Haltung. Der Bauch wölbt sich vor, der Rücken scheint rund, die Brüste leicht hängend.

Wird der Körper in aufrechter Stellung durch Anspannung und Streckung der Rücken-Oberschenkel-und Gesäßmuskeln [mit vorgewölbter Brust und gehobenen Schultern im Gleichgewicht erhalten, so geht er in die »straffe« sogenannte militärische Haltung über.

In der Seitenansicht macht ein Körper in straffer Haltung einen viel vorteilhafteren Eindruck.

Fig. 204 ist nach einem Mädchen angefertigt, das einen keineswegs fehlerfreien Körper hatte. Das Rückgrat war leicht seitlich verkrümmt, außerdem fanden sich verschiedene Zeichen überstandener Rhachitis (Fig. 26 u. 27).

Trotzdem scheint dieser nicht ganz einwandfreie Körper in straffer Haltung im Profil schöner gebaut zu sein als der normale Körper des in Fig. 203 abgebildeten Mädchens in lässiger Haltung.

Demnach kommen durch die straffe Haltung bezw. durch die damit verbundenen Momente der Streckung nicht nur normale Körper am vorteilhaftesten zur Geltung, sondern es können auch Fehler durch diese Stellung in der Seitenansicht verdeckt werden.

Die lässige Stellung ist kennzeichnend für den nackten Körper. Die natürliche Gleichgewichtslage wird aber durch die Form und das Gewicht der Kleider außerordentlich stark beeinflußt.

In Europa, wo die Frauen den größten Teil ihres Lebens in Kleidern zubringen, findet man nur sehr wenige, welche im stande sind, entkleidet ihren Körper auf natürliche Weise zu bewegen. Am meisten beeinflußt wird die Körperhaltung durch die Erhöhung der Fersen mit mehr oder weniger hohen Absätzen.

Um auf den Absätzen die Gleichgewichtslage zu erhalten, muß

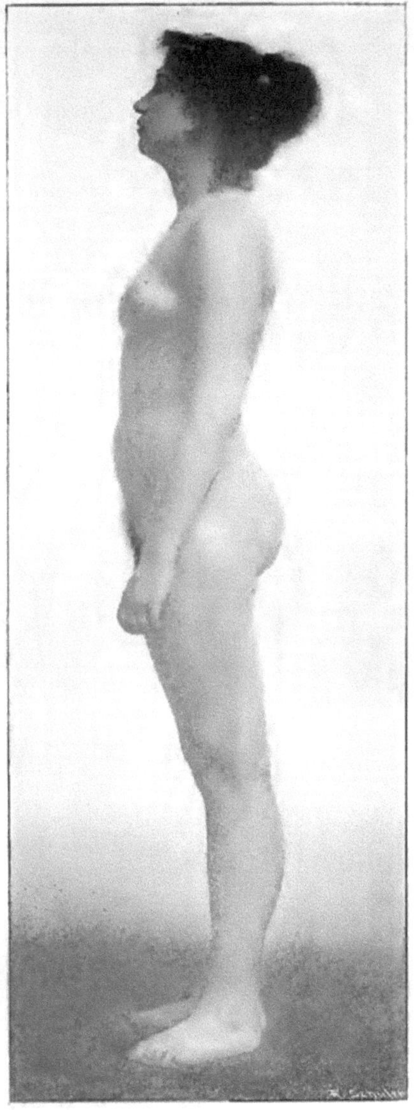

Fig. 204. Straffer (militärischer) Stand.

die lässige in eine straffe Haltung umgewandelt werden (Fig. 205 und 206). Daß das Tragen von Absätzen, wenn sie nicht zu hoch und zu schmal sind, keineswegs zu verurteilen ist, sondern im Gegenteil die Schönheit des Körpers, namentlich bei kurzen Beinen, erhöht, habe ich an anderer Stelle bereits besprochen [1]).

Hier handelt es sich nur darum, daß die Körpergestalt bei der Erhöhung durch Absätze entschieden günstig beeinflußt werden kann; schöngebaute Frauen mit langen geraden Beinen können sie aber entbehren.

Eine Abart der natürlichen lässigen Haltung ist die Gleichgewichtslage, bei der die Beckenpartie nach hinten, die Schultern nach vorn gebracht werden. Es ist dies die typische Haltung vieler Aphroditestatuen, besonders ausgeprägt findet sie sich in der Mediceischen Venus.

Hierbei ist jedoch eine Anspannung der langen Rückenmuskeln nötig, um das Vornübersinken des leicht gebeugten Körpers zu verhüten.

Man nimmt allgemein an, daß die Haltung der Mediceerin die für die Schamhaftigkeit [2]) typisch

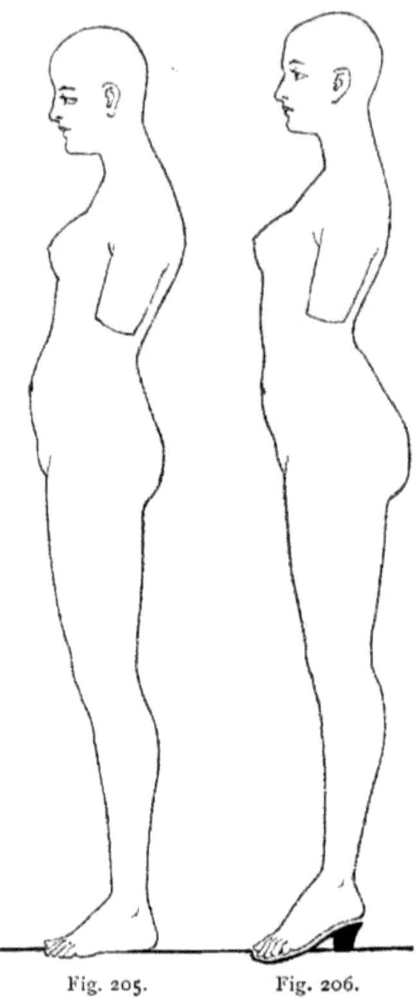

Fig. 205.   Fig. 206.

Fig. 205. Lässige Haltung auf ganzer Sohle.
Fig. 206. Straffe Haltung bei erhöhter Ferse.

---

[1]) Vgl. Frauenkleidung, 3. Auflage. F. Enke, 1904.
[2]) Vgl. Havelock Ellis, Geschlechtstrieb und Schamgefühl, deutsch von Kötscher. 1900. Stratz, Frauenkleidung, 3. Auflage, 1904.

ist. Das ist jedoch nicht richtig: Wenn eine an Kleidung gewöhnte Frau nackt überrascht wird, nimmt sie eine andere Stellung ein. Der Rumpf wird leicht nach vorn gebeugt, die Schultern emporgezogen und b e i d e Arme über den Brüsten gekreuzt. Die Schamteile werden durch Uebereinanderschieben der Oberschenkel möglichst verborgen. Das ist die natürliche Haltung, die das Schamgefühl ausdrückt. Die durch die Kunst geheiligte Darstellung der Aphrodite ist meiner Ansicht nach eine Vermischung dieser natürlichen Haltung mit der ursprünglichen Auffassung, wobei die Göttin mit den Händen auf die Brust und die Geschlechtsteile als Symbole der Fruchtbarkeit hinwies. Für den Künstler ist die Göttin mehr und mehr zum Weibe geworden, denn daß eine Göttin der Schönheit sich ihres nackten Körpers schämt, ist undenkbar.

In der Ansicht von vorn ist die g e s t r e c k t e, a u f r e c h t e H a l t u n g die bereits oben (Fig. 81) erwähnte s y m m e t r i s c h e a u f r e c h t e K ö r p e r s t e l l u n g.

Diese in der neueren Kunst häufiger als früher benutzte Stellung macht die strengsten Anforderungen an normale Verhältnisse. Mit einem Blicke läßt sich die geringste Asymmetrie erkennen, und nur ein vollendet schöner Körper kann in dieser Stellung einen guten Eindruck machen. Jedoch ist sie die Grundlage, aus der sich die übrigen aufrechten Stellungen entwickeln lassen.

Bei dieser Stellung (Fig. 207) steht die Rumpfachse (ab) senkrecht zu den Verbindungslinien der Schulter- und Hüftgelenke, die sie beide in der Mitte schneidet; die Beinachsen laufen nahezu parallel zur Rumpfachse, und das Körpergewicht ist auf beide Beine gleichmäßig verteilt.

Im Gegensatz zu andern, mehr oder weniger bewegten, sogenannten »k ü n s t l e r i s c h e n S t e l l u n g e n« wird diese symmetrische Haltung als »a n t h r o p o l o g i s c h e S t e l l u n g« bezeichnet. In der Tat entspricht sie ja auch dem wissenschaftlichen Zwecke am besten, da sie körperliche Fehler am wenigsten verbirgt und einen raschen Ueberblick über die Proportionen und die Vergleichung beider Körperhälften miteinander gestattet.

Daß sie aber trotzdem auch in der Kunst angewandt wird, beweist u. a. Fig. 18, die Salambo von Paul Breton.

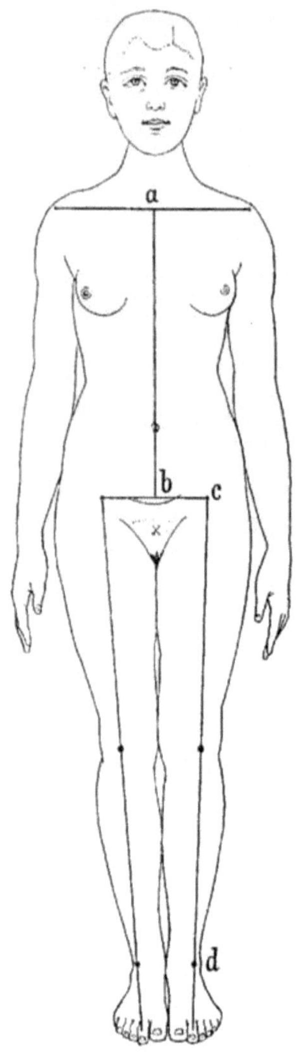

Fig. 207. Schema der symmetrischen Stellung.

Fig. 208 zeigt ein 20jähriges, sehr gleichmäßig entwickeltes Mädchen in dieser Stellung. Abgesehen von der Drehung des Kopfes und dem rechts etwas stärker gehobenen Arm steht der Körper symmetrisch.

Dank dieser Stellung erkennt man sofort eine leichte Einwärtsknickung der Kniee, welche durch eine noch so geringe Abänderung der Beinhaltung verdeckt werden würde. Ein Körper, der in dieser Stellung völlig tadellos erscheint, gehört zu den größten Seltenheiten.

Als wichtigste Vorbedingung der Schönheit in dieser Stellung sind völlig gerade, gut gebildete und lange Beine anzusehen. Das objektive Zeichen hierfür bilden außer der geraden Achse, welche nach Mikulicz bestimmt werden kann, die vier Berührungspunkte der Beine in der Mitte der Oberschenkel, an den Knieen, Waden und Knöcheln.

Der Umstand, daß in Fig. 208 die Beine sich zwar in der ganzen Ausdehnung der Oberschenkel, sowie an den Waden und Knieen, dagegen nicht an den Knöcheln berühren, genügt, um einen, wenn auch leichten Fehler in der Ausgestaltung der Beine zu erkennen.

Durch Senken der einen Hüfte und seitliche Verschiebung der anderen entsteht aus der symmetrischen Stellung die sogenannte »Hüftstellung«, die »position hanchée« der Franzosen. Hierbei wird die Gleichgewichtslage in der Weise verschoben, daß das Hauptgewicht des Körpers von dem Bein der jeweils höher stehenden Hüfte getragen wird, vom sogenannten Standbein, dessen Achse nun schief

nach außen verläuft.
Durch Krümmung
der Wirbelsäule nach
der Seite des Stand-
beins hin wird die
Gleichgewichtslage
des Rumpfes ausge-
glichen.

Das der anderen
Hüfte entsprechende
Bein, das sogenannte
S p i e l b e i n, ist
durch die Senkung
des Hüftgelenks
künstlich verlängert
worden. Diese Ver-
längerung wird aus-
geglichen durch eine
Beugung in der Hüfte
und im Knie oder
durch Auswärtsstel-
len des Fußes.

Richer unter-
scheidet zwei Abarten
der position hanchée
(Fig. 209).

Bei der einen
(links) verläuft die
Rumpfachse (a b) pa-
rallel zur Achse des
Standbeins (c d), bei
der anderen (rechts)
schneidet sich die

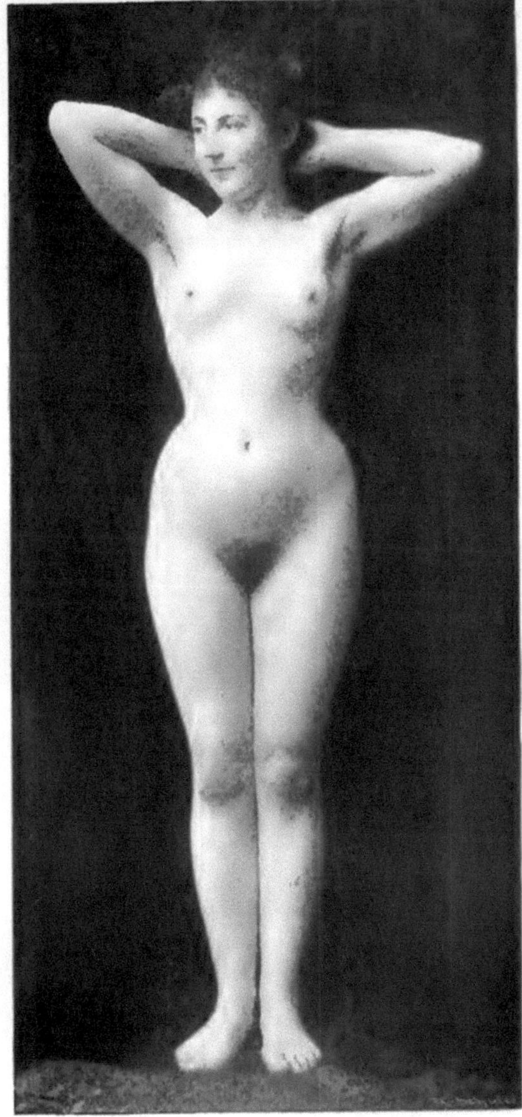

Fig. 208. 20jähriges Mädchen in symmetrischer Stellung.

Verlängerung der Rumpfachse (a b) mit derjenigen des Stand-
beines (c d).

Im ersteren Falle muß zur Erhaltung des Gleichgewichts der

Oberkörper viel stärker nach der Seite des Standbeins herübergebeugt werden. Im Grunde genommen sind beide Stellungen nur ver-

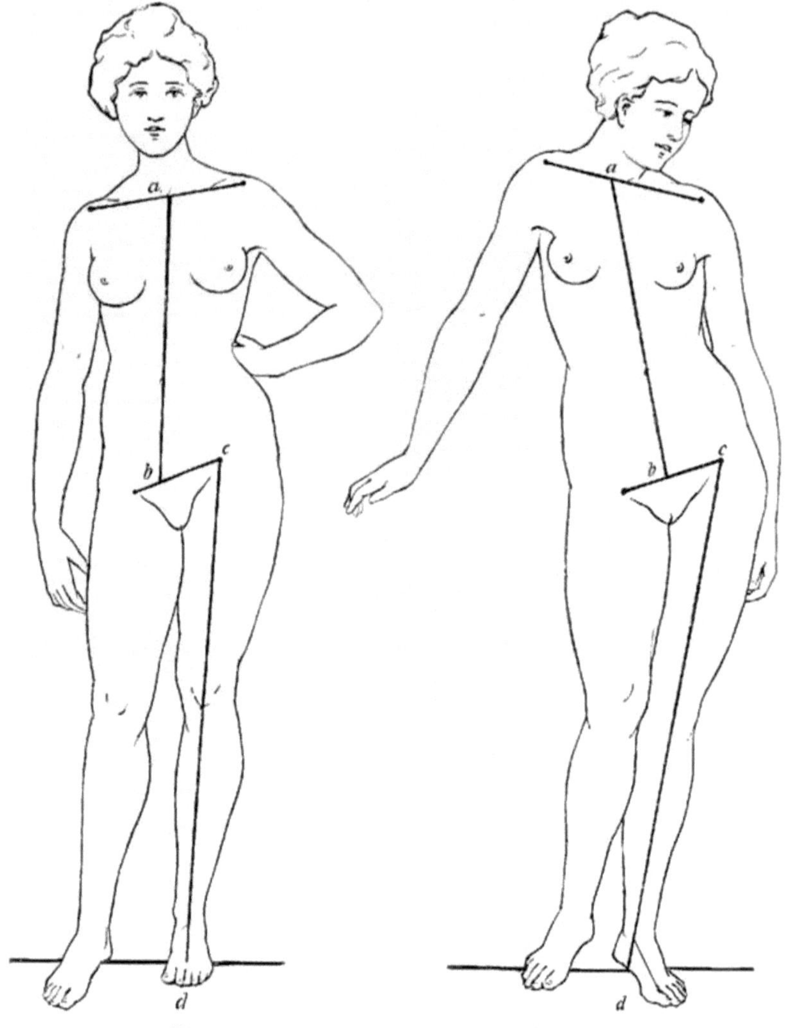

Fig. 209. Schema der Hüftstellung nach Richer.

schiedene Phasen der Hüftstellung. Wenn wir in einen völlig normal gebauten Körper in leichter Hüftstellung die Achsen in der Weise hineinkonstruieren, daß die Beugung der Lendenwirbelsäule berücksichtigt ist (Fig. 210), so erhalten wir eine Stellung, die der ersten position hanchée von Richer entspricht. Wir sehen aber zu-

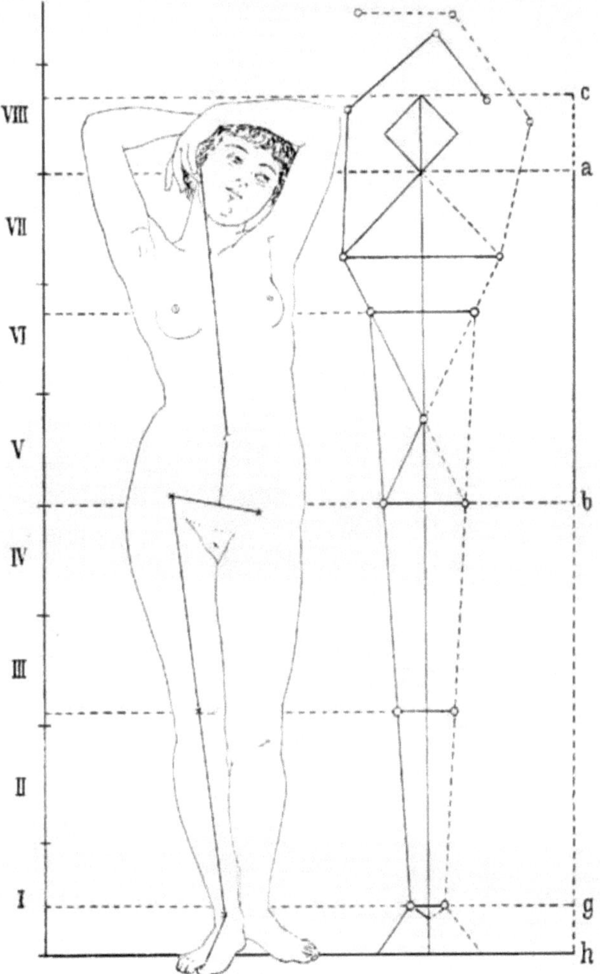

Fig. 210. Schema einer 20jährigen Rheinländerin in Hüftstellung.

gleich, daß hierbei nur der obere Teil der Rumpfachse mit der Achse des Standbeins parallel verläuft, während der untere Teil die Bein-achse schneidet.

Denken wir uns nun, daß das Mädchen sich in dieser Stellung

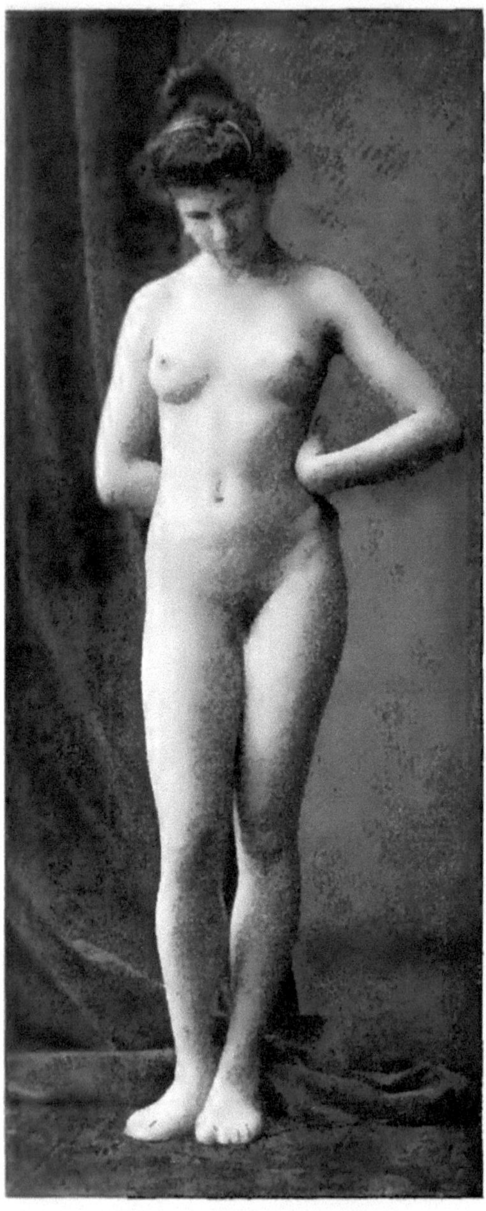

Fig. 211. Mädchen in Hüftstellung mit zum Standbein
gleichlaufender Rumpfachse.

in den Hüften wiegt, so wird dabei die rechte Hüfte abwechselnd seitlich und nach der Mittellinie bewegt, wobei zugleich die entsprechende Beinachse mehr oder weniger schräg zum Boden verläuft. Die Gleichgewichtslage des Oberkörpers wird durch entsprechende geringere oder stärkere Beugung der Lendenwirbelsäule ausgeglichen. Je weiter die Hüfte seitlich ausweicht, desto stärker nähert sich der Körper der zweiten Stellung von Richer, je mehr die Hüfte des Standbeins der Mittellinie genähert wird, desto mehr entspricht sie der ersten Stellung. Die Körperform wird durch die Hüftstellung in der Weise beeinflußt, daß die dem Standbein entsprechende Körperhälfte in Beugung, die entgegengesetzte in Streckung kommt.

Da in dieser Stellung die Becken- und Hüft

linie und damit der weibliche Geschlechtscharakter stärker zum Ausdruck kommt, so darf diese in der bildenden Kunst so beliebte Stellung als eine vorteilhafte, die Schönheit der Formen erhöhende bezeichnet werden.

Durch größere oder geringere Beugung, durch Drehung des Rumpfes oder seiner Teile, durch Bewegungen der Arme und des Kopfes kann sie ins Unendliche modifiziert werden. Ein sehr häufig vorkommender Fehler beim Weibe, die X-Beine, wird bei geeigneter Anwendung dieser Stellung völlig verdeckt.

Daraus erklärt sich auch die Vorliebe vieler Frauen für einen wiegenden Gang, der im Grunde nichts anderes ist, als eine Verschiebung des Körpers aus einer Hüftstellung rechts in eine Hüftstellung links.

Beispiele von lebenden Modellen für die zwei von Richer aufgestellten Formen der Hüftstellung geben die Figuren 211 u. 212.

Fig. 211 entspricht dem ersten Typus, bei dem die Rumpfachse parallel mit dem Standbein, hier dem linken Bein, verläuft. Dem Standbein entsprechend findet sich an der linken Seite die bereits erwähnte Vertiefung und stärkere Ausprägung der Leistenlinie.

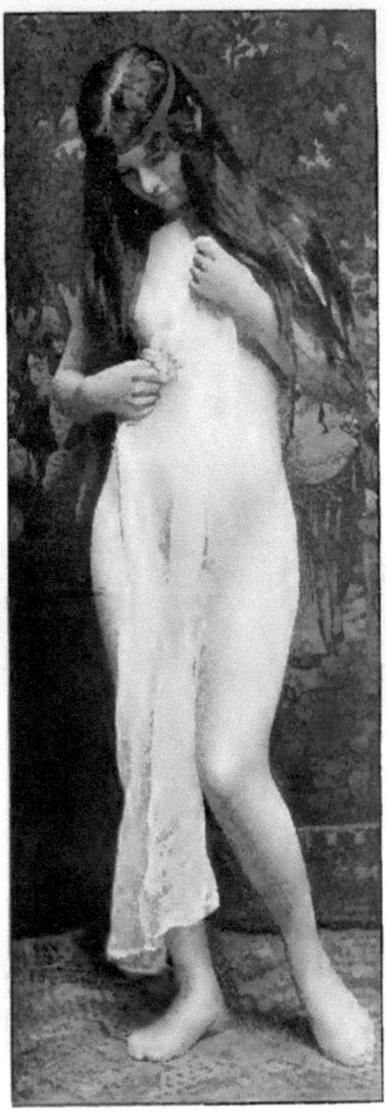

Fig. 212. Mädchen in Hüftstellung mit dem Standbein entgegengesetzter Rumpfachse. (Phot. H. Erfurth.)

Fig. 212 entspricht dem zweiten Typus von Richer, wobei die Rumpfachse sich mit der Achse des Standbeins schneidet, zu welchem

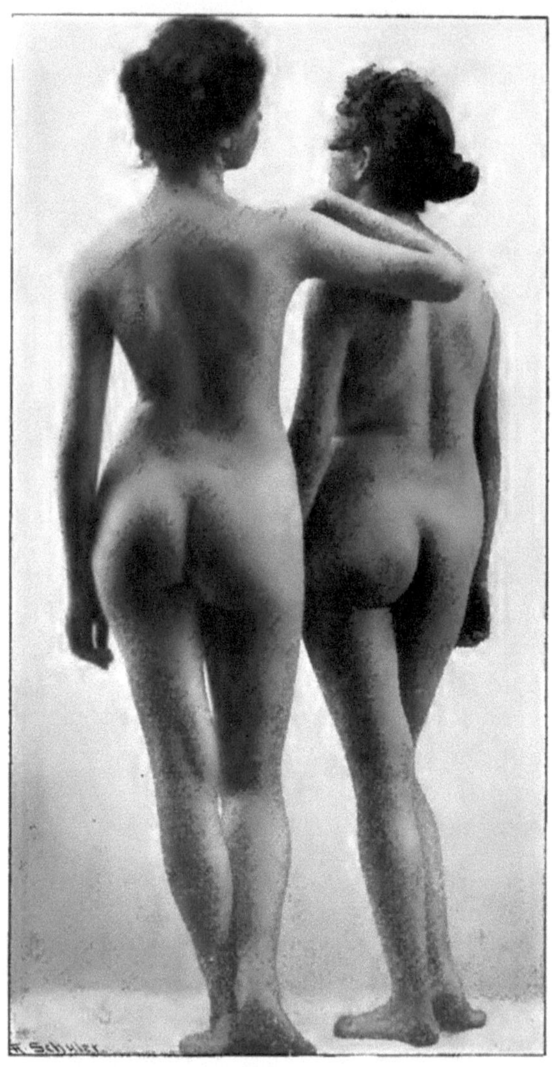

Fig. 213.   Zwei Mädchen von 16 Jahren in Hüftstellung.
Rückansicht.   (Aufnahme von Recknagel.)

hier das rechte Bein geworden ist.

In dieser künstlerisch ausgeführten Aufnahme von Hugo Erfurth wird hierdurch das zierliche, echt weibliche Gepräge des Körpers noch besonders hervorgehoben.

In der Ansicht von hinten ist die Hüftstellung weit weniger geeignet, Fehler zu verbergen, als in der Vorderansicht.

Ein treffliches Beispiel der günstigen und ungünstigen Wirkung der Hüftstellung bietet Fig. 213 an zwei 16jährigen Mädchen.

Bei dem einen Mädchen, das einen völlig normalen Körper hat, ist durch die kräftige Wölbung der linken Hüft- und Beckenlinie der jugendlich weibliche Geschlechtscharakter in erhöhter Schönheit zum Ausdruck gebracht.

Bei der zweiten bestehen X-Beine, die Haut ist schlaff, der Rücken zu stark gewölbt in der Schultergegend. In dieser Stellung tritt das

einwärts gedrehte Knie noch häßlicher hervor, über der linken Hüfte
hat sich eine scharfe Hautfalte gebildet, die unregelmäßige Krümmung des Rückens ist schärfer gezeichnet. Bei der ersten sind die
Vorzüge, bei der zweiten die Fehler durch die Stellung stärker ausgeprägt worden.

Nach dem Gesagten lassen sich im allgemeinen die Schlußfolgerungen ziehen, daß in der Vorderansicht die gestreckte aufrechte Stellung nur bei vollendet gebautem Körper schön
ist, und daß die Hüftstellung die Schönheit des normalen
Körpers zu erhöhen, geringe Fehler zu verdecken im
stande ist.

In der Seitenansicht erscheint der Körper stehend umso
vorteilhafter, je mehr die Elemente der Streckung überwiegen. In der Ansicht von hinten werden die höchsten
Anforderungen an körperliche Schönheit gestellt.

Die Hauptbedingung für die Schönheit des Körpers im
Stand sind aber unter allen Umständen völlig gerade,
normal lange und abgerundete Beine mit zarten Gelenken.
Wenn die Beine gut gebaut sind, dann erscheint der Körper in der
aufrechten Stellung am schönsten und vorteilhaftesten, und zwar ebensogut von vorn wie von hinten und von der Seite, umso besser aber,
je mehr in der jeweils gewählten Stellung die Momente der Streckung
überwiegen.

Die sitzende Stellung.

Bei der sitzenden Stellung ist eine Beugung der Oberschenkel
zum Rumpfe unerläßliche Vorbedingung. Dabei kann der Rumpf
sich in den verschiedensten Stadien der Streckung, Beugung und
Drehung befinden. Da durch die Beugung der Oberschenkel die
Gesamtlinie des Körpers gebrochen ist, so wird ein schöner Körper
in sitzender Stellung niemals so voll seine Vorzüge entfalten können,
als in der aufrechten Stellung. Dagegen werden alle Körper mit
zu kurzen oder nicht ganz gerade verlaufenden Beinen sitzend viel
besser wirken als stehend, weil durch die sitzende Stellung die Vergleichung der Längenmaße von Ober- und Unterkörper und die Beurteilung der Beinachsen dem Auge unmöglich gemacht wird.

Dasselbe gilt natürlich von der knieenden, kauernden, hockenden, reitenden Stellung u. a. m.

Umgekehrt werden wieder Frauen mit sehr langen Beinen und solche mit kurzem Oberleib im Sitz einen sehr viel schlechteren Eindruck machen als im Stand.

Es ist bekannt, daß auch der bekleidete Körper durch die gewählte Stellung stark beeinflußt wird. Da die meisten Frauen zu kurze Beine haben, so sind diejenigen, welche im Sitzen vorteilhafter aussehen, sehr in der Mehrzahl; ganz besonders aber verschönert kurzbeinige Frauen der Sitz auf dem Pferde, wobei die Mängel des Unterkörpers nicht nur durch die gewählte Stellung, sondern auch durch die lange herabwallenden Gewänder verdeckt sind.

Durch die Kleider, besonders durch ein hohes Korsett, ist eine ausgiebige Beugung des Oberkörpers im Sitzen erschwert, ja unmöglich, so daß für die bekleidete Frau unserer Tage die Sitzstellung durch Beugung der Beine mit Streckung des Rumpfes gekennzeichnet ist. Wird der Körper in der Sitzstellung vorgebeugt, so erweckt er dadurch den Eindruck des »Hängens in den Kleidern« und darum haben die so oft gehörten Ermahnungen von Müttern, doch gerade zu sitzen, ihre ästhetische Berechtigung.

Für den nackten bezw. nicht durch Kleider gestützten und eingeengten Körper ist dagegen die normale Ruhelage im Sitz mit den verschiedenen Stadien der Beugung des Oberkörpers verbunden.

Den völlig normal gebauten Körper eines 14jährigen amerikanischen Mädchens mit schwarzen Haaren und schwarzen Augen hat Dr. R. W. Shufeldt in einer mit dem ersten Stadium der Rumpfbeugung kombinierten Sitzstellung aufgenommen (Tafel V).

Dies Bild zeigt außer seinen technischen Vorzügen und der künstlerisch abgerundeten Verwertung des Modells, daß die natürliche Schönheit des jugendlichen Körpers auch in der Sitzstellung nichts von seinen Reizen verliert.

Dank der elastischen Haut sind trotz der Beugung des Rückens keine Knickungsfurchen an der Vorderfläche des Rumpfes aufgetreten, an den jugendlichen Brüsten ist der Einfluß der Beugung durch das Heben der Arme und Schultern ausgeglichen. Der Unterleib zeigt eine stärkere Wölbung, die zum Teil durch die Beugung der Beine,

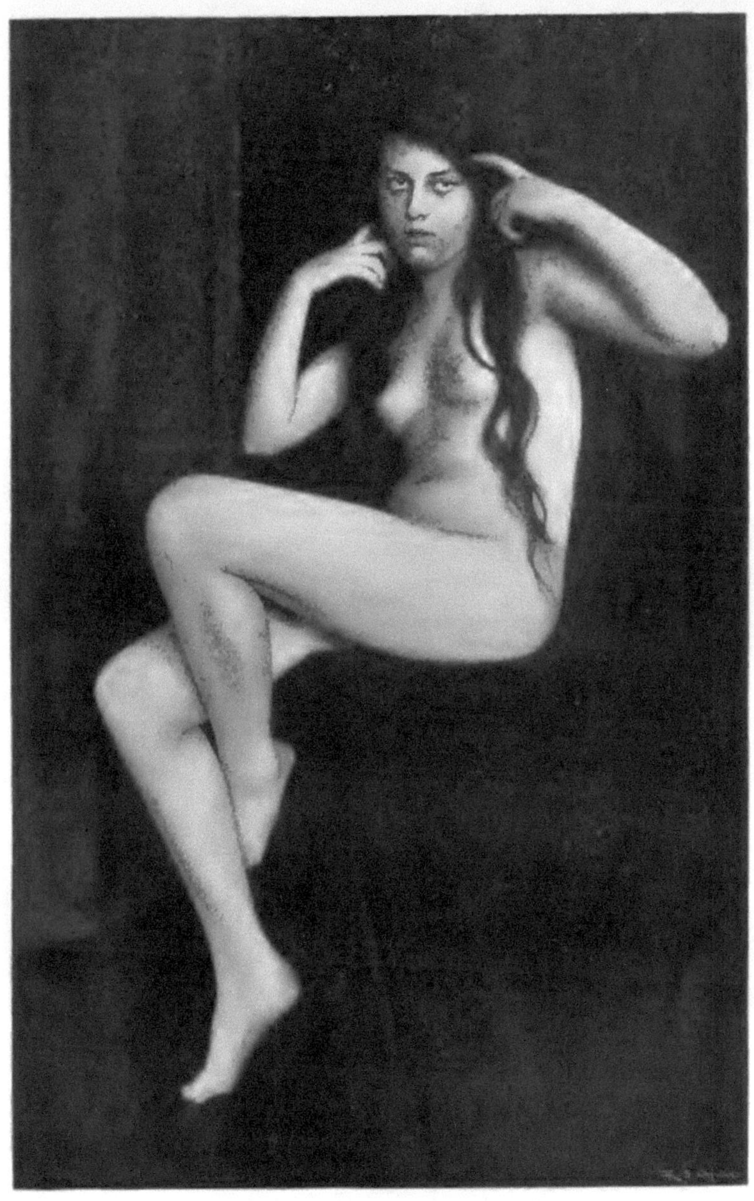

14JÄHRIGE AMERIKANERIN.
(Photographie von Dr. R. A. W. Shufeldt, New York.)

zum Teil durch die dem Gesetz der Schwere folgenden, nach unten gedrängten Baucheingeweide bedingt ist.

Der harmonische Eindruck des Gesamtbildes wird erhöht durch die feine Verteilung der Momente von Streckung und Beugung auf die beiden Körperhälften: die stärkere Beugung des linken Beins ist ausgeglichen durch stärkere Hebung und Streckung der linken Schulter; rechts ist die Schulter stärker gesenkt, dafür aber auch das Bein in schwächerer Beugung. Belebt wird die Stellung durch eine von unten nach oben zunehmende Drehung nach vorn: das rechte Bein steht im Profil, das linke zeigt bereits eine leichte Verkürzung, der Rumpf ist nach der linken Schulter zu in Dreiviertelprofil gestellt und das Gesicht steht beinahe en face. Hier verbindet sich ein tadelloser Körper mit der fein empfundenen und gut berechneten Pose zu einem

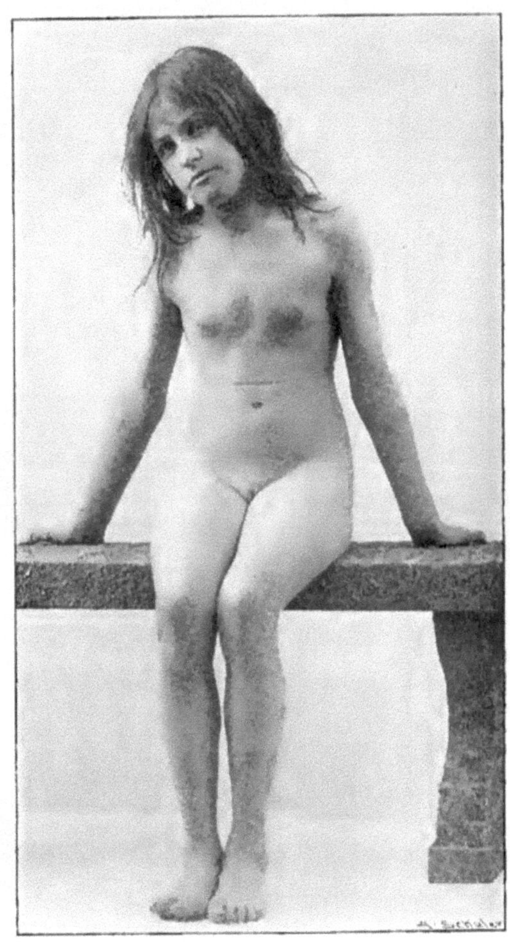

Fig. 214. Sitz bei Beugung des Rumpfes.
Münchener Mädchen von 12 Jahren.
(Aufnahme von Recknagel.)

künstlerisch vollendeten Gesamteindruck. — Die Sitzstellung verbunden mit dem zweiten Stadium der Beugung, bei der die erste Andeutung der vorderen Taillenknickung auftritt, findet sich bei Fig. 214

an dem jugendlich zarten Körper eines 12jährigen Mädchens. Hier wie
bei der 14jährigen Amerikanerin handelt es sich um einen sehr jugendlich geschmeidigen Körper mit elastischer Haut, welcher in vollem
Maße der Brückeschen Anforderung genügt, in jeder Stellung die
natürliche Schönheit zu bewahren. Als schön in unserem Sinne muß

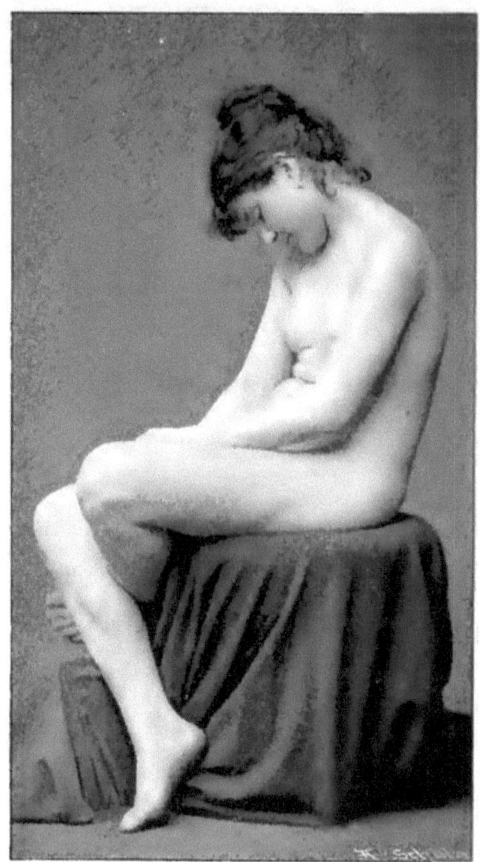

Fig. 215. Sitz mit gebeugtem Oberkörper und gesenkten Armen.

gelten, daß die Momente der Beugung die Gestaltung des Rumpfes
in möglichst geringem Maße beeinflussen.

Die Veränderungen der Form des gleichen Körpers in verschiedenen Sitzstellungen zeigen sich in ihren äußersten Extremen bei
zwei Aufnahmen von derselben Person (Fig. 215 und 216).

Bei diesem ziemlich normal gebauten Mädchen sind am Oberkörper im Sitz auf Fig. 215 alle oben besprochenen Symptome der
Beugung im dritten Stadium anzutreffen. Infolge der etwas schlaffen

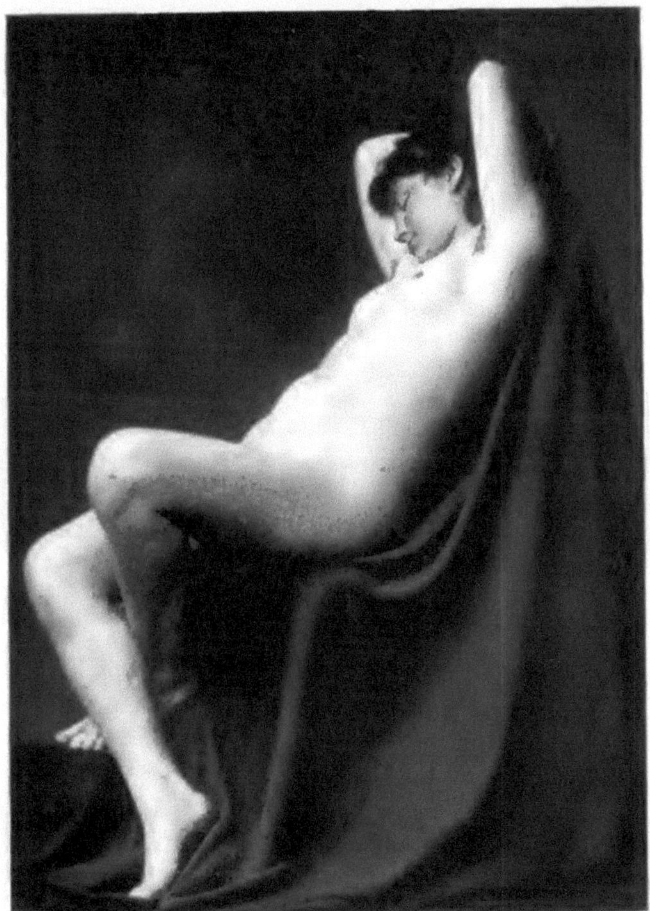

Fig. 216. Sitz mit gestrecktem Oberkörper und erhobenen Armen.

Haut hat sich eine doppelte Taillenknickung und die Brustfalte ausgebildet. In der Streckung mit gehobenen Armen erscheinen die
Vorzüge des Rumpfes in vortrefflicher Weise ausgeprägt, namentlich
die Brüste von vollendeter Form.

Es geht daraus hervor, daß die sitzende Stellung umso schöner

ist, je gestreckter der Oberkörper dabei gehalten wird. Mit Rücksicht
auf das bereits bei Streckung und Beugung Gesagte können wir für

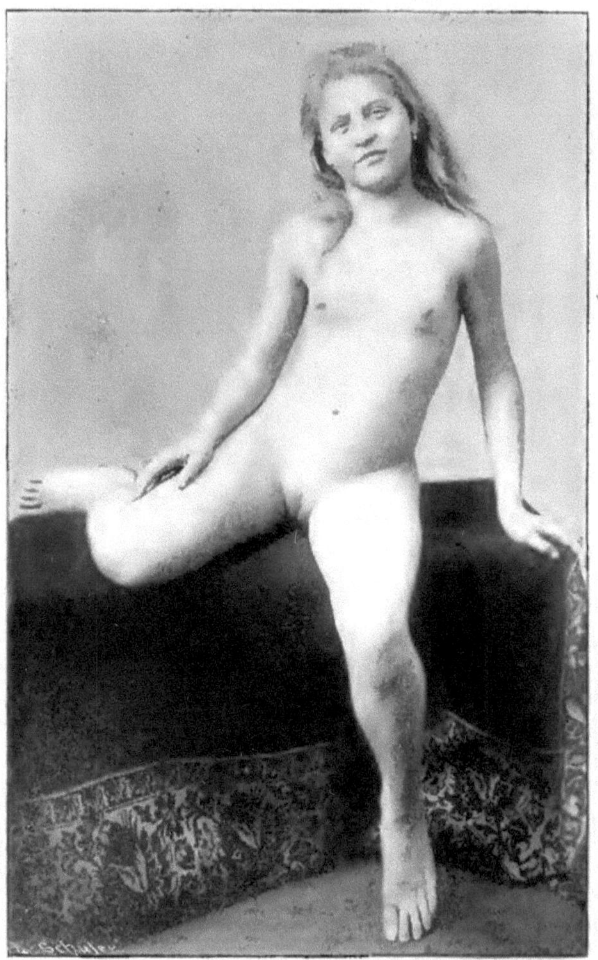

Fig. 217. Mädchen von 13 Jahren, im Sitz mit gespreiztem Bein.

die sitzende Stellung und ihren Einfluß auf die Körperschönheit
feststellen:

Vollendet schöne Körper kommen in sitzender Stellung
weniger zu ihrem Recht als in stehender. Bei kurzen oder
krummen Beinen mit schönem Rumpf wird der Gesamtein-

druck körperlicher Schönheit in der sitzenden Stellung erhöht. Die sitzende Stellung wirkt umso vorteilhafter
auf die Körperform, je gestreckter der Oberleib gehalten wird.

Eine Verbindung der sitzenden Stellung mit stark bewegten
Stellungen der Gliedmaßen kann nur bei sehr elastischer Spannung
der Haut ohne Nachteil für die Harmonie der Formen ertragen werden. Als Beispiel diene ein 13jähriges Mädchen (Fig. 217), deren
Stellung der von Klinger für seine Nymphe gewählten entspricht.
Aehnliche gewagte Stellungen kommen namentlich in letzter Zeit
in der Kunst häufiger in Anwendung.

Die liegende Stellung.

Aus der sitzenden in die liegende Stellung sind zahlreiche Uebergänge denkbar, die sich von der ersteren hauptsächlich durch geringere Beugung der Beine unterscheiden.

Ein Beispiel ist Fig. 218.

Der Rumpf ist im zweiten Stadium der Beugung; durch Drehung
nach links ist die Beugungsfalte an der Taille stärker nach der linken
Seite verlegt; durch Hebung der Arme ist der Charakter der Beugung
gemildert, namentlich an der rechten Seite, wo die stärkere Hebung
des Armes mit Streckung der rechten oberen Rumpfhälfte zusammentrifft. Dagegen hat links wieder die größere Streckung des
Beines die Rumpfbeugung ausgeglichen.

Durch das Zusammentreffen dieser Momente erscheint der Körper
trotz seiner gefüllten Formen in vorteilhaftem Lichte; ein Senken
des rechten Armes würde genügen, den Eindruck zu zerstören.

In der eigentlich liegenden Stellung treten neben den Momenten von Streckung, Beugung und Drehung hauptsächlich die
Gesetze der Schwerkraft in ihre Rechte. Alle weichen, nicht durch
Knochen gestützten Teile sinken nach der jeweils tiefsten Stelle hinab,
und zwar umsomehr, je schwerer sie sind, und je weniger sie durch
die Elastizität der Haut zurückgehalten werden.

Deshalb erleiden namentlich die weicheren und weniger an das
Skelett gebundenen Teile der vorderen Rumpffläche eine Gestalt-

veränderung, welche umso günstiger wirken muß, je mehr die
Richtung der Schwerkraft mit der Richtung der Streckung zusammenfällt.

In der liegenden Stellung macht sich ferner eine etwa vorhandene

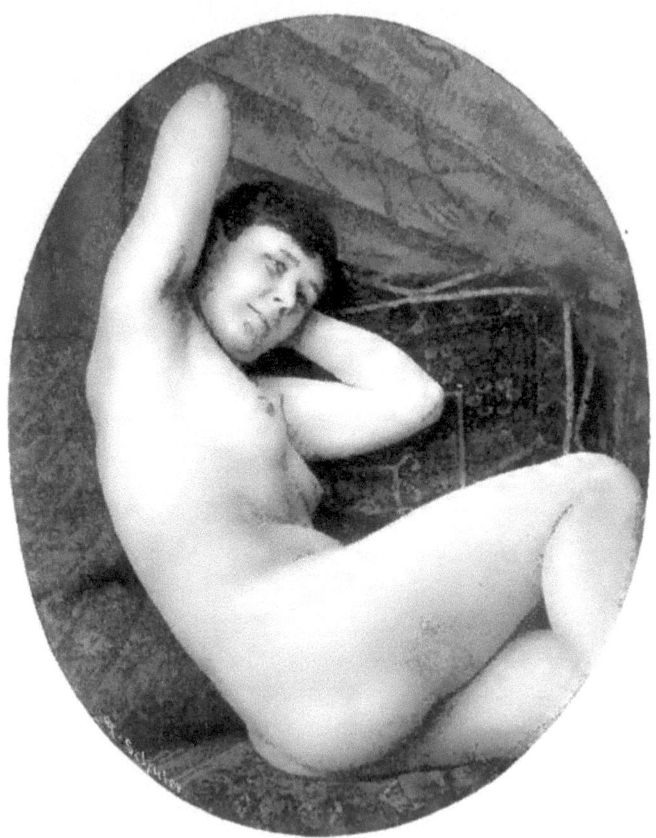

Fig. 218. Halb sitzende, halb liegende Stellung.

Verkürzung der Beine und Arme weniger bemerkbar, weil unser
Auge gewöhnt ist in senkrechter Richtung einen Maßstab anzulegen
und darum kleinere Längenunterschiede in wagrechter Richtung weit
schwieriger, oft überhaupt nicht zu erkennen vermag.

Aus allen diesen Gründen erscheinen so manche weibliche Körper
in liegender Stellung schön, welche in aufrechter Stellung zahlreiche

Fehler aufweisen. Wie der Stand und der Sitz, so bietet auch die Lage durch die Zusammenstellung der verschiedenen Formen von Streckung und Beugung des Rumpfes und der Gliedmaßen ein sehr wechselndes Bild.

Die denkbar günstigsten Verhältnisse treffen bei schlankem Körper mit elastischer Haut in gestreckter Lage zusammen.

Fig. 219 stellt eine 20jährige Italienerin in dieser Stellung in der Ansicht von vorn dar.

Die rechte Körperhälfte liegt etwas höher als die linke, infolgedessen ist der gespannte Bauch rechts mehr abgeflacht als links. Durch die gleichzeitige Streckung der Arme sind die Brüste stark emporgezogen und abgeflacht, jedoch hat sich die linke Brust, dem Gesetze der Schwere folgend, leicht in die Achselhöhle gesenkt und setzt sich an ihrem vorderen Rande deutlich ab. Bei Frauen mit schwachen Brüsten flachen sich diese derart ab, daß man nur an der etwas stärkeren Füllung der Achselhöhle ihre Anwesenheit erkennen kann. Diese Stellung macht demnach den Gesamteindruck des Frauenrumpfes jugendlicher und nähert ihn, bei weniger entwickelten Brüsten, den Formen des Kindes.

Fig. 220 zeigt ein sächsisches Mädchen, das O. Erfurth in Dresden aufgenommen hat.

Hier ist der Körper in Seitenlage mit Ueberwiegen der Beugungsmomente gebracht. Beide Beine sind an den Rumpf herangezogen, der rechte Arm ist gesenkt, und nur der linke in der Schulter gehoben. Dadurch ist auch die linke Brust gehoben und gespannt und erscheint flacher und höher angesetzt. Hier vereinigt sich aber die Spannungsrichtung mit der Richtung des Schwerpunkts, um der Brust ihre gute Form zu erhalten. An der rechten, kaum merklich dem Gesetz der Schwere folgenden, jugendlich gerundeten Brust läßt sich übrigens erkennen, daß der Körper elastisch und gut gebaut ist, ebenso auch an der nur geringen Vorwölbung der linken, nach unten liegenden Bauchhälfte.

Bei Vergleichung beider Figuren ergibt sich, daß die Hauptveränderungen des vorderen Körperreliefs, die durch die liegende Stellung, unabhängig von der Streckung und Beugung, bedingt werden, in einer Abflachung und Senkung der weicheren Teile nach der

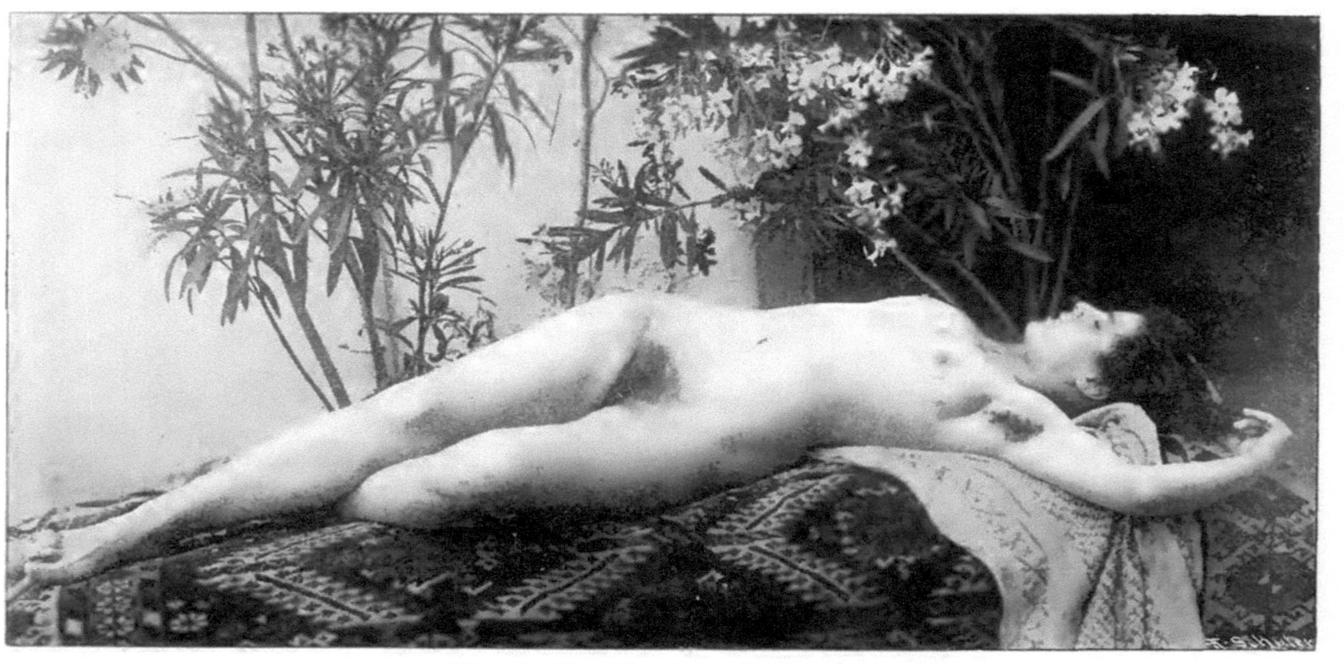

Fig. 219.   Gestreckte Lage.   Vorderansicht.
(Aufnahme von Plüschow, Rom.)

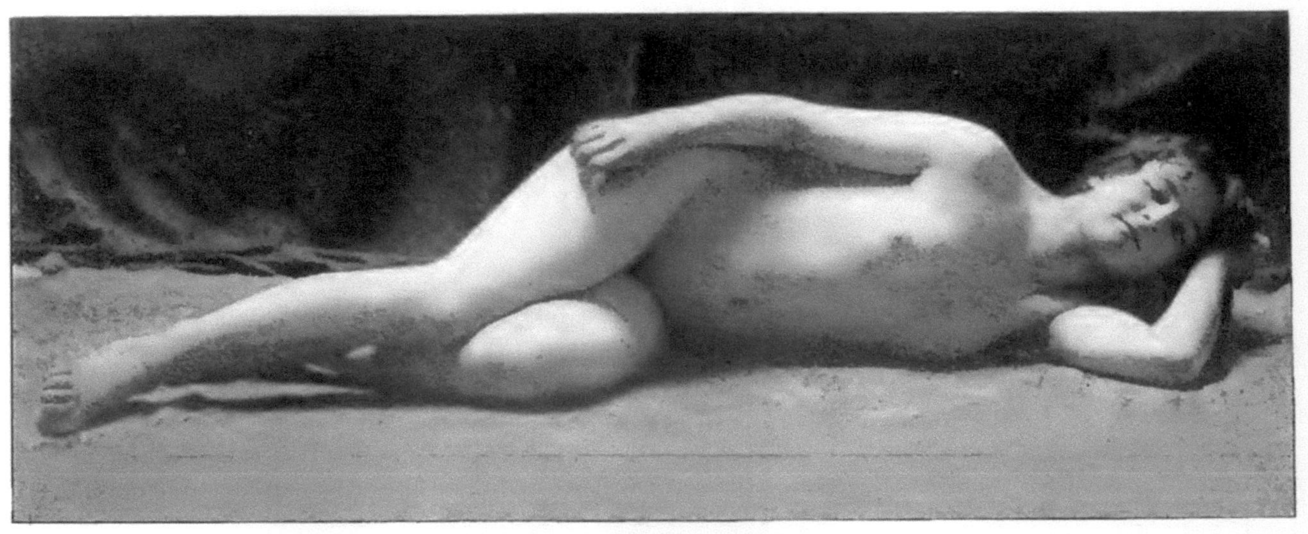

Fig. 220. Gebeugte Lage. Vorderansicht.
(Aufnahme von O. Erfurth.)

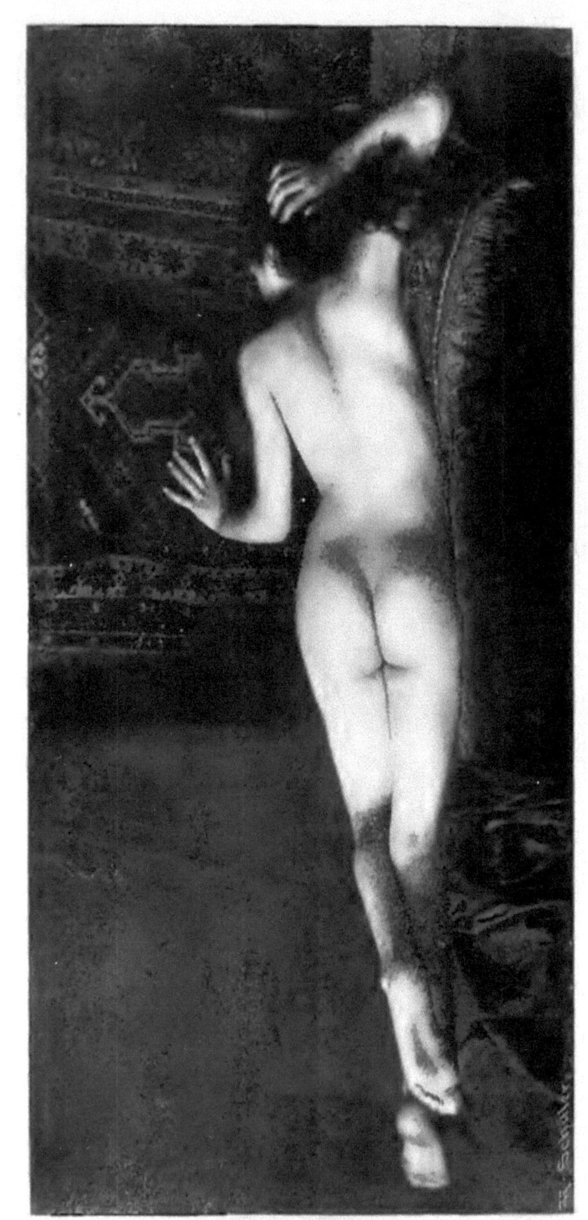

Fig. 221. Gestreckte Lage. Rückansicht.
(Phot. von Plüschow, Rom.)

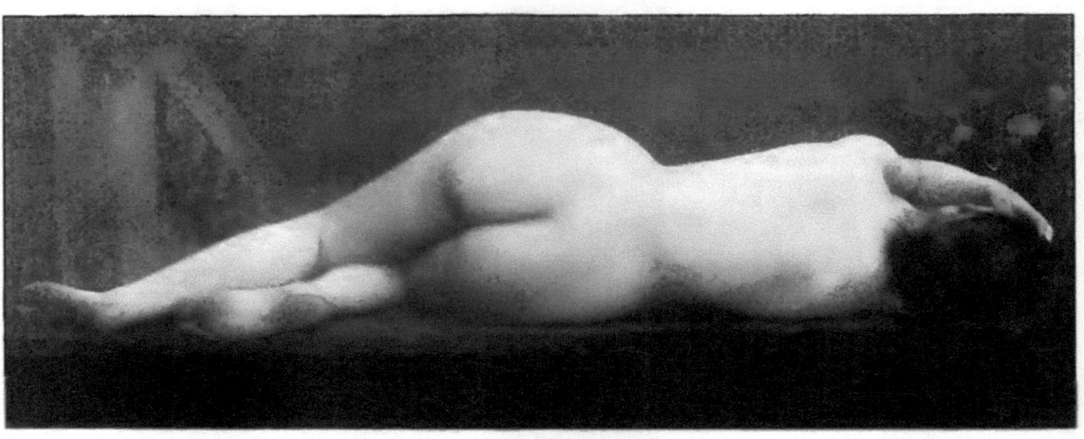

Fig. 222. Gebeugte Lage. Rückansicht.

abschüssigen Seite des Körpers hin bestehen. Demnach erscheinen
Unterleib und Brüste flacher. Außerdem treten die Brüste höher zu
der Achselhöhle, und ihre untere Kontur verstreicht gegen den Brustkorb hin.

Aus diesem Grunde läßt sich sogar ein ziemlich stark entwickelter

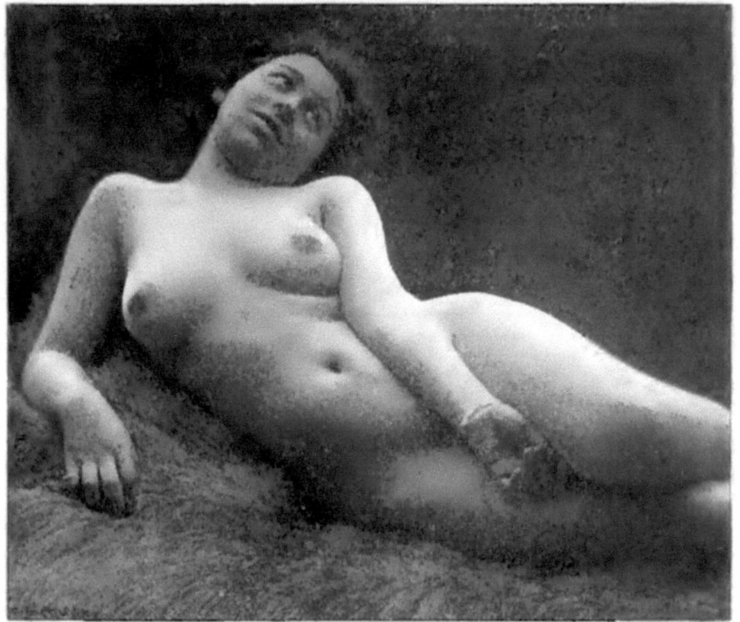

Fig. 223. Gebeugte Lage in Vorderansicht bei fehlerhaftem Körper.

Grad von Hängebrust und ebenso ein Hängebauch durch die Ein-
nahme einer liegenden Stellung verbergen.

Da die Gestaltung des Rückens durch das kräftig entwickelte
Skelett gestützt und in allen Stellungen wenig durch die Schwere
der Weichteile beeinflußt wird, so sind an ihm die Formveränderungen in liegender Stellung lange nicht so groß als an Brust und
Bauch.

Fig. 221 zeigt den Rücken einer dreizehnjährigen Italienerin mit
schlankem Körper, praller Haut und guter Muskulatur in gestreckter
Lage.

Der gute Bau dieses Körpers vereinigt sich mit den günstigen

Momenten der Streckung, um dessen Schönheit möglichst vorteilhaft hervorzuheben. Es ist ein in allen seinen Teilen weicher und sehr kräftiger Körperumriß; namentlich ist die Form der Hinterbacken trotz ihres geringen Umfangs sehr schön ausgeprägt und in keiner Weise abgeplattet.

Fig. 222 stellt den Rücken einer jungen Oesterreicherin mit etwas volleren Formen in gebeugter Lage dar. Auch hier ist die Gestaltung nur wenig beeinflußt, das Gesäß nur insoweit, als es normaler-

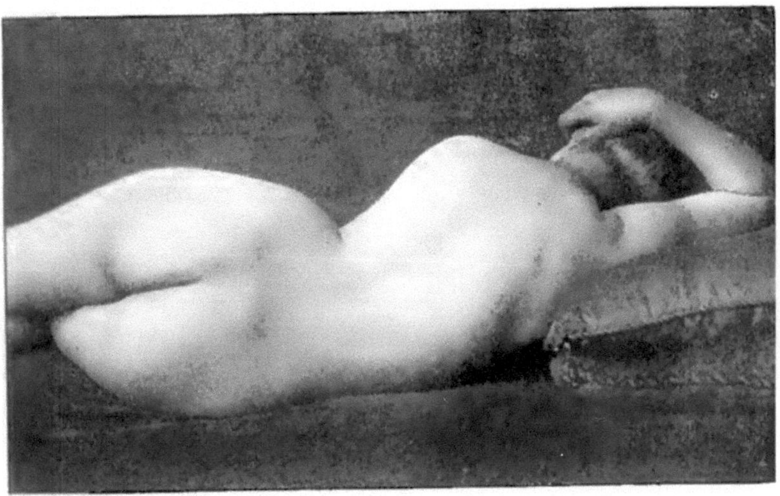

Fig. 224. Gebeugte Lage in Rückansicht bei fehlerhaftem Körper.

weise durch die Beugung der Oberschenkel verändert wird. Dadurch, daß die rechte Körperhälfte gerade auf der Unterlage ruht, kommt die weibliche Rundung des Beckens im Umriß der oberen linken Seite doppelt stark zur Geltung.

Alle bisher gegebenen Beispiele zeichneten sich durch eine elastische, pralle Haut und jugendliche Fülle der Formen aus, wodurch der Einfluß der Lage auf die Körpergestaltung nur wenig zur Geltung kommt.

Schlaffe Haut, stärkerer Fettansatz, vollere Formen, schwächere Muskulatur sind aber dazu angetan, den Einfluß der Schwere stärker sprechen zu lassen.

Fig. 223 zeigt eine junge Oesterreicherin mit volleren Formen und geringerer Elastizität der Haut in halb gebeugter Seitenlage mit leichter Drehung nach links.

Der Charakter der Beugung ist durch die Senkung der Arme noch erhöht.

Die Hauptmasse des Unterleibs ist, seiner Schwere folgend, nach rechts, die Brüste sind nach beiden Seiten und nach unten gesunken, die linke hat infolge der stärkeren Beugung und Verschiebung des Armes eine Falte an ihrem unteren Umfang gebildet. In diesem Falle würde selbst nicht, wie bei Fig. 218, das Heben des Armes genügen, um der Brust eine gute Form zu geben, weil infolge der Beugung der linken Körperhälfte die Falte unter der Brust doch bestehen bliebe. Bei einem derartigen Körper treten bei jeder auch noch so geringen Beugung die Fehler hervor.

In der Rückansicht zeigt Fig. 224 ein Mädchen von einer Körperbeschaffenheit, welche die Franzosen »potelée« nennen; alle Formen sind weicher, die Haut ist zwar elastisch, aber sehr verschiebbar, mit starkem Fettpolster versehen und neigt zur Grübchenbildung. Dies zeigt sich im Bilde an der schönen halbmondförmigen Grube auf der rechten Schulter unter dem gespannten Deltamuskel.

Trotz solcher Vorzüge ist dieser Körper weniger vollkommen als bei den beiden Mädchen von Fig. 221 und 222. Die nach unten liegende Hinterbacke ist stärker abgeplattet, die untere Grenze der linken verläuft stärker nach abwärts. Ueber der Hüfte hat sich eine in dieser Stellung fehlerhafte Taillenknickung ausgebildet.

Als Schlußfolgerungen für die Schönheit der Stellungen des Körpers in der Ruhe ergeben sich:

Ein schöner Frauenkörper ist in jeder Stellung schön, umso schöner, je schlanker er ist. Jedoch werden die Vorzüge in der Streckung in allen Stellungen erhöht. Am vorteilhaftesten ist die gestreckte Lage.

Geringe Fehler können durch geeignete Stellungen derart verdeckt werden, daß der Körper normal erscheint. Bei der Wahl dieser verbessernden Stellungen hat man darauf zu achten, daß die Elemente der Streckung diejenigen der Beugung überwiegen.

Fehler in den Achsen der Beine können in der Beugestellung, in der sitzenden und liegenden Stellung gemildert und verdeckt werden, Fehler in der Beinlänge verschwinden bei sitzender und liegender Stellung.

Selbst gröbere Fehler des Rumpfes und besonders
der Brüste können in der gestreckten Lage ausgeglichen
werden.

Daß namentlich in der Malerei, wo die perspektivische Verkürzung
besser als in der Plastik in ihre Rechte tritt, die liegende Stellung
bei der Darstellung der nackten Frau mit Vorliebe benutzt wird,
liegt wohl nicht zum geringsten Teil in dem Bestreben, durch die
gewählte Stellung alle kleinen Unvollkommenheiten des Modells
möglichst zu verdecken und dessen Vorzüge in ein besseres Licht zu
stellen.

2. Stellungen des bewegten Körpers.

Im zweiten Abschnitt dieses Buches wurde bereits gesagt, daß
die alten Griechen und die Japaner die so schwierig faßbaren Bewegungen lebender Wesen mit völliger Naturtreue wiederzugeben im
stande waren; bei uns dagegen hat sich im Lauf der Jahrhunderte
eine traditionelle Auffassung des Gehens und Laufens in der bildenden
Kunst ausgebildet, die mit der Natur völlig im Widerspruch steht.
Wenn schon die meisten Künstler trotz ihres geschulten künstlerischen
Blickes sich unbewußt der herrschenden Ueberlieferung fügten, so
war dies mit der großen Menge der übrigen Menschen in noch
viel höherem Maße der Fall. Ohne weiteres wurde die in der
bildenden Kunst herrschende Auffassung des Gehens und Laufens
ins tägliche Leben übertragen und als wahr angenommen. Erst in
der letzten Zeit war es den Ergebnissen der Momentphotographie
vorbehalten, den Beweis zu liefern, daß die herrschende Auffassung
völlig falsch und nicht naturgemäß ist.

Die photographische Platte zeigt viel schärfer alle Einzelheiten
als das flüchtige Auge des Menschen, sie gibt uns außerdem die
Möglichkeit, jede Phase eines rasch sich abspielenden Vorgangs im
Bilde festzuhalten, länger zu betrachten und zu studieren, und das

Endergebnis dieses Studiums ist, daß alle die bisher in der Kunst dargestellten Bilder gehender und laufender Menschen in Wirklichkeit gar nicht vorkommen, und daß wir, dadurch verleitet, Dinge gesehen zu haben glauben, die in Wirklichkeit nicht bestehen.

Der Einfluß, den die Erkenntnis dieses Irrtums auf uns und auf die zukünftigen Künstler haben kann, wird verschieden beurteilt.

Fritsch sagt, daß unser Auge nicht im stande ist, mehr als eine gewisse Anzahl Bilder, sagen wir neun in der Sekunde, zu erfassen; der photographische Apparat sieht schärfer und rascher. Der Künstler aber, der den Eindruck der Bewegung wiederzugeben bemüht ist, muß an Stelle einzelner aufeinander folgender Phasen einen selbstgeschaffenen, neuen Begriff setzen, der im stande ist, alle empfangenen Eindrücke zugleich wiederzugeben. Deshalb wird die Darstellung des bewegten Menschen auch in Zukunft eine traditionelle bleiben, höchstens wird die Tradition durch bessere Erkenntnis gereinigt.

Richer ist anderer Ansicht. Er beruft sich auf das Beispiel der alten Griechen, deren Auffassung der natürlichen völlig entsprach, er beruft sich auf das Streben einzelner späterer Künstler, die, allerdings oft vergebens, bemüht waren, in ihren Werken sich der Wahrheit zu nähern, und er ist überzeugt, daß es der Wissenschaft gelingen wird, die Künstler und mit ihnen das Publikum von ihrem Irrtum mehr und mehr zu überzeugen.

Ich neige mich der letzteren Ansicht zu. Die Macht der einmal erkannten Wahrheit übt ihren unbesiegbaren Einfluß, früher oder später; sehen wir ja doch gerade in diesen Jahren, daß die sogenannte »moderne Richtung« in der bildenden Kunst nichts anderes ist als der unbewußte stets mächtiger werdende Einfluß der scheinbar so naiven, in getreuer Naturbeobachtung aber so unendlich höherstehenden japanischen Kunstbegriffe auf die veralteten europäischen, von der Natur abweichenden Traditionen.

Hier handelt es sich aber zunächst nicht um die Darstellung der Bewegung in der Kunst, sondern um diese selbst oder vielmehr um den Einfluß, den die Bewegung auf die Formen des lebenden weiblichen Körpers ausübt.

Das heutzutage noch leider recht spärliche Material liefert in erster Linie die Momentphotographie.

Richer[1]) hat in weit ausgiebigerer Weise als Fritsch die Resultate wissenschaftlich verwertet. Seine hauptsächlich an nackten Männern gemachten Studien ergeben das Folgende.

Auf Fig. 225 sehen wir die Abdrücke der Fußsohlen bei einem Doppelschritt. Die Richtung des Ganges ist durch eine gerade Linie *a b* dargestellt; von den sie schneidenden Linien entspricht die kürzere jeweils der Verbindungslinie der Hüftgelenke, die längere der Verbindungslinie der Schultergelenke. Bei *a* ruht der Körper in symmetrischer Lage auf beiden Fußsohlen, die Achsen der Schulter- und Hüftgelenke laufen parallel.

Beim ersten Halbschritt wird das rechte Bein vorgeschoben, mit ihm zugleich die rechte Hüfte, die Hüftachse steht schief, die Schulterachse steht schief in der entgegengesetzten Richtung, weil zur Erhaltung des Gleichgewichts mit der rechten Hüfte unter Drehung des Rumpfes zugleich die linke Schulter vorgeschoben wird. Am Ende dieser Bewegung ruht der Körper auf beiden, schrittlings gestellten Füßen.

Nun wird der linke Fuß erhoben, vom Boden abgewickelt und nach vorn geschleudert. Bei erhobenem

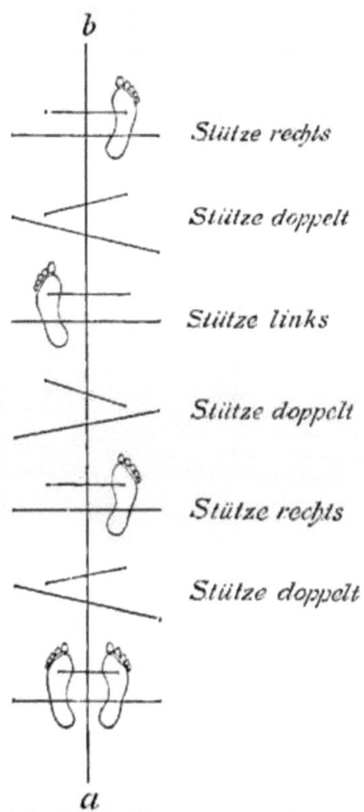

Fig. 225. Schema des menschlichen Ganges nach Richer.

linken Bein ruht der Körper auf dem rechten Fuß allein, während in diesem Augenblick Schulter- und Hüftachsen wieder parallel laufen. Sobald der linke Fuß auf den Boden aufgesetzt wird, entsteht wieder die erste Schrittstellung in umgekehrtem Verhältnis. Linke Hüfte vorn, rechte Schulter vorn, Ruhen des Körpers auf beiden Sohlen.

---

[1]) Physiologie artistique. Doin, 1895.

Das Gehen ist demnach nichts anderes, als ein fortgesetztes Fallen des Körpers aus einer Gleichgewichtslage in die andere, wobei abwechselnd einer oder zwei Stützpunkte benutzt werden; zugleich kreuzen sich jedesmal die Achsen der Becken- und der Schulter-gelenke.

Nun ergibt die Momentphotographie, daß die Phasen des Fallens viel rascher verlaufen, daß dagegen die Ruhepausen auf den wechseln-den Stützpunkten jeweils viel länger dauern und darum auch leichter beobachtet werden können. Richer unterscheidet danach die phases d'appui, unilatéral droit, bilatéral und unilatéral gauche.

Wir haben also die länger dauernden Phasen: Stütze doppelt — Stütze links — Stütze doppelt — Stütze rechts u. s. w. und da-zwischen die kürzer dauernden Phasen des Uebersinkens des Körpers aus einer unterstützten Stellung in die andere.

Bei einiger Uebung kann man sein Auge leicht gewöhnen, sämt-liche Stützphasen bei nicht zu raschem Gange leicht zu erkennen, während die Uebergangsphasen sich mehr der Beobachtung entziehen. Der photographische Apparat dagegen kann alle die verschiedenen Phasen gleich scharf festhalten.

Da nun der Künstler in seiner Darstellung mit dem mensch-lichen Auge allein zu rechnen hat, so ergibt sich daraus, daß für ihn allein die Stützphasen bei der Darstellung des Gehens von Wichtigkeit sein dürfen.

Die Analyse der photographischen Momentbilder hat Richer in seinem Werke vortrefflich dargestellt, jedoch leider nur für den Mann.

Muybridge [1]), dem Fritsch einige Tafeln entnommen hat, bildet eine lange Reihe von Momentaufnahmen einer nackten, gehenden Frau ab. Es ist dies, soweit mir bekannt, die einzige derartige Darstellung.

An der Muybridgeschen Serie sind zwei Fehler, die den Wert seiner Beobachtung für unsere Zwecke illusorisch machen. Zunächst hat sein Modell die Gangart eines Mannes; es macht lange, weit-ausgreifende Schritte, wie die Männer Richers, während die Frau in

---

[1]) Animal Locomotive. An electrico-photographic Investigation. University of Pennsylvania. Philadelphia 1887.

Wirklichkeit viel kürzere Schritte macht. Außerdem aber ist bei seinen Bildern der Einfluß des Absatzes nicht beachtet.

Um ein richtiges Bild zu bekommen, wie eine Frau wirklich

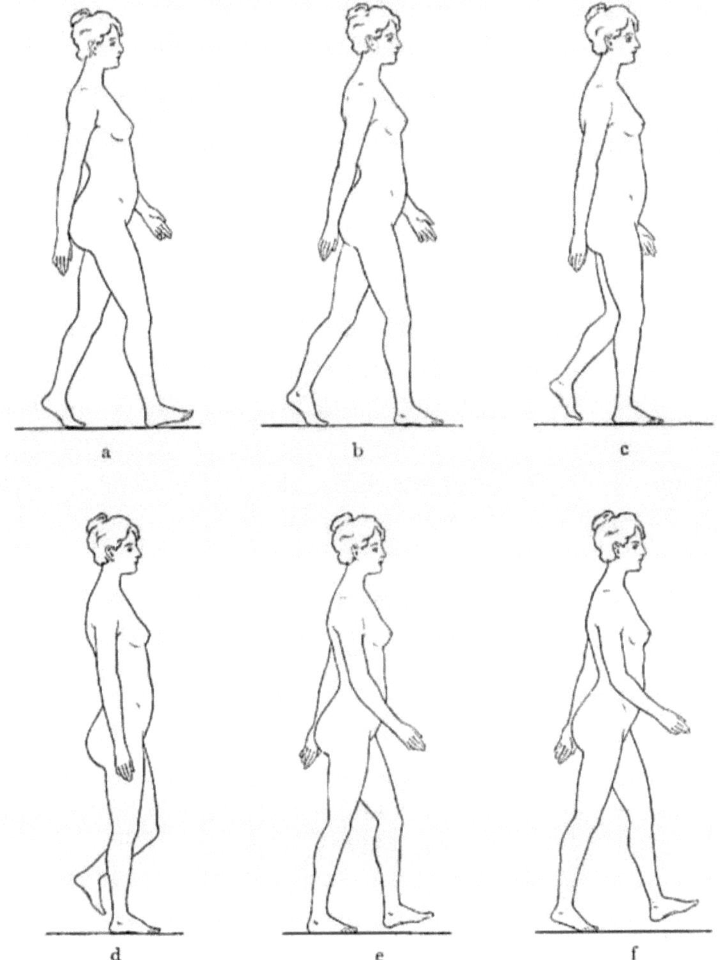

Fig. 226. Schema des weiblichen Ganges (nach Richer).

geht, müßte man sie entweder nackt, aber mit Schuhen gehen lassen, oder bei völliger Nacktheit ein geeignetes Modell sich im Gang auf bloßen Füßen vorher üben lassen; ohne Uebung erscheint dieser entweder ängstlich und zögernd oder plump. Das letztere ist bei Muybridge der Fall.

In Java gehen nicht nur die eingeborenen Frauen, sondern auch die dort lebenden Europäerinnen im Hause auf bloßen Füßen oder in kleinen, goldgestickten Pantoffeln ohne Absätze. Wie man nun in Indien sehen kann, daß neuangekommene Niederländerinnen sich im Anfang etwas unbeholfen ohne Absätze bewegen, so erkennt man umgekehrt in Holland alle Damen, die länger in Indien gelebt haben, namentlich aber die mehr oder weniger mit indischem Blut gemischten sofort an ihrem eigentümlich wiegenden und schleppenden Gang, der dem barfußgehenden Weibe eigen ist.

Vom Gange des Mannes unterscheidet sich der Gang der Frau hauptsächlich dadurch, daß ihre Schritte kürzer, das Vorschieben der Hüfte ausgeprägter, die Stützphasen im Verhältnis zu den Ueber-gangsphasen länger sind, und daß die kompensatorischen Bewegungen des Oberkörpers weniger kräftig durch Bewegung der Arme, mehr jedoch durch Drehung in den Lenden unterstützt werden. Der Gang des Mannes hat mehr einen stoßenden, aktiven, der der Frau einen wiegenden, passiven Charakter; während der Mann das fliehende Gleichgewicht zu erreichen sucht, strebt die Frau danach, das be-stehende zu erhalten.

Dem Richerschen Schema für den männlichen Gang entsprechend sind die verschiedenen Phasen für die Frau in Fig. 226 nachgebildet.

Im Stadium a geht der Körper aus der Stütze links in die Stütze rechts über und befindet sich auch im Stadium b noch in doppelter Stütze, wobei jedoch das Hauptgewicht schon auf der voll dem Boden anliegenden rechten Sohle ruht. Im Stadium c bis e steht der Körper in Stütze rechts, während das linke Bein gehoben und nach vorn geschoben wird. Im Stadium f erhebt sich der rechte Fuß und der linke nähert sich mit erhobener Spitze dem Boden, den er zuerst mit der Ferse berührt. Darauf folgt wieder die doppelte Stütze, welche dem Stadium a mit vorgestelltem linken Fuß entspricht.

Die Veränderungen, die die Form des weiblichen Körpers beim Gehen erleidet, sind nichts anderes als die oben bereits ausführlich besprochenen verschiedenen Momente der Beugung und Streckung. Der Körper kommt aus einer Hüftstellung in die andere, und die

Spreizstellung bei doppelter Stütze ist nur ein kurzer Uebergang aus der ersten Hüftstellung einer Seite in die zweite Hüftstellung der anderen Seite, ein Wiegen in den Hüften. Mit der Streckung und Beugung verbindet sich aber auch eine Drehung des Körpers, da die Schiefstellung der Hüften durch eine entgegengesetzte in den Schultern ausgeglichen wird. Mit der rechten Hüfte wird die linke Schulter und der linke Arm, mit der linken Hüfte der rechte Arm nach vorn geschoben.

Eine vortreffliche Darstellung des weiblichen Ganges zeigt Fig. 227 an dem Körper eines etwa 12jährigen Mädchens, der den Liebreiz des Kindes mit der Anmut der erwachenden Jungfrau vereinigt. Die gewählte Stellung entspricht dem Stadium b des Schemas bei vorgesetztem linken Bein. Der rechte Arm ist dementsprechend nach vorn gebracht; der linke Arm holt gewissermaßen leicht nach hinten aus, um das bevorstehende Vorschieben des rechten Beines durch seine Bewegung nach vorn zu unterstützen.

Wann ist nun der Körper einer gehenden Frau schön und wann nicht?

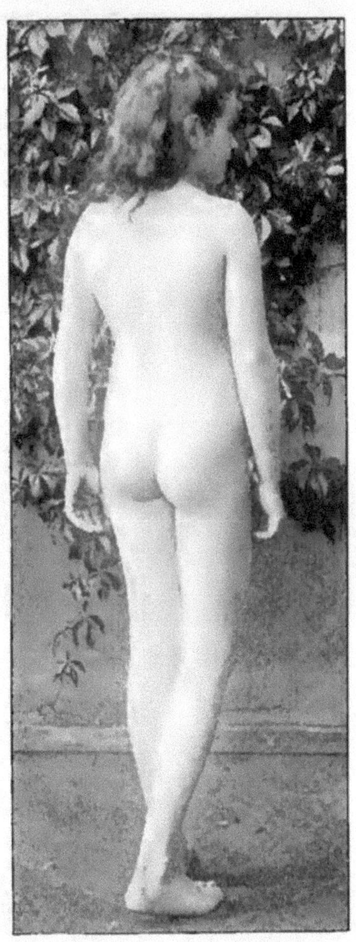

Fig. 227. Gehendes Mädchen von 12 Jahren.

Nach dem oben Gesagten können wir die Schönheit des weiblichen Ganges dahin definieren: Der Gang des Weibes ist schön, wenn er den ausgesprochen weiblichen, wiegenden Charakter trägt, mit möglichstem Ueberwiegen der Momente der Streckung über die der Beugung.

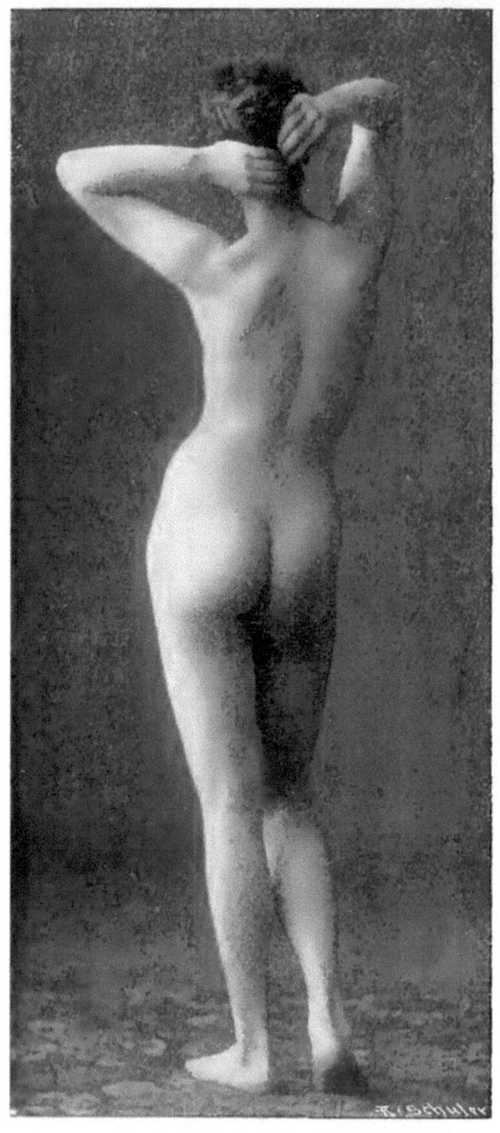

Fig. 228. 18jährige Wienerin, gehend, von hinten.

Ein Beispiel für die schöne Ausprägung des Körpers im Gange bietet das Bild des jungen Mädchens in Fig. 227.

Als Beispiel von fehlerhafter Stellung mögen zwei Aufnahmen eines Modells beim Gehen in der Ansicht von hinten dienen (Fig. 228 und 229).

In der ersten Stellung (228) ist durch richtige Verteilung von Beugung und Streckung das Ebenmaß der Formen gewahrt, in der zweiten Stellung (229) ist durch Senken des linken Armes, zu starke Ueberdrehung des Brustkorbs nach der Seite des Standbeins eine unschöne Falte über der linken Hüfte entstanden, trotzdem in der Beinstellung der weibliche Charakter des Ganges völlig gewahrt wurde.

Für die wechselnde Verschiebung der Gesäßfalten beim Gehen in der Ansicht von hinten gilt das gleiche, was bereits für die Hüftstellung gesagt wurde.

Die verschiedenen Spielarten des Ganges, auf schiefer Ebene, aufwärts, abwärts, das Treppensteigen u. a. stellen die gleichen Anforderungen an die Gestaltung des Körpers.

Ein gut gebauter Körper wird in jeder Phase der Bewegung schön aussehen, bei einem fehlerhaften wird sich durch die Bevorzugung der Streckungsmomente der Eindruck vorteilhafter gestalten lassen.

Am bekleideten Körper übertragen sich die Bewegungen auf den Faltenwurf der Gewandung. Je loser diese ist, desto mehr folgt sie der Bewegung und verrät darum umso leichter etwaige Fehler der Gliedmaßen.

Aus diesem Grunde stellt ein loses Kleid, das in der Ruhe den Körper verbirgt, bei der Bewegung viel höhere Ansprüche an die Schönheit und Anmut seiner Trägerin, als ein modisches Kleid, welches besonders die Bewegungen der Beine dem prüfenden Blick entzieht.

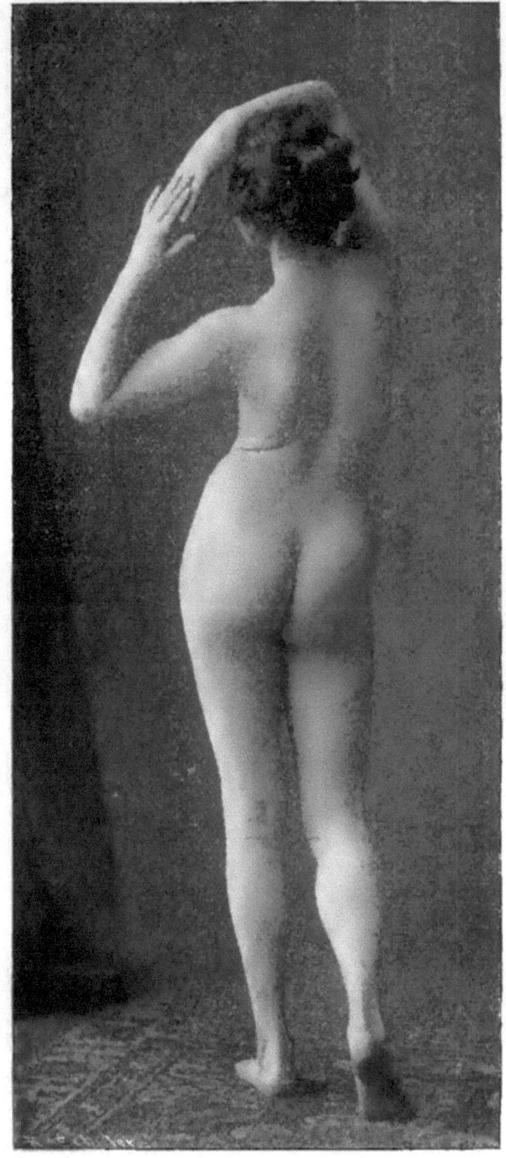

Fig. 229.   Dieselbe mit fehlerhafter Haltung.

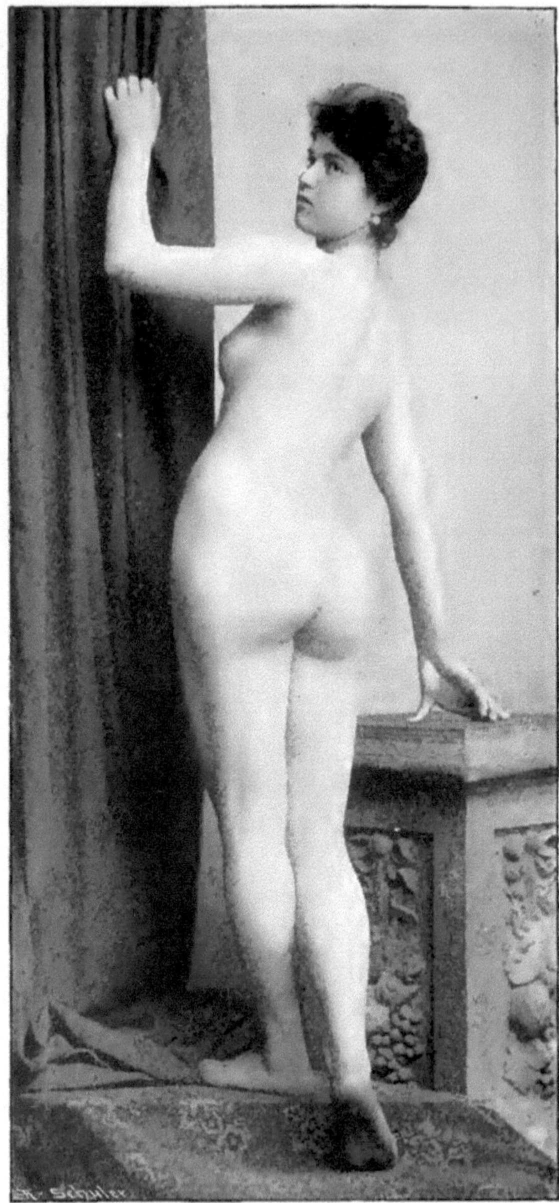

Fig. 230. Treppensteigendes Mädchen. Rückansicht.

Bis zu einem gewissen Grade läßt sich aber auch aus dem Gang der bekleideten Frau auf die Vorzüge ihrer Körperbildung schließen.

Abgesehen von diesen objektiv erkennbaren Vorzügen und Fehlern gibt es gewisse durch die Sitte vorgeschriebene Körperstellungen, die das objektive Urteil beeinflussen.

Bei uns gilt es als schön, daß die Spitzen der Füße beim Gehen nach auswärts gesetzt werden, bei den Japanern ist wieder das Einwärtsdrehen der Füße vorgeschrieben.

Die natürliche Haltung dagegen, wie sie bei barfußgehenden Völkern beobachtet werden kann, ist weder einwärts noch auswärts, sondern ein gerades Vorschieben der Füße.

Diese Stellung hat jedoch den Nachteil, daß sie nur bei völlig geraden Beinen einen guten Eindruck macht, weil sie am leichtesten etwaige Fehler in den Beinachsen verrät.

Es gilt von ihr das gleiche, was von der symmetrischen Haltung gesagt wurde, daß nur ein tadelloser Körper in dieser Gangart schön ist, zugleich aber dadurch den Beweis seiner Vorzüge liefert.

Auch für die verschiedenen Nüancen des Gehens kann ein Beispiel (Fig. 230) genügen, das ein die Treppe emporsteigendes Mädchen von tadellosem Körperbau vorstellt.

Die linke, durch die Hüftstellung vorgewölbte Beckenpartie, das durch Hintenüberneigen des Oberkörpers noch hohler erscheinende Kreuz, das in der Streckung nach hinten geschobene rechte Bein betonen den weiblichen Geschlechtscharakter und die Abrundung der Formen, während zugleich durch alle diese Momente der Streckung die Vorzüge des Körpers erhöht werden.

Für das Laufen der Frau gelten im allgemeinen die gleichen Gesetze wie für das Gehen. Ihrer Natur nach ist diese Bewegung viel lebhafter, doch kann auch hier der weibliche Charakter in Gegensatz zum männlichen deutlich zum Ausdruck kommen. Während beim Mann das aktive Vorwärtsstreben in der starken Beugung von Kopf, Brust und Schultern nach vorn zum Ausdruck kommt, ist der der Frau eigentümliche Charakter gekennzeichnet durch Zurückhalten des Oberkörpers bei kräftigerer Vorschiebung in den Hüften. Das Senken des Kopfes erhöht beim Mann den Ausdruck der Kraft, das Zurückneigen des Hauptes erhöht bei der Frau den Reiz der Bewegung.

Die Definition des Laufes nach den Ergebnissen der Momentphotographie hat Richer in gleicher Weise, wie das Gehen, mit points d'appui festgelegt. Er unterscheidet, wie beim Gang, einen »appui unilatéral gauche« und »droit«, der »appui bilatéral« aber, die doppelte Stütze, wird beim Laufen zur »phase de suspension«, zur

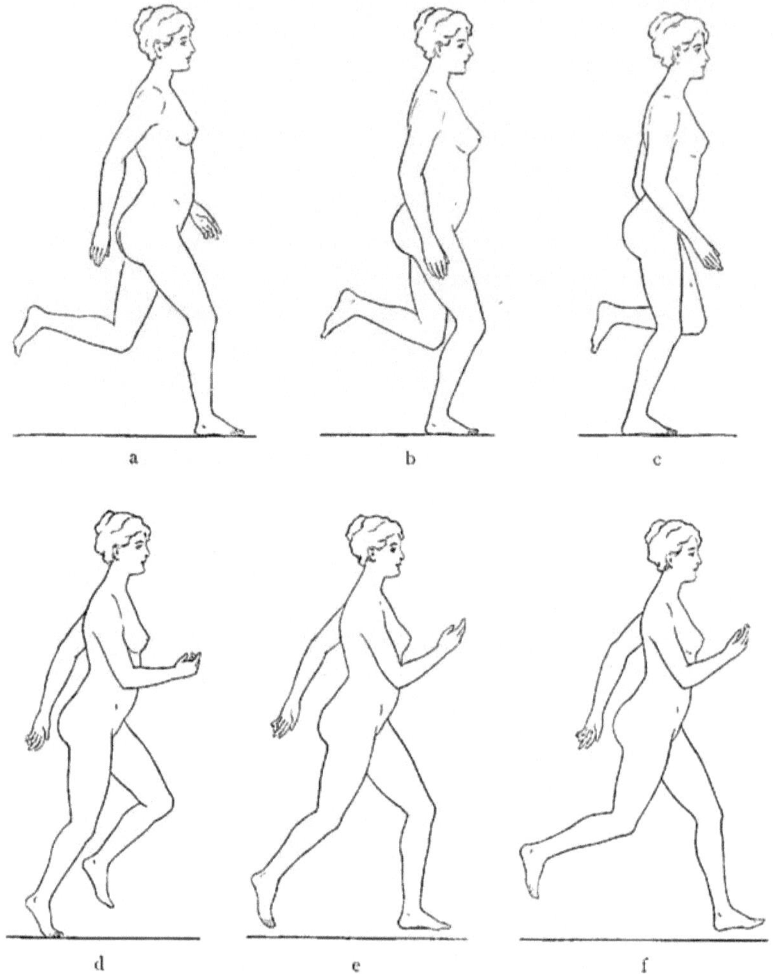

Fig. 231. Schema des weiblichen Laufes (nach Richer).

Schwebe. In der beigefügten schematischen Zeichnung (Fig. 231) ist Fig. a die Stütze rechts, in die der Körper aus der Schwebe fällt und aus der er sich in c und d wieder emporschnellt. e und f sind das Stadium der Schwebe, aus dem er dann in die Stütze links überfällt.

Beim Hüpfen und Springen werden die Phasen der Stütze verstärkt und die Schwebe verlängert.

Die verschiedenen Arten des Tanzes sind aus den Bewegungsstellungen des Gehens, Laufens, Hüpfens und Springens in verschiedenartigster Weise zusammengesetzt, und lassen sich ebenso wie diese auf die mannigfaltigen Elemente der Streckung und Beugung zurückführen.

Aus den angeführten Beispielen ergibt sich, daß man auch den bewegten Körper in völlig objektiver Weise beurteilen, daß man auch an ihn einen Maßstab anlegen kann, der, wie bei der Schönheit in der Ruhe, die Grenzen feststellt, innerhalb deren die zahllosen Beispiele der Schönheit in der Bewegung, der weiblichen Anmut, zu finden sind.

XVII

Ueberblick der gegebenen Zeichen normaler Körperbildung und deren Verwertung.

Ich hoffe, daß es mir gelungen ist, den Leser, der bis hierher meinen Erörterungen gefolgt ist, davon zu überzeugen, daß der Begriff der weiblichen Schönheit nicht ausschließlich Geschmackssache ist, und daß es einzelne unumstößliche Tatsachen gibt, die diesen Begriff ganz unabhängig von der individuellen Auffassung bestimmen. Der Weg ist neu, vieles ist noch dunkel, jedoch bin ich überzeugt, daß sich noch mehr Gesetze werden feststellen lassen, um den allgemeinen Begriff der Schönheit noch schärfer zu umschreiben. Absichtlich habe ich es auch so viel wie möglich vermieden, anatomische Einzelheiten zu bringen, um durch eine zu große Fülle davon den Gesamteindruck nicht zu verwischen.

Aus den angeführten Tatsachen ergibt sich eine Reihe von Maßen, deren Größe und gegenseitiges Verhältnis durch die Natur unabänderlich vorgeschrieben ist. Ein Körper, der die geforderten Maße besitzt, ist normal; jedes Abweichen davon ist ein Fehler.

Schwankungen innerhalb der normalen Grenzen bestimmen die Individualität.

Die wichtigsten M a ß e zur Beurteilung normalen Körperbaus sind:

1. Körperhöhe,
2. halbe Körperlänge von oben zur Bestimmung der Körpermitte,
3. Kopfhöhe,
4. Nasenschambeinlänge (Modulus von Fritsch),
5. Brustumfang,
6. Schläfenbreite,
7. Schulterbreite,
8. Taillenbreite,

9. Hüftbreite,
10. Abstand der Brustwarzen,
11. Beckenmaße,
    a) vordere Dornbreite,
    b) Kammbreite,
    c) Schenkelknorrenbreite (Hüftbreite),
    d) hintere Dornbreite,
12. Fußlänge.

Zur Verwertung dieser Maße dienen zunächst folgende Gleichungen:

1. Körperhöhe $= 7\,^1/_2 - 8$ Kopfhöhen $= 10$ Gesichtshöhen $= 9$ Handlängen $= 6-7$ Fußlängen $= 10\,^1/_3$ Untermoduli,
2. Schläfenbreite $=$ Gesichtshöhe,
3. Armlänge $= 3$ Kopfhöhen,
4. Beinlänge $= 4$ Kopfhöhen $=$ obere Länge bis zum Schritt,
5. Schulterbreite $= 2$ Kopfhöhen,
6. $\dfrac{\text{Brustumfang} \times \text{Körperlänge}}{240} = $ Körpergewicht . kg.

Das Verhältnis der einzelnen Maße untereinander wird bestimmt durch den jeweiligen Unterschied. Derselbe muß betragen:

1. zwischen Schultern und Hüften   mindestens   4   cm,
2.   »   Schultern und Taille   »   16   »
3.   »   Hüften und Taille   »   12   »
4.   »   Schenkelknorren und Kämmen   »   2,5   »
5.   »   Kämmen und vorderen Dornen   »   3   »

wobei die erstgenannten Abstände jeweils die größeren sind.

Als niedrigster Wert für ein bestimmtes Maß fand sich:

1. Abstand der vorderen Dornen 26 cm,
2.   »   » hinteren   »   10   »
3.   »   » Brustwarzen   20   »

Weitere Verhältnisse sind:

1. Stirnlänge $=$ Nasenlänge $=$ Mund- und Kinnlänge $=$ Ohrlänge,
2. Augenspalte zur Mundspalte zur Gesichtsbreite $= 2 : 3 : 5$.

Mit der Nasenschambeinlänge als Modulus lassen sich nach der Methode von Fritsch die Maße für sämtliche Körperteile konstruieren. Da diese mit den übrigen Normalmaßen übereinstimmen, so besteht damit eine doppelte Kontrolle zur Beurteilung des untersuchten Körpers.

Von Winkeln sind zu messen:

1. Winkel des unteren Rippenrandes in der Herzgrube.
2. unterer Winkel des Kreuzdreiecks;

der erste muß beinahe, der zweite genau 90° betragen.

Des weiteren ergeben sich aus den bisherigen Betrachtungen eine Reihe von körperlichen Eigenschaften, deren Vorhandensein als Vorzug, deren Abwesenheit als Fehler aufgefaßt werden muß.

Bei Berücksichtigung der Entwicklung und Vererbung, Ernährung und Lebensweise, sowie krankhafter Einflüsse finden sich gewisse Fehler und Vorzüge, welche in Tabelle I zusammengestellt sind. Es sind dies allgemeine Merkmale menschlicher Gestaltung, welche ohne Unterschied des Geschlechts die normale Form und Schönheit des Körpers bedingen.

Tabelle I.

Allgemeine Merkmale.

Vorzüge	Fehler
Symmetrie beider Körperhälften,	Asymmetrie beider Körperhälften.
Tiefer Stand der Körpermitte,	hoher Stand der Körpermitte.
Normales Körpergewicht,	zu großes oder zu kleines Körpergewicht.
Glatte, elastische Haut,	schlaffe, faltige Haut.
Gleichmäßige Muskelentwicklung,	ungleichmäßige Muskelentwicklung.
Feine Gelenke,	plumpe Gelenke.
Gerade Augenspalten,	schiefe Augenspalten.
Gut gewölbte Oberlippe,	stark vorspringende Oberlippe, dicke Oberlippe, zu kurze Oberlippe (Hasenscharte).
Gerade, gleichgestellte Zähne,	schräge, unregelmäßig gestellte Zähne.
Gleichmäßige Rundung des Gesichts,	vorstehende Backenknochen, vorspringende Kauwerkzeuge.
Schmale, gerade Nase,	breite Nase, Stumpfnase, Mopsnase.
Rundes Kinn und Grübchen,	Doppelkinn, Hakenkinn.
Runde Schultern,	eckige, stark abfallende Schultern.
Gerade Wirbelsäule,	Verkrümmung der Wirbelsäule.
Gleichmäßig gewölbter Brustkorb,	flacher Brustkorb, schiefer Brustkorb, Hühnerbrust, Schusterbrust, Trichterbrust.
Flacher, runder Leib,	Spitzbauch, Hängebauch, Froschbauch.
Gewölbter Rücken,	flacher Rücken, runder u. hohler Rücken.

Vorzüge	Fehler
Gerade obere Gliedmaßen,	schief angesetzter Unterarm, Vortreten des Ellenköpfchens,
Runder Ellenbogen,	spitzer Ellenbogen.
Schmale, lange, kleine Hand,	kurze, breite, große Hand.
Längerer zweiter Finger,	längerer vierter Finger.
Gebogene lange Nägel,	breite, flache Nägel.
Gerade, lange Beine,	kurze Beine, krumme Beine, O-Beine, X-Beine, Säbelbeine.
Schmaler, langer Fuß,	plumper, breiter Fuß.
Gerade große Zehe,	nach innen gekrümmte große Zehe.
Längere zweite Zehe,	längere erste Zehe.

Nach der guten oder schlechten Ausbildung der weiblichen Geschlechtscharaktere ergeben sich die in Tabelle II zusammengestellten Vorzüge und Fehler.

Tabelle II.

Sekundäre weibliche Geschlechtsmerkmale.

gut ausgeprägt: Vorzüge	schlecht ausgeprägt: Fehler
Zierlicher Knochenbau,	plumper Knochenbau.
Runde Formen,	eckige Formen.
Hochgestellte, runde, pralle Brüste,	tief angesetzte, sinkende, schlaffe Brüste, Hängebrüste, fehlende Brüste.
Breites Becken,	schmales Becken.
Reiches, langes Haar,	dünnes, kurzes Haar.
Gerade, niedrige Schamhaargrenze,	hohe, spitz zulaufende Schamhaargrenze.
Spärliche Achselhaare,	reichliche, lange Achselhaare.
Keine Körperbehaarung,	Schnurrbart und starke Körperbehaarung.
Zarte Haut,	dicke Haut.
Runder Schädel,	eckiger Schädel.
Kleines Gesicht,	großes Gesicht.
Große Augenhöhlen,	kleine Augenhöhlen.
Hohe schmale Augenbrauen,	niedrige, buschige Augenbrauen.
Niedriger, schmaler Unterkiefer,	hoher, breiter Unterkiefer.
Weicher Uebergang von Wange zum Hals,	scharf abgesetzter Hals mit vorspringendem Unterkiefer.
Runder Hals, Collier de Vénus,	eckiger Hals mit vorstehendem Kehlkopf.
Feines Handgelenk,	plumpes Handgelenk.
Schmale Hand mit längerem Zeigefinger,	breite Hand mit längerem Ringfinger.
Runde Schultern,	eckige Schultern.

Vorzüge	Fehler
Gerade, schmale Schlüsselbeine,	gebogene, dicke Schlüsselbeine.
Schmaler, langer Brustkorb,	kurzer und breiter Brustkorb.
Schlanke Taille,	Fehlen der Taille.
Hohles Kreuz,	gerades Kreuz.
Vorstehende, gewölbte Hinterbacken,	flache, kleine Hinterbacken.
Kreuzgrübchen,	keine Kreuzgrübchen.
Runder, dicker Oberschenkel,	flacher, magerer Oberschenkel.
Niedriger, stumpfer Schambogen,	hoher, spitzer Schambogen.
Weiche Knieumrisse,	scharfe Knieumrisse.
Runde Wade,	eckige Wade.
Feines Fußgelenk,	plumpes Fußgelenk.
Trockener, schmaler Fuß mit schmalen Zehen,	plumper, dicker Fuß mit breiten Zehen.
Größere Länge der zweiten und größere Kürze der fünften Zehe,	größere Länge der ersten und stärkere Entwicklung der fünften Zehe.
Breite vordere Schneidezähne,	schmale Vorderzähne.

Bei Vergleichung der zweiten und der ersten Tabelle wird man finden, daß verschiedene Fehler sowie Vorzüge auf beiden genannt sind. Die gleichen Fehler können von verschiedenen Ursachen herrühren, wie die gleichen Symptome von verschiedenen Krankheiten.

Die Zahl der genannten Merkmale ließe sich leicht auf beiden Tabellen beträchtlich vermehren und vervollständigen, jedoch genügen sie, um die Möglichkeit eines weitgehenden objektiven Urteils darzutun.

Unter den bisher gegebenen bildlichen Darstellungen sind zehn, welche den meisten der hier aufgestellten Anforderungen entsprechen. Die Oesterreicherin von Tafel III, die Amerikanerin von Tafel V und die in den Figuren 50 und 51 dargestellte Französin sind in erster Linie zu nennen. Ferner zeigen Fig. 43 (dieselbe in Fig. 162), Fig. 74, Fig. 82, Fig. 83, Fig. 143 (dieselbe auch in Fig. 154), Fig. 174 und Fig. 175 sehr schöne Körperbildung. Als elfte kommt das auf Tafel I und in Fig. 166 (3 Jahre später) dargestellte 17jährige Mädchen aus Wien hinzu.

Trotz großer körperlicher Vorzüge entsprechen die in den Figuren 69 und 150 abgebildeten javanischen Mädchen unserem Schönheitsideal nicht, weil dafür die Köpfe im Verhältnis zu groß und die Gesichtszüge zu plump sind.

Wissenschaftliche Untersuchungen haben nur dann für weitere

Kreise Interesse, wenn sie einem praktischen Zwecke dienstbar gemacht worden sind.

Da der weibliche Körper als solcher seit Abschaffung des Sklavenhandels keinen Marktwert mehr hat, so besteht das Bedürfnis, ihn nach einem festen Maßstabe beurteilen zu können, sich eine gewisse Kennerschaft, gleich der der Pferde- und Weinkenner, anzueignen, im allgemeinen nicht mehr.

Trotzdem hat auch jetzt noch die körperliche Schönheit für die Besitzerin einen hohen Wert, umsomehr, da sie zugleich ein Zeichen körperlicher Gesundheit ist.

Die Entwicklung und Ausbildung weiblicher Schönheit kann willkürlich befördert oder geschädigt werden und zwar am meisten in den Jahren des Reifens. Ein fester Maßstab ist demnach wichtig für alle, die heranwachsende Mädchen zu überwachen haben.

Den Eltern und namentlich den Müttern ist die heilige Pflicht auferlegt, in zarter Sorge den knospenden Leib des zukünftigen Weibes vor allen Schädlichkeiten zu wahren und durch liebende Fürsorge zu schöner Blüte sich entfalten zu lassen. Mit Dankbarkeit gedenke ich so mancher unter ihnen, die mir genug vertraute, um mir einen Anteil an diesem ihrem erhabenen Werke zu gönnen.

In zweiter Linie hat die Kenntnis des normalen weiblichen Körpers einen praktischen Wert für den Künstler bei der Wahl seiner Modelle, für den Kritiker bei der Beurteilung des Kunstwerks.

Daß für den ersten der künstlerische Blick und die Kenntnis der Anatomie allein nicht genügen, habe ich bereits an einigen Beispielen bewiesen, die sich durch zahlreiche andere vermehren lassen.

Für den Kritiker ist, wenn er seinen Beruf ernst auffaßt, ein fester Maßstab von noch viel größerer Wichtigkeit, da er sowohl das Modell, als das, was der Künstler daraus machte, zu beurteilen hat.

Diese besonderen Verhältnisse finden im nächsten Abschnitt eine ausführlichere Besprechung. Hier handelt es sich zunächst um die Beurteilung lebender weiblicher Schönheit an und für sich.

Man hat behauptet, daß sich alle körperlichen Vorzüge niemals an einem lebenden Weibe zusammen finden lassen. Durch meinen

Beruf kam ich öfters in die Lage, mich von der Unrichtigkeit dieser Auffassung zu überzeugen und sie objektiv widerlegen zu können.

Von 25 Frauen besitze ich genaue Angaben, die es ermöglichen, deren Schönheit, wenn man so will, schriftlich zu beglaubigen. 40 weitere, von denen ich Aufzeichnungen gemacht habe, besitzen neben vielen Vorzügen nur wenige und unbedeutende Fehler.

Von diesen 65 gehörten 51 alten Familien der besseren Stände an und waren alle unter sehr günstigen äußeren Umständen aufgewachsen. Die übrigen 14 stammen aus dem Volke, waren jedoch durch ihren Beruf in der Lage, ihre Muskeln gut auszubilden und sich kräftig zu nähren.

Um allen Anforderungen an eine objektive Beurteilung weiblicher Schönheit gerecht werden zu können, bedarf man zunächst einer genauen ärztlichen Untersuchung, der sorgfältigen Betrachtung und Messung des nackten lebenden Körpers. Ferner einer photographischen Aufnahme in aufrechter Stellung von vorn, von hinten und im Profil, und womöglich eine Aufnahme des bekleideten und nackten Körpers in der Vorderansicht, um außer dem Einfluß der Kleidung auch den Geschmack der Trägerin beurteilen zu können.

An der nackten Enfaceaufnahme, für welche eine symmetrische Stellung den Vorzug verdient, lassen sich die Proportionen nach Fritsch am besten berechnen, deren Richtigkeit durch die bei der Messung gefundenen Zahlen geprüft werden kann.

Die Photographie ist die wissenschaftliche Beglaubigung des durch Anschauung und Messung erworbenen Urteils und ermöglicht so auch einem Dritten, sich von der Richtigkeit des gefundenen Ergebnisses zu überzeugen.

Auch die beste Zeichnung steht an wissenschaftlichem Wert hinter der Photographie zurück, weil bei ihr jeweils die künstlerische Individualität zwischen Objekt und Beschauer sich einschiebt.

Die Betrachtung, ärztliche Untersuchung und Messung behält zwar auch ohne Photographie ihren Wert; aber dieser hängt dann in hohem Maße von der Persönlichkeit des Untersuchers ab und setzt ohne Hinzufügung der Photographie mehr guten Glauben als selbständiges Urteil bei einem Dritten voraus.

Schwieriger wird die Sache, wenn zur Begründung des Urteils ausschließlich eine oder mehrere Photographien zur Verfügung stehen.

Bei der Verwertung von Photographien zur Bestimmung der Proportionen muß man alle diejenigen ausschalten, bei denen durch Einstellung des Apparates auf den Kopf der Unterkörper perspektivisch stark verkürzt ist. Dieser sehr häufig vorkommende Fehler läßt sich leicht mit der Bestimmung des Augenpunktes aus der Staffage nachweisen.

Absolut sichere Resultate erreicht man nur dann, wenn man mit Linsen von möglichst großer Brennweite möglichst kleine Aufnahmen macht und diese dann nachträglich vergrößert. Auch dann noch empfiehlt es sich, die Messungen an Negativen oder Diapositiven vorzunehmen, da das Albuminpapier beim Aufkleben nach der Richtung der größeren Dehnbarkeit des Papiers gezerrt wird.

Allerdings lassen sich viele, wenn nicht die meisten Detailfragen an guten Aufnahmen mit ziemlicher Sicherheit feststellen; eine genaue Bestimmung der Verhältnisse ist jedoch nur dann möglich, wenn die Aufnahme in symmetrischer Stellung genau von vorn genommen ist. Und auch dann noch fehlt die Möglichkeit, die Körperlänge in Zentimetern, sowie den Brustumfang und damit das Körpergewicht zu bestimmen.

Trotzdem kann man immerhin auch auf diesem Wege recht befriedigende Resultate erzielen.

Das Urteil nach Photographien allein läßt sich umso besser begründen, je mehr Aufnahmen ein und derselben Person in verschiedenen Stellungen zur Verfügung stehen.

Einige Beispiele mögen diese Auseinandersetzungen hier näher erläutern.

Als Beispiel für die Beurteilung nach Anschauung und Messung allein wähle ich eine der vierzig genannten Frauen und Mädchen, die neben vielen Vorzügen nur wenige und unbedeutende Fehler aufzuweisen hatten.

Jungverheiratete Frau von 24 Jahren:

Lungen und Herz völlig gesund, hat außer einigen leichten Infektionskrankheiten sich stets gesund gefühlt.

Körperlänge 168,5 cm.

Kopflänge 21 cm.

Beinlänge 90 cm (bis zum Oberschenkelknorren).

Schrittlänge 82, bei gespreiztem Bein 84 cm.

Brustumfang 88,5 cm.

Nasenschambeinlänge (Modulus) 62,5 cm.

Schulterbreite 38,5 cm.

Taillenbreite 21 cm.

Hüftbreite 34,5 cm.

Brustwarzenabstand 23,5 cm.

Becken:

Dornbreite 26,5 cm.

Kammbreite 29 cm.

Hüftbreite 34 cm.

Hintere Dornbreite 12 cm.

Körpergewicht 60 kg.

Aus diesen Maßen ergibt sich zunächst die seltene Erscheinung, daß die Kopflänge beinahe achtmal in der Körperlänge enthalten ist.

Da die Schrittlänge 82 cm beträgt, so liegt die Körpermitte nur $2\frac{1}{2}$ cm höher, also noch unterhalb der oberen Schamhaargrenze.

Das Bein ist um 6 cm länger als vier Kopflängen.

Der Unterschied zwischen Schultern und Taille ist 17,5, zwischen Hüften und Taille 13,5 cm, also jeweils $1\frac{1}{2}$ cm mehr als nötig.

Die Schultern übertreffen die Hüften, wie vorgeschrieben, um 4 cm.

Am Becken übertrifft die Kammbreite die Dornen um 2,5 cm, die Hüftbreite sogar um 5 cm die der Kämme.

Der Abstand der hinteren Dornen von 12 cm ist ein Beweis für besondere Breite des Kreuzbeins.

Auch der Brustwarzenabstand überschreitet das erforderliche Maß um $3\frac{1}{2}$ cm, trotzdem in diesem Falle die Brüste selbst nicht groß waren.

Daraus ergibt sich, daß die Längenmaße ebenso wie die Breitenmaße den Normalsatz schöner Verhältnisse stellenweise sogar beträchtlich übertreffen.

Wenn man das Körpergewicht aus der Länge und dem Brustumfang berechnet, kommt man auf 61,2 kg. Hier beträgt es nur 60 kg, also 1,2 kg zu wenig.

Bei den übrigens normalen Verhältnissen läßt sich daraus schließen, daß die höchste Blüte noch nicht erreicht ist.

In der Tat machte der zartgebaute Körper auch einen sehr jugendlichen Gesamteindruck.

Der einzige Fehler, den ich an diesem sonst tadellosen Bau entdecken konnte, war ein etwas schiefer Ansatz des Vorderarms.

Da jedoch das Ellenköpfchen nicht hervortrat, und das Handgelenk sehr schmal war, so ist in diesem Falle Rhachitis als Ursache auszuschließen.

Ein ganz ähnliches Beispiel habe ich bei anderer Gelegenheit[1] veröffentlicht:

30jährige, völlig gesunde Frau, die einmal sehr leicht geboren hat. Von der Geburt waren keinerlei Spuren nachweisbar, die Brüste hatten (nach viermonatlichem Säugen) ihre volle Schönheit bewahrt.

Die Maße betrugen:

> Körperlänge 167 cm.
>
> Kopflänge 21 cm.
>
> Beinlänge 88 cm bis zum Schenkelknorren.
>
> Schulterbreite 38 cm.
>
> Taille 22 cm.
>
> Hüftbreite 34 cm.
>
> Brustwarzenabstand 21 cm.
>
> Becken:
>
> Vordere Dornen 26 cm.
>
> Kämme 29 cm.
>
> Hüften 33 cm.
>
> Hintere Dornen 10,5 cm.

Bei beiden Frauen war die Beckengegend besonders schön ausgebildet, die unteren Grenzen der Kreuzraute bildeten einen Winkel

---

[1] Zeitschrift für Geburtshilfe und Gynäkologie, 33, p. 121.

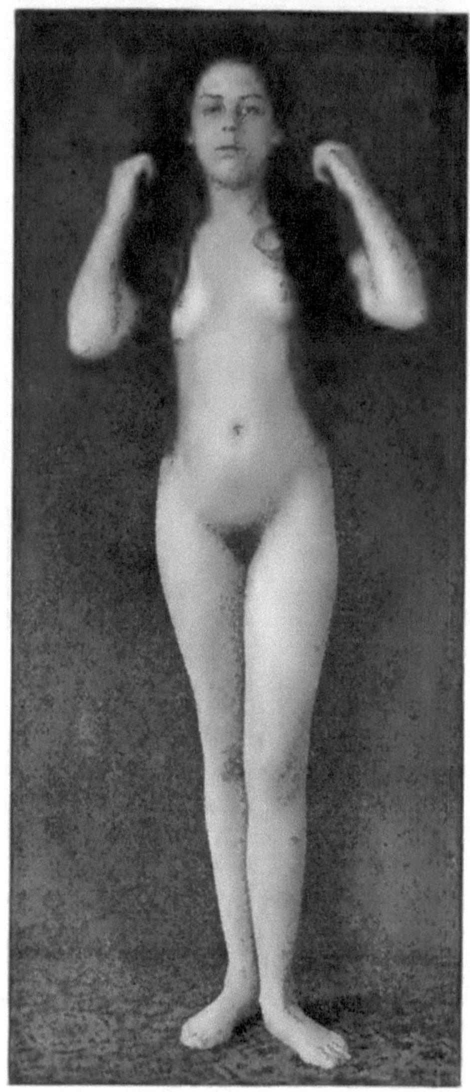

Fig. 232.   14jährige Amerikanerin in symmetrischer Stellung.
(Aufnahme von Dr. Shufeldt.)

von genau 90°, die Kreuzgrübchen waren, dem breiten Kreuzbein entsprechend, sehr gut ausgeprägt, besonders bei der letzteren, bei der ich übrigens keinen einzigen Fehler nachzuweisen im stande war.

Ein weiteres Beispiel, bei dem mir außer der Anschauung und

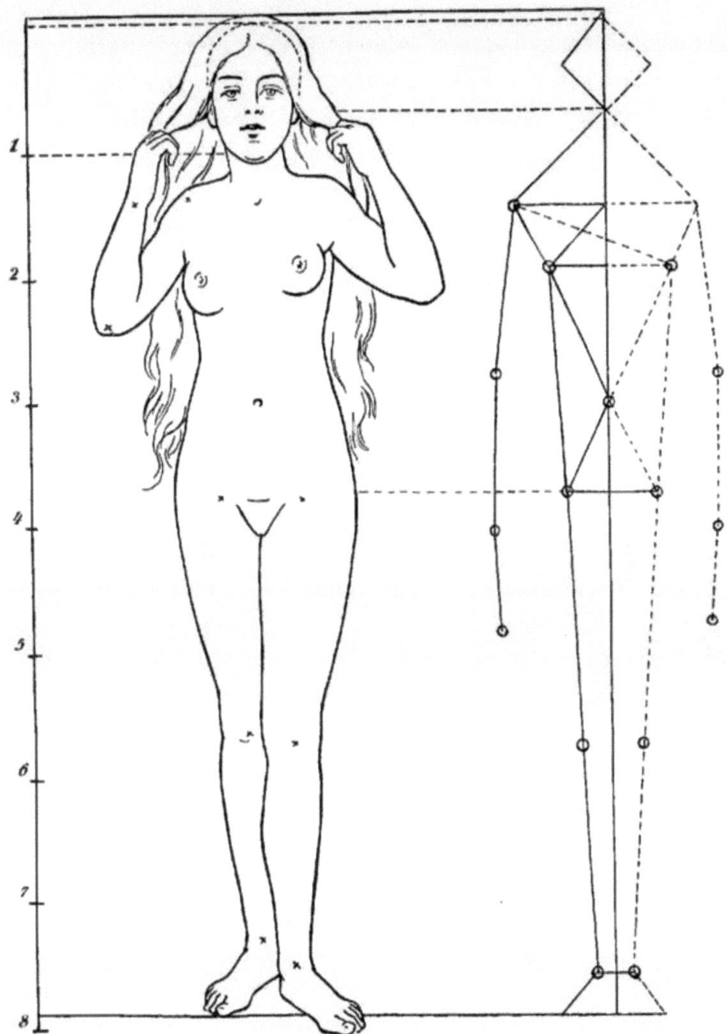

Fig. 233. Proportionen derselben.

Messung die künstlerische Wiedergabe zur Verfügung stand, findet sich im folgenden Abschnitt.

Als Beispiele für die Beurteilung nach Photographien allein können die Bilder einer 14jährigen Amerikanerin und zweier 17jährigen Wienerinnen dienen.

Die junge Amerikanerin ist von Dr. Shufeldt in New York aufgenommen worden. Fig. 232 zeigt das Mädchen in aufrechter Stellung von vorn; Tafel V ist auch nach diesem Modell genommen worden. Fig. 233 gibt die Berechnung der Körperverhältnisse.

Dem jugendlichen Alter entsprechend, sind an dem schlanken Körper die weiblichen Geschlechtsmerkmale noch nicht zu voller Ausbildung gekommen. Die Hüften sind ziemlich schmal, die Leistenlinien laufen in spitzem Winkel zusammen, die Brüste sind klein und haben die Form der Knospenbrust. Die Schamhaare sind spärlich, die Achselhaare, wie auf Tafel V zu erkennen ist, überhaupt noch nicht vorhanden.

Dagegen trägt das reichliche, bis über die Hüften herabhängende schwarze Haupthaar und die vollen gerundeten Oberschenkel ein ausgesprochen weibliches Gepräge.

Trotz der runden Fülle erscheinen die Beine schlank und lang; dabei haben sie völlig gerade verlaufende Achsen. Die Füße sind klein und von sehr reiner Form, ohne Verkrümmung der großen Zehe durch drückendes Schuhwerk. Die Gelenke sind schmal und lassen Rhachitis ausschließen.

Der symmetrische und regelmäßige Bau kommt in der geraden aufrechten Stellung vortrefflich zur Geltung. Auch das Gesicht hat sehr regelmäßige Züge; nur die Kinnmundpartie ist stärker entwickelt als die Nase und die Stirn und beträgt mehr als ein Drittel des Gesichts.

Die gute Entwicklung der Muskeln ist aus der Wade, besonders aber aus der Modellierung der Arme nachzuweisen.

Wenn man zu diesem Körper die Konstruktion nach Fritsch macht (Fig. 233), so ergeben sich für den Körper völlig normale Verhältnisse, am Kopf fällt der Scheitelpunkt allerdings mit der oberen Grenze der Haare, nicht aber mit dem in Wirklichkeit etwas tiefer liegenden Scheitelpunkt zusammen. Die Proportionen stimmen demnach genau mit der Geyerschen Normalfigur (Fig. 22). Die Körperhöhe beträgt acht Kopfhöhen.

Der einzige Fehler dieses Mädchens ist somit die zu große Kinnmundpartie, welche ihrerseits wieder die Folge einer kräftigen Entwicklung des Unterkiefers ist. Diese Abweichung ist jedoch so unbedeutend, daß sie eigentlich weniger als Fehler, denn vielmehr als Ausdruck des individuellen Gepräges aufzufassen ist.

Sowohl in der (hier ziemlich genauen) symmetrischen Enfacestellung (Fig. 232) als in gebeugter Sitzstellung (Tafel V) zeigt dieser schlanke geschmeidige Körper gute Formen und entspricht somit völlig den von Brücke gestellten Anforderungen an körperliche Schönheit.

Durch die freundliche Vermittlung der Kunsthandlung von Amsler und Ruthardt erhielt ich mehrere Photographien eines 17jährigen Mädchens aus Wien, deren eine in Tafel I wiedergegeben ist.

Da der Oberkörper leicht nach hinten übergebeugt ist, läßt sich der Fritschsche Modulus nicht messen, dagegen kann man die Verhältnisse der Figur nach Kopflängen bestimmen (Fig. 234).

Trägt man neben dem Umriß die Kopflängen an einem Maßstab auf, dann zeigt sich zunächst auch hier wieder, daß die Körperlänge nur um weniges kürzer ist als acht Kopflängen. Denkt man sich die Figur gerade aufgerichtet, dann dürfte das Verhältnis etwa $= 7^{3}/_{4}$ sein. Die Beinlänge beträgt ziemlich genau vier Kopflängen, so daß die Körpermitte noch unterhalb der oberen Schamhaargrenze zu liegen kommt.

Die Lage der Schulterbreite, Taille und Hüftbreite ist auf der Figur mit punktierten Linien angegeben; an der obersten ist die wahrscheinliche Lage der Gelenke sowie der äußeren Schulterbreite bei gesenkten Armen durch Kreuzchen bezeichnet. Durch Messung kann man sich überzeugen, daß das Verhältnis der drei Maße den normalen Anforderungen entspricht, und zwar umsomehr, als die Verkürzung auf allen drei Linien ungefähr die gleiche ist.

Das rechte Bein ist so gestellt, daß mit Hilfe der Mikuliczschen Linie dessen völlig gerader Verlauf mit Sicherheit festgestellt werden kann.

Im allgemeinen läßt sich zunächst sagen, daß der Körper gute Proportionen bietet, daß jedoch die Länge der Beine das normale Durchschnittsmaß nicht unbeträchtlich überschreitet.

Zur Vergleichung habe ich in den Umriß einer anderen Aufnahme dieses Mädchens (Fig. 235) die Konstruktion von Fritsch eingezeichnet.

Hier läßt sich zunächst die Nasenschambeinlinie trotz der asymmetrischen Haltung mit etwas größerer Sicherheit bestimmen. Das Ueberwiegen der Schulterbreite über die übrigen Breitenmaße tritt

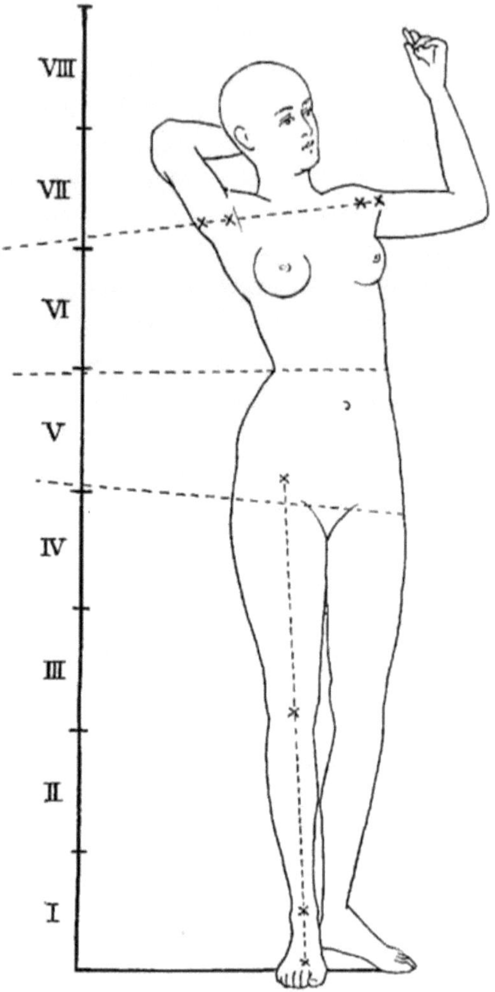

Fig. 234. Bestimmung des Wiener Mädchens nach Kopflängen.

hier noch deutlicher hervor. Konstruiert man die Fritschsche Figur, dann fällt die Scheitelhöhe genau hinein. Dasselbe ist der Fall mit der linken Schulter und Brust. Die rechte Schulter ist mit der Brust etwas gesenkt und steht tiefer. Dieser tiefere Stand ist jedoch nur abhängig von der Stellung; denn Nabel und Hüftgelenke stehen in der richtigen Höhe.

Die Längenverhältnisse am Arme sind richtig; denn sobald der tiefere Stand der Schulter ausgeglichen wird, fallen die Meßpunkte in die Gelenke.

Am Bein stehen sie etwas höher, und bei der Gesamthöhe ergibt sich, daß sie auf Kosten der Beine um das Stück $h\,x$ größer ist, als die Konstruktion verlangt.

Die Kopfbreite läßt sich aus keiner der beiden Figuren bestimmen.

Beide Messungen ergeben demnach übereinstimmend, daß alle Proportionen richtig sind, daß jedoch die Beine die üblichen Verhältnisse überschreiten.

Dies ist kein Fehler; man kann es im Gegenteil als einen Vorzug ansehen, da dadurch die Körpermitte am Rumpf umso tiefer tritt. Außerdem aber ist durch die Lage der Mikuliczschen Linie die Form des rechten Beins als völlig normal gekennzeichnet. Es hat dabei einen schlanken Knöchel, und wenn man die innere Tangente zieht, berührt sie das obere Drittel des Oberschenkels, das Knie und den inneren Knöchel. Die schwächer ausgebildete Wade erreicht diese Linie nicht, und dies ist bei den sonst

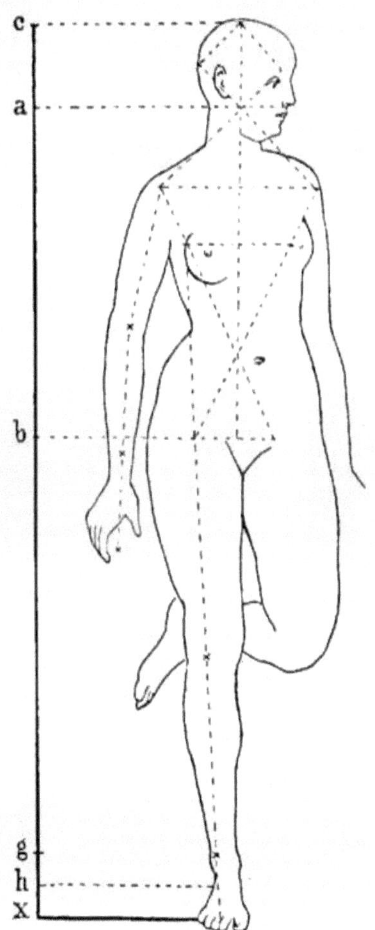

Fig. 235.
Bestimmung des Wiener Mädchens nach dem Modulus von Fritsch.

richtigen Verhältnissen ein Beweis, daß es sich um einen noch nicht voll entwickelten Mädchenkörper handelt. Die Betrachtung der Tafel I läßt alle oben erwähnten Vorzüge erkennen; hervorzu-

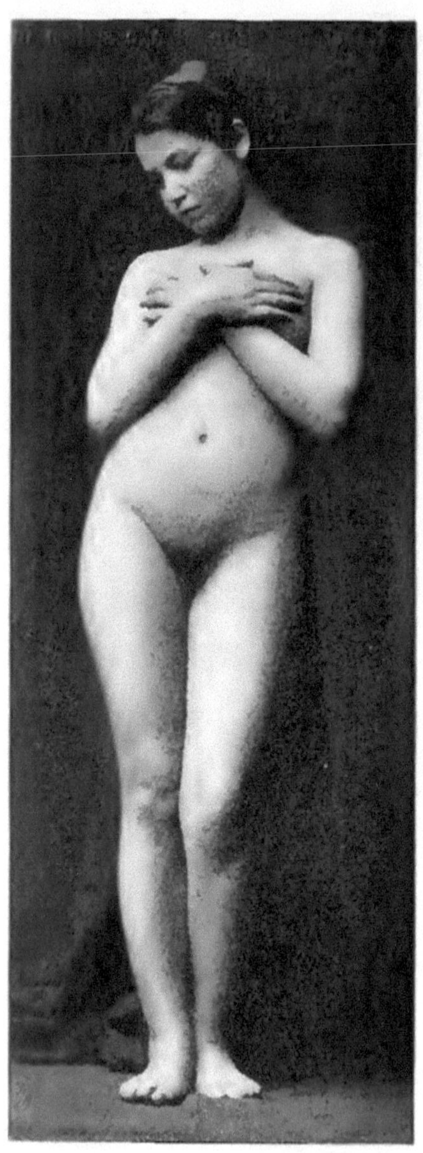

Fig. 236. Mädchen aus Wien von 17 Jahren mit völlig normalen Proportionen. (Aufnahme von Heid.)

heben sind der runde Ellenbogen, der gutgewölbte Brustkorb, der gute Ansatz der jugendlichen, ebenfalls noch nicht vollentwickelten Brüste und der gutgeformte Fuß mit längerer zweiter Zehe.

Besonders beachtenswert ist in diesem Falle, daß kein einziges Zeichen vorhanden ist, das auf Rhachitis oder auf Schwindsucht deutet.

Wir haben eine schöne, gesunde Knospe vor uns, die ihre höchste Blütezeit noch nicht erreicht hat.

Den Kopf dieses Mädchens zeigt Fig. 166, die drei Jahre später, bei etwa 20jährigem Lebensalter, von Schmidt in Wien gemacht ist.

Sie erinnert viel an die Raffaelsche Fornarina. Die volleren Formen dieser späteren Aufnahme haben die Schönheit des freundlichen Gesichtes keineswegs beeinträchtigt, was bei der großen Regelmäßigkeit der Züge auch zu erwarten war. Hervorzuheben ist in dieser Aufnahme der schöne Bau des Auges und seiner Umgebung, der besonders gut zur Geltung kommt.

Auf die reine Form der Hände wurde oben bereits hingewiesen. Einen Gegensatz zu diesem schlanken Mädchenkörper bildet eine

ebenfalls 17jährige Wie-
nerin mit vollen Formen
aus der Heidschen Serie
(Fig. 236, 237, 238).

Zunächst ist hervor-
zuheben, daß das Mäd-
chen bei einer Körper-
höhe von wenig mehr
als 7 Kopfhöhen völlig
normale Proportionen
mit dem Fritschschen
Schlüssel zeigt (Fig. 238).
Zur Messung der Pro-
portionen wurde eine
andere, mehr geeignete
Aufnahme gewählt. —
Die Körpermitte steht
dicht über dem oberen
Rand der Schamspalte,
demnach besonders tief.
Die Beine, mit der Mi-
kuliczschen Achse be-
stimmt, verlaufen völlig
gerade und betragen
$3^{3}/_{4}$ Kopfhöhen, demnach ein Viertel Kopf-
höhe mehr als die halbe
Körperlänge.

Gestützt auf die
photographischen Auf-
nahmen kann man als
Vorzüge verzeichnen:
weiche, runde und doch

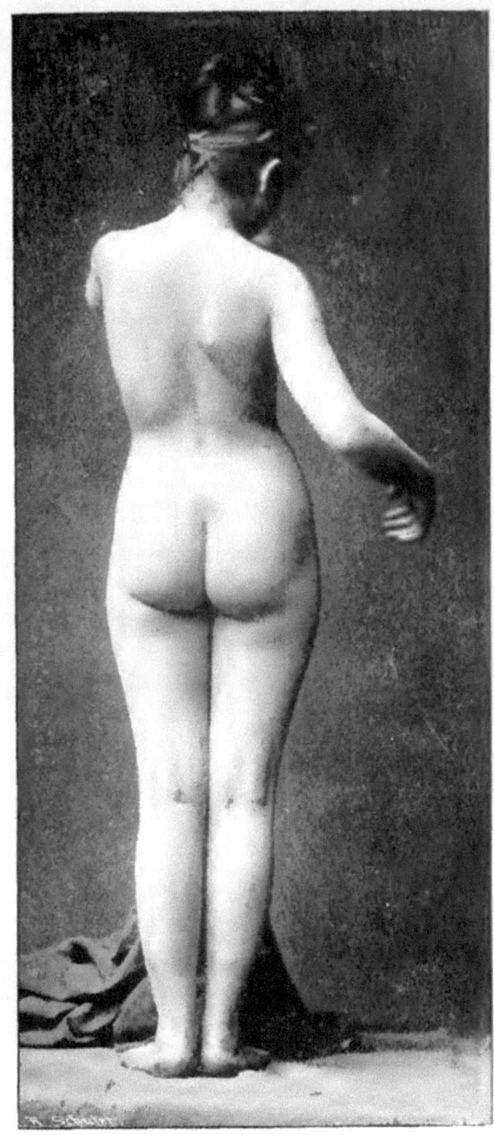

Fig. 237. Dieselbe von hinten.

kräftige Körperformen, Schönheitsfalten über den Augen, Grübchen
im Kinn, kleiner, tiefer, hochangesetzter Nabel, reichliches Haupthaar bei geringer Körperbehaarung, runde Ellenbogen, lange, weich-

geformte Hand mit Grübchen und geraden, nach der Spitze schmäler
werdenden Fingern, gerade, lange Beine, schmales Knie, runde,

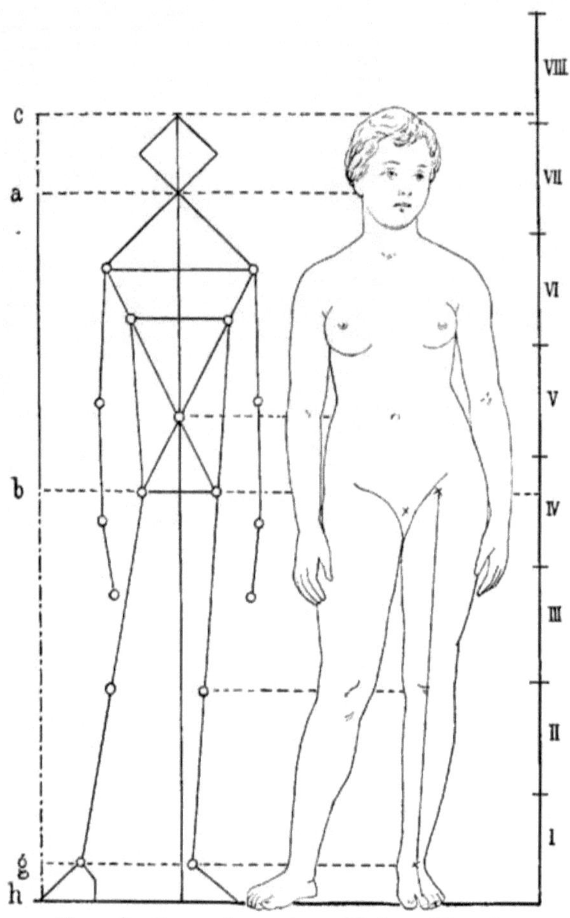

Fig. 238. Proportionen der 17jährigen Wienerin.

kräftige Wade mit weichem Umriß, gutgeformte Füße mit längster
zweiter Zehe.

In der Rückansicht ist der weiche und doch kräftige Uebergang
vom Nacken zur Schulter hervorzuheben, gut ausgeprägte mittlere
Rückenfurche und schöne Kreuzgrübchen, pralle, runde Hinterbacken
mit zweiter, doppelter Wölbung darunter am inneren Oberschenkel,
deutliches Hervortreten der Muskelsehnen in der Kniekehle, weibliche

Form der Waden. Die Geradheit der Beine springt besonders in der Rückansicht deutlich in die Augen.

Als Fehler sind zu betrachten die etwas plumpen Gesichtszüge, die große Ohrmuschel und das schwergebaute Fußgelenk.

Die frühzeitige Fülle dieses kräftigen Mädchenkörpers beruht zum Teil auf der guten Muskulatur, zum Teil aber auch auf starker Fettablagerung, die den schönen jugendlichen Formen ein baldiges Ende durch stärkere Anhäufung prophezeien läßt.

Eine derartige Gestalt wird — namentlich bei den geringen Vorzügen des Gesichts — in Kleidern wenig oder gar keinen Eindruck machen, weil sie, selbst bei geringer Bedeckung, plump erscheinen würde.

Dieses Mädchen ist — vom künstlerischen Standpunkt betrachtet — geboren, um nackt zu sein, und das hat sie mit so manchen klassischen Statuen von Göttinnen gemein.

Zur Beurteilung nach Maßen und Photographien zugleich können die folgenden Beispiele dienen.

Bei einem 22jährigen Mädchen aus Scheveningen, das für einige wenige Künstler Modell steht, fand ich vom Normalen nur sehr wenig abweichende Maße. Sie gilt als das zur Zeit beste Berufsmodell.

Fig. 239 stellt sie in ihrer Nationaltracht, Fig. 240 in gleicher Größe entkleidet dar, um die Verschiedenheit in der Taille zu zeigen. Diese ist bei der bekleideten Figur etwas hinaufgerückt und teilt die Gestalt etwa im Verhältnis von 1 : 2, was, verglichen mit der Gesamtlänge, ungefähr die Teilung im Goldenen Schnitt ist.

Die Rückansicht bietet Fig. 241, die Proportionsbestimmung Fig. 242.

Das Mädchen hat niemals ein Korsett getragen.

Die Maße sind:

    1. Körperlänge 152 cm.

    2. Mittellänge 80 cm.

    3. Kopflänge 20 cm.

    4. Beinlänge 83,5 cm.

    5. Nasen-Schambeinlänge 58 cm.

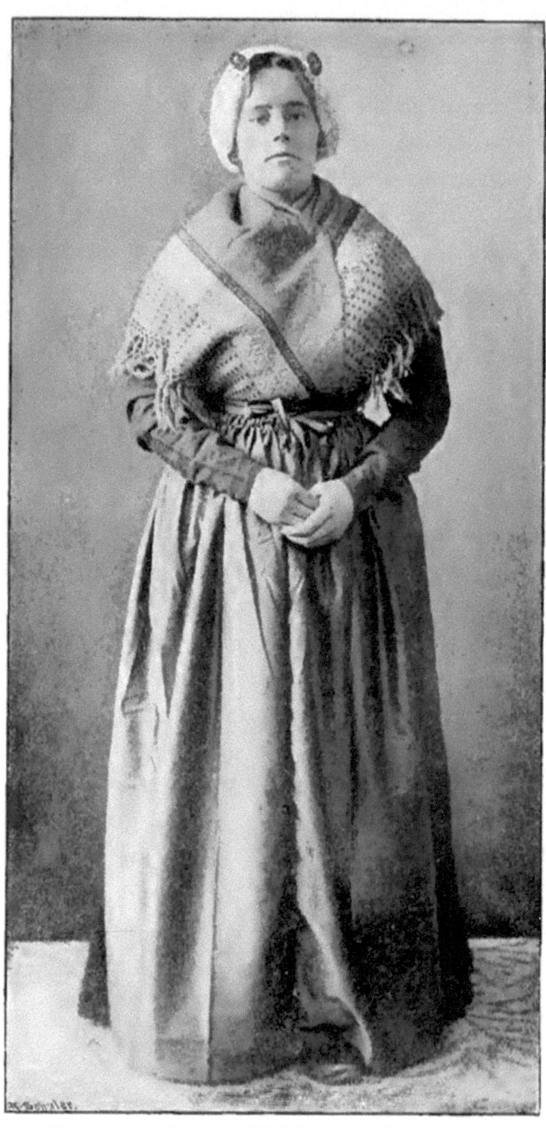

Fig. 239. 22jähriges Mädchen aus Scheveningen.

6. Schulterbreite 36 cm.

7. Taillenbreite 22 cm.

8. Hüftbreite 32 cm.

9. Brustwarzen-abstand 22 cm.

10. Fußlänge 23 cm.

11. Brustumfang 90 cm.

12. Hintere Dornbreite 10 cm.

Becken: Dornbreite 23,5 cm, Kammbreite 26 cm, Hüftbreite 31 cm. Die halbe Körperlänge beträgt 76 cm, demnach liegt die Körpermitte 4 cm über dem unteren Rand der Schamspalte, also noch unterhalb der oberen Schamhaargrenze. Die Kopflänge ist in der Gesamtlänge $7^{3}/_{5}$ mal enthalten. Die Beine sind länger als vier Kopflängen. 6,6 Fußlängen entsprechen der Körperlänge.

Ein Fehler ist, daß die Taille um 2 cm zu breit ist. Konstruiert man zu der Figur den Kanon von Fritsch (Fig. 242), so ergibt sich, daß alle Hauptmaße völlig mit der Normalgestalt übereinstimmen, ja sie in der Schulterbreite sogar noch übertreffen. Besonders auffallend ist diese Uebereinstimmung in den Extremitäten. Nur die Brustwarzen stehen tiefer als normal, zugleich aber weiter nach außen.

Die Betrachtung der Photographie (Fig. 240 und 241) lehrt, daß namentlich die Arme und Beine von selten reiner Form sind. Die Armachse verläuft völlig gerade (am linken Arm deutlich), am (linken) Standbein trifft die Mikuliczsche Linie alle Gelenke in der Mitte.

Die Brüste überschreiten die Grenze des Normalen und beginnen sich zu senken. Dafür spricht der besonders starke Brustumfang (90 cm) und der tiefere Stand der Brustwarzen. Dies sowie die um 2 cm zu breite Taille deutet an, daß das Mäd-

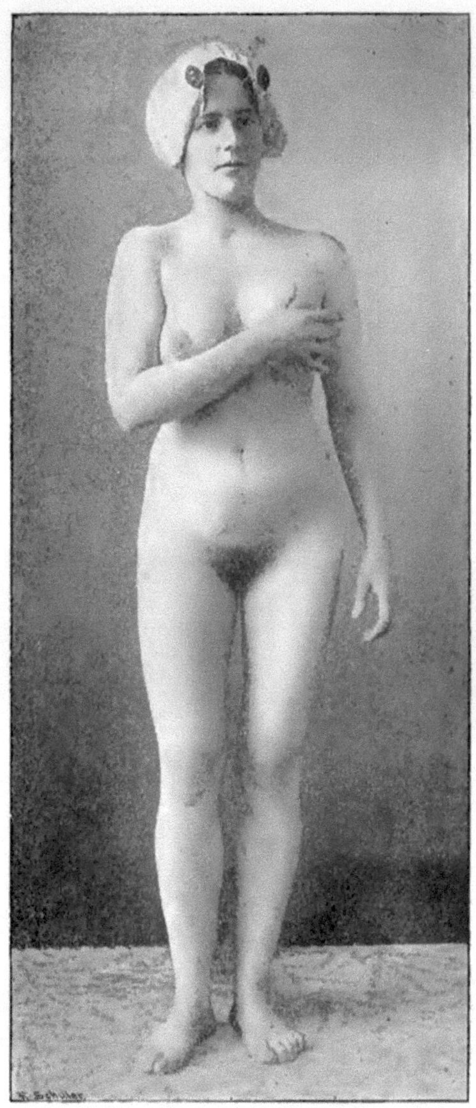

Fig. 240.   Dieselbe entkleidet.

chen seine Blütezeit überschritten hat. Trotzdem aber bietet der Körper schöne Formen. Die Schultergegend ist sehr kräftig entwickelt.

Fig. 241 zeigt die Rückansicht, an der besonders die schöne Form

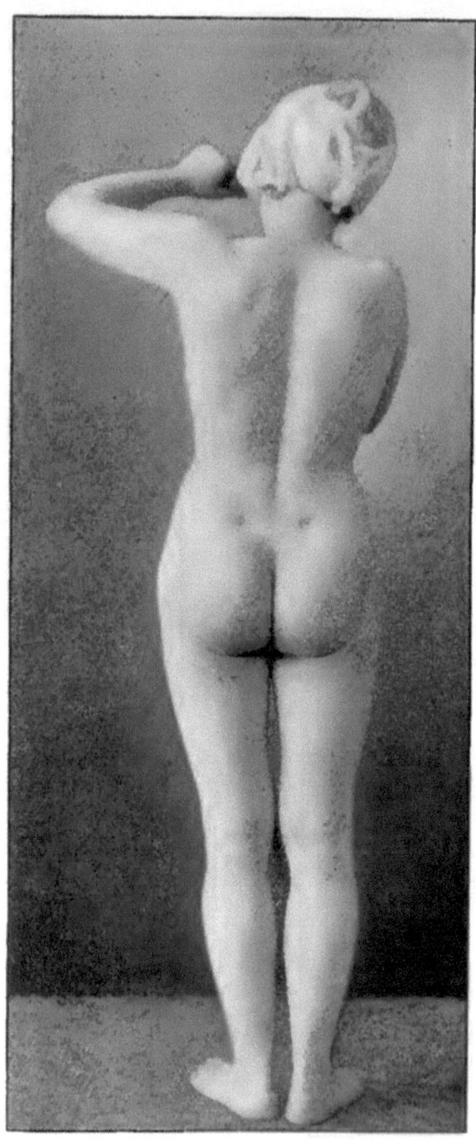

Fig. 241. Dieselbe in Rückansicht.

der Kreuzgrübchen und der Michaelisschen Raute zu erwähnen ist. Die gerade Achse und schöne Modellierung der Beine tritt in der Rückansicht besonders deutlich hervor.

Die Mädchen von Scheveningen zeichnen sich durch eine besonders weiße, zarte Haut und frische rote Wangen aus. Sie sind das Vorbild der Gesichter von »Milch und Blut«. Diesen Vorzug besitzt das Modell in hohem Maße.

In diesem Falle bietet die photographische Aufnahme die weitere Bestätigung der durch Messung an der Lebenden gefundenen Verhältnisse.

Es lassen sich somit die Fehler und Vorzüge dieses Modells in völlig objektiver Weise feststellen.

Hinzuzufügen wäre noch, daß sich auch durch die ärztliche Untersuchung der inneren Organe keine Fehler nachweisen ließen und daß besonders keinerlei Zeichen von Schwindsucht und englischer Krankheit zu finden waren.

Von einer jungen Italienerin, welche W. von Plüschow in Rom

in verschiedenen Stellungen aufgenommen hat, ist mir nur bekannt, daß sie aus Sacrocenesco
in den Albanerbergen stammt,
ungefähr 14 Jahre alt und 152 cm
hoch ist[1]).

Nach diesem Modell sind die
Figuren 243, 244, 246, 247, 248,
249, 250 und 251 angefertigt,
ebenso auch Fig. 126; Fig. 245
gibt die Berechnung der Proportionen.

Neben einer größeren Aus-
wahl von Aufnahmen des bekleideten und nackten Körpers
ist in diesem Falle das einzige
verfügbare Maß die Körperhöhe
von 152 cm.

Um aus diesem Maß die
übrigen Körperverhältnisse zu
bestimmen, ist man genötigt,
den Kanon zu konstruieren. Am
geeignetsten zu diesem Zweck
erschien die Aufnahme Fig. 246,
nach der die Proportionen in
Fig. 245 berechnet sind.

Daraus ergibt sich für die
junge Albanerin eine Gesamthöhe von 7,3 Kopfhöhen, eine
geringe Unterlänge der Arme und
eine stärkere der Beine. Der Kopf
ist im Verhältnis zu groß.

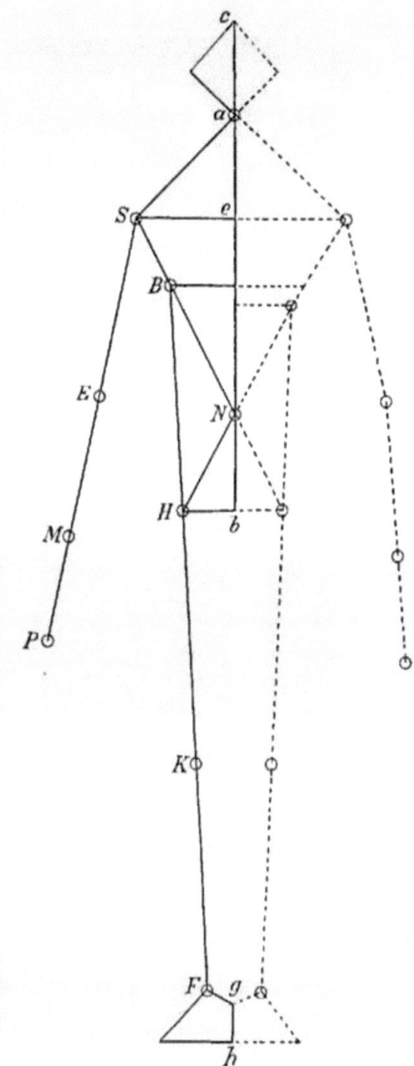

Fig. 242.   Kanon des Mädchens aus
Scheveningen.

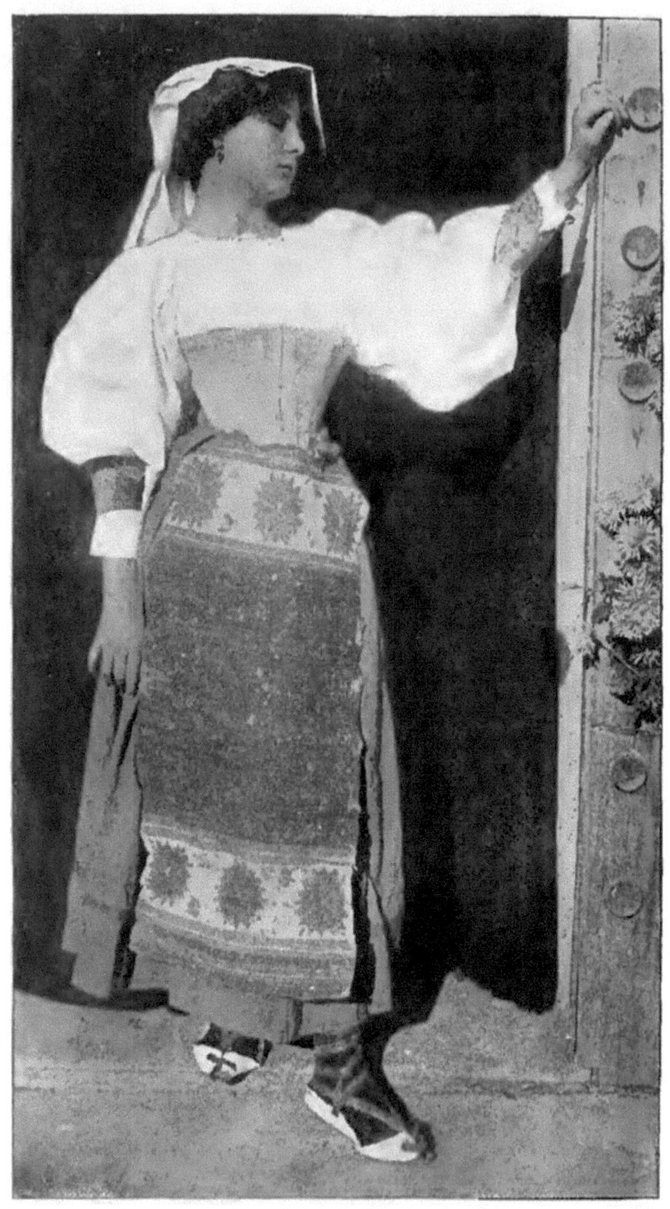

Fig. 243. 14jährige Albanerin in der Volkstracht.
(Phot. von Plüschow.)

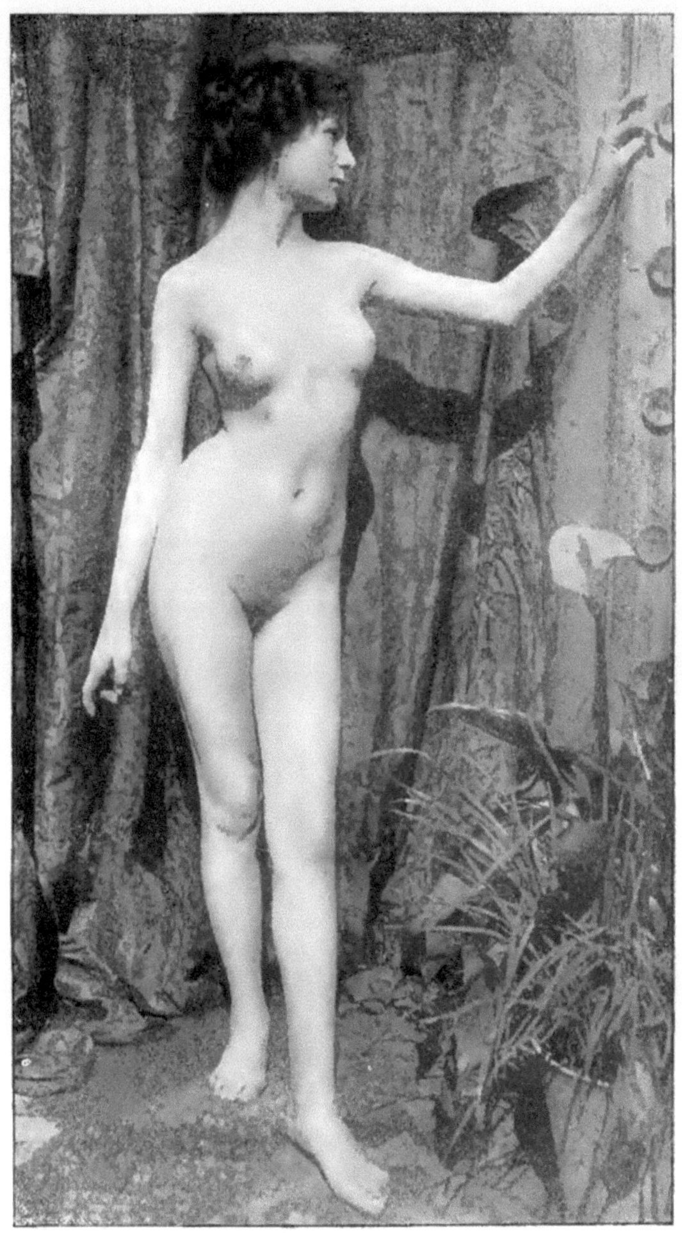

Fig. 244.   Dieselbe entkleidet.
(Phot. von Plüschow.)

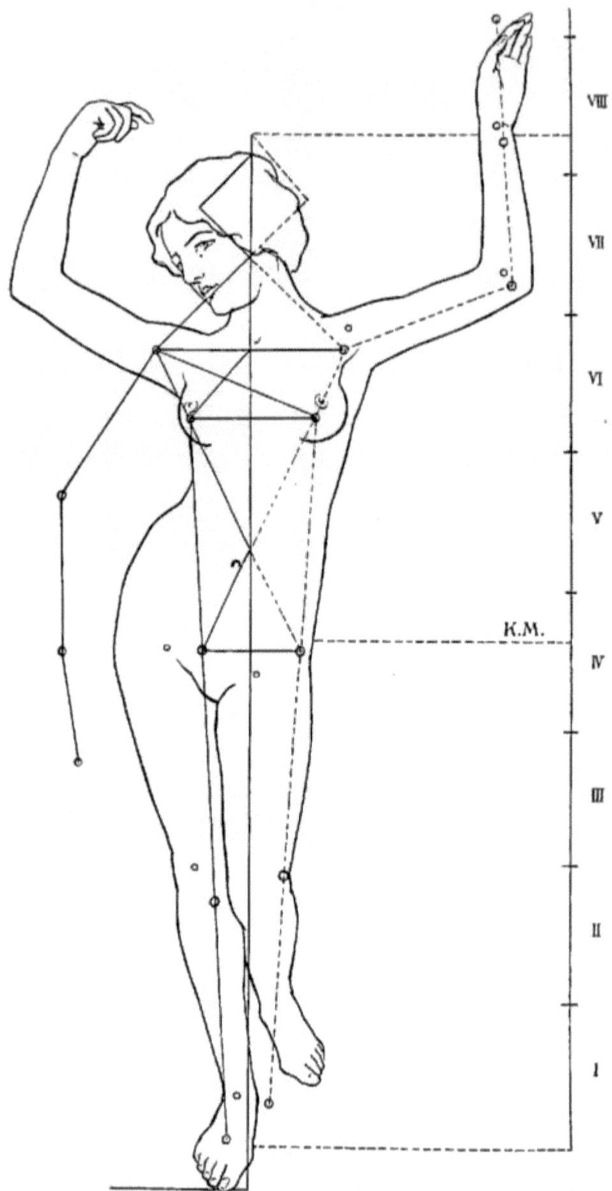

Fig. 245.   14jährige Albanerin.   Proportionen nach Fig. 246.

Da aber der Kopf 7,3 mal in der Gesamthöhe aufgeht, und diese
152 cm beträgt, so ist der Kopf mit 20,8 cm der normalen Größe

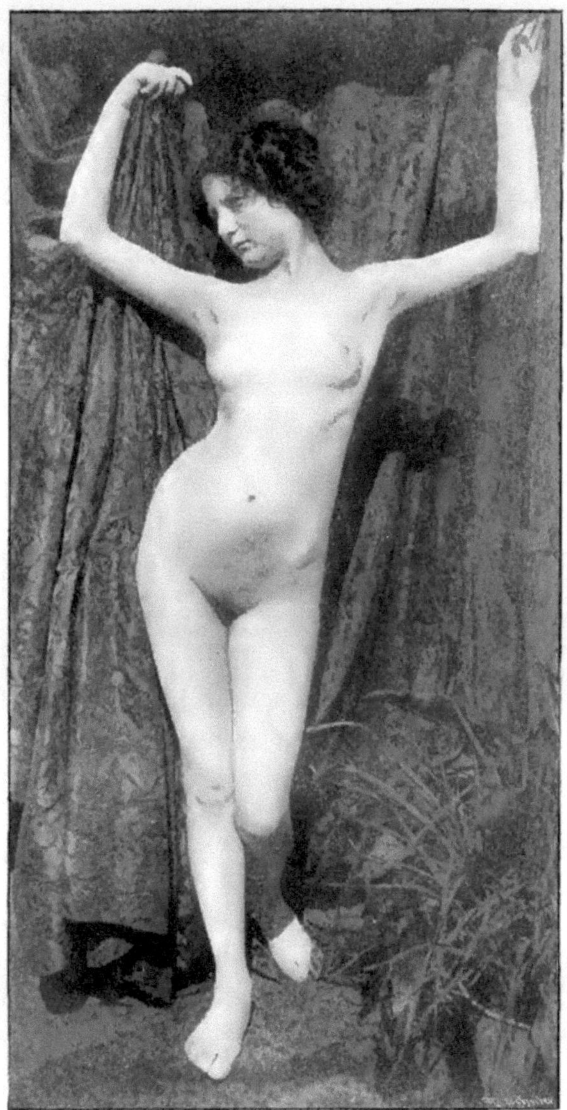

Fig. 246.   Ganzakt in Vorderansicht.

entsprechend. Demnach handelt es sich auf Grund der Proportionen nicht um einen fehlerhaften, sondern um einen jugendlichen, noch nicht völlig erwachsenen Körper.

Das Verhältnis von Taille, Hüften und Schultern stellt sich auf 6 : 9 : 9, so daß bei einer Taillenbreite von 18 cm die Hüften und Schultern je 27 cm betragen müßten. Also auch hier sind die sekundären Geschlechtsmerkmale nur unvollkommen ausgedrückt und das kindliche Gepräge noch deutlich erhalten.

Die Hand geht 8 mal und der Fuß 6 mal in der Körperhöhe auf; auch dieses Verhältnis deutet auf den wachsenden Körper mit größeren Händen und Füßen, zugleich aber auch auf dessen bevorstehende stärkere Streckung.

Von dem einzigen gegebenen Maß der Körperhöhe mit 152 cm lassen sich somit aus der Vergleichung der Photographien mit der Konstruktion alle übrigen Maße berechnen. Die Kopfhöhe beträgt 20,8, die Handlänge 17, die Fußlänge 25,3, die Taille 18, die Hüften 27 u. s. w. Hierbei ist jedoch darauf zu achten, daß man bei der Vergleichung der einzelnen Teile mit der Körperhöhe jeweils geeignete Aufnahmen aussucht. So ist z. B. die Bestimmung der Fußlänge nur aus der Profilaufnahme Fig. 247 möglich.

Das Alter, die Größe und die Proportionen lassen demnach gleichmäßig auf einen noch nicht völlig ausgebildeten, wachsenden Körper schließen. In unseren kühleren Gegenden würde man eine Vierzehnjährige noch kaum unter die Backfische zählen. In der Tat macht die Aufnahme in der kleidsamen italienischen Volkstracht (Fig. 243) den Eindruck, als ob das Mädchen 16—17 Jahre alt sei, und in ihrer südlichen Frühreife entspricht sie wohl auch einer Jungfrau von 16 Jahren aus dem Norden.

Ueber Einzelheiten der Körperbildung geben die verschiedenen Aufnahmen des nackten Körpers weiteren Aufschluß.

In der Vorderansicht (Fig. 244) zeigt sich das den gefundenen Verhältnissen entsprechende Bild eines halb kindlichen, halb weiblichen Körpers.

Die Arme und Beine sind überschlank und eckig, mit Ausnahme der weiblich gerundeten Oberschenkel. Das Gesicht zeigt weiche kindliche Formen und einen kindlichen Ausdruck.

Am Rumpfe verraten die kleinen, gut geformten und hochangesetzten Brüste, die volleren Hüften und die sprossenden Schamhaare das knospende Weib.

Die Grenzlinien zwischen Rumpf und Schenkeln zeigen eine
schöne, echt weibliche Bildung, der Nabel ist klein, tief und steht

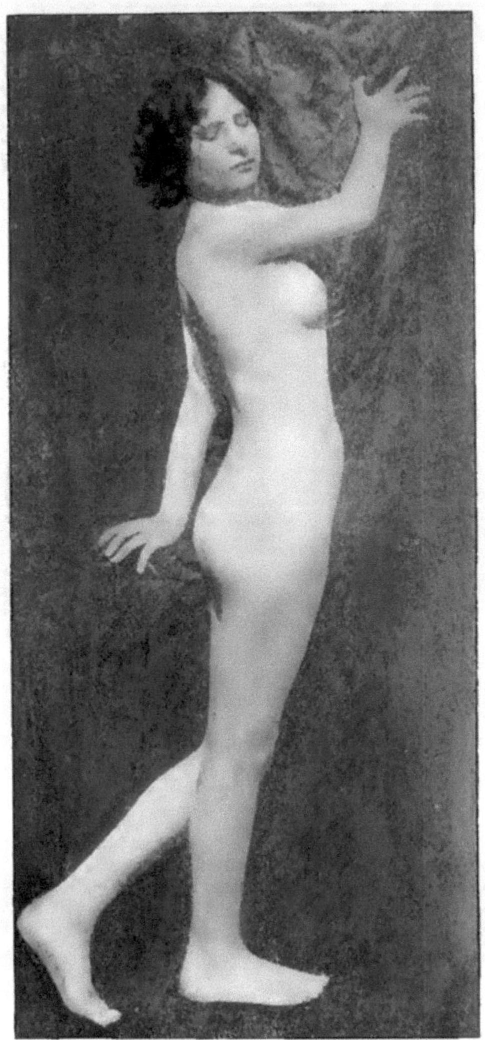

Fig. 247. Ganzakt in Seitenansicht.

hoch, die Achsen der Beine sind gerade, die Hände und Füße, abgesehen von ihrer Größe, regelmäßig gebildet.

Als Fehler sind zu verzeichnen eine leichte Plattfußstellung und
Verdrehung der ersten Zehe und eine zu geringe Ausbildung der

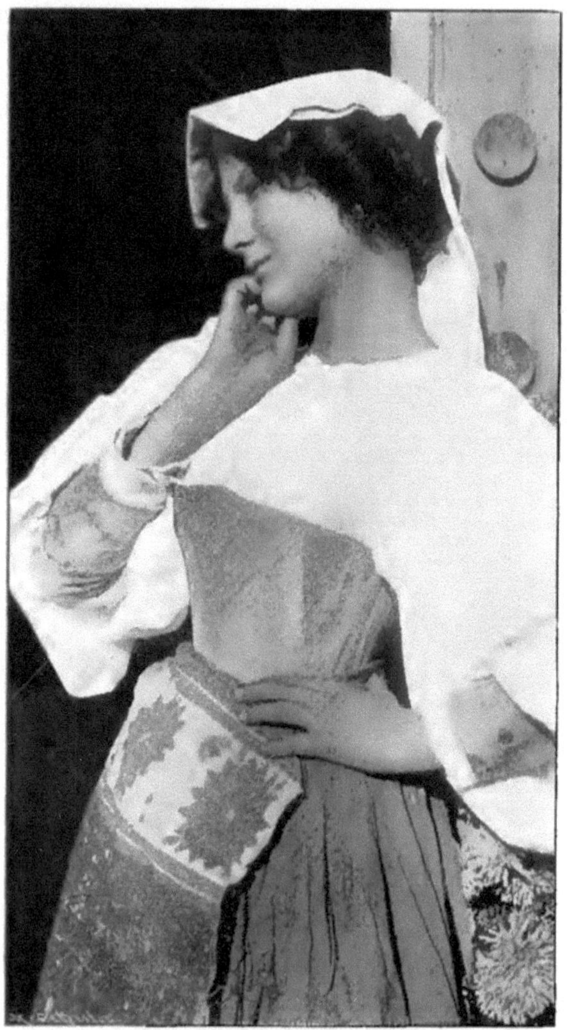

Fig. 248. Torso derselben in der Landestracht.
(Phot. G. von Plüschow, Rom.)

Oberarmmuskeln. Letzteres ist in diesem Alter, wie Brücke bemerkte,
sehr häufig zu finden.

In seitlicher Ansicht (Fig. 247) tritt die gute Bildung und gerade

Achse des Beines besonders schön hervor, jedoch läßt diese Aufnahme einen weiteren Fehler in der Ausbildung erkennen, auf den schon

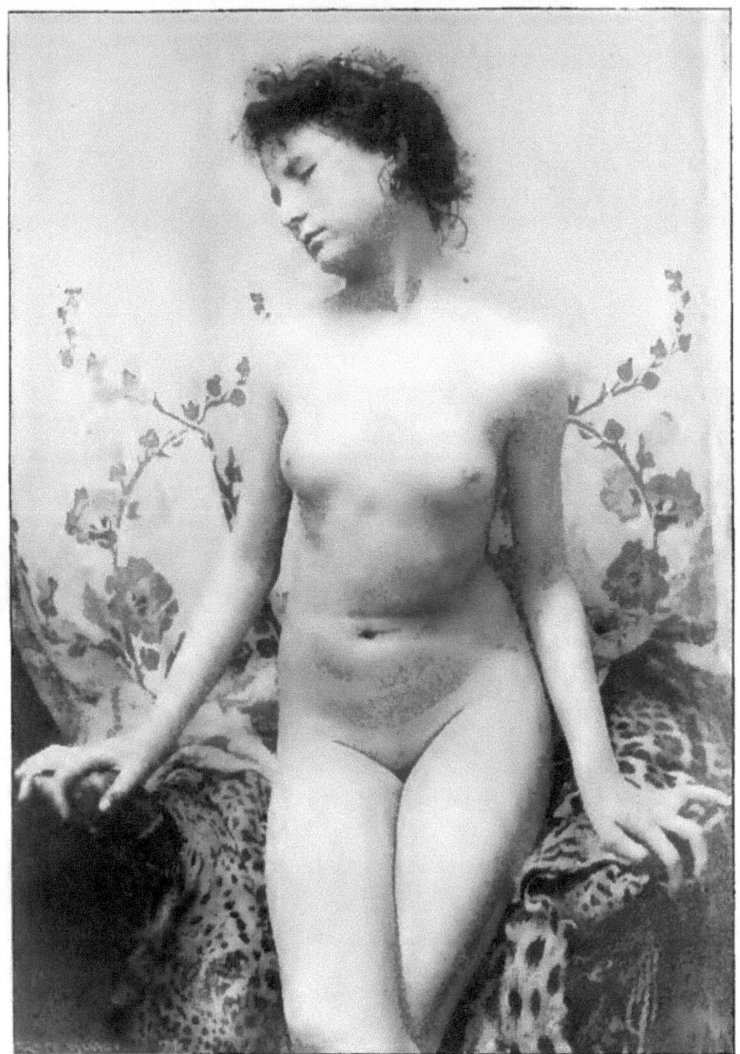

Fig. 249.   Torso, nackt, in leicht gebeugter Stellung.
(Phot. von Plüschow.)

oben hingewiesen wurde.   Der linke, stützende Arm zeigt nämlich eine Einknickung im Ellbogen, die auf Ueberstreckung beruht.

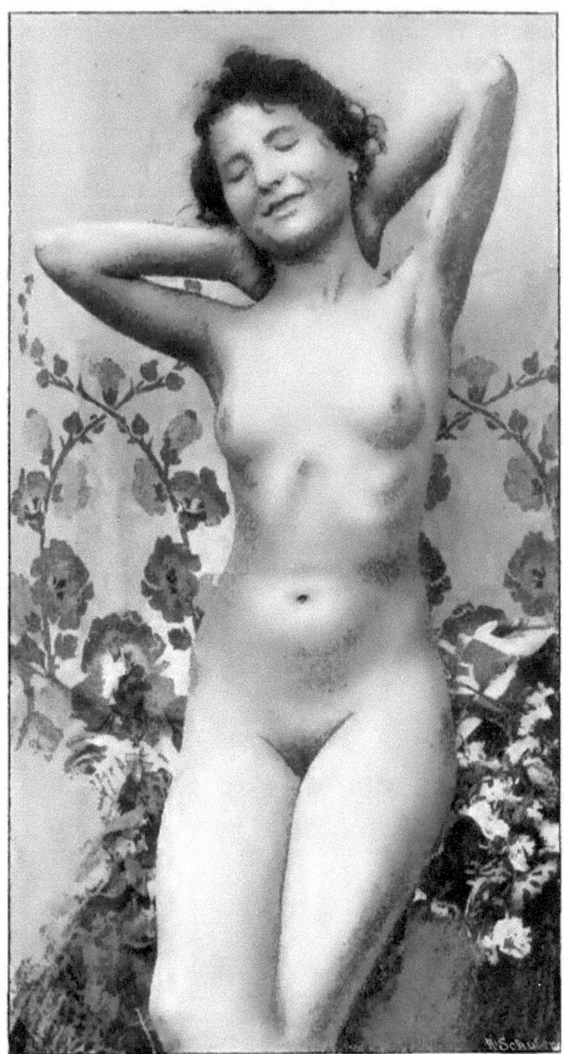

Fig. 250. Torso, nackt, in gestreckter Stellung.
(Phot. von Plüschow.)

Wie gesagt, sind die Ansichten darüber geteilt, ob man diese
Körperbildung in der Tat als Fehler zu betrachten hat. In der alten
Hindukunst ist der eingeknickte stützende Arm ein Zeichen weiblicher Anmut. Als Vorbedingung dazu muß das Gelenk sehr geschmeidig und das Olekranon sehr klein sein.

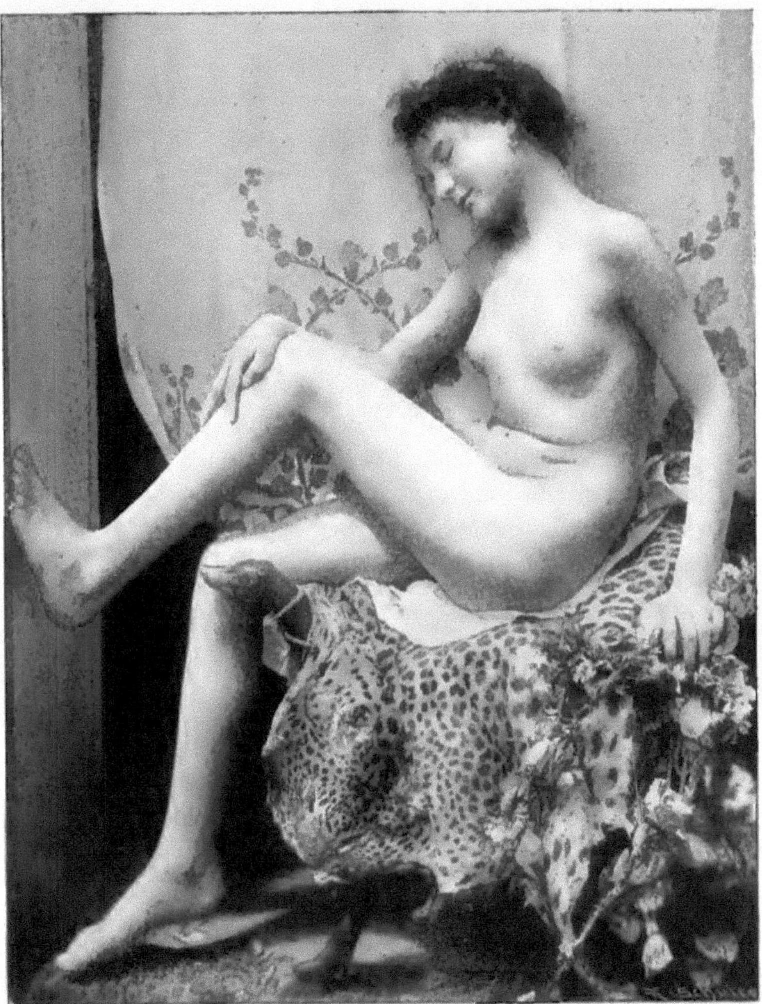

Fig. 251. Ganzakt in sitzender Stellung.
(Phot. von Plüschow.)

Vom naturgeschichtlichen Standpunkt aus ist diese Bildung ein Fehler, weil sie auf ein weniger festes, leichter verrenkbares Gelenk und schwächere Streckmuskeln des Oberarms schließen läßt.

Im gegebenen Fall trifft ja auch die schwache Entwicklung der Oberarmmuskeln mit dem überstreckten Ellbogengelenk zusammen.

Bei Vergleichung des bekleideten und nackten Oberkörpers in

ungefähr der gleichen Stellung fällt auf, wieviel älter das Mädchen in den Kleidern aussieht. Zugleich aber erkennt man, daß die weiten, faltigen Gewänder trotz dem vielgeschmähten Korsett sich so lose dem schlanken kindlichen Körper anlegen, daß sie in keiner Weise dessen zarte Form verdorben haben.

Die Geschmeidigkeit der Haut, die schon in den gestreckten Stellungen aus der guten Bildung der Brüste und des Bauches erkenntlich ist, tritt in der leichtgebeugten Stellung mit gesenkten Armen (Fig. 249) noch günstiger zu Tage. Durch Beugung und Drehung ist hier eine leichte Andeutung der vorderen Taillenknickung mit leichter Verschiebung nach links entstanden. In Fig. 250 ist sie durch Heben der Arme und leichte Streckung völlig ausgeglichen. Die jugendliche Elastizität dieses Körpers erhält ihm auch in gewagteren Beugestellungen seine gute Gestalt.

In Fig. 251 hat das Mädchen eine stark gebeugte Sitzstellung eingenommen, deren Einfluß auf die Rumpfgestaltung durch das Heben und Beugen des linken Beines noch erhöht ist.

Trotz dieser Anhäufung beugender Momente ist am Rumpfe außer der normalen Taillenfurche nur eine ganz leichte seitliche akzessorische Knickung links bemerkbar.

Alles in allem ergibt die vergleichende Betrachtung und Zusammenstellung der Abbildungen und Maße, daß dieses Mädchen noch halb Kind ist, daß ihr Körper abgesehen von der jugendlichen Unreife kleine Fehler in der Bildung der Füße und der Oberarme besitzt, sonst aber viele Vorzüge aufweist, unter denen die zarte Ausprägung der knospenden Weiblichkeit, die geschmeidige Haut und die feinen Gesichtszüge die wichtigsten sind. Dieser Körper entspricht in hohem Maße der Brückeschen Forderung, in jeder beliebigen Stellung eine gute Bildung erkennen zu lassen.

Die Möglichkeit einer objektiven Beurteilung weiblicher lebender Schönheit dürfte nach den angeführten Tatsachen und Beispielen erwiesen sein.

Ihre praktische Anwendung wird manchem als ein allzu kühner Gedanke erscheinen. Trotzdem lassen sich Beispiele anführen, daß in größerem Maßstabe auch das Weib in ähnlicher Weise auf die körperliche Tauglichkeit zu seinem Beruf geprüft wurde, wie in

Deutschland und in anderen Kulturstaaten die Männer auf ihre militärisch wünschenswerten Eigenschaften.

Schon in Sparta wurde eine scheinbar grausame staatliche Zuchtwahl dadurch ausgeübt, daß alle schwachen und mißgebildeten Kinder beiderlei Geschlechtes ausgesetzt wurden. In einigen Staaten Nordamerikas werden heutzutage Männer und Frauen einer ärztlichen Untersuchung unterworfen, bevor ihnen die Erlaubnis zur Ehe erteilt wird.

Jeder Arzt wird, ebenso wie ich, hie und da in der Lage gewesen sein, ein junges Mädchen auf ihre Ehetauglichkeit zu begutachten.

Im allgemeinen aber gehören diesbezügliche Wünsche von Mitgliedern des weiblichen Geschlechts und deren Angehörigen bei uns leider zu den seltenen Ausnahmen.

Für die Vervollkommnung der Menschheit im allgemeinen ist mit dem Fehlen einer ärztlichen und staatlichen Prüfung des weiblichen Körpers nicht viel verloren. Denn der Kampf ums Dasein übt auch ohne diese, wenn auch auf großen Umwegen und in längeren Zeiträumen, seine natürliche Zuchtwahl und entfernt mit tödlicher Sicherheit alle Einzelwesen und Menschengruppen, die sich seinen stets erhöhten Anforderungen nicht anpassen können.

Für das einzelne Mädchen, die einzelne Frau aber hat die genaue und rechtzeitige Erkenntnis ihrer körperlichen Vorzüge und Fehler einen desto höheren Wert, einmal, weil ihr dadurch viele Enttäuschungen und Irrungen, oft sogar ein verlorener Lebensweg erspart bleibt, dann aber auch, weil viele Fehler, einmal als solche erkannt, leichter und bewußter bekämpft und verbessert werden können.

Aber bis diese Einsicht sich allgemein Bahn brechen und zum Glück und der Wohlfahrt zahlreicher Existenzen dienen wird, hat es noch gute Wege.

XVIII.

Verwertung in der Kunst und Kunstkritik. Modelle.

Im zweiten Abschnitt wurden bereits die verschiedenen Umstände besprochen, welche den Künstler veranlassen, bewußt oder unbewußt von der Natur abzuweichen. Wenn auch nicht immer die Darstellung des Schönen der Endzweck seiner Kunst ist, so kann er doch in jedem Falle seiner Aufgabe umso besser gerecht werden, je mehr er auch der Natur gegenüber eine objektive Kritik übt, je mehr seinem intuitiven Gefühl ein bewußtes Urteil über die Naturformen zu Hilfe kommt.

Der Maßstab, den der Künstler selbst und andere an sein Werk anlegen müssen, ist immer nur der Vergleich mit der Natur. Von der Natur ging sein Werk aus, und zur Natur kehrt es zurück.

Ohne Modell kann er nicht arbeiten, und wenn das Modell seinem ideellen Bilde nicht entspricht, so ist er gezwungen, dessen Fehler zu verbessern.

Da aber die Gesetze, nach denen sich jeder einzelne Körper als Mikrokosmus entwickelt, nur zum Teile bekannt sind, wird der darstellende Künstler, wenn er sich von seinem Modell entfernt, Gefahr laufen, wider die Naturwahrheit zu sündigen.

Jeder Mensch ist ein in sich so abgeschlossenes Ganze, daß es nicht angeht, von einem Modell diese, von einem anderen jene körperliche Eigenschaft zu nehmen. Selbst ein Apelles wäre nicht im stande gewesen, in dieser Weise durch die Vereinigung der Vorzüge der zwölf schönsten Mädchen von Kroton einen lebensfähigen Körper, sei es auch nur im Bilde, zu erschaffen, weil dabei die Harmonie des einzelnen Individuums nicht mehr zur Geltung kommen könnte.

Weitaus die meisten Künstler sind auf bezahlte Modelle angewiesen, die sich aus den ärmeren, schlecht genährten Klassen rekrutieren, so daß man nur ausnahmsweise schöne Gestalten unter ihnen findet.

Auch die Werke anderer bieten nur einen schlechten Ersatz, da auch sie unter dem Einfluß des gewählten Modells sowie der jeweiligen Mode stehen.

So hat Burne-Jones über dem präraffaelitischen Ideal die Natur vergessen und nach seinen gesunden Aktstudien schwindsüchtige Idealbilder geschaffen. So hat auch Stuck seine Eva in der Vertreibung aus dem Paradies, wie Fritsch sich kräftig ausdrückt, mit einem Fettsteiß versehen und sie rhachitisch gemacht. Merkwürdigerweise finden sich diese Fehler auch in der von Birnbaum [1]) veröffentlichten Studie nach dem lebenden Modell, wenn auch in viel schwächerem Maße. Der Künstler hat die Fehler des Modells in verstärkter Weise wiedergegeben.

Es lassen sich Hunderte von Beispielen anführen, namentlich unter der großen Zahl moderner Maler, aus deren Werken man ein reich besetztes Krankenhaus zusammenstellen kann.

Dagegen läßt sich ja allerdings nichts einwenden, wenn es den Malern wirklich auf die Darstellung krankhafter Zustände angekommen wäre, wohl aber darf man sie tadeln, wo die Wiedergabe und Verherrlichung menschlicher Schönheit und Vollkommenheit beabsichtigt war. Entweder haben also diese Künstler keine besseren Modelle gehabt, oder sie haben deren Fehler nicht gesehen.

Daß im letzteren Falle, wie Brücke meint, die Liebe eine große Rolle spielt, ist nicht so ganz unwahrscheinlich.

Wenn man für diesen Punkt die Literatur zu Rate zieht, so findet man in der Tat bei den meisten Schriftstellern die Beobachtung, daß es die Liebe ist, die das Weib veranlaßt, ihren Körper den Blicken des angebeteten Künstlers preiszugeben.

Das ist der Fall in Heyses Paradies, in Zolas l'oeuvre, selbst in Goethes Briefen aus der Schweiz sagt die erfahrene alte Matrone, daß es viel leichter sei, ein Weib zu finden, das seinen Körper der Liebe, als eines, das ihn nur den Augen des Mannes preisgibt.

Den stärksten Ausdruck dieser Auffassung hat Henrik Ibsen

---

[1]) Knackfuß, Künstlermonographien, 142, Fig. 123.

in »Wenn wir Toten erwachen« seiner Irene in den Mund gelegt. Im ersten Akt sagt sie:

Ich streckte drei Finger zum Himmel und gelobte, daß ich Dir folgen wollte bis ans Ende der Welt, bis ans Ende des Lebens. Und Dir dienen in allen Dingen — in freier, hüllenloser Nacktheit. Mit all meiner Jugend pochendem Herzblut diente ich Dir und fiel nieder zu Deinen Füßen und diente Dir. — Aber Du hast Dich vergangen wider mein innerstes Wesen. Ich stellte mich zur Schau, wie man sich nur zur Schau stellen kann — (Leise) Und nicht ein einziges Mal hast Du mich berührt.

Und weiter:

Rubek. Du hast mir Deine ganz nackte Schönheit gegeben.
Irene. Aber das größte Geschenk, das hast Du vergessen. Ich gab Dir meine junge lebendige Seele — und stand da mit leerer Brust — seelenlos.

Noch leidenschaftlicher und stärker drückt Irene sich im zweiten Akt aus:

Nie hab' ich Deine Kunst geliebt, ehe ich Dich kennen gelernt hatte — Und auch dann nicht.

Den Künstler hass' ich. — Wenn ich so ganz entkleidet vor Dir dastand, da hab' ich Dich gehaßt, Arnold — Ich haßte Dich, weil Du so unberührt bleiben konntest — oder wenigstens so voll Selbstbeherrschung. Und weil Du Künstler warst, nur Künstler — nicht Mann.

Daß dem liebenden Weibe gegenüber der Künstler seine Objektivität oft schwer bewahren kann, liegt in der menschlichen Natur begründet.

Eine andere und höhere Auffassung findet sich in du Mauriers Trilby (S. 95). »She was equally unconscious of self with her clothes on or without; she could be naked and unashamed.«

Das ist das Gefühl, was wir auch am unverdorbenen Kinde sehen; die erste Regung der Liebe zerstört es, wie dies ja auch bei Trilby der Fall ist.

Die höchste Auffassung habe ich nur bei einem einzigen Schriftsteller gefunden, und zwar bei dem holländischen Dichter Vosmaer.

In seiner »Amazone« will die schöne Marciana erst dann dem Künstler Modell stehen, nachdem sie sich davon überzeugt hat, daß er sie nicht liebt.

Das ist eine Frau, die weiß, daß sie schön ist, und die sich aus reiner Liebe zur Kunst entkleidet, aber nicht vor dem Manne, sondern vor dem Künstler, und zwar vor dem großen Künstler.

Ein gleicher Geist beseelte die schöne Frau Charlotte Fossetta, das Modell von Danneckers berühmter Ariadne. Sie bot sich dem Künstler, in dessen Hause sie verkehrte, mit den Worten an: »Und Sie glauben in der Tat, daß meine Erscheinungsformen Ihrer Kunst zu wirklicher Förderung gereichen könnten? Gut denn, verfügen Sie über mich, wenn Sie meinen, Neues, Geniales schaffen zu können«[1]).

Derartige Frauen, wie Charlotte Fossetta, Agnes Sorel, Paola Borghese, Diana von Poitiers, Lady Digby u. a. gibt es aber nur wenige. Weit häufiger sind die, die sich aus Liebe zum Künstler als Modell hergeben. Man denke nur an die Gemahlinnen von Rubens, von van der Werff u. a.

Wenn aber weder die Liebe noch ein anderer Zufall dem Künstler ein vollendetes Modell zuführt, dann bleibt ihm nichts übrig, als minderwertige Körper zu nehmen und deren Fehler, so gut es geht, zu verbessern. Hierbei aber kann ihm außer seinem künstlerisch geschulten Blick auch die Erfahrung des Arztes zu statten kommen.

Hiermit ist zugleich gesagt, daß der Künstler berechtigt ist, wo ihm dies für seine Zwecke gut dünkt, von der strengen Wiedergabe der Natur abzuweichen.

Wenn er dies aber tut, muß er es mit Sachverständnis und vollem Bewußtsein tun, so daß der Beurteiler seiner Werke im stande ist, nachweisen zu können, wie und warum in diesem oder jenem Falle eine Aenderung erforderlich war.

Diese Art der Kritik, bei der es nötig wird, das Modell mit dem Kunstwerk zu vergleichen, ist meines Wissens zuerst von G. Fritsch[2]) ausgeübt worden. Außer mir hat bisher nur L. Volkmann[3]) den gleichen Weg eingeschlagen.

Nur in dieser Weise ist es möglich, das Werk, die Arbeit des Künstlers in ihrem vollen Umfang zu würdigen. Das vollendete Gemälde, das fertige Steinbild ist stumm und verrät nicht mehr den Streit und die Kämpfe, aus denen es geboren wurde.

---

[1]) C. Beyer, Danneckers Ariadne. Zeitschrift für bildende Kunst. Seemann & Co., 1897, Heft 10, p. 244.

[2]) Unsere Körperformen im Lichte der modernen Kunst, 1895.

[3]) Naturprodukt und Kunstwerk. Dresden, Muthmann, 1902.

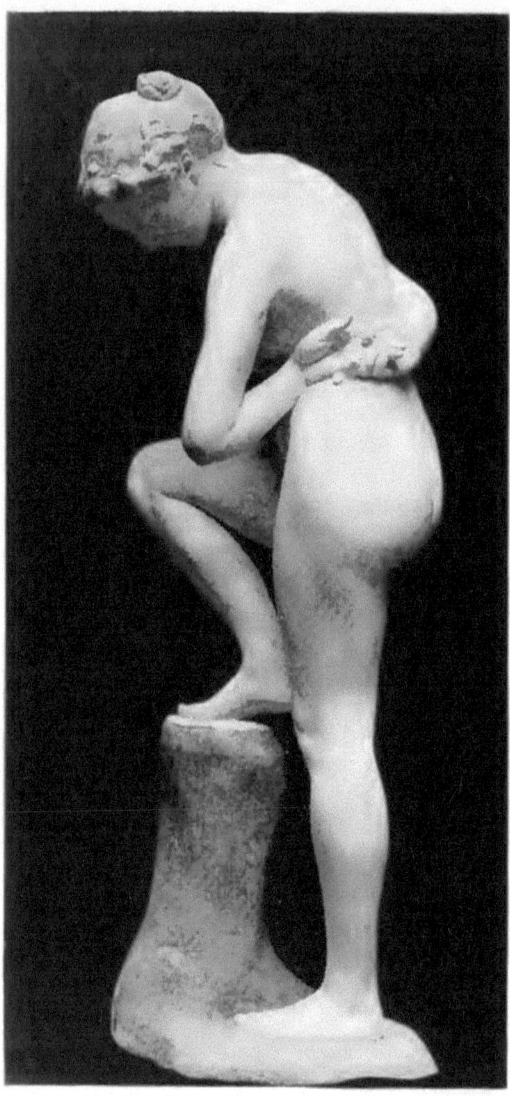
Fig. 252. Klingers Badende in linker Seitenansicht.

Als Beispiele führe ich hier einige Kunstwerke an, bei denen mir die Maße oder die Photographien der Modelle zur Verfügung stehen.

Klinger erzählte mir, daß er sich so genau wie möglich nach dem Modell richte, daß er aber sehr große Schwierigkeiten habe, jeweils ein passendes Modell zu finden. Eines seiner besten Modelle hat er für die bekannte Statue der Badenden benutzt.

Der leitende Grundgedanke war für Klinger aber weder die genaue Wiedergabe des Modells noch der bildlich festgehaltene Eindruck einer Badenden, sondern die Darstellung eines gut gebauten weiblichen Körpers in einer sogenannten gewagten Stellung. Es ist der gleiche Gedanke, der die griechischen Künstler zu ihren Darstellungen der kauernden Aphrodite veranlaßte.

Es handelt sich somit um ein Problem, das einerseits ein sehr gutes Modell, anderseits ein großes künstlerisches Können erheischt.

Fig. 252 zeigt Klingers Badende in linker Seitenansicht, Fig. 253 das Modell in der gleichen Stellung. In Fig. 254 und 255 sind beide in rechter Seitenansicht aufgenommen.

Nur das linke Bein ist gestreckt, alle übrigen Körperteile sind in Beugestellung gebracht; durch Zurückschieben der rechten Schulter und Drehung des Kopfes nach links sind die Beugungsmomente rechts oben ausgeglichen.

Die gehäuften Momente der Beugung stellen an den Körper des Modelles erhöhte Anforderungen, und zwar nicht nur an die Form, sondern auch an die Leistungsfähigkeit.

Es ist ohne weiteres einleuchtend, daß nur ein sehr muskelkräftiger Körper so lange in dieser Stellung aushalten kann, wie

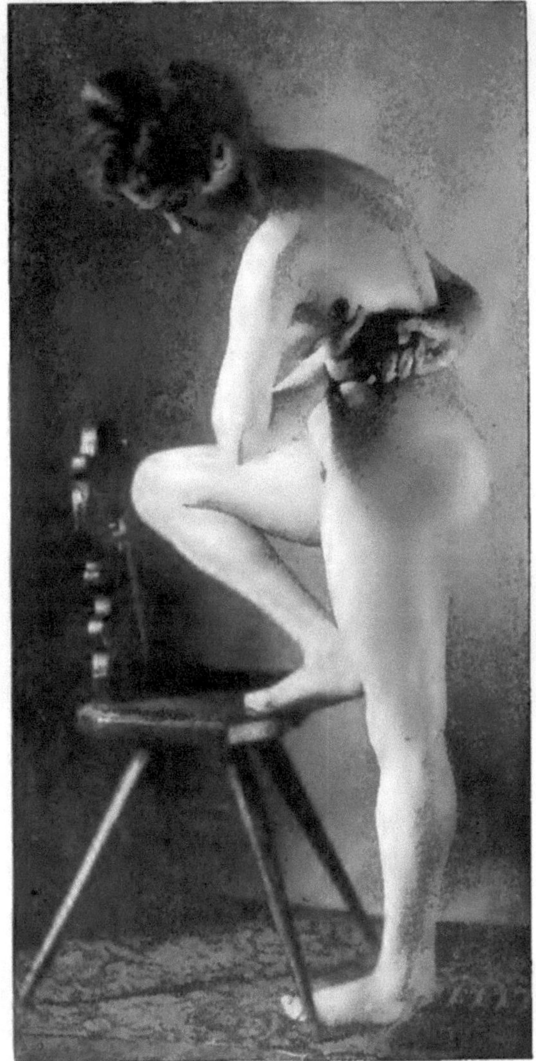

Fig. 253. Klingers Modell in linker Seitenansicht.

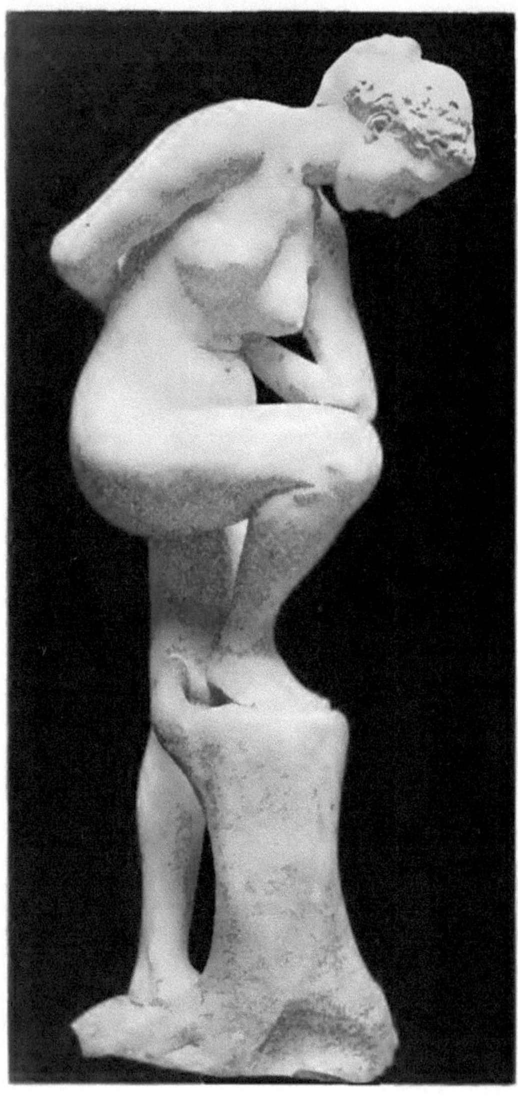

Fig. 254.　Klingers Badende in rechter Seitenansicht.

zur Nachbildung erforderlich ist. In der Tat zeigt auch das Modell eine ganz hervorragende Ausbildung seiner Muskulatur, besonders an den Beinen.

Klinger hat nur sehr wenig verbessert; das Gesichtsprofil ist dem griechischen Profil genähert, an den durch Schuhwerk verdorbenen und etwas platten Füßen sind die entzündeten Zehenballen weggelassen, die zu schwach entwickelte Ferse verstärkt und das Gewölbe am Rist leicht erhöht; außerdem sind die Brüste voller und straffer geworden.

Im übrigen ist das Modell mit großer Naturtreue verwertet; alle seine Vorzüge, deren größter die gut gebauten, völlig geraden Beine sind, finden sich in gleicher Weise in der Statue wieder.

Alle Momente der Beugung, Taillen- und Unterleibsknickung sind gewissenhaft beobachtet und unverändert wiedergegeben.

Das einzige Zu-
geständnis, das
Klinger der Ueber-
lieferung oder,
wenn man will, dem
Stein gemacht hat,
ist das Weglassen
der Körperhaare.
Dem entspricht
auch die durch das
Material gebotene
Vereinfachung in
der Behandlung des
Haupthaares.

In dieser Statue
ist ein bewußtes,
sachverständiges
Verbessern klcine-
rer Fehler mit ge-
wissenhafter Natur-
treue zu einer har-
monischen Gesamt-
wirkung vereinigt.

Ganz abgesehen
von ihrem künst-
lerischen Wert ist
die Klingersche Ba-
dende ein Meister-
stück durch die Art
und Weise, wie die
Brüste verbessert
sind.

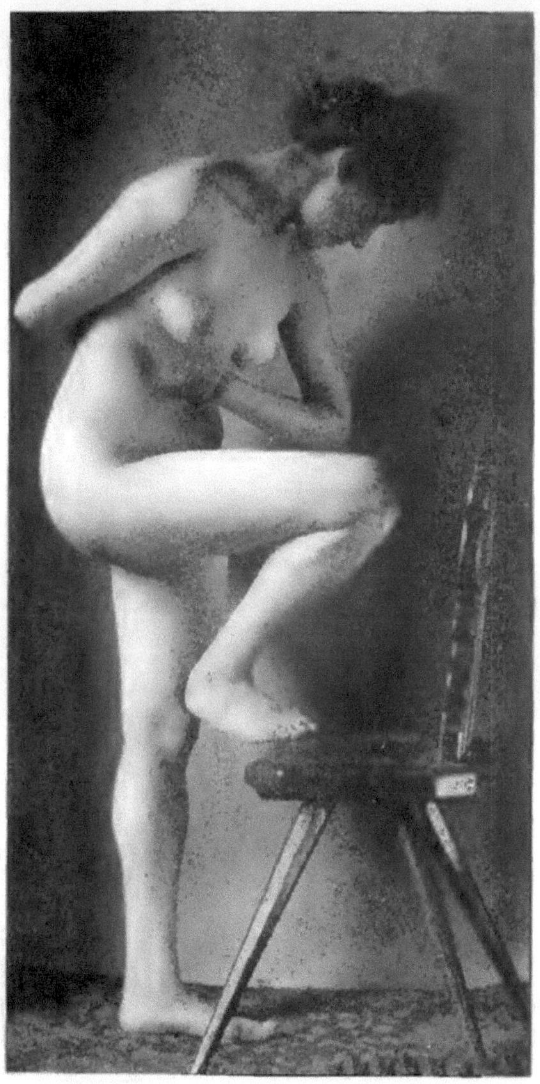

Fig. 255. Klingers Modell in rechter Seitenansicht.

Schon Brücke hat darauf hingewiesen, daß gerade dieser Körperteil bei Berufsmodellen fast stets einer Verbesserung bedarf. Nun
hat allerdings das Modell Klingers etwas schlaffe, aber sonst ziemlich
gute Brüste, die nur durch die Beugung und die dadurch hervor-

gerufene Verstärkung ihrer unteren Wölbung weniger vorteilhaft aussehen.

Klinger hat sie nicht nur praller, sondern auch größer gemacht. Er hat damit die Harmonie der Formen erhalten und zugleich sein feines Verständnis für die Natur gezeigt. Hätte er die Brüste in gleicher Größe prall gemacht, so ständen sie nicht mehr im Einklang zu dem kräftigen Körper. Die am Modell erkenntliche geringere Elastizität der Haut, welche die etwas schlaffere Form der Brüste bedingt, kann lediglich durch deren stärkere Fülle ausgeglichen werden; und das hat Klinger mit richtigem Gefühl getan.

Gerade in dieser Beziehung werden häufig schwere Sünden gegen die Naturwahrheit begangen. Die breiten Hüften, die vollen Arme und Beine findet man leichter beim reifen Weibe, die runden, prallen, kleineren Brüste leichter bei der Jungfrau. Aus der Verbindung beider Vorzüge gehen dann die in der darstellenden Kunst so beliebten Zwitterformen hervor, die dem unbefangenen Beobachter den gleichen unbehaglichen Eindruck des Unwahren und Gefälschten in der Kunst machen, wie die fehlerhaften, durch das Korsett verbesserten Frauen im Leben. Solche Gestalten erscheinen künstlich, aber nicht künstlerisch.

Eines der vollendetsten Künstlermodelle, das ich jemals gesehen habe, ist das 16jährige Mädchen, nach dem Therese Schwartze die Studie von Tafel VI gemacht hat.

Neben einem auffallend zarten weißen Teint, blauen Augen, rotblondem, leuchtendem Haar und gesunden roten Wangen zeigt das Mädchen, das in Amsterdam geboren ist, eine besonders feine Bildung der Gelenke und Gliedmaßen und völlig normale Proportionen. Ich hatte Gelegenheit, sie auf dem Atelier der Künstlerin zu untersuchen. Es waren auch nicht die geringsten Spuren von Rhachitis oder schwindsüchtiger Anlage zu finden. Die Körpermaße waren:

Körperlänge 165 cm.

Schulterbreite 38 cm.

Taille 20 cm.

Hüftbreite 31 cm.

Kopfhöhe 21 cm.

Abstand der Brustwarzen 21 cm.

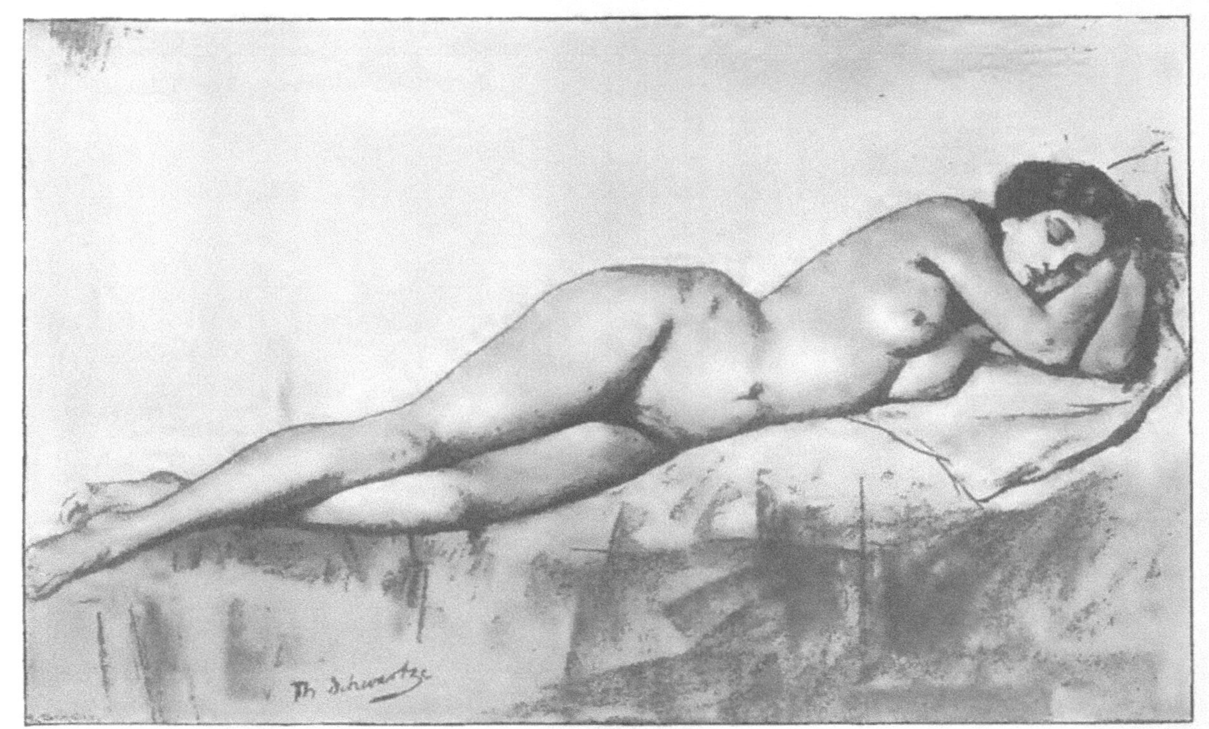

SCHLUMMERNDE PSYCHE.

(Nach einer Zeichnung von Therese Schwartze)

Rumpflänge bis zum Schritt 85 cm.
Beinlänge bis zum Hüftgelenk 97 cm.

Becken:

Dornenbreite 24 cm.
Kammbreite 27 cm.
Knorrenbreite 31 cm.

Es ergab sich daraus die seltene Erscheinung, daß die Körperhöhe über 8 Kopfhöhen betrug. Von schöner Form waren Hände und Füße.

In seinem Wesen entsprach das Mädchen völlig dem Bilde von Trilby. Sie bewegte sich mit der größten Ungezwungenheit und mit seltener Grazie, sobald sie bemerkte, daß wir sie nur als Kunstgegenstand betrachteten; sie ließ sich auch gern photographieren, leider aber weigerte sie sich dessen zum zweiten Male, als die erste Aufnahme mißglückt war, und — unbewußt ihrer eigenen Schönheit — kam sie nicht mehr zur Künstlerin zurück, weil sie eine vorteilhaftere Stellung als Dienstmädchen gefunden hatte. — So ist das Bild, das eine schlafende Psyche vorstellen sollte, nicht fertig geworden, weil diese kleine Psyche in die Küche gehen wollte, statt in effigie zum Olymp emporzusteigen. Aber solch schöne Modelle sind große Ausnahmen, namentlich in den niederen Kreisen.

Eine sehr merkwürdige Erfahrung auf diesem Gebiet machte G. Eberlein. Ein Mädchen, das ihm als Kind Modell gestanden, kam von Zeit zu Zeit auf sein Atelier, um seine Dienste anzubieten. Während der Entwicklungsjahre schien dem Künstler der magere wachsende Körper wenig geeignet. Als sich aber im 16. Jahre während der Reifeperiode die Formen füllten, klopfte sie wieder an und Eberlein war so überrascht von dem Ebenmaß des jungfräulichen Körpers, daß er in wenigen Tagen eine genaue Kopie nach der Natur machte, in der natürlichen Stellung, in der das Mädchen nackt vor ihm stand. Er bestimmte sämtliche Maße bis auf die Länge und Breite der einzelnen Fingerglieder, der Nägel und der Zehen genau mit dem Zirkel, so daß, wie er selbst sagte, »eigentlich kein künstlerischer Gedanke dabei im Spiele war, als vielmehr ein genaues Abschreiben nach der Natur«. Die Gestalt zeigte eine ganz vollendete Schönheit (Fig. 256).

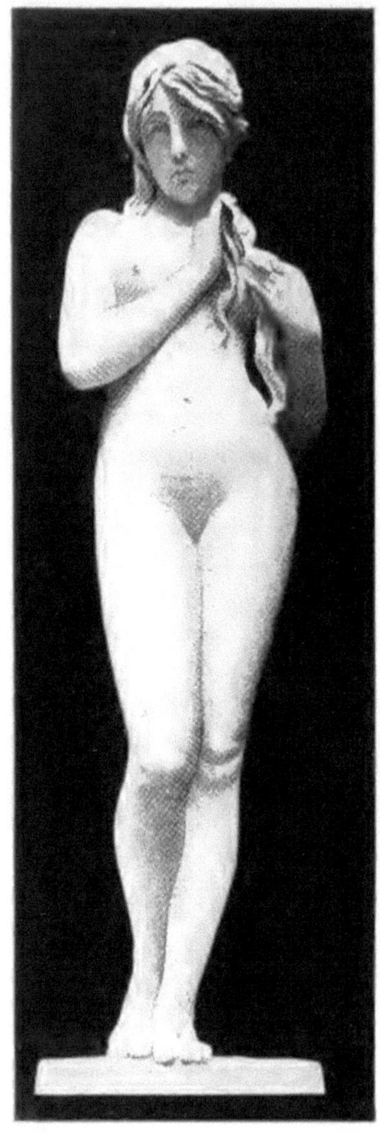

Fig. 256.
Das Mädchen von Gustav Eberlein.

Vier Wochen später kam das Modell wieder, um dieses Mal nicht mehr kopiert, sondern künstlerisch verwertet zu werden. Als die Hülle fiel, waren die Formen nicht mehr dieselben, kein Maß stimmte mehr mit der früheren Aufnahme; der Körper war plump und fett geworden. So hatte Eberlein die unwiederbringlich verlorene Schönheit dieses Mädchens im Fluge erfaßt und hatte der Nachwelt erhalten, was das Leben selbst in dieser kurzen Blütezeit von nur vier Wochen zum Dasein schuf.

Ein Zufall fügte es, daß Professor G. Fritsch einige Monate vorher eine Photographie nach diesem Mädchen anfertigte (Figur 257). In jener Zeit war der Körper, wie aus dem Bild ersichtlich, noch ganz kindlich in der Form.

Ein besonders überzeugendes Beispiel, wie es dem Künstler möglich ist, ganz allein durch die Stellung einem fehlerhaften Körper den Schein der vollendeten Form zu geben, habe ich der Freundlichkeit von Gustav Eberlein zu verdanken.

Fig. 258 und 259 stellt eines der Mädchen dar, die Eberlein für seine Nymphen mit dem Silen[1]) als Modell gedient haben.

---

[1]) Vgl. Nymphen und Silen von G. Eberlein. Stratz, Erster Essay. F. Enke, Stuttgart 1900.

Die Maße sind:

Körperlänge 157 cm.

Schulterbreite 40 cm.

Taille 22 cm.

Hüftbreite 32 cm.

Die Körperhöhe beträgt nur sieben Kopfhöhen.

Die Beine sind zu kurz, stehen mit den Knieen nach innen, die Unterschenkel sind säbelförmig gekrümmt, die Knöchel sind plump, die Unterarme sind etwas verkürzt; es besteht ein leichter Grad von Plattfuß. Der Brustkorb ist breit, aber flach, und verdirbt infolgedessen die Gestalt der Brüste. Zu allen diesen Zeichen der überstandenen Rhachitis gesellt sich eine wahrscheinlich auch auf Rhachitis beruhende krankhafte Lordose, eine zu starke Lendenkrümmung, die ein flaches Kreuz, zu starkes Vorspringen des Bauches nach vorn und der Hinterbacken nach hinten

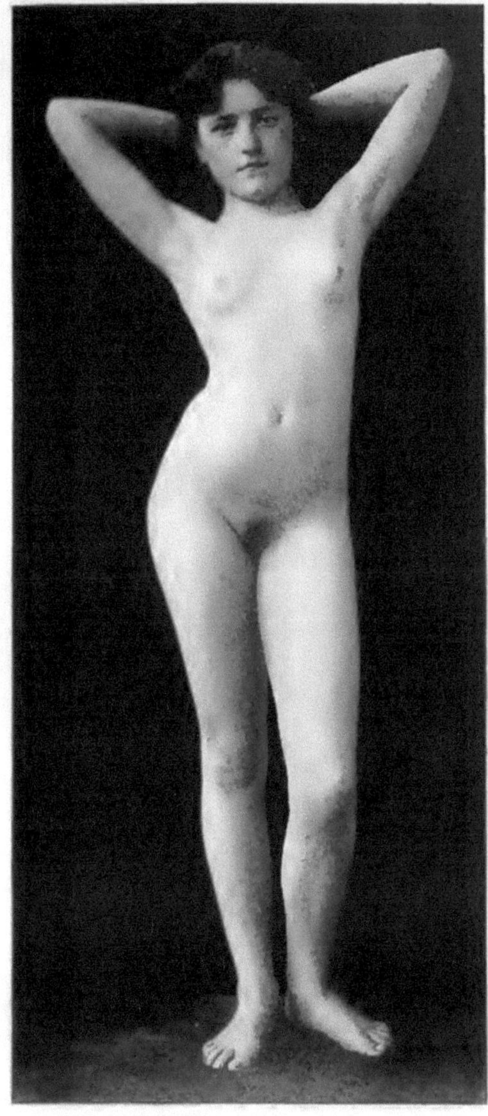

Fig. 257. Original von Fig. 256, 2 Monate früher aufgenommen.

verursacht. Während an den Hüften, am Gesäß und an den Oberschenkeln die Fettbildung zu stark ist, zeigt dieser Körper als Vorzüge eine kräftig entwickelte Muskulatur und gefällige Rundung

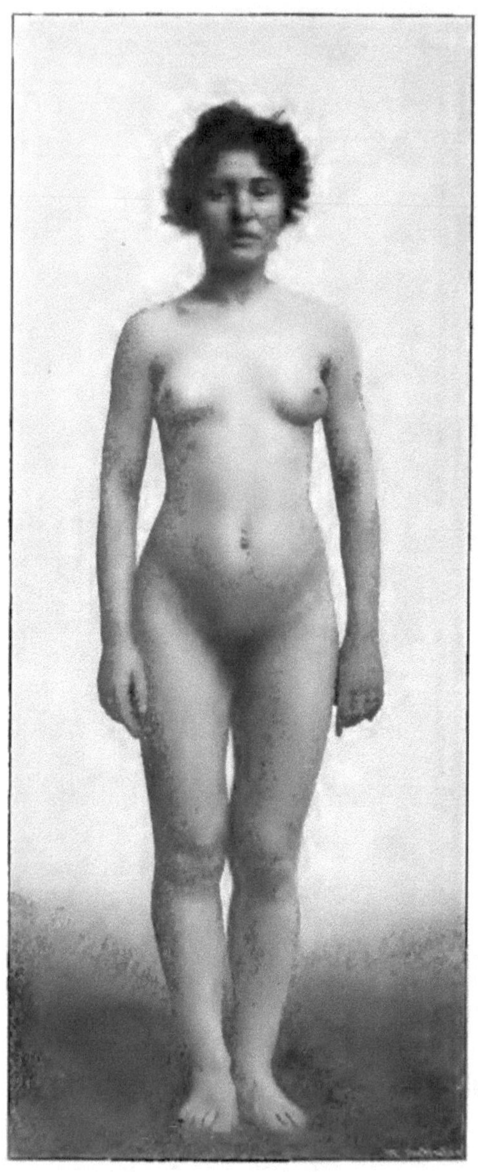

Fig. 258. Berliner Modell von 20 Jahren.

der jugendlichen Formen unter einer elastischen, prall gespannten Haut.

Die Gestalt ist der Typus einer beauté du diable, ihre Hauptfehler sind die kurzen und krummen Beine, das im Verhältnis zur Brust zu schmale Becken.

Nach demselben Modell sind die von · Eberlein selbst gestellten photographischen Aufnahmen (Fig. 260 und 261) gemacht.

An diesen beiden Aufnahmen kann man die zahlreichen Fehler des Modells nicht erkennen. Durch die starke Vorbeugung wird der Oberkörper perspektivisch verkürzt und läßt darum die Beine länger erscheinen, durch die leichte Bewegungskrümmung im rechten, die starke im linken Knie wird die nur am gestreckten Bein deutliche Verkrümmung dem Auge völlig entzogen. Der gedrungene Gesamttypus wird durch die lang ausgestreckten Arme, die mit der feinen Modellierung ihrer Muskeln zu vollem Recht kommen, ganz aufgehoben.

Das im Verhältnis zu den übrigen Breitenmaßen zu schmale Becken wird durch seitliche Verschiebung und Erhöhung der rechten, bei gesenkter linker Hüfte mehr ins Licht gesetzt und kommt in kräftiger Ausladung im Umriß hervor. Das hohle Kreuz wirkt hier nicht als solches, weil es durch die forcierte Streckung des Rumpfes in der Bewegung motiviert ist.

Der in der Richtung der Längsachse des Körpers ausgestreckte Arm läßt die ganze Figur länger und schlanker erscheinen und bringt die gute Form der nach oben gezogenen linken Brust zur vollen Geltung. Durch die Stellung der Hände ist das rhachitisch verdickte Ellenköpfchen unsichtbar gemacht.

In ähnlicher Weise sind die Fehler des lebenden Modells in der Rückansicht verdeckt worden.

Wie mir Gustav Eberlein selbst später mitgeteilt hat, waren ihm damals die

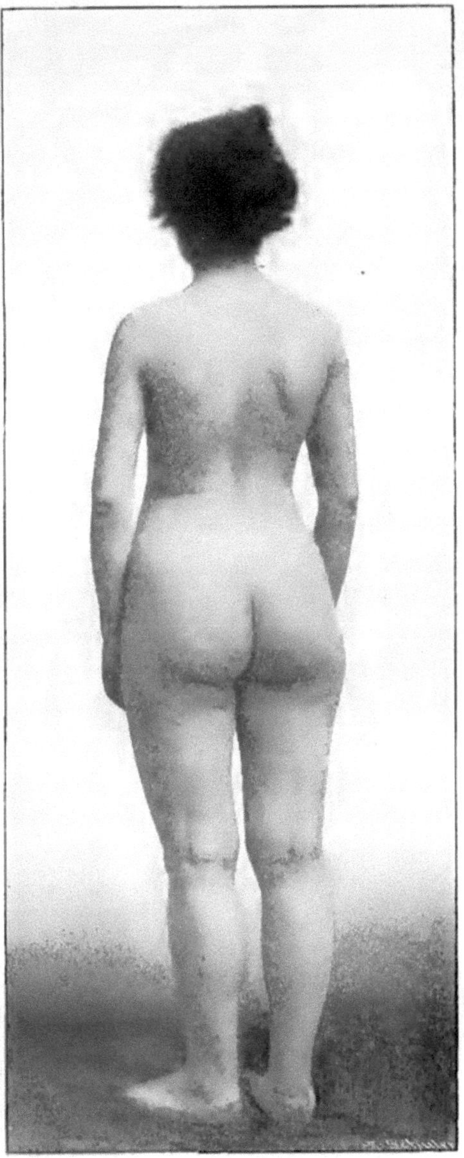

Fig. 259.   Fig. 258 in Rückansicht.

anatomischen Fehler des Modells völlig unbekannt. Er hat sich allein durch sein künstlerisches Fühlen bei der Auswahl der geeigneten,

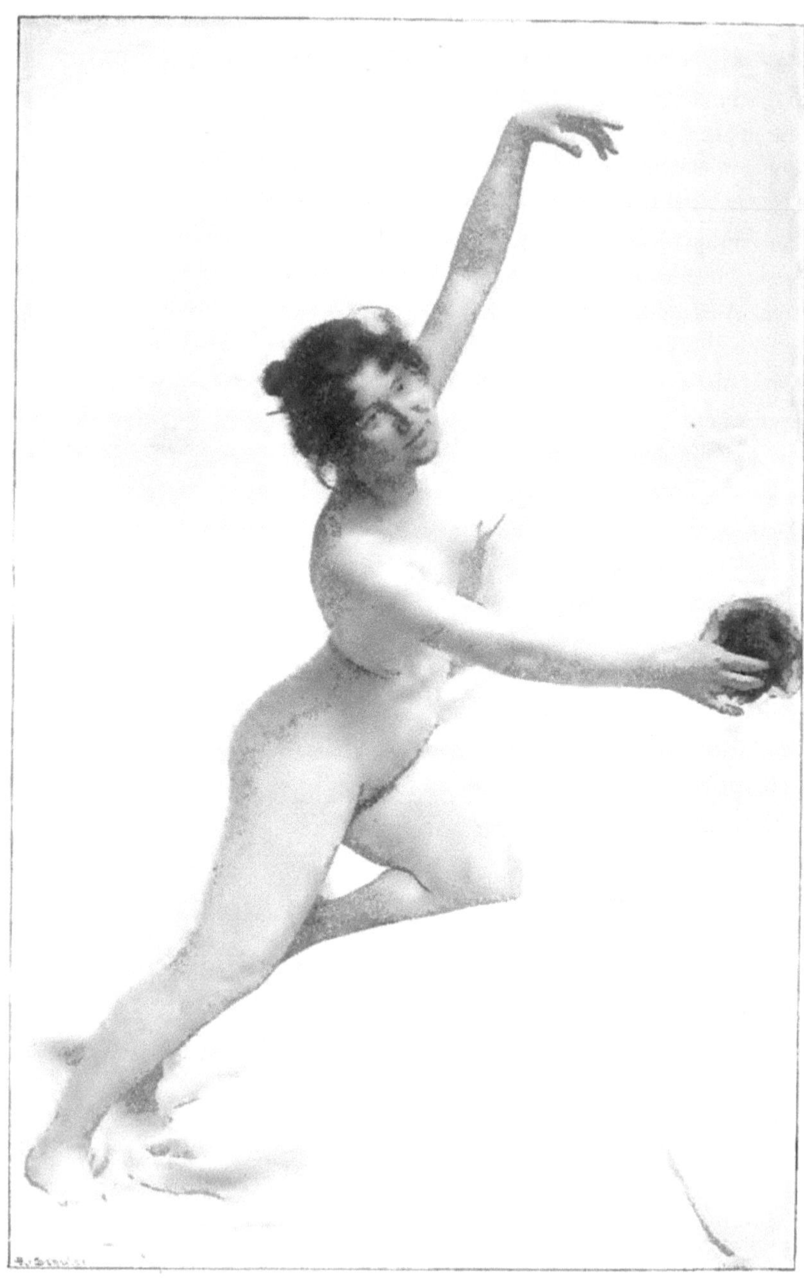

Fig. 260. Das Modell Fig. 258 durch Eberlein gestellt.

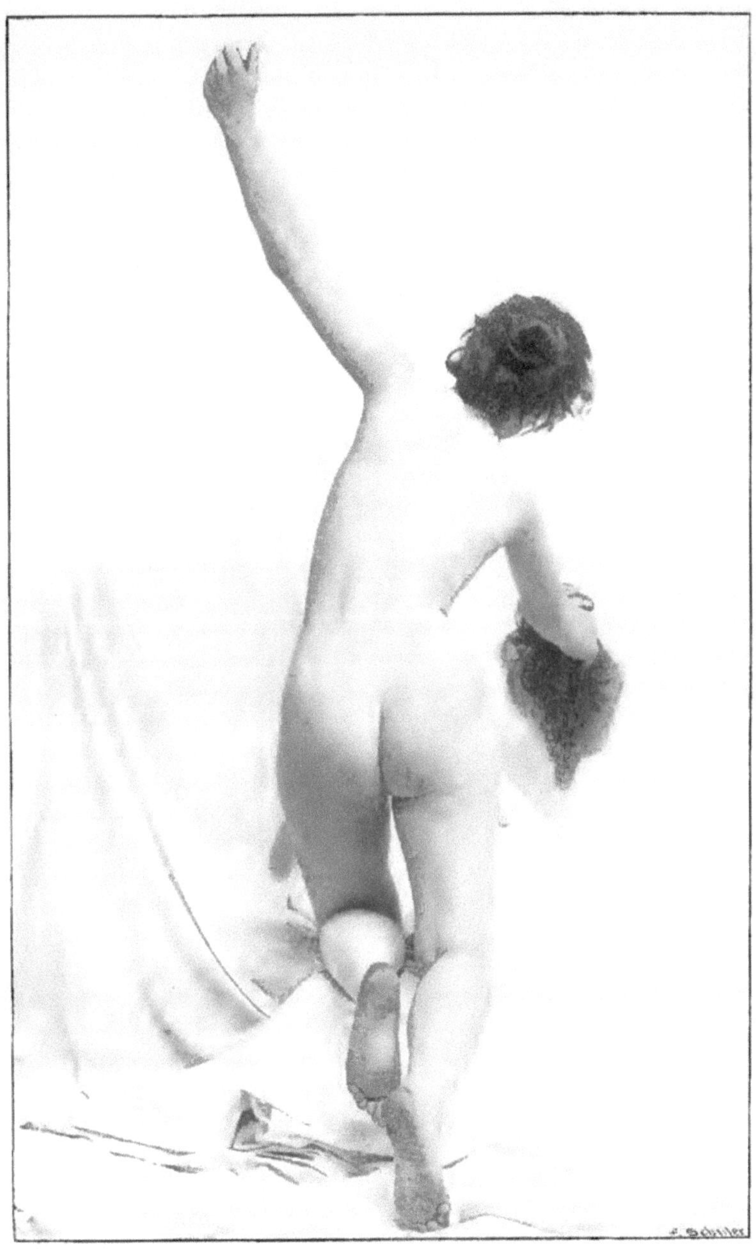

Fig. 261. Dieselbe, in Rückansicht gestellt.

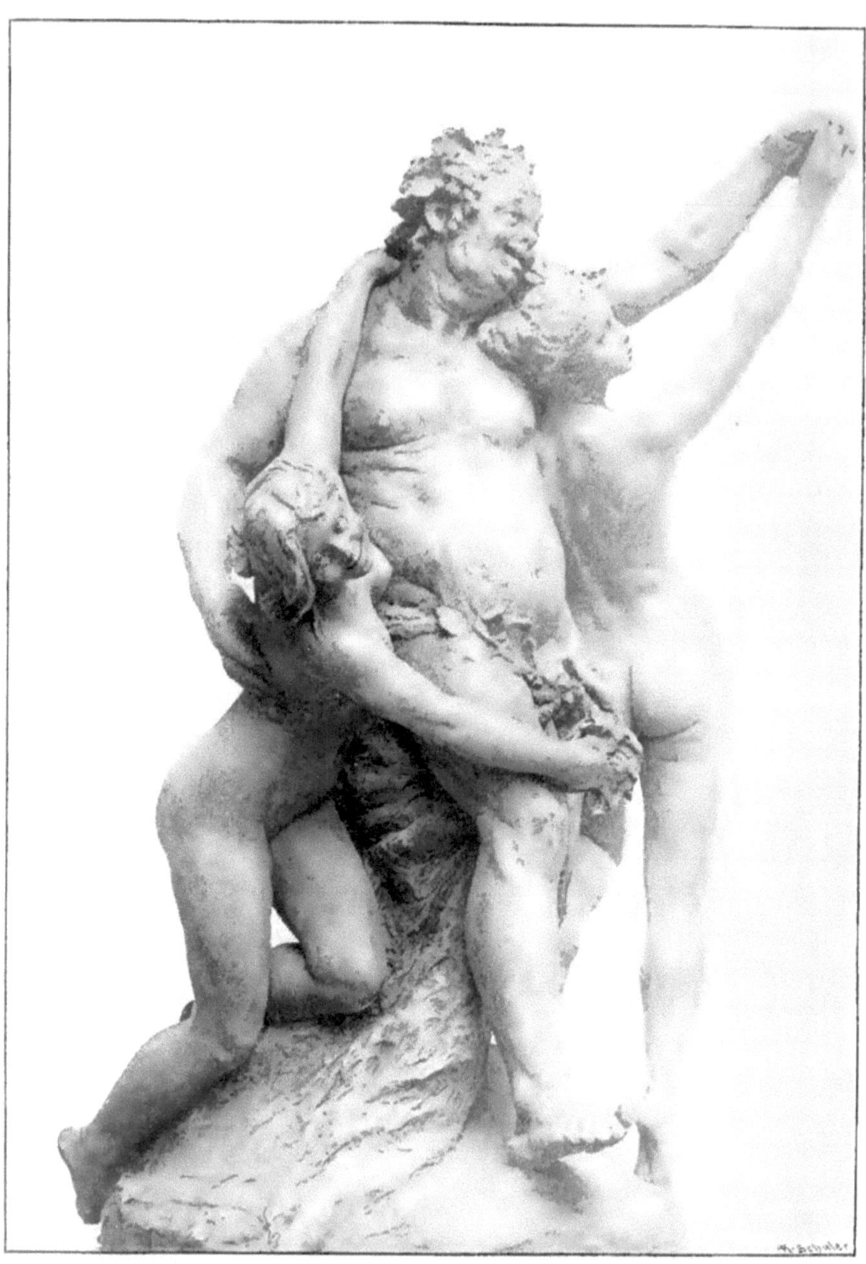

Fig. 262. Nymphen und Silen von Gustav Eberlein.

zur künstlerischen Verwertung vorteilhaftesten Stellung leiten lassen und dabei doch mit beinahe orthopädischer Genauigkeit die Fehler ausgeglichen und verborgen.

Fig. 262 zeigt die künstlerische Verwertung dieses Modells in Eberleins Gruppe: Nymphen und Silen.

Im Gegensatz zu Klinger, dessen Badende, Dank sei ihrem guten Körperbau, trotz der starken Beugung, schön bleibt, hat hier Eberlein durch richtige Verbindung von Beugung und Streckung den fehlerhaften Körperbau verdeckt und ihm den Schein der Schönheit verliehen.

Von einem 17jährigen Berliner Modell, Margarete E., stehen mir die genauen Maße, die Photographie und die künstlerische Nachbildung zur Verfügung.

Ich war in der Lage, alle Maße selbst zu nehmen, Professor G. Fritsch nahm in verschiedenen Stellungen photographische Aufnahmen und war so freundlich, mir diese zu überlassen. Außerdem aber hat Frau Paczka das Modell künstlerisch verwertet.

Die Maße sind:

> Körperlänge 166 cm.
> Kopflänge 23 cm.
> Beinlänge 85 cm bis zum Oberschenkelknorren.
> Schrittlänge 79 cm.
> Brustumfang 85 cm.
> Nasenschambeinlänge (Modulus) 66 cm.
> Schulterbreite 38 (Umfang 92) cm.
> Taillenbreite 22,4 (Umfang 65) cm.
> Hüftbreite 32 (Umfang 90) cm.
> Brustwarzenabstand 19,75 cm.
> Scheitelschritthöhe 87 cm.

> Becken:
>> Dornbreite 23 cm.
>> Kammbreite 27,25 cm.
>> Hüftbreite 31 cm.
>> Hintere Dornbreite 11 cm.

Hieraus folgt zunächst, daß die Kopflänge 7,2mal in der Körperlänge enthalten ist, daß demnach der Kopf unverhältnismäßig groß ist.

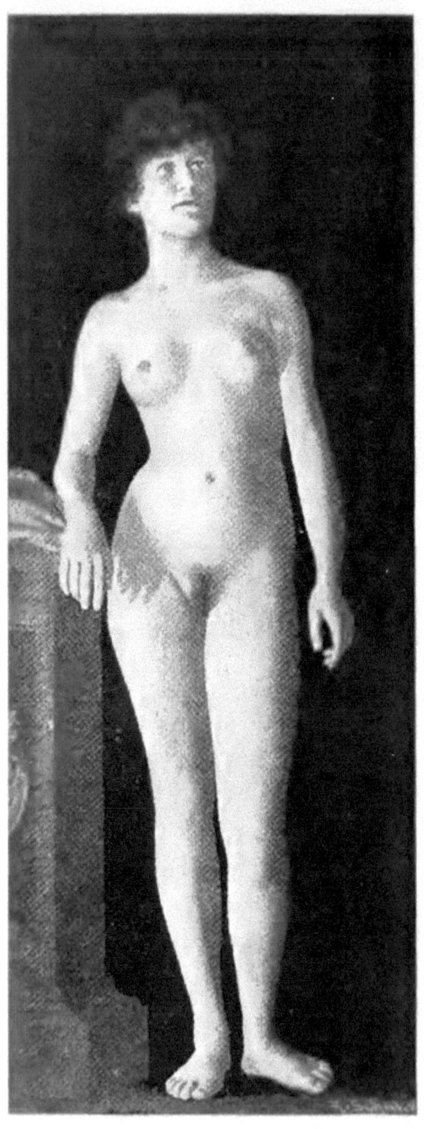

Fig. 263.   17jährige Berlinerin
nach einer Aufnahme von G. Fritsch.

Das Bein ist um 7 cm kürzer als vier Kopflängen.

Die Körpermitte liegt unterhalb der oberen Schamhaargrenze.

Der Unterschied zwischen Schultern und Taille ist 15,6, zwischen Hüften und Taille 9,6, also um 0,4 und um 2,4 cm zu gering. Die Schultern übertreffen die Hüften um 6 statt um 4 cm.

Daraus kann man auf ein Ueberwiegen der Schulterpartie schließen, was an mehr männliche Bildung erinnert oder an zu geringe Entwicklung des Beckens denken läßt. Die Beckenmaße haben einen Unterschied von 4,25 und 3,75 cm, sind dabei aber im allgemeinen klein; es handelt sich also um ein typisch weiblich geformtes Becken, das jedoch im Verhältnis zur Körpergröße nicht besonders stark entwickelt ist.

Da der hintere Dornabstand 11 cm, also 1 cm über das Maß beträgt, so geht daraus hervor, daß das Becken selbst weiblich ist, jedoch die Schaufeln geringer ausgebildet sind.

Von den übrigen Maßen ist auffallend, daß trotz der zu kurzen Beine die Körpermitte doch noch unterhalb der oberen Schamhaargrenze zu liegen kommt.

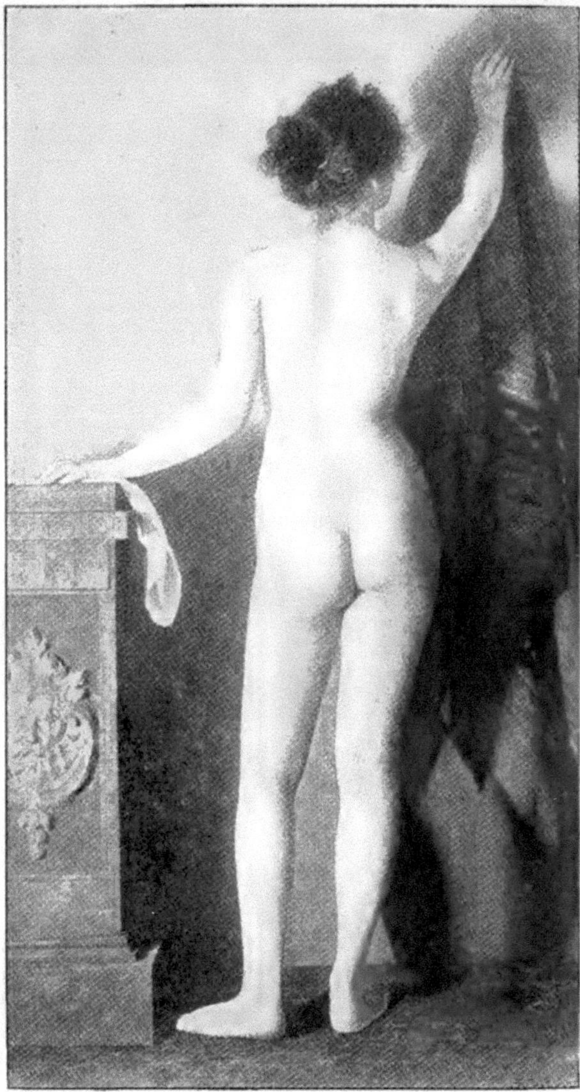

Fig. 264. Dieselbe von hinten.

Auf die Maße allein angewiesen, muß man die Erklärung für diese Tatsache vorläufig schuldig bleiben.

Was läßt sich nun aus den Maßen allein schließen?

Zunächst, daß das Mädchen noch nicht völlig entwickelt ist, da der Körper für den Kopf zu klein ist und das Becken trotz guter Maße zu klein für die Schultern.

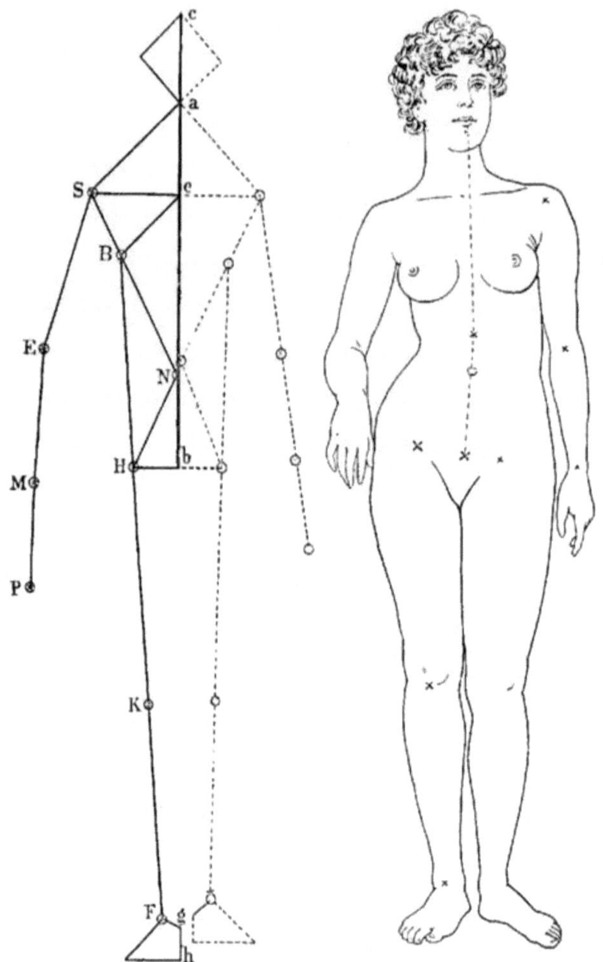

Fig. 265. Proportionen von Margarete, verglichen mit dem Kanon von Fritsch.

Ferner ist irgend ein Fehler anzunehmen, der die Verkürzung der Beine veranlaßt hat.

Damit steht im Zusammenhang die Verkürzung der ganzen Körperlänge, die, nach dem Fritschschen System berechnet, 10⅓ Unter-

moduli (hier = 16,5), also 170,5 cm
betragen müßte, statt 166 cm, demnach um 4,5 cm zu kurz ist.

Von den verschiedenen Aufnahmen,
welche Professor G. Fritsch von dem
Mädchen gemacht hat, sind zwei in
Fig. 263 und 264 reproduziert. Beide
Aufnahmen sind unter nicht gerade
sehr günstigen äußeren Umständen mit
Blitzlicht gemacht; auf künstlerische
Auffassung ist dabei absichtlich kein
Wert gelegt; sie sollen nichts weiter
sein als wissenschaftliche Dokumente.

Zur Vergleichung mit den absoluten Maßen habe ich zunächst in die
Umrisse der ersten Photographie einige
Gelenkpunkte und den Modulus eingetragen, daneben auf den Modulus
die Normalmaße in vollen Linien konstruiert und nach der Vorschrift von
Fritsch in punktierten Linien die wirklichen Maße der Margarete beigefügt
(Fig. 265).

Endlich ist in Fig. 266 ein Maßstab in Kopflängen mit einer diop-
trisch nach der Photographie über-
tragenen Profilzeichnung des Mädchens
zusammengestellt.

Aus der Vergleichung der Figuren
lassen sich jetzt eine Reihe von Erscheinungen erklären, die bei der Vergleichung der Maße bereits auffielen.

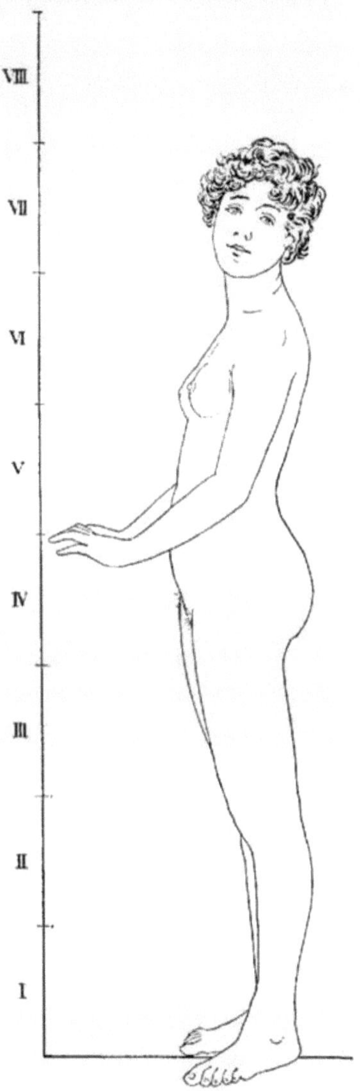

Fig. 266. Dioptrische Profilzeichnung
nach Kopflängen.

In Fig. 266 ist auffällig, daß das Kreuz wenig eingebogen ist,
in Fig. 263 resp. 265, daß die Begrenzungslinien des Unterleibs
gegen die Schenkel einen sehr spitzen Winkel bilden. Daraus geht
hervor, daß die Neigung des Beckens eine sehr geringe ist. Infolge-

dessen ist ein größerer Teil der Schamspalte von vorn zu sehen, und aus dem zu hohen Stande dieser Teile erklärt sich, warum die Körpermitte trotz der kurzen Beine doch noch unterhalb der oberen Schamhaargrenze steht. Wäre das Becken bei sonst gleichen Verhältnissen stärker geneigt, dann müßte die Körpermitte mehr am Unterleib in die Höhe treten.

Der scheinbare Widerspruch ist also erklärt durch das Zusammentreffen von zwei Fehlern: zu schwache Beckenneigung und zu kurze Beine.

Letztere hängt, wie aus Fig. 265 hervorgeht, namentlich von der Verkürzung unterhalb des Knies ab, und zwar lehrt der Anblick von Fig. 263, daß es sich um einen etwas schief angesetzten und zugleich verkrümmten Unterschenkel, außerdem aber um einen leichten Grad von Plattfuß handelt. Ebenso sind auch die Vorderarme verkürzt, und in Fig. 263 erkennt man deutlich am rechten Arm das vorspringende Ellenköpfchen.

Außer der Verkürzung und Verkrümmung von Unterschenkel und Unterarm, außer dem vorspringenden Ellenköpfchen finden sich noch Verdickungen der Handgelenke und der Knöchel, und damit ebensoviele Zeichen einer früheren Rhachitis.

Trotz der krankhaften Verkürzung des Beines bleibt aber immer noch ein gewisses Mißverhältnis zwischen der Kopf- und der Körperlänge; denn selbst bei einer Länge von 170,5 cm ist sie doch nur gleich 7,4 Kopflängen. Dies Verhältnis ist kennzeichnend für einen noch nicht völlig ausgewachsenen Körper.

Es ist aber auch ersichtlich, daß trotz gut entwickelter Muskeln, die sich namentlich am Oberarm und Rücken sehr schön ausprägen, die Formen etwas Eckiges haben; ferner treten die Schlüsselbeine und die Muskeln darüber stark vor, alles infolge von geringer Entwicklung des Fettpolsters der Haut. Auch dies ist ein Zeichen entweder schlechter Ernährung oder noch nicht vollendeten Wachstums. Gegen erstere sprechen aber die kräftige Muskulatur, die gut entwickelten Brüste und die glatte Haut.

Dies sind somit lauter Zeichen, aus denen hervorgeht, daß das Mädchen seine volle Reife noch keineswegs erreicht hat, daß es halb Kind, halb Jungfrau ist.

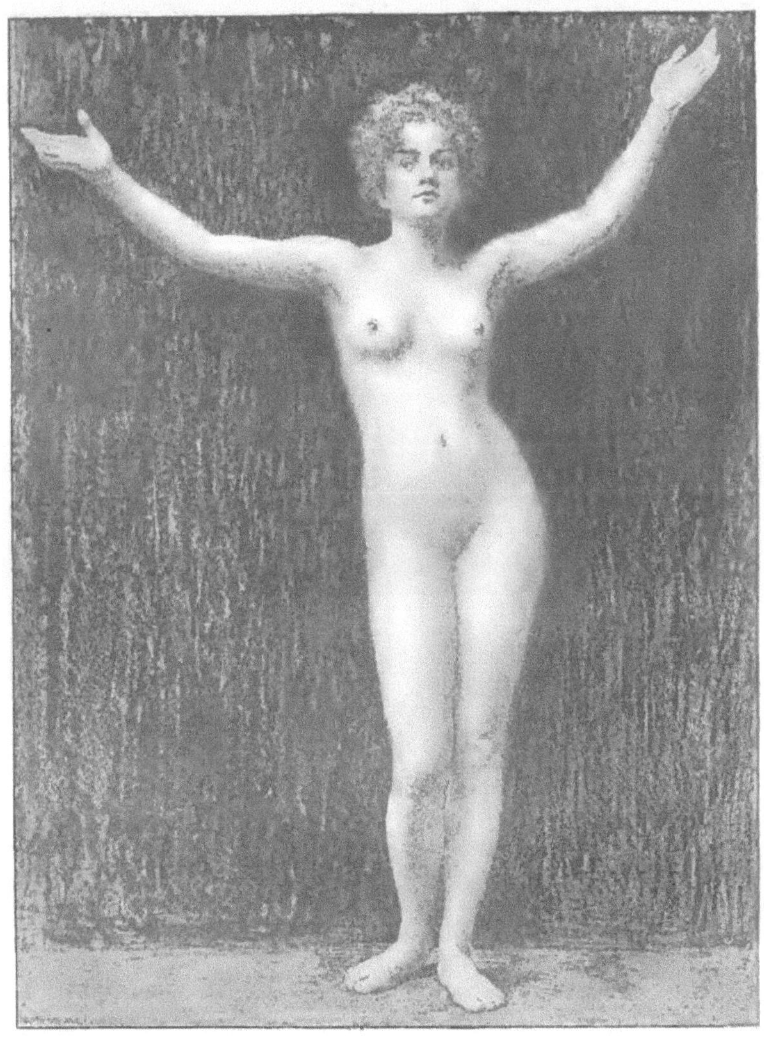

JUNGES MÄDCHEN.
(Nach einer Zeichnung von Cornelia Paczka.)

Auffallend bei dem sonst mageren Körper ist die relative Größe der Brustdrüsen bei verhältnismäßig wenig voneinander entfernten Warzen. Dies erklärt sich aus der großen Elastizität der Haut, die auch den größten Vorzug dieses Körpers bildet. Während die Haut am Busen dem Brustbein fest anhaftet, hat sie der wachsenden Brustdrüse hier gar nicht, in der Achselhöhle nur widerstrebend nachgegeben, bis die größte Masse der Drüse seitlich ausgewichen ist; die Warzen aber sind in gleicher Entfernung voneinander stehen geblieben.

Ein weiterer Vorzug ist der schöne Bau des Auges.

Bei Vergleichung der gegebenen Abbildungen lassen sich leicht noch zahlreiche weitere Fehler und Vorzüge entdecken.

Im wesentlichen ist der Hauptreiz die jugendliche Frische, der Hauptfehler die Ueberreste der englischen Krankheit.

Wenn man das Modell kennt, so muß man über das feine Gefühl staunen, mit dem Frau Paczka dessen Vorzüge zu erhöhen und die Fehler zu verdecken wußte, ohne dabei jemals das Original und die Naturtreue zu verleugnen.

Tafel VII ist eine getreue Nachbildung des Werkes der Künstlerin, das direkt auf die Aluminiumplatte gezeichnet wurde.

Die gewählte Stellung erinnert an den betenden Knaben im Berliner Museum.

Frau Paczka wußte nicht, daß das Mädchen Rhachitis hatte, trotzdem aber hat sie deren Zeichen als häßlich empfunden und sie so weit abgeschwächt, daß sie nicht störend wirken.

Die größten Schwierigkeiten boten die Beine; hier galt es, die leichte X-Form, den Plattfuß, die Verdickung des Fußgelenkes, die Krümmung und Verkürzung des Unterschenkels zu bedecken.

Das linke Bein ist zunächst im ganzen etwas nach außen gedreht, wodurch sich die leichte X-Stellung weniger scharf ausprägt. Im rechten Beine ist durch die Einwärtsbeugung des Knies die X-Stellung in natürlicher Weise erklärt und wirkt darum nicht als Fehler.

Dadurch aber, daß diese Beugung stärker ausgedrückt ist, läßt sie den Fehler am nicht gebeugten Bein beinahe verschwinden.

Durch Verkürzung ist rechts, durch Drehung links die Verkrümmung der Unterschenkel dem prüfenden Auge entzogen, der Mangel in der Länge ist ausgebessert.

Die Drehung des linken Fußes nach außen ist groß genug, um die Messung des geraden Verlaufes durch die Mikuliczsche Linie zu vereiteln, und doch auch wieder nicht so groß, daß an dem Tiefertreten des inneren Fußrandes der Plattfuß erkannt werden kann.

Am rechten Fuß ist durch die Bewegung der fehlerhafte Stand völlig verwischt.

Die Knöchel sind etwas höher gestellt und etwas schlanker gezeichnet.

Somit hat Frau Paczka durch gut gewählte Stellung und einige leichte Verbesserungen ihre Aufgabe in glücklichster Weise gelöst.

Das Verhältnis des Kopfes zur Körperlänge ist in dem Kunstwerk wie 7 zu 1, also noch ausgeprägter zu Gunsten der Kopfgröße.

Die Begrenzungslinie zwischen Rumpf und Beinen bildet einen stumpfen Winkel, und die Stellung ist so gewählt, daß die Beckenneigung eine größere ist.

Durch diese Bewegung wird auch die Beckenpartie mehr nach vorn gebracht, sie erscheint größer und zeichnet die Muskeln deutlicher.

Am Oberkörper ist die schöne Entwicklung der Brüste und der Muskulatur des Modells ganz unverändert beibehalten.

Alle diese Mittel haben den gleichen Zweck, die Weiblichkeit und die Jugend des Modells noch mehr hervortreten zu lassen.

So, wie sie vor uns steht, ist es eine halbgeöffnete Mädchenknospe, die mit leichtem Schritte dahinwandelt, um die lächelnde Zukunft mit offenen Armen zu umfassen.

In der Ansicht von hinten (Fig. 267) war es weit schwieriger, die gegebenen Fehler zu verbergen; am rechten, zum Teil bedeckten Bein ist das Problem wieder durch die Beugung im Knie gelöst; am linken ist die Einwärtsstellung des Knies dadurch gemildert, daß das Becken im Hüftgelenk nach rechts tiefer gestellt ist. Doch läßt sich nicht leugnen, daß trotzdem der Fehler nicht völlig verschwunden ist.

Die freundliche Künstlerin möge mir verzeihen, daß ich ihr Werk dazu benutze, um auch zugleich ein wenig die Künstlerseele

zu analysieren; aber ich fand die Gelegenheit zu verlockend, um
darzutun, daß 'der echte Künstler unbewußt den Maßstab des

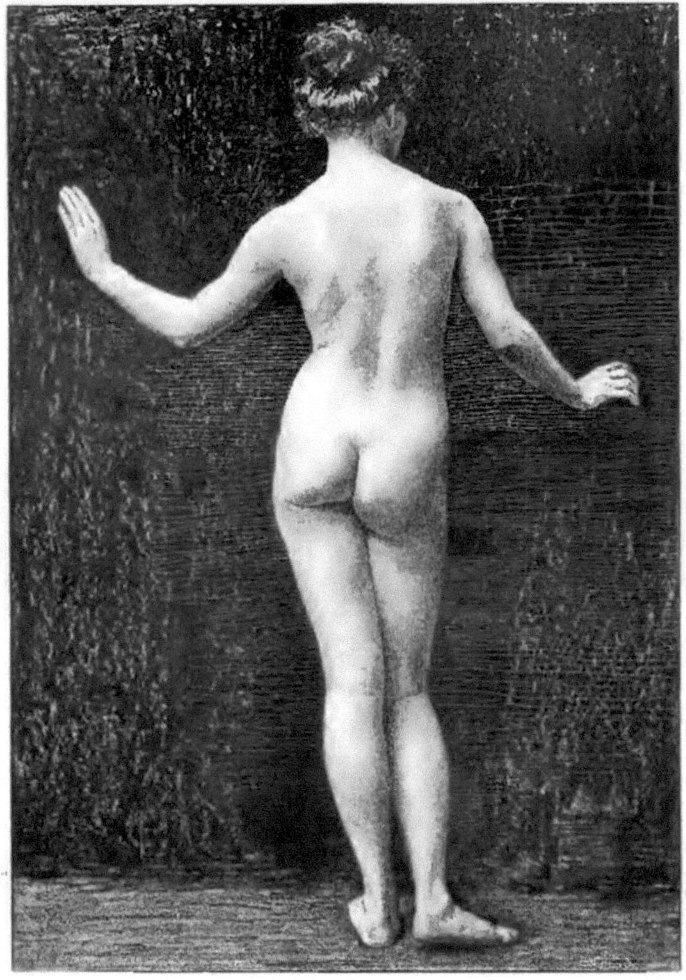

Fig. 267. Rückansicht eines jungen Mädchens. (Zeichnung von Cornelia Paczka.)

Schönen in sich trägt, und seinem Gefühle folgend als häßlich ver-
meidet, was Männer der Wissenschaft als krank und fehlerhaft brand-
marken.

Und indem ich dieses Beispiel anführte, habe ich zugleich gesagt, was mein Buch dem Künstler sein soll. Es soll ihn nichts Neues lehren, es soll ihm nur den wissenschaftlichen Beweis liefern, daß sein Gefühl das richtige ist, es soll ihm ein Wegweiser sein im Gebiete des Schönen und ihn überzeugen, daß sein Schönheitsgefühl den gleichen Naturgesetzen unterworfen ist, denen wir uns alle fügen müssen.

Je genauer der Künstler die Natur kennt, je tiefer er in das Wesen ihrer Erscheinungsformen eingedrungen ist, desto besser wird er das Schöne und Erhabene der Natur in seine künstlerische Handschrift übersetzen und seinen kurzsichtigen Mitmenschen verständlich machen können. Je heiliger ihm die Natur ist, desto erhabener wird sein Werk sein.

Der echte Künstler ist der Hohepriester der Natur. Seine schöne und erhabene Aufgabe ist es, deren Herrlichkeiten der lauschenden staunenden Menge zu offenbaren, sie, durch seinen Seherblick verklärt, dem Volke zu enthüllen. So wie seine geweihten Augen die Schönheit erblickt haben, so zeigt er sie den niederen Sterblichen, deren blöde Sinne erst durch ihn zum richtigen Verständnis geweckt werden. Seine Kraft, seine Stärke aber empfängt er aus dem ewig unversieglichen Bronn der schönen Gotteswelt selbst. Sie sei sein Gott, sein Werk ihr Evangelium. Wehe aber, wenn er seinen Gott verleugnet und sein eigenes Werk höher stellt als die ewigen Werke der Natur. Dann schwindet seine Macht, und seine Ueberhebung endet mit dem Verlust der Künstlerschaft von »Gottes Gnaden«.

Nicht jeder Künstler, der ganz und voll seinem inneren göttlichen Drange folgt, darf hoffen, bei der lebenden Mitwelt die verdiente Anerkennung zu finden. Im Gegenteil, gerade die Bahnbrecher eilen ihren Mitmenschen oft um Jahrhunderte voraus, und spätere Geschlechter ernten die Saat, die der Gestorbene ausstreute. Gerade diese Besten aber dürfen sich durch den mangelnden äußeren Erfolg nicht entmutigen lassen, ihrer inneren Stimme zu folgen und der Wahrheit und Schönheit unentwegt treu zu bleiben.

Zu ihrem Troste möge dienen, daß auch für sie das Wort des Dichters geschrieben ist:

> Die wenigen, die was davon erkannt,
> Die töricht gnug, ihr volles Herz nicht wahrten,
> Ihr Schauen, ihr Gefühl der Menge offenbarten,
> Hat man von je gelästert und verbrannt.

Aber später treten gerade die Märtyrer des Fortschrittes in das Reich der Unsterblichen ein.

Eine mächtige Förderung hat die richtige Beobachtung der Natur in letzter Zeit durch die Ausbildung der photographischen Technik erfahren. Abgesehen von der Vervollkommnung in der Technik läßt sich der Tätigkeit der Photographen auch eine künstlerische Seite abgewinnen, welche auf der ästhetischen Anpassung des Objekts an die Grenzen der mechanischen Wiedergabe beruht.

Nur ausnahmsweise finden sich jedoch unter den zahlreichen Sammlungen photographischer Aktstudien Aufnahmen, die einen künstlerischen Eindruck machen und von richtiger Verwertung des Modells zeugen. Einmal liegt dies an der Verwendung schlechter Modelle, dann aber auch an dem Mangel an künstlerischem Gefühl, das der mechanischen Arbeit des Apparates zu Hilfe kommen muß.

Unter den 100 Lichtbildern in dem bekannten »Akt« von Koch und Rieth hat keines dieser Künstlermodelle einen normalen Körper, ebensowenig in den 50 Freilichtstudien von Koch. Im Kinderakt von Max Peiser findet sich nur ein einziges Mädchen (Blatt 41), das normal gebaut ist. Also eine unter 200, die aus dem Modellstehen einen Beruf machen.

Geschmacklose Staffage, schlechte Einstellung und unnatürliche theatralische Haltung sind die Hauptfehler, die auch bei besser gebauten Modellen den Gesamteindruck verderben. Davon unterscheiden sich vorteilhaft die leider etwas veralteten Wiener Akte von Heid, die Wiener Aufnahmen von O. Schmidt, sowie eine Münchener Serie von Estinger, der wahrhaft künstlerisches Fühlen nicht abzusprechen ist.

Eine Sammlung meist sehr guter Aktstudien, in der O. Schmidt, H. Erfurth u. a. vertreten sind, hat Klary[1]) veröffentlicht.

Fig. 268 ist ein Münchener Modell von 17 Jahren. Beleuchtung und Gruppierung sind harmonisch ausgesucht, der Gegensatz zwischen

---

[1]) La Photographie du Nu. Paris 1902.

dem schlanken glatten Mädchenkörper und dem zottigen Hundeleib
kommt gut zur Geltung, alle Vorzüge des ziemlich tadellosen Modells
sind richtig gewürdigt, die Fehler geschickt verdeckt; das Ganze
macht einen abgeschlossenen künstlerischen Eindruck, gleichviel, ob

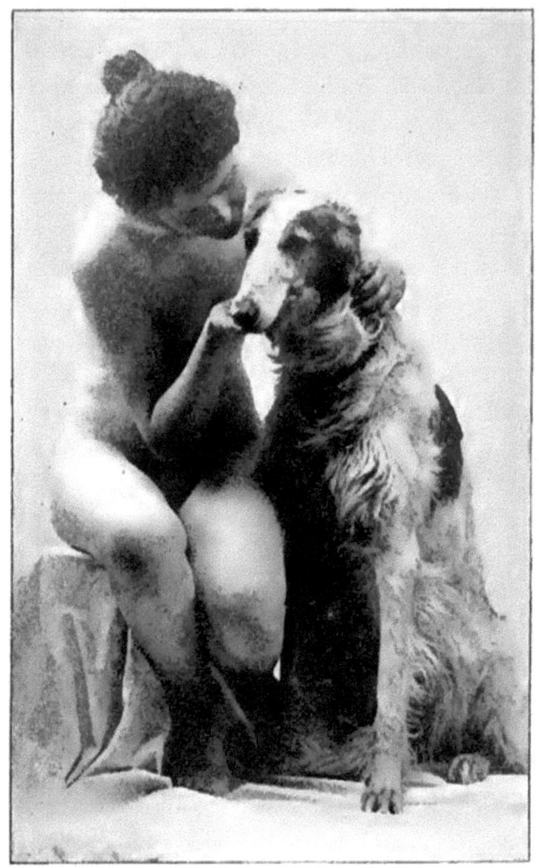

Fig. 268.   Münchener Modell von 17 Jahren mit russischem Windhund.
(Aufnahme von Estinger.)

man die Gruppe »Nymphe der Diana« oder »Mädchen mit Hund«
bezeichnen will.

Als Beispiel einer technisch sehr vollkommenen Freilichtaufnahme
kann Fig. 269 gelten, zu der eine 20jährige Münchenerin als Modell
gedient hat. Der jugendliche Körper zeigt eine sehr gute Bildung

des Rückens, schön ausgeprägte Kreuzgrübchen und mittlere Furche; die Beleuchtung ist so glücklich gewählt, daß auch die feinsten

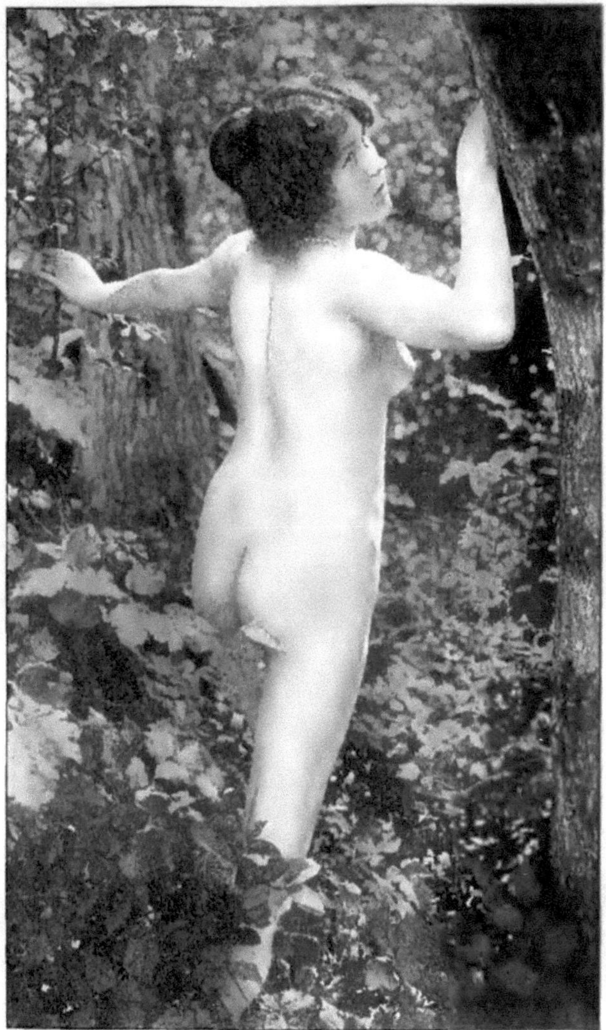

Fig. 269. Freilichtstudie. (Aufnahme von Estinger.)

Einzelheiten dieses Körpers zur Geltung kommen; dabei ist die Stellung ebenso wie der Gesichtsausdruck völlig natürlich und ungezwungen.

Weitere Beispiele künstlerisch empfundener photographischer Aufnahmen finden sich in den vorigen Abschnitten.

Aber selbst wenn derartige Aufnahmen mit feinstem künstlerischen Gefühl gemacht sind, können sie an künstlerischem Wert niemals dem Werke des Malers und Bildhauers gleichgestellt werden. Denn es fehlt ihnen das, was ich die künstlerische Handschrift genannt habe, die individuelle Uebersetzung der Natur in ein Kunstprodukt.

Andererseits aber haben sie vor dem Kunstwerk den Wert der Objektivität voraus, und werden dadurch zum wissenschaftlichen Dokument, das dem Künstler bei seiner Arbeit ebenso wichtig ist, als dem Gelehrten bei der seinigen.

XIX.

Vorschriften zur Erhaltung und Förderung
weiblicher Schönheit.

Der Eingeweihte steht erstaunt vor der Fülle von Mitteln, die
das Weib besitzt, um Vorzüge zu heucheln, die sie nicht hat, und
Fehler so geschickt zu verbergen, daß sie sich in Vorzüge verwandeln. Darin ist das Weib Meister, und es wäre vermessen, ihr
darüber noch Vorschriften geben zu wollen; das hieße Eulen nach
Athen tragen.

Wer Fehler hat und sie verbergen will, für den sind alle Mittel
erlaubt, und wenn eine Frau ihren an und für sich schon schlechten
Körper noch mehr im Dienste der Mode verderben will, um ihren
glücklicheren Schwestern ähnlich zu sehen, so hat sie fremden Rat
dabei nicht nötig.

Meine Absicht ist nicht, wie in einem Kochbuch Rezepte für
Schönheit oder ein Verzeichnis der zahlreichen, mir bekannt ge-
wordenen Toilettengeheimnisse herauszugeben; ich will vielmehr
darauf hinweisen, wie jedes Weib die ihr von der Natur verliehenen
Gaben am besten entwickeln kann, und da diese am meisten beim
heranwachsenden Geschlechte sowohl günstig als ungünstig beeinflußt werden können, so richten sich meine Worte hauptsächlich an
die Mütter.

Ich habe oben bereits darauf hingewiesen, daß Schönheit stets
individuell ist, daß es deshalb keine mathematisch umschriebene Form
der Schönheit gibt, sondern daß sie die höchste Ausbildung
einer Individualität innerhalb der unabänderlich feststehenden Grenzen normaler Entwicklung ist.

Vorschriften lassen sich deshalb nur für die feststehenden Grenzen geben; doch ist selbst hierbei häufig der Rat und die Erfahrung
eines Sachverständigen nötig, und insofern will ich gerne den Vor-

wurf auf mich nehmen, daß ich eine Oratio pro domo halte, wenn ich darauf aufmerksam mache, welche große Rolle im Leben der Frau der Arzt zu spielen berufen ist[1]).

Ich glaube nicht, daß diese unnötig ist. Allerdings besteht schon seit Jahren in England die Sitte, daß alljährlich die ganze Familie, und namentlich deren weibliche Mitglieder, zum Zahnarzt pilgert, um sich das Gebiß nachsehen zu lassen, gleichgültig, ob es gut oder schlecht ist.

Außer den Engländern zeigt aber niemand seine Zähne, solange sie noch gesund sind, und alle anderen Körperteile werden von allen, die Engländer einbegriffen, vernachlässigt.

Es gibt allerdings einzelne Ausnahmen, und wie mir, ist es wohl jedem Arzte hie und da einmal vorgekommen, daß eine Mutter ihre Tochter untersuchen läßt, um die Gewißheit zu haben, daß sie nicht krank ist.

Wie viel Unheil könnte verhütet werden, wenn diese Sitte allgemein wäre, und wenn in solchen Fällen weder die Mütter noch die Aerzte sich durch eine gewisse falsche Scham davon abhalten ließen, die Untersuchung so gründlich vorzunehmen, als der Ernst der Sache es erheischt.

Es ist ja im allgemeinen viel leichter, eine deutlich ausgesprochene Krankheit zu erkennen, als einen Körper daraufhin zu untersuchen, daß er keine Krankheit oder Spuren davon besitzt.

Die Sorge für den Körper des Mädchens beginnt eigentlich schon vor der Geburt, da zu starkes Schnüren während der Schwangerschaft den kindlichen Körper zeitlebens zu verderben im stande ist. Die schwerstwiegenden Sünden werden aber meist in der Periode des Wachsens und Reifens begangen.

Ich bilde mir nicht ein, daß es mir gelingen wird, viele Proselyten zu werben — der alte Sömmering ist schon beinahe hundert Jahre tot, und noch immer werden Korsetten getragen —, wenn ich aber auch nur eine oder einige Mütter bekehrt habe, dann ist dies Buch nicht umsonst geschrieben.

---

[1]) Sehr empfehlenswert ist das vor kurzem in neuer Auflage erschienene Buch von Paschkis über Kosmetik. In anregender Sprache geschrieben, enthält es eine Fülle kosmetischer Vorschriften, ohne dabei seinen streng wissenschaftlichen Charakter zu verleugnen.

Die erste Regel lautet: Weite Kleider vor und enge Kleider nach der Geburt, im eigenen Interesse und in dem des Kindes.

Jeder Druck beeinträchtigt den Raum für das werdende Kind und hemmt es in seiner Entwicklung. Die an und für sich schon in dieser Zeit stark gespannte Bauchwand wird durch Druck von außen noch mehr aus ihrer natürlichen Lage gedrängt, die Muskeln erschlaffen und sind nie wieder im stande, ihre frühere Elastizität zu erlangen.

In den letzten Monaten der Schwangerschaft sind statt des Korsetts Binden empfehlenswert, die den Bauch unterhalb des Nabels stützen und heben, ohne zu drücken.

Um die Elastizität der Haut und damit die schöne Form der Brüste und des Unterleibs zu erhalten, empfiehlt es sich, namentlich in der letzten Zeit der Schwangerschaft, diese Teile häufig, mindestens zweimal täglich, mit einer möglichst kalten Lösung von 30%igem Alkohol gründlich zu waschen.

Nach der Geburt muß, namentlich in den ersten Wochen, durch enge Kleider die Bauchwand so lange in ihrer Lage erhalten und unterstützt werden, bis sie wieder ihre volle Elastizität erlangt hat. Dies ist meistens nach sechs Wochen der Fall. Jeder Tag weniger ist ein Leichenstein auf dem Grabe der Schönheit.

In England erhält das Mädchen, das sich verheiratet, eine Leibbinde mit auf den Weg, die sich genau an die Form des jungfräulichen Leibes anschließt. Sie wird sofort nach der Geburt angelegt, drückt wohl am ersten und zweiten Tag, wirkt dann aber wohltuend durch den Halt, den sie gewährt, und erhält seiner Besitzerin die jugendliche Form des Bauches.

Die indischen Frauen, deren Beispiel jetzt viele Holländerinnen nachahmen, binden den Unterleib nach der Geburt sehr fest ein, wobei sie sich der javanischen Gurita (Fig. 270) bedienen.

Die Gurita ist eine aus zwei in der Mitte übereinander genähten viereckigen Leinwandlappen bestehende Binde. Der äußere Lappen ist in fünf bis zehn Streifen jederseits gespalten. Die inneren nicht gespaltenen Lappen werden fest um den Leib angezogen, wo nötig, wird darunter noch ein zusammengefaltetes Tuch zur Erhöhung des Druckes gelegt, und dann werden die Enden der äußeren Streifen fest in der Mitte geknüpft. Man kann nun, ohne die Gurita abzunehmen, jeden einzelnen Knoten nach Bedarf enger und weiter machen. Noch mehr Halt gibt eine Gurita, die bis zur Mitte des Oberschenkels (*a*) herabreicht.

Deutschland, Frankreich und andere gebildete Länder aber, in

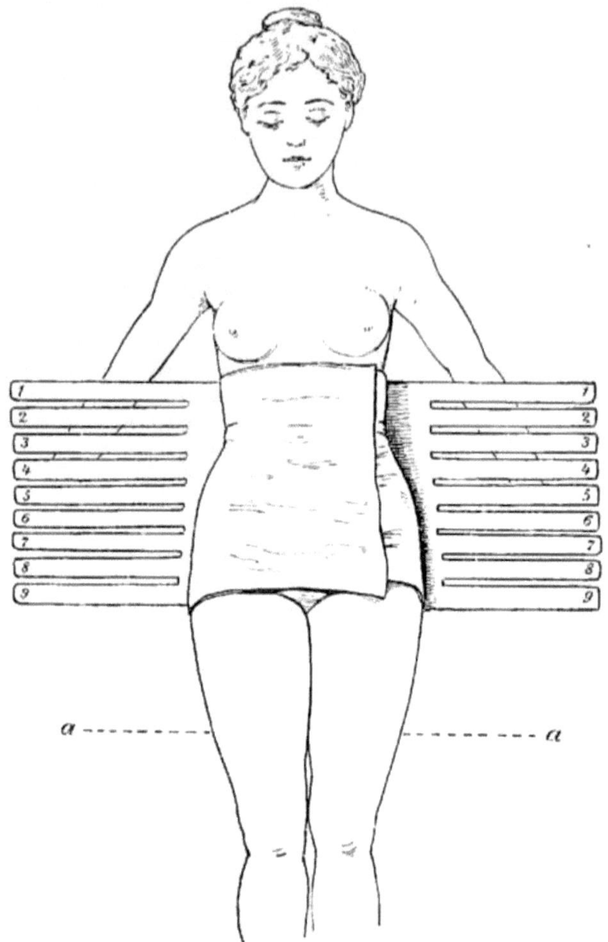

Fig. 270. Indische Gurita.

denen das Schnüren des Unterleibs nach der Entbindung vernach-lässigt und von manchen Aerzten törichterweise selbst abgeraten wird, sind die Heimat der Hängebäuche.

Wie für die Mutter enge, so sind für das Kind nach der Geburt weite Kleider angemessen. Je freier es sich bewegen kann, desto besser können Gliedmaßen und Brustkorb sich ausdehnen und entwickeln.

Darum ist die zweite goldene Regel für das heranwachsende Mädchen: Weite Kleider und freie Bewegung. Und dies gilt nicht nur für den Säugling, sondern für das ganze Zeitalter des Wachstums.

So natürlich das scheint, so viel wird dagegen gesündigt. Namentlich die freie Bewegung wird oft falsch aufgefaßt. Das Spielen der Kinder, ihnen von der Natur angeboren, fördert ihre Entwicklung viel mehr als das systematisch betriebene Turnen, bei dem von jedem, ohne Rücksicht auf jeweilige Körperkraft, dasselbe gefordert wird.

Zu früh angestellte Versuche, ein Kind gehen zu lernen, sind schädlich. Wenn es die nötige Kraft besitzt, wird es von selbst laufen. Erzwingt man dies zu früh, dann werden die zu schwachen Beine krumm.

Faule Kinder sind meist auch schwache Kinder. Wenn ein Kind wächst, hat es mehr Bedürfnis nach Ruhe als ein Erwachsener. Kinder zu ermahnen, daß sie gerade sitzen, ist gut; ihnen aber schlechte Stühle ohne Lehne zu geben, um sie dazu zu zwingen, ist eine Sünde, die das erwachsene Kind mit einem krummen Rücken büßt.

Die dritte goldene Regel ist: Kräftige Nahrung, frische Luft und reichlicher Schlaf. Sie sind für Darm, Lungen und Nerven das, was weite Kleider und freie Bewegung für Knochen, Muskeln und damit für die Körperform sind. Da aber alle Teile des Körpers ineinander greifen, so kann die gleichmäßige Versorgung aller nicht entbehrt werden.

Als vierte goldene Regel gilt: Die Pflege der Haut, und dabei ist Wasser und Seife in sehr reichlicher Menge für täglichen Gebrauch ein lange noch nicht genug geschätztes Mittel der weiblichen Kosmetik.

Schmutzige Kinder können ja auch schön sein, dies zeugt jedoch nur von der Unverwüstlichkeit der menschlichen Natur und ist kein Argument gegen den Rat, durch peinlichste Reinlichkeit die Tätigkeit der Haut und damit die Schönheit des Körpers zu erhöhen.

Wer weiß, wie viel schöner Murillos Zigeunerknaben sein würden, wenn sie sich regelmäßig gewaschen hätten.

Wenn das Mädchen zur Jungfrau heranreift, dann verfällt es dem Korsett, und zwar umso eher, je weniger »Figur« es hat.

Brücke[1]) hat schon darauf hingewiesen, daß gerade die Backfische mit gedrungenen Formen »sich zu den schönsten Gestalten auswachsen«, sobald sie emporschießen.

Je früher man ein Korsett anlegt, desto mehr verdirbt es die Gestalt und vereitelt die volle Entwicklung der Körperformen. Ich habe bereits oben auf die nachteiligen Folgen des Korsetts hingewiesen. Hier sei nur nochmals hervorgehoben, daß ich das Korsett als solches keineswegs verdamme, sondern nur den Mißbrauch, der damit getrieben wird.

Das Korsett ist eine vortreffliche Stütze für die Last der Kleider, die den unteren Teil des Körpers verhüllen, und dient dazu, deren Druck auf eine größere Oberfläche zu verteilen. Um diesem Zweck zu entsprechen, muß es drei Bedingungen genügen:

Es muß auf den Hüften ruhen, damit es die weichen Teile nicht zu sehr drückt.

Es muß lose sitzen, um weder die Bewegungen des Körpers zu hemmen, noch die unter ihm liegenden Organe, den Magen, die Leber und die Gedärme zu beengen.

Es darf nicht hoch hinaufreichen, um weder die Atmung zu hindern, noch die Rückenmuskeln in ihrer Bewegung und Ausbildung zu beeinträchtigen.

Dazu kommt endlich noch, daß die Schwere der Unterkleider auf das geringste Maß beschränkt sein soll; je weniger und je leichtere Unterkleider getragen werden, desto leichter ist die Aufgabe des Korsetts.

Von allen mir bekannten Formen ist das Corset ceinture sowie ein von Madame Gache-Sarraute, docteur en médecine in Paris, angegebenes Modell (auch für Fettleibige geeignet) das beste und naturgemäßeste[2]).

Die Frage, wann ein Korsett angelegt werden soll, ist ebenso schwierig zu bestimmen, als der Zeitpunkt der höchsten Blüte. Vorher ist es schädlich, während und nach derselben empfehlenswert.

[1]) l. c. p. 71.
[2]) Vgl. Stratz, Frauenkleidung. F. Enke. 3. Auflage, 1904.

Da aber diese Blütezeit, wie ich oben auseinandersetzte, bald im 15., bald im 30. Jahre und noch später eintritt, so ist eine Entscheidung nur im individuellen Falle möglich.

Jedenfalls kann man sagen, daß das Korsett nicht eher angelegt werden darf, als bis die Hüften so breit sind, daß sie ohne Schnüren eine Stütze gewähren.

Der zweite dunkle Punkt in unserer Gesittung ist der Fuß. Frau Paczka versicherte mir, daß sie noch nie einen schönen weiblichen Fuß gesehen habe. Ich war glücklicher, aber nicht oft. Auch die Füße werden meist schon in der Jugend verdorben und zwar nicht nur im Reiche der Mitte.

Zahllos sind die Schwestern von Aschenbrödel, denen kein Opfer zu groß ist, um ihre größeren Füße in kleinere Schuhe zu zwängen. Diese Unsitte würde nur dann aufhören, wenn man wieder anfinge, auf bloßen Füßen oder auf Sandalen zu gehen. Daß dies aber nicht geschieht, dafür sorgen die zahlreichen Vertreterinnen des schönen Geschlechts, die ihre Füße nicht mehr zeigen können. Den Mut, den zu kleinen Schuh aufzugeben, um einen schönen Fuß zu besitzen, werden nur wenige haben.

Passende Strumpfbänder findet man jetzt häufiger als vor einigen Jahren; doch auch hierin ist noch manches zu verbessern. Für Kinder und junge Mädchen ist es am besten, überhaupt keine Strümpfe, sondern Socken zu tragen, die das Bein nirgends beengen[1]).

Wenn ich mir schließlich noch den bescheidenen Rat erlaube, dem Frauenarzt Gelegenheit zu geben, durch rechtzeitiges Eingreifen so manchen sorgfältig verborgen gehaltenen Krankheitsherd im Keime zu ersticken, so glaube ich in großen Zügen alles erwähnt zu haben, was zum Heil und Wohlsein des reifenden Weibes getan werden kann.

Ob ich tauben Ohren gepredigt habe, wird die Zukunft lehren.

---

[1]) Eine sehr ausführliche, namentlich für die Verfertigung von Kleidern wertvolle Besprechung findet sich, wissenschaftlich und doch allgemein verständlich behandelt, in dem Handbuch der angewandten Anatomie von L. Pfeiffer. 1899, Spamer, Leipzig.

Sachverzeichnis.

Namenverzeichnis.

Praxiteles 13. 15.
Puchstein 230.

Q

Quételet 53. 268.

R

Raffael Sanzio 26. 34. 40. 46.
Ranke, J. 151.
Rembrandt 26. 39.
Richer 2. 14. 54. 57. 58. 59. 67. 83.
  85. 139. 226. 247. 248. 252. 262.
  290. 323. 327. 347. 355.
Roessingh 119.
Romano, Giulio 46.
Rousseau 45.
Rubens, P. P. 26. 31. 35. 39. 397.
Rüdinger 189. 200. 201.
Rupprecht 111.

S

Sänger 88.
Sargent 53. 61. 63.
Schaafhausen 157.
Schadow 53
Schaeffer 45.
Schmidt 54. 189.
Schröder, Severin 273.
Schultze-Naumburg 381.
Schwartze, Therese 402.
Shakespeare 42.
Shufeldt 183. 235. 266. 267. 330. 368.
Simonetta Catanea 34.
Sömmering 123. 190. 191. 426.
Sorel, Agnes 397.
Souques 94.
Spaltcholz 79.
Springer 9.
Steinen, von den 6.

Steinmann 33.
Strümpell 118.
Stuck 112. 395.
Sybel, von 51.

T

Tadema, Alma 23. 24.
Teuscher 12.
Thausing 31.
Thomson 2. 60. 62. 84.
Thorwaldsen 35. 38.
Tizian 26. 30. 34. 39.
Topinard 53.

U

Ullmann 33.

V

Vachon 25. 45.
Vierordt, H. von 97. 141.
Vierordt, O. 110. 112. 116. 252.
Virchow 151.
Vitruv 51.
Volkmann, Richard von 269.
Volkmann, L. 397.
Vosmaer 396.

W

Waldeyer 82. 238.
Walker 49. 271.
Watteau 36.
Werff, van der 397.
Winkelmann 168.
Witkowsky 123.

Z

Zeising 52.
Zeuxis 46.
Zola 395.

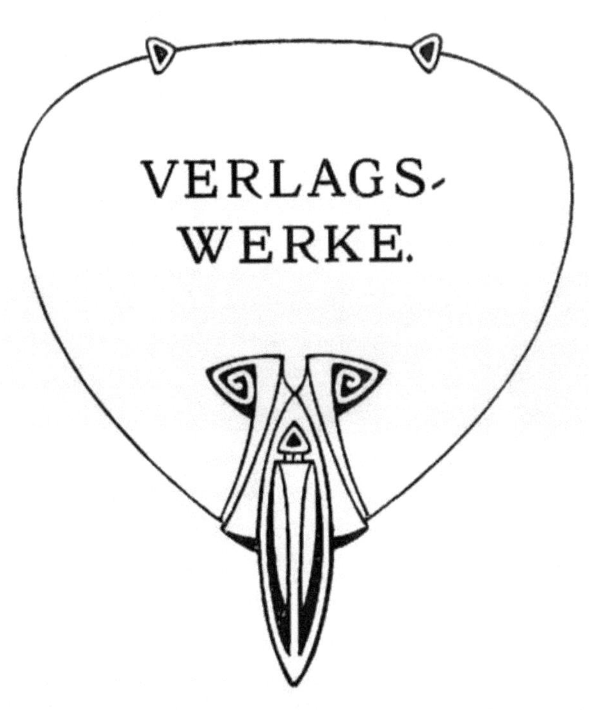

VERLAGS-
WERKE.

Neuer Verlag von FERDINAND ENKE in Stuttgart.

Kürzlich erschien:

Die Rassenschönheit des Weibes. Von Dr. C. H. Stratz.

Fünfte Auflage.

Mit 271 in den Text gedruckten Abbildungen und einer Karte in Farbendruck.

gr. 8⁰. 1904.

Geheftet M. 14.— Elegant in Leinwand gebunden M. 15.40.

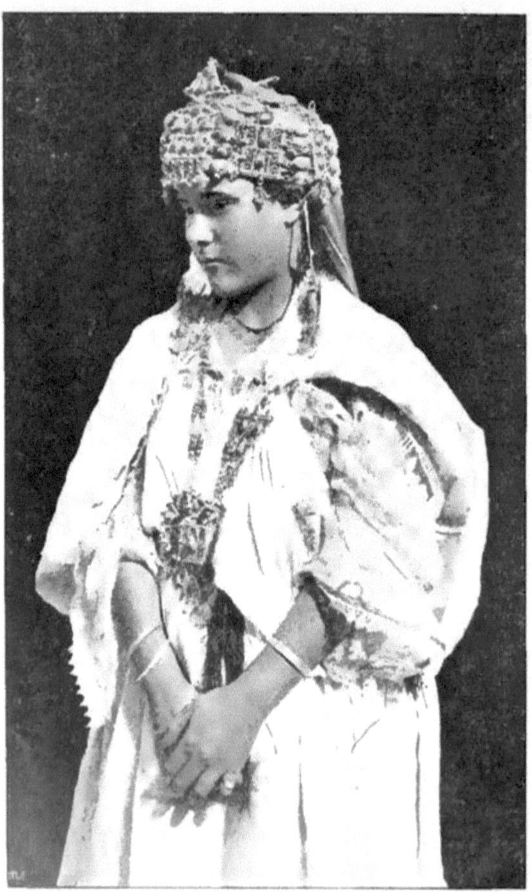

Vornehme Berberin aus Tunis.

Auszüge aus den Besprechungen.

Reichs-Medizinal-Anzeiger 1902, Nr. 15:

Das große Aufsehen, das Stratz mit der Herausgabe seines Werkes „Die Schönheit des weiblichen Körpers" überall erregte, ließ die Spannung erklärlich erscheinen, mit der die Fortsetzung desselben erwartet wurde. Als der geistvolle Autor auf dem Kongresse der deutschen Naturforscher und Ärzte in Hamburg 1901 seinen durch Lichtbilder trefflich illustrierten Vortrag schloß und auf das Erscheinen der „Rassenschönheit des Weibes" hinwies, klang ihm ein in wissenschaftlichen Versammlungen ungewohnter Beifall aus dem Saal als Beweis entgegen, daß der Weg, den er zur Erforschung des weiblichen Körpers mit Kenntnis, Geschick und glühender Feder eingeschlagen hatte, als der richtige angesehen wurde, um zu einer einheitlichen Auffassung des Problems zu führen. Die damals gehegten Hoffnungen haben sich glänzend erfüllt, der Autor hat seine Aufgabe glücklich gelöst. Wenn aus dem interessanten Werke hier nur weniges mitgeteilt werden kann, so tut diese Beschränkung dem Referenten am meisten leid, aber wollte man alles Interessante hervorheben, so müßte das ganze Werk abgedruckt werden; es sei deshalb nur eine oberflächliche Inhaltsangabe gegeben . . .

Internationales Zentralblatt für Anthropologie 1902, Nr. 1:

In glänzender Darstellung und an der Hand seiner bekannten vorzüglichen Bilder, diesmal von Vertreterinnen fast aller Rassen, führt uns Verfasser von Land zu Land über die Erde, uns die Schönheit ihrer Bewohnerinnen meisterhaft erläuternd. . . .

Blätter für Volksgesundheitspflege 1902, Nr. 207:

Klassisch wie seine anderen Werke, besonders sein Buch über die Schönheit des weiblichen Körpers, dürfte ohne Einschränkung auch diese Arbeit des als Anthropologen und kunstverständigen Arztes längst anerkannten und bewährten Forschers genannt werden, und in überraschender Vollständigkeit zeigt sie uns die Frauen der Erde in ihren körperlichen Vorzügen und Nachteilen. Der feinsinnige Schriftsteller, der strenge Forscher und der Freund und Bewunderer des Schönen haben sich in dem Verfasser zu einem harmonischen Ganzen vereint, und diese glückliche Begabung kommt in dem vorliegenden Werke so durchaus zur Geltung, daß nicht nur der spezielle Gelehrte, sondern jeder Gebildete dasselbe mit dem größten Interesse lesen und sich des gebotenen Genusses aufrichtig freuen wird. Die Lektüre des Buches ist gleichsam eine schöne Reise um die Erde ohne die sonst damit verbundenen Unannehmlichkeiten, und der Verleger hat durch die vorzüglichen Abbildungen, mit denen er das Buch ausgestattet hat, wesentlich dazu beigetragen, diese freundliche und angenehme Illusion zu vervollständigen.

Internationales Archiv für Ethnographie, 1902, Bd. XV:

In dem vorliegenden Werk hat der durch eine Reihe ähnlicher Arbeiten bekannte Verfasser infolge der Dezenz, mit der er alle schwierigen Fragen behandelt, nicht allein ein Meisterstück der Stilbehandlung, sondern auch ein Buch geliefert, das nicht allein durch jene, welche sich für rassenanatomische Fragen interessieren, sondern auch durch Angehörige weiterer Kreise, ja selbst durch Frauen gelesen zu werden verdient. . . .

Kölner Tageblatt 1903, Nr. 354:

In der vornehmen Reihe der „Stratz-Bücher", die jedem Bildhauer, Maler, Arzt u. Ethnographen bekannt sind und eigentlich jedem gebildeten Menschen bekannt sein sollten, nimmt das im Herbst 1901 erschienene Prachtwerk: D i e R a s s e n s c h ö n h e i t d e s W e i b e s

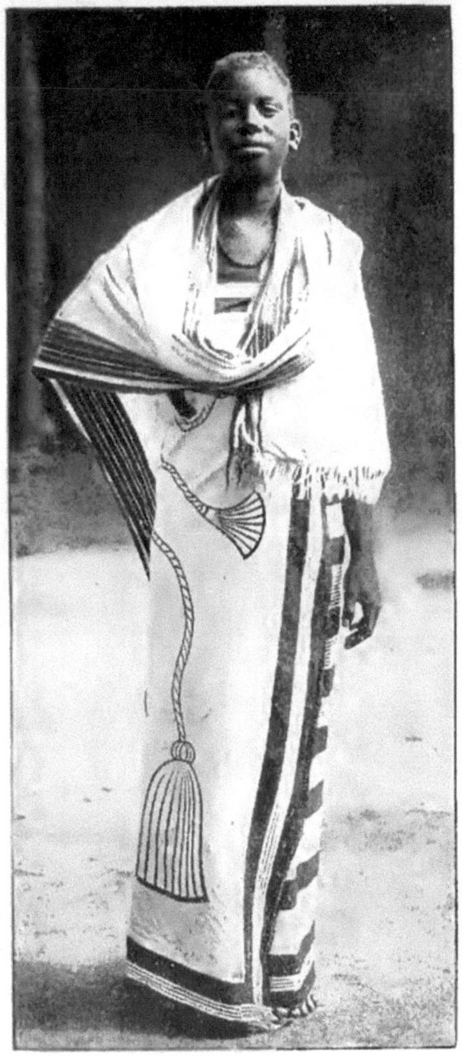

Suahelimädchen.

(Verlag von Ferdinand Enke in Stuttgart) einen hervorragenden Platz ein. Mit welchem Interesse die zunächst in Frage kommenden Kreise das Buch aufgenommen haben, dafür zeugt die Tatsache, daß trotz des hohen, allerdings bei der glänzenden Ausstattung nichts weniger als zu hohen Preises bereits seit Weihnachten die fünfte Auflage vorliegt. Nicht weniger wie 271 Abbildungen und eine Karte erläutern den wissenschaftlich bedeutenden und doch so wenig trockenen Text. Wir kennen kaum ein Buch, in dem die Ergebnisse ernster Gelehrtenarbeit in so künstlerisch vollendeter Sprache vorgebracht werden, wie in diesem Werke.

daß Verfasser gleichzeitig die Anthropologie, Ethnologie und Kulturgeschichte zu seinen Studien heranzog, so daß die sich ergebenden Resultate durchaus auf festem Boden stehen....

Archiv für Anthropologie, Bd. XXVII:

.... Das reich illustrierte Buch kann allen Eltern aufs wärmste empfohlen werden, aber auch der Ethnologe und Anthropologe findet in demselben ihn interessierende Mitteilungen und Ausführungen.

Frankfurter Zeitung 1900, Nr. 354:

.... Diese praktischen Schlußfolgerungen, deren eminente Bedeutung für die Gesundheit der Frauenwelt ärztlich längst anerkannt ist, gewinnen aber erst in ihrer Begründung an eindringlicher Kraft. Daher soll allen Müttern das Werk zur direkten Kenntnisnahme besonders empfohlen sein. Die Sprache entspricht ganz der eminenten Begabung des Verfassers für gemeinverständliche Behandlung der intimsten Frauenfragen. Die ethnographischen Studien werden jedermann interessieren. Hervorragend schön sind die Abbildungen. sowie deren Wahl im Hinblick auf den Text.

Frauenbund 1900, Nr. 33:

Durch das vielbesprochene und vielumstrittene Problem der Reformkleidung angeregt, hat der Verfasser sich mit der Frauenkleidung überhaupt näher zu beschäftigen begonnen. — Auf Grund kulturhistorischen, kunstgeschichtlichen und medizinischen Materials ist er zu einer Reihe hochinteressanter und auch wissenschaftlich befriedigender Resultate gelangt. In sehr anregender und belehrender Weise behandelt Stratz nacheinander die Entwicklungsgeschichte der Frauenkleidung in tropischer und arktischer Gegend, die verschiedenen Nationaltrachten in europäischen und außereuropäischen Ländern, dann die Mode und den Einfluß der Kleidung auf den weiblichen Körper. Letzteres, sehr instruktiv gehaltene Kapitel leitet über zu einem Schlußabschnitt, der sich in eingehend prüfender Weise mit der Frage der Verbesserung der Frauenkleidung beschäftigt. Sehr richtig weist Stratz darauf hin, daß derartige Reformen ihren Ausgangspunkt in sachverständiger ärztlicher Überlegung haben müssen, und lehnt daher mit gutem Grund die Mehrzahl jener phantastischen Bestrebungen ab, die zwar von viel gutem Willen, aber von sehr wenig Sachkenntnis zeugen. Eine reiche Fülle anschaulicher, zum Teil farbiger Illustrationen begleitet die Erläuterungen des ausgezeichneten Buches, das nicht bloß an geistvollen und originellen Bemerkungen, sondern auch an praktischen Ratschlägen aller Art reich ist und zugleich den Katechismus einer natürlichen Schönheitspflege enthält.

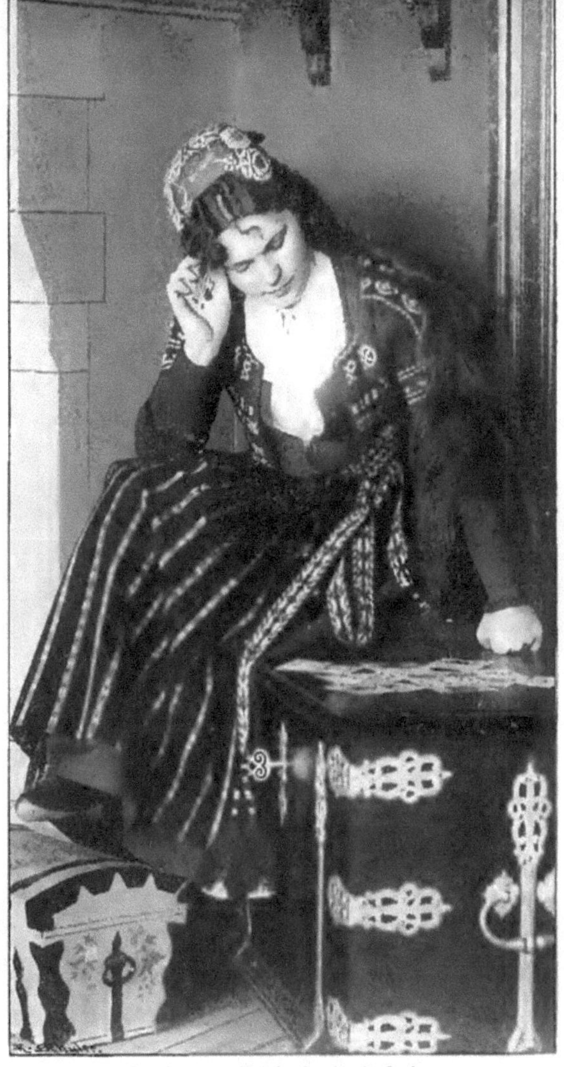

Mädchen aus Helsingland mit Jacke.

Darstellungen des Textes in ihrer Wirkung auch in diesem neuesten Werke in hervorragender und überraschender Weise gesteigert durch das in bisher unübertroffener Schönheit und Exaktheit zur Anschauung gebrachte Material an Abbildungen nach dem Leben, es sind 342 Figuren, außerdem zwei Tafeln und drei Karten im Text. Ein Lehrbuch mit dieser Ausstattung existierte bisher für die somatische Anthropologie noch nicht. Die Wiedergabe der photographischen Rassenbilder im Text übertrifft die bisher meist für derartige Werke üblichen Reproduktionsmethoden bei weitem. Hier haben wir gewissermaßen die Natur selbst vor uns — nicht so, wie sie sich in der Übersetzung in die Formanschauung und das Können des Künstlers spiegelt. Eine Anzahl der von Stratz gegebenen Bilder sind gute alte Bekannte aus älteren Publikationen, aber die Art der Wiedergabe läßt sie auch für den Kenner neu erscheinen, und daneben diese Fülle noch niemals publizierter Aufnahmen. Dieses uneingeschränkte Lob der Ausstattung des Werkes bezieht sich nicht nur auf den Autor, sondern ganz besonders auch auf die verdienstvolle Verlagsbuchhandlung, der wir zu diesem neuesten Erfolg auf das herzlichste gratulieren. . . . .

Nach einem (I.) Überblick über den heutigen Stand der anthropologischen Forschung folgen: II. Die phylogenetische Entwickelung der Menschheit; III. Die Ontogenese des Menschen: die embryonale Entwickelung, das Wachstum des Menschen, die geschlechtliche Entwickelung; IV. Die körperlichen Merkmale des Menschen, Kraniologie, Anthropometrie, Proportionen; V. Die Rassenentwickelung; VI. Die menschlichen Rassen: 1. die Australier, 2. die Papuas, 3. die Koikoins, 4. Amerikaner und Ozeanier, 5. die melanoderme Hauptrasse, 6. die xantoderme Hauptrasse, 7. die leukoderme Hauptrasse. Schlußwort. — Diese Rasseneinteilung ist den Lesern des Archivs bekannt; hier wird sie eingehend, freilich nicht sowohl durch anthropometrische Resultate als durch Wort und Bild belegt. Auch die einleitenden Kapitel sind originell und bringen manche, von den bisher in populären Darstellungen meist allein vertretenen, abweichende naturphilosophische Anschauungen. Stratz führt hierbei einen älteren, aber erst in den letzten Jahren deutlicher hervorgetretenen Gedanken konsequent durch, den er in die Worte faßt: „Zusammenfassend ergibt sich für die phylogenetische Entwickelung des Menschengeschlechts, daß es höchst wahrscheinlich mit nur sehr wenigen Mutationen aus der Wurzel der Ursäuger hervorgegangen ist und eines der ältesten, wenn nicht das älteste Geschlecht des gesamten Säugetierreiches vertritt, wobei es trotz höchster Entwickelung doch der gemeinschaftlichen Grundform am nächsten geblieben ist."

Nymphen und Silen.

Von Gustav Eberlein.

Erster Essay von Dr. C. H. Stratz.

Mit 18 in den Text gedruckten Abbildungen. gr. 8°. 1900. geh. M. 3.60.

Kulturgeschichte der Menschheit

in ihrem organischen Aufbau.

Von

Julius Lippert.

=== Zwei Bände. ===

gr. 8°. 1886 u. 1887. geh. M. 20.—, elegant gebunden M. 25.—

INHALT: Einleitung. — Die Lebensfürsorge als Prinzip der Kulturgeschichte. — Die Urzeit. — Ausblick auf die Verbreitung der Menschheit. — Die ersten Fortschrittsversuche der Lebensfürsorge. — Die Zähmung des Feuers. — Die Fortschritte des Werkzeugs als Waffe. — Ausblick auf die Entwicklung differenzierter Geräte. — Fortschritte der Speisebereitung. — Fortschritte des Schmuckes und der Kleidung und ihr sozialer Einfluß. — Der beginnende Anbau und die Verbreitung der jüngeren Völker in Europa. — Das Nomadentum und die Verbreitung der Zugtiere. — Die Nahrungspflanzen im Gefolge der Kultur. — Die Genußmittel engeren Sinnes und ihre kulturgeschichtliche Bedeutung.

Die Frau
in der bildenden Kunst.

Ein kunstgeschichtliches Hausbuch
von ANTON HIRSCH,
Direktor der großherzoglichen Kunst- und Gewerbeschule
in Luxemburg.

Mit 330 in den Text gedruckten Abbildungen und 12 Tafeln.
gr. 8°. 1904.
Geheftet M. 18.—; elegant in Leinwand gebunden M. 20.—

In diesem reich ausgestatteten, in modernem Gewande sich darbietenden
Werke sind die mannigfachen Beziehungen der Frau zur Kunst während der
verschiedenen Epochen bis auf unsere Tage geschildert. Wir sehen, wie die größten Meister aller Zeiten in der künstlerischen Darstellung der Frauenschönheit das höchste Ziel ihrer Kunst erblickten und in edlem Wetteifer sich bemühten. derselben ihre Huldigungen darzubringen.

Zu allen Zeiten begegnen wir wiederum edlen und hochherzigen Frauen, die es sich zur Lebensaufgabe gemacht haben, den Künstler in seinen Bestrebungen zu fördern und ihn mit Rat und Tat zu unterstützen. Zahlreich sind die Werke der Plastik, der Malerei und der Architektur. welche ihr Entstehen der Anregung und dem direkten Einfluß hochsinniger Kunstfreundinnen verdanken.

Und wenn wir die Lebensgeschichte so mancher großer Meister studieren, so finden wir nicht selten, wie es nur dem milden Walten, der geduldigen Ausdauer und der zielbewußten Tatkraft ihrer bescheidenen Frauen zu danken ist, daß die Künstler den Kampf gegen alle Hindernisse und Widerwärtigkeiten, die ihnen im Anfang ihrer Laufbahn entgegentraten, aufnehmen und siegreich zu Ende führen konnten. Wie manches

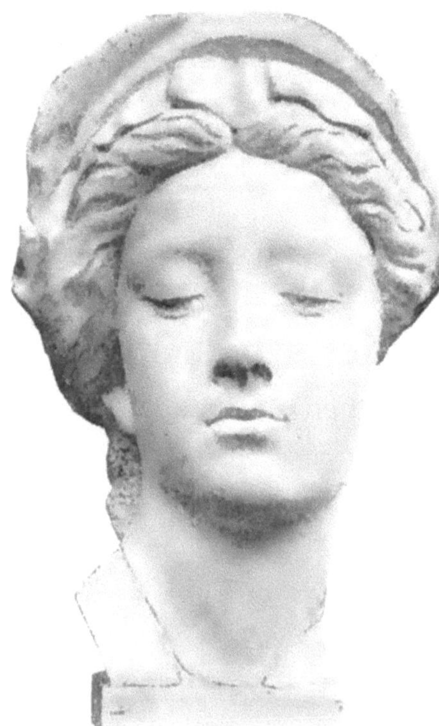

Schule des Michel Angelo.
London, South Kensington Museum.

Kunstwerk, das sein Schöpfer in dumpfer Verzweiflung an seinem Können, an seiner Zukunft vernichten wollte, ist nicht durch die gesegnete Hand der Gattin dem Untergange entrissen worden und so der bewundernden Nachwelt erhalten geblieben.

Und wie groß ist endlich die Zahl der Frauen und Jungfrauen, welche ihr Leben ganz der Kunst gewidmet haben, die sich nicht begnügen, die hohe Begeisterung für alles Schöne und Gute, ein so wesentliches Element echter Weiblichkeit, wie ein heiliges Feuer zu hüten, sondern vielmehr selbst zu Pinsel und Meißel greifen, um dem Ideal, welches sie beseelt, künstlerische Gestaltung zu verleihen! Wie die Frau in kultureller Beziehung es stets verstanden hat, den erhöhten Anforderungen der Zeit Genüge zu leisten, so ist sie auch niemals zurückgeblieben, wenn es sich darum handelte, ihr künstlerisches Empfinden zu vollkommener, freier Entfaltung zu bringen. Namentlich in unseren Tagen hat das

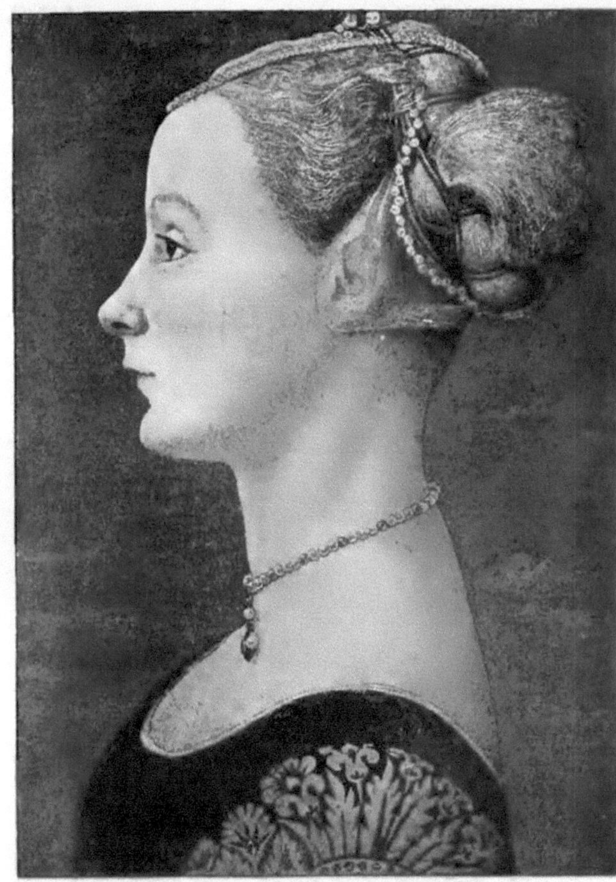

Piero della Francesca (?), Bildnis einer jungen Bardi.
Mailand, Museo Poldi-Pezzoli.

Wirken der Frau auf allen Gebieten der Kunst eine Bedeutung erlangt, die noch lange nicht genügend anerkannt und gewürdigt wird.

INHALT:

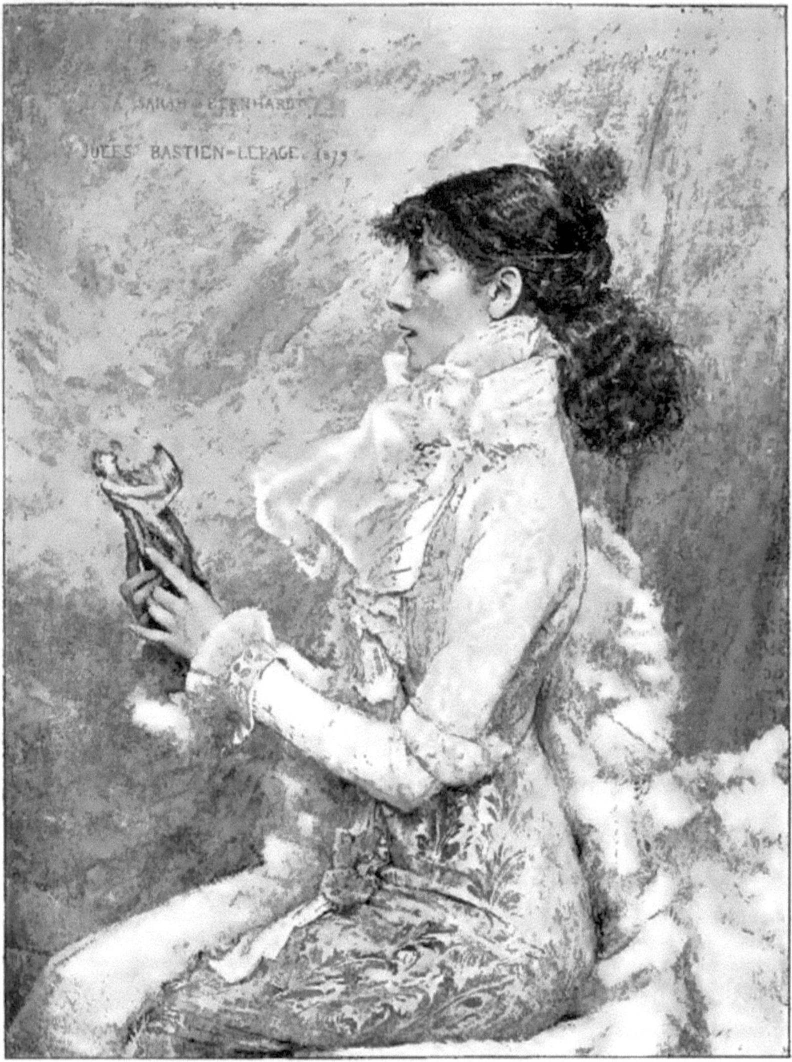

Jules Bastien-Lepage, Bildnis der Sarah Bernhardt.

Künstlerin. — Das 18. Jahrhundert: Frankreich. Italien. England. Die Nieder-
lande. Spanien. Deutschland. Die Frau als Künstlerin. — Die Frau in der
Kunst des 19. Jahrhunderts und in der Gegenwart. Frankreich. Deutschland
und Österreich. England. — Die Frau in der neuzeitigen Kunst der übrigen
Länder. — Schlußwort. — Künstlerverzeichnis.

<hr>

Urteile der Presse.

.... Jenes vielgestaltige, reiche Thema: Auftreten und Einfluß der Frau in der gesamten Kunstgeschichte, wurde bisher noch nie so erschöpfend und zugleich so feinsinnig
behandelt, wie dies der Autor des erwähnten, mit 330 Illustrationen geschmückten Buches
getan hat. Daß Begeisterung ihm die Feder führt ist in jedem Satze ersichtlich, er er-
wählte dies Thema, weil es ihn schon seit Jahren beschäftigt hatte. Bei dem Gang durch

die verschiedenen Jahrhunderte ist besonderer Nachdruck auf die Frau als Beschützerin der Künste und die Frau als Künstlerin gelegt worden. Eine Fülle interessanter Beobachtungen hat der Autor hier zu einem Bilde der Kunstgeschichte vereinigt, welches zahlreiche neue Gesichtspunkte für das Beurteilen des gesamten Kunstlebens gibt. In selten umfassender Weise ist der Autor hier allen Kulturländern gerecht geworden. Ganz besonders anregend hat sich das Kapitel: die Frau in der Kunst des Mittelalters gestaltet, die beigegebenen erläuternden Abbildungen sind — wie dies im ganzen Buche sich geltend macht — typisch vortrefflich und charakteristisch ausgewählt. Daß dieses Werk bald ein kunstgeschichtliches Hausbuch, wie der Titel sagt, sein wird, dazu bedarf es nicht der Gabe der Prophetie. . . . . *Norddeutsche Allgemeine Zeitung. 1904. 3. XII.*

Bei Ferdinand Enke in Stuttgart hat Anton Hirsch ein kunstgeschichtliches Hausbuch: Die Frau in der Kunst herausgegeben, das mit zahlreichen Illustrationen ausgestattet, in höchst anregender und insbesondere auch taktvoller Weise das weit aus-

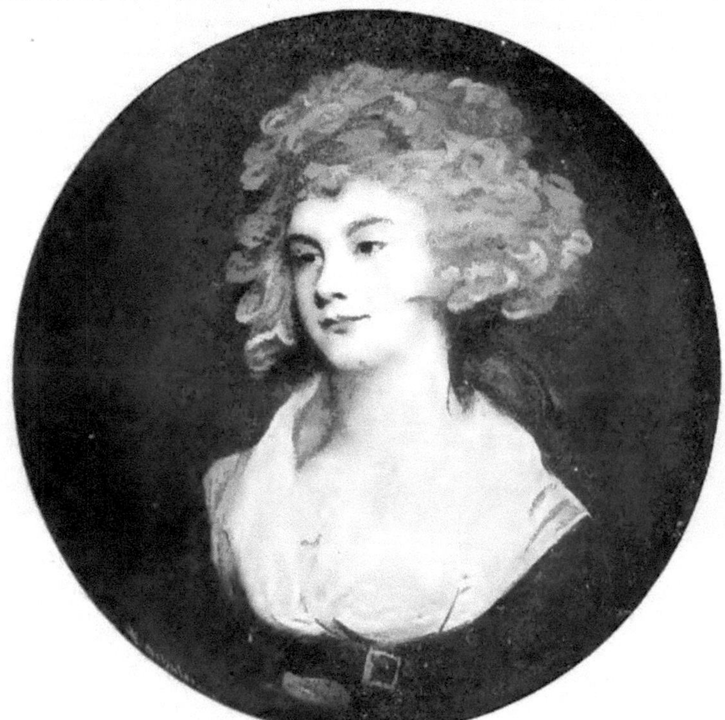

George Romney, Des Pfarrers Tochter. *London, National Gallery.*

greifende Thema von der Darstellung des Weibes in der Kunst behandelt. Man erhält hier eine ausgezeichnete praktische Schönheitslehre und nebenher gehen sehr wertvolle kulturgeschichtliche Mitteilungen über das Wesen der Frau zu den verschiedensten Zeiten und in verschiedenen Ländern. *Kölnische Zeitung 1904, Nr. 1312.*

. . . . Das Buch behandelt in feinsinniger und geschmackvoller Weise den Einfluß, welchen die Frau zu allen Zeiten der uns zugänglichen Kulturentwicklung auf die Kunst ausgeübt hat. Das mit ausgezeichnetem Verständnis gewählte, reiche und gut gedruckte Illustrationsmaterial veranschaulicht diesen höchst bedeutungsvollen Einfluß in großartiger Weise. . . . . *Münchener Neueste Nachrichten. 1904. 21. XII.*

Schon die vorzügliche, künstlerische Ausstattung des Buches wirkt bestechend — es enthält zwölf Tafeln und 330 in den Text gedruckte Abbildungen in der bei den Publikationen dieses Verlages bekannten vollendeten Reproduktion, beginnend mit Werken des Altertums und sich fortsetzend bis in unsere Tage, illustrativ abschließend mit Rossetti, Watts, Lavery, Whistler, mit Knopff, Sargent und dann den deutschen Meistern der Gegenwart. Das tüchtige Werk berücksichtigt ebensosehr die Plastik wie die Malerei. . . . . Bei der Fülle des Stoffes konnte natürlich die weit ausgedehnte künstlerische Tätigkeit der Frau im 19. Jahrhundert hier nicht eingehend erörtert werden — es ist dies einem besonderen Bande vorbehalten Hier haben wir eine vorzüglich und reich illustrierte Kunstgeschichte, die uns einen Überblick gibt über das Schönste in aller Kunst — über die Frau. *Der Bazar 1904, Heft 48.*

13

Urteile der Presse.

.... Kein bloßer Liebhaberphotograph, ein Künstler hat diese Aufnahmen gemacht. Ein Künstler, der es versteht, mit feinem Geschmack und vertiefter Auffassung das Handwerk des Photographen auf die Höhe echter Kunst zu heben. Zeigt sich der feine Geschmack im Suchen nach Motiven, die er zu Bildern voller Poesie und Plastik zu verdichten vermag, so die vertiefte Auffassung darin, daß man mehr als einmal an den einen oder den anderen großen Maler unter unseren modernen Meistern, an das eine oder das andere bedeutende Bild, das Enke angeregt zu haben scheint, erinnert wird. Nimmt man dazu die wechselreiche Auswahl an Köpfen, Porträts und Landschaften, von denen wir die „Heimkehr von der Alp" als Muster für die Würdigung des Verhältnisses von Landschaft und Staffage hinstellen möchten, so wird man dem bedingungslosen Lobe beistimmen, das wir schon der ersten Sammlung „Lichtbild-Studien" von Alfred Enke vor zwei Jahren spenden konnten. Das Album sei jedem empfohlen, der, ein Freund der Kunst, Verständnis auch für die als solche zur Genüge erwiesene Amateurphotographie hat. Auf den Weihnachtstisch des Liebhaberphotographen passen die beiden Enkeschen Mappen besser als alles andere auf diesem Gebiete.

Kunst für Alle. 1902/3. Heft 6.

.... Die Monotonie, welche Amateuraufnahmen oft innewohnt, fehlt diesen Blättern völlig, sie sind interessant in der Mannigfaltigkeit der Sujets und ungemein reizvoll in der Form und Beleuchtung des Dargestellten, sei es Landschaft oder Figur. Auf beiden Gebieten leitet den photographischen Künstler ein poetisches Empfinden; so entstanden Darstellungen, die in landschaftlicher Hinsicht an die Werke Böcklins erinnern und im Figürlichen die Größe antiker Werke spüren lassen. *Die Kunst unserer Zeit. 1903. Liefg. 2.*

J. C. Heer, der Verfasser des „Königs der Bernina", äußert sich über die Mappe in folgender Weise:

Unter dem Titel „Neue Lichtbildstudien" hat Alfred Enke im Verlag von Ferdinand Enke in Stuttgart 40 Bilder in Tondruck herausgegeben. Diejenigen, die auf dem Gebiet der künstlerischen photographischen Technik bewandert sind, wissen, was damit gesagt ist: Ein Meisterwerk! Seit der allgemeinen deutschen photographischen Ausstellung in Stuttgart im Sommer 1898 und seit Alfred Enke vor einigen Jahren eine erste Sammlung „Lichtbildstudien" herausgegeben hat, kennt man ihn als den besonders erfolgreichen Künstler auf dem Felde der stimmungsvollen, seelisch wie ein subjektives Kunstwerk abgetönten Photographie, die sich bald in den Reizen des menschlichen Gesichtes und Körpers, bald in auserlesenen Motiven der Landschaft ergeht. Welche Liebe und Hingabe, welches Findertalent, was für eine Kunst den Augenblick zu erhaschen, für eine Virtuosität der Technik dazu gehört, um auf photographischem Weg Bilder zu erzeugen, die frei von jeder Zufälligkeit durch den Filter künstlerischer Stimmung gegangen zu sein scheinen, das genügend zu würdigen sind wir Laien kaum im stande, sogar die Sorgfalt, welche die bloße mechanische Reproduktion solcher Kunstplatten erfordert, geht über unser Wissen hinaus. Wir haben aber doch den Genuß der Bilder und betrachten sie mit der gleichen Hochachtung für ihren Schöpfer, wie Gemälde berühmter Meister in photographischen Reproduktionen. Besonders fesseln uns in der neuen Enkeschen Sammlung eine Anzahl wunderbar individueller und stimmungsvoller Frauencharakterköpfe und Gestalten, so gleich das geheimnisvolle Bild „Das Märchen", das elegische „Des Liedes Ende", ein Frauenangesicht, das über den Trümmern junger Liebe wehvoll zu träumen scheint. Voll friedlichen Ernstes ist der liebliche Mädchenkopf „Heimkehr vom Feld", voll exotischen Reizes „Die Gebieterin", realistisch stimmungsreich die betende Greisin „Das Alter", fein abgetönt „Luigina", das Italienermädchen, süß und geheimnisreich die „Madonnenstudie", ein lüstern durstiges Bild die „Trunkene Bacchantin" und unendlich ansprechend durch den kindlichen Ernst des Ausdrucks das „Lesende Mädchen“. Woher die fast durchweg herrlichen Modelle, denen hier so hohe künstlerische Wirkung abgelauscht ist? So möchten wir den Bildner fragen, allein das ist sein Geheimnis, und seine subjektive Kunst ist es, wie er zu jedem einzelnen Bild die Beleuchtung und Tönung gefunden hat, die seinen Stimmungsgehalt so mächtig bedingt. Allein nicht nur die von einem Zauber der Poesie umwebten Frauenbilder, bei deren Betrachtung einem unwillkürlich etwas wie ein Gedicht durch die Seele geht, sondern auch die veristischen, an des Lebens Unmittelbarkeit gemahnenden Frauenbildnisse und Männercharakterköpfe, die Porträts im engern Sinne also, begeistern uns für die virtuos entwickelte Kunst Enkes, und mit ihnen Schritt halten die stimmungsvollen, oft durch eine Staffage so reizend belebten Landschaftsbilder, daß die Grenze zwischen Genre und Landschaft nicht ganz streng gezogen werden kann. Das leider ein wenig zu matt belichtete, aber im Stoff vorzüglich gewählte Bild „Heuernte am Maloja“ kann sowohl dem einen wie dem andern Feld zugesellt werden und zwei der Photographien, „Kalvarienberg“ und „Bergpfad in Tirol“ mit ihren Kruzifixbildern können sogar als sehr schöne Beiträge zur religiösen Kunst gelten. Am Bodensee und in Italien hat der Künstler die dankbarsten Motive für die rein landschaftlichen Darstellungen gefunden, wundersame Spiele des Lichts und anmutsvolle Idyllen. Allein der uns zugewiesene Raum gestattet nicht, daß wir nun alle die vierzig Lichtstudien Alfred Enkes auch nur stofflich durchgehen, den Lesern möge der Hinweis genügen, daß sie einen Reichtum herzgewinnender Kunst bergen und ein vornehmes Weihnachtsgeschenk bilden, das man so gut wie irgend eine Künstlermappe unter den Christbaum des feinsinnigsten Hauses legen darf. Die Studien werden überall freudige Aufnahme finden!

.... Alfred Enke in Stuttgart hat seiner ersten Serie von Lichtbildstudien, die sich mit Recht einer ungemein günstigen Aufnahme erfreuten, eine weitere folgen lassen, deren vierzig Blatt einen künstlerischen Schatz bilden, wie er nicht allzu häufig geboten wird. Es sind Autotypiereproduktionen von einer Feinfühligkeit der Empfindung, einer Weichheit und doch Bestimmtheit in der Wiedergabe der Naturaufnahme, die wohl nicht leicht mehr überboten werden kann. Die Landschaftsblätter wie „Heimkehr von der Alp“, „Arven im Hochgebirg“, „Buchenwald im Spätherbst“, „Mondnacht am Bodensee“, „Abend in Venedig“ etc. sind mit einem künstlerischen Scharfblick für malerische Wirkung aufgefaßt und wiedergegeben, der jedem Künstler zur Ehre gereichen würde und zu wünschen wäre. Perspektive, Luft und Duft ist mit ausgezeichnetem Geschick behandelt und der günstigste Aufnahmepunkt gewählt. Und hinter diesen Landschaftsstudien stehen die Aufnahmen von Personen nicht im Geringsten zurück. Blätter wie „Lili“, die „Madonnenstudie“, „Des Liedes Ende“, die „Trunkene Bacchantin“, der „Junge Südtiroler“ etc. sind von einer Plastizität und feinen Charakteristik, daß jeder Maler oder Bildhauer sie ohne weiteres als Vorwurf zu einem Werke nützen könnte. Es ist Leben in diesen Gestalten, es spricht Seele aus diesen Köpfen und ihren Augen, ihren Mienen, man spürt nichts von jenem mechanischen Abklatsch der Natur, der uns nicht selten so manche Sammlung von Lichtbildern verleidet, der Hauch echten Kunstempfindens weht uns aus dieser Sammlung wohltuend entgegen; einen nachhaltigen, dauernden Genuß bietet diese Mappe jedem ehrlichen Kunstfreund, und ihr Inhalt hebt ihren Urheber und dessen Können auf dem Gebiete der Photographie hoch und weit über das Durchschnittsniveau hinaus, ein echter Künstler spricht daraus zu uns und wir freuen uns dessen und hegen den Wunsch, daß er bei recht vielen heimisch werde und bald wieder eine neue Gabe folgen lasse; denn er beweist damit aufs schlagendste, daß die Photographie eine Kunst genannt zu werden verdient.

Münchener Neueste Nachrichten 1902. Nr. 575.

.... Jedes Blatt dieser neuen Reihe ist ein Meisterwerk photographischer Technik; der Inhalt zeigt dieselbe reiche Abwechslung wie die erste Samm-

lung; idealschöne Frauen- und Männerköpfe, stimmungsvolle Landschaftsbilder,
z. B. Mondnacht bei Lindau, Gräberstraße bei Pompeji, Buchenwald im Spätherbst, Gelände am Comersee, Abend am Canal Grande; auch eine Reihe
anmutiger Genrebilder, zumal aus Italien, ist vertreten. Jedes Blatt wirkt auf
den aufmerksamen Beschauer mit fesselnder Gewalt und vermittelt Stimmungen
wie ein Meisterwerk der Dichtung. Die Wirkung des Bildes wird nicht wenig
gefördert durch die meisterhaft angeordnete Beleuchtung, die zum Teil in
sogenannter Rembrandt-Manier die Gestalten so recht plastisch hervortreten
läßt. Die Bilder (Folioformat) sind auf dunkelgrauen, starken Karton auf-
gezogen. Künstlern und Kunstfreunden, besonders aber auch Amateurphoto-
graphen, wird die Mappe eine reiche Fülle künstlerischer Anregungen bieten.

Kölnische Zeitung 1902. Nr. 994.

Sous le titre: Neue Lichtbild-Studien [Nouvelles études de
photographie] M. Alfred Enke publie un bel album qui sera vivement
apprécié de tous ceux qui s'intéressent, aux progrès toujours croissants de la
photographie, d'abord simple traductrice de la réalité, puis à mesure que les
procédés techniques se perfectionnaient de plus en plus, s'essayant à rivaliser avec
l'art du peintre par l'heureux choix des motifs, la science de la composition,
l'habile distribution de la lumière. Les expositions périodiques du Photo-Club
de Paris nous ont montré quelle émulation anime dans ce sens les amateurs
de tous pays et combien, d'année en année, la réussite est plus grande.

Cet album en est une nouvelle preuve. Les quarante photographies que
M. Alfred Enke nous offre, excellemment reproduites en typogravure dans toute
leur délicatesse, sont autant de tableaux complets, aussi séduisants de ligne
que de couleur. Portraits, têtes d'expression, études de clairobscur, paysages
surtout, où la poésie des crépuscules ou des clairs de lune, le „flou" savant de
l'exécution, le contraste des effets de lumière, s'ajoutent au charme des sites,
forment un choix où non seulement ceux qui pratiquent la photographie, mais
encore les simples amateurs et les artistes eux-mêmes trouveront grand plaisir
et profit.

Gazette des Beaux-Arts. Chronique. Janvier 1903.

.... Aus den sämtlichen Bildern spricht ein tiefes künstlerisches Geschick und das Bestreben, im Wege der Photographie „Stimmungsbilder" her-
zustellen; nach dieser Richtung ist der Künstler viel weiter fortgeschritten, als
in seinem zuerst eröffneten Zyklus zu erkennen war. Das, was die vorliegende
Kollektion charakterisiert, ist eine Weichheit der Konturen, die an das „sfumato"
der alten Italiener erinnert.

Ein Porträt des Professors K. in Berlin ist geradezu meisterhaft in Charakteristik und Bildgestaltung und könnte den Modernen als Kronzeuge für die
Theorie der „künstlerischen Photographie" dienen.

Den Landschaften, unter welchen ganz vorzüglich gesehene und gewählte
Motive vorliegen, verleiht Enke überall die Signatur seiner Persönlichkeit, und,
wenn man sich entweder prinzipiell mit dem sfumato einverstanden erklärt oder
das Auge daran gewöhnt, wird man überall mehr als eine Photographie er-
blicken, eine durch die feinste malerische Empfindung erhöhte Wirklichkeit, wobei
er von der Reproduktionstechnik in ganz vorzüglicher Weise unterstützt wird.

Unter den Landschaftsskizzen seien erwähnt: das „Schloß in den Bergen",
„Das Pförtchen", „Bergpfad in Südtirol", „Gelände am Comersee", „Abend am
Canal Grande", „Nächtliche Fahrt", „Heimkehr von der Alp".

Gegenüber der früheren Kollektion bedeutet das vorliegende Werk eine
entschiedene Hinneigung zu dem Kanon der modernen Richtung.

Photographische Korrespondenz 1902. Dezemberheft.

Das Werk, welches 40 Tafeln enthält, bildet eine Ergänzung zu den
vor einigen Jahren erschienenen Lichtbild-Studien desselben Künstlers. Es sind
Blätter von außerordentlicher Schönheit: Figuren und Landschaften. Die Wiedergabe ist mustergültig. Die Mappe wird eine prächtige Zierde für den Weihnachtstisch sein.

Photographische Rundschau 1902, Heft 12.

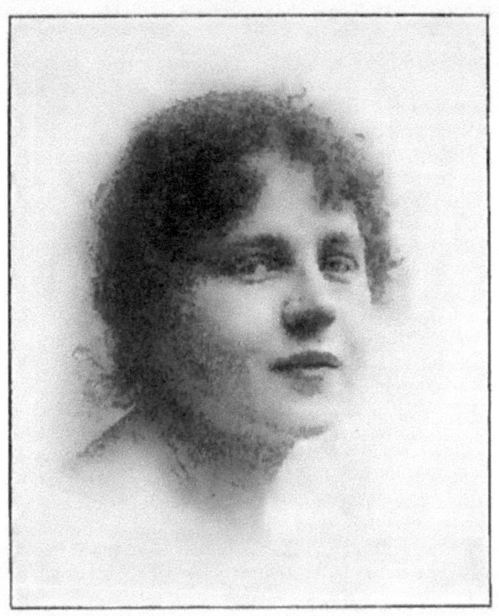

Lichtbild-Studien.

Dreißig Heliogravüren

nach Aufnahmen von ALFRED ENKE.

Folio. In eleganter Mappe. 20 Mark.

INHALT:

1. Engadiner Bäuerin. — 2. Morgen in San Martino. — 3. Venezianischer Muschelhändler. — 4. Schloß am Meer. — 5. Studie. — 6. Vorfrühling. — 7. Auf der Weide. — 8. Italienische Villa. — 9. Studie. — 10. Gewitter in den Bergen. — 11. Im Klostergarten. — 12. Erwartung. — 13. Studie. — 14. Villa d'Este. — 15. Ave Maria. — 16. Bergsee. — 17. Orientalin. — 18. Herbstmorgen am Königssee. — 19. Bergamaske. — 20. Mondnacht in Florenz. — 21. Bacchantin. — 22. Sonntagsfrieden. — 23. Bei der Arbeit. — 24. Mühle im Gebirg. — 25. In der Kirche. — 26. Am Waldbach. — 27. Sehnsucht. — 28. Dorfgasse. — 29. Studie. — 30. Ein stiller Winkel.

Urteile der Presse.

Der bekannte Schriftsteller J. C. Heer äußert sich über das Werk in der *„Neuen Züricher Zeitung“* wie folgt:

Als die Kunst der Photographie entdeckt wurde, trat sie zunächst jahrzehntelang in den Dienst der reinen Wiedergabe der Wirklichkeit, war sie ein durchaus naturalistisches Kunstgewerbe. In neuerer Zeit aber hat sich zu der stetig wachsenden Vervollkommnung der technischen Hilfsmittel eine außerordentliche Verfeinerung des Geschmacks und der Auffassung gesellt, welche, wie die auch aus der Schweiz viel besuchte photographische Ausstellung in Stuttgart bewies, die Photographie aus dem Rahmen des Kunstgewerbes in die Höhen der wirklichen Kunst erhebt. Ein glänzendes Zeugnis dafür sind die Lichtbild-Studien Alfred Enkes in Stuttgart, wahre Kabinettstücke der photographischen Kleinmalerei, Genres und Landschaften, wie sie der Künstler auf Ferienfahrten in Italien, den Schweizer und österreichischen Alpen entdeckt hat. Glückliches Finden und feinfühlige Wahl des Motivs, Schönheit der Belichtung und plastische Modellierung fesseln uns, ob der Künstler das Figürliche oder Landschaftliche bevorzugt, und Blatt um Blatt überrascht uns lebhaft, wie außerordentlich fügsam sich ihm die Technik erweist. Graziöse, pikante Anmut atmet gleich der jugendliche Frauenkopf auf dem Titelblatt, realistische Kraft die alte, gemütliche Bäuerin in der dunklen strengen Tracht des Unterengadins, Böcklinsche Stimmung das zerfallende Schloß am Meer und die träumerische italienische Villa zwischen Zypressen und Lorbeer. Ob uns nun Enke einen Morgen in den italienischen Alpen mit duftigem Gebirgshintergrund, einen Vorfrühlingstag im lichten Gehölze, ein Tierstück von der Weide, ein Gewitter über dem See und Dorf des Gebirges, die Nonnen, die im Klostergarten arbeiten, den italienischen Hof, in dem ein Mädchen seinen Freund erwartet, den herrlichen Gartenaufgang der Villa d'Este oder den alten Pfarrer, der auf einer Bank sitzend die Hände zum Ave Maria faltet, oder kokette junge Frauenbilder, eine orientalische Träumerin mit sphinxartigem Ausdruck, eine jugendliche Bacchantin, einen verwitterten Bergamasken oder ein feines, schicksalerfahrenes Mütterchen in der Kirche schildert, haben alle Blätter reiche Stimmung und Poesie und gewinnen wie das Werk als Ganzes durch die überaus sympathische Stoffwahl, durch die reiche Abwechselung von Bild zu Bild. Die Wiedergabe der einzelnen Stücke durch die Verlagsanstalt ist tadellos vollkommen, der Preis im Verhältnis zum Gebotenen durchaus billig, und wir denken, daß das schöne Werk nicht nur bei den Photographen, die darin einen Triumph ihrer Kunst sehen müssen, sondern auch in kunstfreundlichen Familien die wärmste Aufnahme findet und ein hervorragendes Zugstück des bevorstehenden Weihnachtsmarktes in den Kreisen wird, wo der Sinn für lebensunmittelbare, doch poesiereiche Kunst zu Hause ist.

.... Die Reihe umfaßt zum größten Teil Landschaftsbilder aus Deutschland, besonders aus dem Hochgebirge, und aus Italien, Waldpartieen, Genrebilder, mehrere schöne Frauenbilder (Orientalin, Bacchantin und drei Studienköpfe), Charakterköpfe von Landleuten. Besonders stimmungsvoll und fesselnd sind die Blätter: Schloß am Meere; Vorfrühling (eine blätterlose Birkenwaldpartie); Italienische Villa; Gewitter in den Bergen; Villa d'Este; Herbstmorgen am Königssee; Mondnacht in Florenz. Die ursprünglichen photographischen Aufnahmen müssen geradezu unübertrefflich gelungen sein; denn die in der Kunstanstalt von Meisenbach, Riffarth & Co. in München hergestellten Nachbildungen in Heliogravüre lassen an Feinheit nichts zu wünschen übrig und wirken mit vollendet schöner Perspektive oder treten wie zum Greifen plastisch dem Beschauer entgegen. Die Grundfarbe der Bilder ist in verschiedenartigen Abstufungen von Schwarz, Blau, Braun und Rot gehalten, wie sie für das betreffende Bild am günstigsten wirkt. Gedruckt sind die Bilder auf feinem Kupferdruckpapier in Folioformat. Die Originalbilder haben als photographische Kunstblätter zu Anfang dieses Jahres, als sie im Landesgewerbemuseum in Stuttgart ausgestellt waren, allgemein höchste Bewunderung erregt. *Kölnische Zeitung 1899, Nr. 993.*

Verlag von FERDINAND ENKE in Stuttgart.

Die Darstellung
des ersten Menschenpaares

in der bildenden Kunst
von der ältesten Zeit bis auf unsere Tage

Von *Josef Kirchner.*

Mit 105 in den Text gedruckten Abbildungen. gr. 8°. 1903.
Geheftet M. 10.60; elegant in Leinwand gebunden M. 12.—

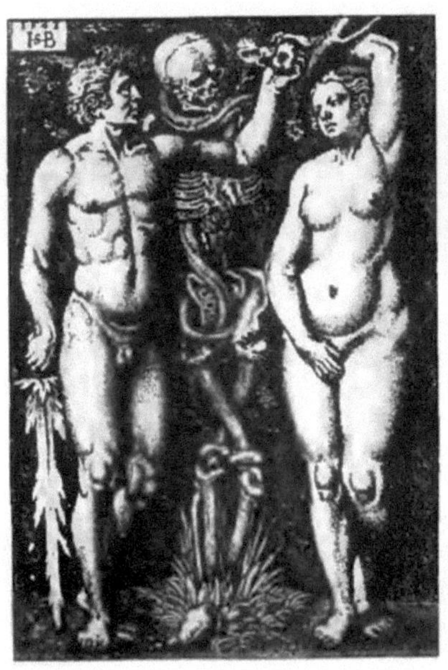

Aus dem Vorwort.

Seit mehr als zwanzig Jahren beschäftigt mich der vorliegende Stoff. Er erschien mir schon viel früher als ein nicht nur in die christliche, sondern auch die profane Kunst tief eingreifender. Bald da, bald dort sah ich ihn auf meinen Wanderfahrten von einem Künstler verkörpert vor mir auftauchen. In den Handbüchern der Kunst, in Museen und Galerien trat er mir entgegen, in Sagen und Legenden; selbst im derbkörnigen Volkslied begegnete ich ihm. —

Das vorliegende Buch erhebt nicht den Anspruch auf erschöpfende Behandlung des Stoffes, bei dessen riesigem Umfang und der Zerstreutheit der einschlägigen Objekte kann es dies auch gar nicht. Mein Wille war, unparteiisch zu sein, einen Leitfaden dem Kunstfreunde und Kunstjünger an die Hand zu geben zum Verständnis und zur Beurteilung eines der tiefgründigsten Kunstmotive seit den Tagen der Antike. Nicht alles konnte ich, namentlich an Abbildungen, erlangen, was ich wollte, aber ich habe wenigstens versucht, soweit als möglich das Charakteristische herauszugreifen und vorzuführen in Wort und Bild.